中国科学院教材建设专家委员会规划教材
全国高等医学院校规划教材

临床基本技能操作与考核评分

主　编　高　卉　白育庭　李　岱
副主编　梅武轩　黄翠萍　李　军
编　委　(以姓氏笔画为序)

毛开新	孔令磷	白育庭	吕　红
阮　英	孙艳萍	杨颖乔	李　军
李　岱	余　刚	余琼华	陈克全
赵正据	查文良	施　玲	贺新华
徐　魁	高　卉	黄翠萍	梅武轩
彭少华	彭圣威	程正启	蔡慧兰
操盛春			

科学出版社
北　京

内 容 简 介

　　为了满足对医学专业学生基本技能训练和考核工作的要求,根据卫生部制定的《高等医药院校五年制医学专业学生基本技能训练项目》和国家教育部《关于全国普通高等学校临床医学专业(五年制)主要课程基本要求》(试行)的有关规定,我们编写了这本《临床基本技能操作与考核评分》。本书共七章,内容涵盖内科、外科、妇产科、儿科、眼科、耳鼻咽喉科、感染科、皮肤科等不同学科,对每项操作的目的、基础医学知识、适应证、禁忌证、操作前准备、基本操作和注意事项一一陈述,条理清楚,文字简练,图文并茂,并对每项操作的每一步骤进行量化评分,便于考核及自评,是一册完整、系统、规范的临床基本技能操作的范本。

图书在版编目(CIP)数据

临床基本技能操作与考核评分／高卉,白育庭,李岱主编 .—北京:科学出版社,2012.5

中国科学院教材建设专家委员会规划教材·全国高等医学院校规划教材
ISBN 978-7-03-034194-5

Ⅰ.临… Ⅱ.①高…②白…③李… Ⅲ.临床医学-医学院校-教材 Ⅳ.R4

中国版本图书馆 CIP 数据核字(2012)第 082473 号

责任编辑:邹梦娜／责任校对:包志虹
责任印制:徐晓晨／封面设计:范璧合

科 学 出 版 社 出版
北京东黄城根北街 16 号
邮政编码:100717
http://www.sciencep.com

北京京华虎彩印刷有限公司 印刷
科学出版社发行 各地新华书店经销
*
2012 年 5 月第 一 版 开本:787×1092 1/16
2016 年 9 月第五次印刷 印张:24 1/2
字数:586 000
定价:49.80元
(如有印装质量问题,我社负责调换)

前　言

　　临床基本技能是临床医生必备的基本素质,也是医学生临床学习的重要内容,其重要性不言而喻。为了满足对医学专业学生临床基本技能训练和考核工作的要求,根据卫生部制定的《高等医药院校五年制医学专业学生基本技能训练项目》和国家教育部《关于全国普通高等学校临床医学专业(五年制)主要课程基本要求》(试行)的有关规定,参照全国执业医师技能考试的相关要求,我们组织了长期从事临床教学工作、有丰富临床工作经验和多次参加全国执业医师临床技能考核的各学科专家,编写了这本《临床基本技能操作与考核评分》。

　　《临床基本技能操作与考核评分》从实训角度出发,以科学严谨的态度和标准规范的手法,全面、系统地阐述临床技能操作的流程和具体要求,并参照全国执业医师技能考试的要求,对每项检查的每一步骤进行量化评分,加上仪表和爱伤意识。目前在同类教材中,是首次尝试对临床基本技能操作步骤进行量化评分。本书既可用于教学又可用于考试,能起到教学和考试的双重效果。

　　《临床基本技能操作与考核评分》可供临床医学相关专业在校生、高等医学院校教师、青年医生、需要参加执业资格考试的医学相关专业学生及临床医师和护士等使用。

　　由于时间非常仓促,内容广泛,加之研究资料的不断更新,在编写过程中难免有遗漏,甚至错误,衷心希望读者和同仁不吝赐教和批评指正,以便及时修改。

高　卉

2012 年 2 月

目　录

第一章 内科临床基本技能操作与考核评分

第一节 病史采集

病史采集即问诊,是医生与患者及相关人员进行问与答来了解疾病发生发展的过程,其内容有一般项目、主诉、现病史、既往史、系统回顾、个人史、婚姻史、月经史、生育史、家族史。

1. 一般项目 姓名、性别、年龄(具体年龄)、籍贯(出生地)、民族、婚姻、职业、工作单位、目前住址、电话号码、入院日期(分)、记录日期(分)、病史陈述者及与患者关系和可靠程度。

2. 主诉 患者感受到的最痛苦或最明显症状或体征及其持续时间。即本次就诊最主要的原因及其持续时间。主诉与第一诊断要一一对应。

3. 现病史 患者发病后的全过程,即疾病发生、发展、演变及诊治经过。包括
(1) 起病情况及起病时间、地点、环境、情况(缓急),发病原因和诱因。
(2) 主要症状特点,包括部位,性质,程度,持续时间,缓解或加重因素。与主诉中症状一一对应。
(3) 病情发展与演变,指主要症状变化或新出现症状。
(4) 伴随症状,指主要症状的基础上又同时出现其他症状,另外包括阴性症状。
(5) 诊治经过,是否到过其他医院(具体医院)就诊,作过哪些检查;有无诊断(病历/诊断证明);有无治疗,如果治疗记录药物名称、剂量、用法、治疗天数、疗效,毒副作用。
(6) 起病后精神、饮食、睡眠、大小便、体力体重改变情况。

4. 既往史 指既往的健康状况和过去曾患过的疾病,包括
(1) 既往健康状况。
(2) 各种传染病,主要指慢性传染病(如乙肝、结核病)。
(3) 外伤、手术史。
(4) 预防接种史。
(5) 药物、食物过敏史。
(6) 输血史。

5. 系统回顾 医生最后一次病史资料的搜集,包括呼吸系统,循环系统,消化系统,泌尿系统,造血系统,内分泌与代谢系统,神经精神系统,肌肉骨骼系统。

6. 个人史
(1) 社会经历;出生地、长期居住地、文化程度等。
(2) 职业及工作条件:具体职业、劳动环境、有无工业毒物接触情况及时间。
(3) 习惯与嗜好:烟酒、麻醉药品和毒品嗜好时间与摄入量,起居、饮食的规律与质量。
(4) 冶游史。
(5) 小儿生长发育史(儿科病历)。

7. 婚姻史 未婚或已婚,结婚年龄,配偶情况,夫妻关系。

8. 月经史 月经周期规律,经血的量、颜色,痛经? 月经周期规律记录格式:

初潮年龄 $\dfrac{\text{行经期(天)}}{\text{月经周期(天)}}$ 末次月经时间(具体到天)或绝经年龄(具体到岁数)

9. 生育史 妊娠生育情况,包括孕 x 产 y,足月顺产,有无手术史,大出血史,计划生育,有否影响生育疾病。

10. 家族史 询问血缘亲属包括父母,兄弟姐妹,子女的健康与疾病情况,包括:

(1) 健康状况;已死亡,问明死亡年龄与原因。

(2) 遗传病。

(3) 遗传倾向疾病。

(4) 家谱图:家族中有几个成员或几代人有相同疾病。

11. 病史采集考核评分

姓名: 学号: 日期:

评分标准		满分	扣分原因	实际得分
操作前准备 (10 分)	查体前人文关怀、爱伤意识,告知相关事项	10		
问诊过程 (80 分)	a 一般项目	7		
	b 主诉	10		
	c 现病史	28		
	d 既往史	6		
	e 系统回顾	4		
	f 个人史	5		
	g 婚姻史	5		
	h 月经史	5		
	i 生育史	5		
	j 家族史	5		
考生素质 (10 分)	着装(工作服)整洁,仪表、举止大方,语言文明。在问诊过程中掌握了问诊基本方法与技巧,认真细致,表现出良好的医生素质	10		
总分		100		

考核人签名:

第二节 体 格 检 查

一、一 般 检 查

(一) 全身状态检查

一般检查是对被检查者全身健康状况的概括性观察,是体格检查过程中的第一步。包括性别、年龄、体温、呼吸、脉搏、血压、发育、营养、意识状态、面容表情、体位、姿势、步态等。

1. 检查方法 一般状况检查以视诊为主,当视诊不能满意地达到检查目的时,应配合使用触诊和嗅诊。检查者第一次接触被检查者时就开始了一般状况检查,在交谈及全身体检过程中完成这一检查。

2. 检查内容

(1) 性别:主要根据性征辨别。

(2) 年龄:一般通过问诊得知,亦可通过观察皮肤的弹性与光泽、肌肉的状态、毛发的颜色和分布、面与颈部皮肤的皱纹、牙齿的状态等判断。

(3) 生命征:生命征包括体温、呼吸、脉搏和血压,是评估人生命活动的存在和质量的重要征象。是体格检查时必须检查的项目之一。

1) 体温

口测法:舌下放置消毒过体温计,紧闭口唇用鼻呼吸,5 分钟后读数。正常值为 36.3~37.2℃。优点为准确性高,但婴幼儿以及意识不清者禁用。

肛测法:用肛表涂润滑剂后插入肛门,深达体温计长度 1/2,5 分钟后读数。正常值为 36.5~37.7℃。多用于小儿及意识不清者。

腋测法:将腋窝擦干,把体温计放在腋窝中央顶部并夹紧,10 分钟后读数,正常值为 36~37℃。优点为安全、方便,不易发生交叉感染。

测量体温注意事项:很多因素可影响测量的正确性,如不注意可造成诊断和处理上的错误。①在使用前应将体温计汞柱甩到 35℃ 以下;②在测量口温前 15 分钟内不能喝过热、过冷饮料,也不能用热、冷水漱口;③出汗者应用干毛巾擦拭腋窝汗液,不能使用热、冷毛巾擦拭;④掌握三种测量体温方法的适应证与禁忌证。

2) 脉搏:被检者上肢自然地向前伸直,高低与心脏平齐,手掌朝上平放。腕下垫一软枕。检查者以示、中、环指指腹平放与腕部桡动脉搏动处(小儿可用一指)。先以中指定在桡动脉的"关"部(即桡骨茎突处),再用示指按在"寸"部(桡骨茎突远处),环指按在"尺"部(桡骨茎突近处)。以适当压力触桡动脉搏动,至少 30 秒,并计算出每分钟搏动次数。正常成人脉率为 60~100 次/分,节律整齐。检查时要注意脉率、节律、紧张度、强弱、大小、脉搏及与呼吸的关系等。

3) 呼吸:检查者检查呼吸时勿让被检者知晓,可在检查脉搏结束后,手指仍放在桡动脉处,而将视线移向被检查者的胸部或腹部,观察和测量被检查者的呼吸方式、节律和频率等。正常成人 12~20 次/分,节律整齐。

4) 血压:动脉血压间接测量法:检测前被检者 30 分钟内禁烟、禁咖啡、排空膀胱,安静环境下在有靠背的椅子休息至少 5 分钟,取仰卧或坐位测血压。检查者将血压计汞柱开关打开,汞柱凸面水平应在零位。被检者仰卧位时肘部和血压计零位应平腋中线,坐位时肘部和血压计零位应平第 4 肋软骨即与心脏同一水平。被测上肢(常为右上肢)裸露,伸开并外展 45°。将血压计袖带缚于上臂,气囊中部对准肱动脉,袖带松紧以恰能放进一个手指为宜,袖带下缘应距肘窝横纹以上 2~3cm。检查者扪及肱动脉搏动后,将听诊器胸件置于搏动上(不能塞在气袖下)准备听诊。向袖带气囊缓充气、充气时应同时听诊肱动脉搏动音,观察汞柱上升高度,待肱动脉搏动音消失后,再升高 30mmHg。然后松开气球上的放气旋钮,使气囊缓慢放气,同时检查者应水平注视缓慢下降的汞柱凸面水平,下降速度以每秒 2~4mmHg 为宜,心率慢下降速度应更慢。当听到第一次肱动脉搏动声音时汞柱凸面所示数值为收缩压,声音消失时汞柱所示数值为舒张压。血压至少应测量 2 次,两次间隔 1~2 分钟;如收缩压或舒张压 2 次读数相差 5mmHg 以上,应再次测量,以 3 次读数的平均值作为测量结果。关闭血压计,血压检测完毕,将气囊气体排空,卷好气袖并平整地放入血压计中,将血压计稍向水银槽方向倾斜,使玻璃管中汞柱完全进入水银槽后,关闭汞柱开关和血压计。正常成人血压为收缩压<130mmHg,舒张压<85mmHg。

(4) 发育和体型:发育通常以年龄、智力、身高、体重和第二特征之间的关系综合评价。包括体格发育(身高和体重)、智力发育与性征发育。体型是身体各部发育的外观表现,包括骨骼、肌肉的成长与脂肪分布的状态等。正常人一般为正力型,少数为超力型及无力型。

(5) 营养状态:营养状态的评估,通常是根据皮肤、皮下脂肪、毛发及肌肉发育情况等综合判断。营养状态的检查方法:用拇指和示指将前臂内侧或上臂背侧下 1/3 的皮下脂肪捏起观察其充实程度。也可以测量一定时间内的体重变化。正常成人营养良好。

(6) 意识状态:是大脑高级神经中枢功能活动的综合表现,即对周围环境和自身状态的认知能力,正常人意识清楚(即神志清楚)。意识障碍程度不同分为嗜睡、意识模糊、昏睡、昏迷和谵妄等。意识障碍检查方法一般通过问诊,即与被检查者谈话来了解其思维反应、情感活动、计算能力和定向力(对时间、空间、人物的分析能力),同时还要作痛觉检查,瞳孔反射及腱反射等以评估意识障碍程度。

(7) 语调与语态:语调是言语过程中的声调,语态是言语过程中的节奏。

(8) 面容与表情:指面部的面貌与气色,是判断个体情绪状态的重要指标。正常人表情自然,神态安怡,当某些疾病困扰,或当疾病发展到一定程度时可出现某些特征性面部表情,称为面容,对某些疾病的诊断有重要价值。

(9) 体位:指身体在卧位时所处的状态。正常成人身体活动自如,称自动体位。

(10) 姿势:指举止的状态。正常人为常态姿势。

(11) 步态:走动时所表现的姿势,步态可因年龄、职业、习惯和健康情况的影响而表现不同。小儿喜急行或小跑,青壮年步态矫健,老年人喜小步慢行。

(二) 皮肤检查

皮肤本身的疾病很多,许多疾病在病程中可伴随着多种皮肤病变和反应。皮肤的病变和反应有的是局部的,有的是全身的。皮肤病变除颜色改变外,亦可为湿度、弹性的改变,以及出现皮疹、出血点、紫癜、水肿及瘢痕等。

1. 检查方法 皮肤检查主要靠视诊,有时需配合触诊才能获得更加清楚的印象。视诊皮肤时光线要好,最好在自然光或日光灯下进行。描写皮肤损害时应注意其解剖部位,体表分布,皮损排列、类型、颜色及其对称性。对称分布提示为全身性或系统性疾病,不对称分布则提示为局部或非系统疾病。检查皮肤时不要遗漏黏膜、指甲、毛发及外生殖器部位。

2. 检查内容

(1) 颜色:皮肤颜色的改变包括:苍白、发红、发绀、黄染(主要见于黄疸)、色素沉着、色素脱失(白癜风、白斑、白化症)等,评估颜色改变应结合巩膜、结膜、颊黏膜、舌、唇、手掌和脚掌等处的检查和比较而定。

(2) 湿度:皮肤湿度与汗腺和皮脂腺的排泌功能有关,因此与出汗量有联系。正常人出汗多者皮肤较湿润,出汗少者较干燥,老年人皮肤较干燥。

（3）弹性：皮肤弹性与年龄、营养状态、皮下脂肪及组织间液量有关。检查皮肤弹性时常取被检查者手背或上臂内侧部位，检查者用示指和拇指将皮肤捏起，松手后正常人皱褶迅速平复，当弹性减退时皱褶平复缓慢。

（4）皮疹：不同原因的皮疹的形态特点和出现规律有一定特异性，发现皮疹时应注意出现与消失时间、发展顺序、分布部位、形状大小、颜色、压之是否褪色、平坦或隆起、有无瘙痒或脱屑等。常见的有斑疹、丘疹、斑丘疹、玫瑰疹、荨麻疹、湿疹、疱疹等。

（5）皮肤脱屑：皮肤鳞屑大量脱落具有诊断价值，米糠样脱屑见于麻疹恢复期、脂溢性皮炎等，片状脱屑见于猩红热、剥脱性皮炎等，银白色鳞状脱屑见于银屑病。

（6）皮下出血：特点是局部皮肤深红或紫红色，随时间退成绿、黄及棕色而淡化，压之不褪色，除血肿外一般不高起皮面。根据其直径大小及伴随情况分为：皮下出血斑点直径<2mm 为瘀点，3～5mm 为紫癜，>5mm 为瘀斑，片状出血伴皮肤显著隆起为血肿。小的出血点应与红色皮疹或小红痣鉴别。红色皮疹加压时可退色或消失，小出血点和小红痣受压后不褪色，但小红痣高出皮面且表面光亮。

（7）蜘蛛痣与肝掌：皮肤小动脉末端分支性扩张所形成的血管痣，形似蜘蛛，故称为蜘蛛痣。多出现在上腔静脉分布的区域内，如面、颈、手背、上臂、前臂、前胸和肩部等部位。检查时用竹签或火柴杆压迫蜘蛛痣的中心（即中央小动脉干部），其辐射状小血管网即褪色或消失，去除压力后迅速恢复原状。大、小鱼际及指腹处皮肤常发红、加压后退色，称为肝掌。急慢性肝炎、肝硬化病人可出现，少数正常青年女性和妊娠妇女也可出现。

（8）水肿：人体组织间隙内液体积聚过多称为水肿，检查应以视诊和触诊相结合，用手指按压被检查部位皮肤（通常是胫前内侧皮肤）3～5秒钟，受压后出现皮肤组织凹陷称为凹陷性水肿，黏液性水肿及象皮肿尽管组织肿胀明显，但受压后并无组织凹陷称非凹陷性水肿。根据水肿的轻重，可分轻、中、重三度。

（9）皮下结节：较大时视诊可发现，较小的结节则需触诊。检查时应注意部位、大小、数目、硬度、活动度、有无压痛等，常见的皮下结节有：风湿小结、痛风结节、猪绦虫囊蚴结节、结节性红斑、Osler 小结。

（10）瘢痕：指皮肤真皮或其深部组织外伤或病变愈合后结缔组织增生修复所形成的斑块。为曾患过某些疾病或接受过某种手术的证据。

（11）毛发：检查毛发要注意其分布、疏密和色泽。毛发疾病有脱落、过多、变色、变质等。

（三）淋巴结

淋巴结分布于全身，一般体格检查仅能检查身体各部表浅的淋巴结。正常情况下，淋巴结较小，直径多在 0.2～0.5cm 之间，质地柔软，表面光滑，与毗邻组织无粘连，不易触及，亦无压痛。

表浅淋巴结呈组群分布，一个组群的淋巴结收集一定区域的淋巴液，头颈部淋巴结主要分布于耳前、耳后、乳突区、枕骨下区、颈后三角、颈前三角、颏下，躯体的淋巴结主要分布于锁骨上、锁骨下及腋窝、滑车上、腹股沟和腘窝。

1. 检查方法　检查表浅淋巴结时，主要使用触诊，应按一定的顺序进行，以免发生遗漏。一般顺序为耳前、耳后、枕部、颌下、颏下、颈前三角、颈后三角、锁骨上窝、腋窝、滑车上、腹股沟、腘窝等。

（1）检查颈部淋巴结时可站在被检查者背后，手指紧贴检查部位，由浅及深进行滑动触诊,嘱被检查者头稍低,或偏向检查侧,以使皮肤或肌肉松弛,有利于触诊。

(2) 检查锁骨上淋巴结时,让被检查者取坐位或卧位,头部稍向前屈,检查者以左手触诊右侧,右手触诊左侧,由浅部逐渐触摸至锁骨后深部。

(3) 检查腋窝时应以手扶被检查者前臂稍外展,检查者以右手检查左侧,以左手检查右侧,由浅及深触诊至腋窝顶部。腋窝淋巴结应按尖群、中央群、胸肌群、肩胛下群和外侧群的顺序进行。

(4) 检查滑车上淋巴结时,以左(右)手扶托被检查者左(右)前臂,以右(左)手向滑车上由浅及深进行触摸。

(5) 检查腹股沟淋巴结时,被检查者仰卧位两下肢稍屈曲,检查者站在右侧,先触摸腹股沟韧带下方水平组淋巴结,再触摸股上部大隐静脉起始处的垂直组淋巴结。

2. 发现淋巴结增大时 应注意其部位、大小、硬度、压痛、活动度、有无粘连,局部皮肤有无红肿、瘢痕、瘘管等。同时注意寻找引起淋巴结增大的原发病灶。对增大淋巴结大小描述可以用淋巴结径线表示,如1.5cm×3.0cm,亦可用形象化表示,如"蚕豆大小"、"核桃大小"、"鸡蛋大小"。

(四) 一般检查考核评分

1. 血压测量

姓名: 　　　　　学号: 　　　　　日期:

评分标准		满分	扣分原因	实际得分
操作前准备 (10分)	查体前人文关怀、爱伤意识,告知相关事项	10		
操作过程 (80分)	a 检查血压计	10		
	b 肘部位置正确	10		
	c 血压计气袖绑扎部位正确	10		
	d 听诊器胸件放置正确	10		
	e 测量过程流畅	20		
	f 读数基本正确	20		
考生素质 (10分)	着装(工作服)整洁,仪表、举止大方,语言文明。在查体过程中操作规范,认真细致,表现出良好的医生素质	10		
总分		100		

考核人签名:

2. 测体温、脉搏、呼吸

姓名： 学号： 日期：

评分标准			满分	扣分原因	实际得分
操作前准备 （10分）	查体前人文关怀、爱伤意识,告知相关事项		10		
操作过程 （80分）	测体温	a 甩体温表方法正确	5		
		b 体温计放置部位正确	10		
		c 测量时间正确	10		
		d 读表结果正确	10		
		e 手不接触水银柱端	5		
	测脉搏	a 测量方法正确	5		
		b 测量时间正确	5		
		c 测量结果正确（注意节律、强弱、速率,误差大于 4 次/分为 0）	10		
	测呼吸	a 测量方法正确	5		
		b 测量时间正确	5		
		c 测量结果正确（误差大于 2 次/分为 0）	10		
考生素质 （10分）	着装(工作服)整洁,仪表、举止大方,语言文明。在查体过程中操作规范,认真细致,表现出良好的医生素质		10		
总分			100		

考核人签名：

3. 浅表淋巴结检查

姓名：　　　　　　　　学号：　　　　　　　　日期：

评分标准		满分	扣分原因	实际得分
操作前准备 （10分）	查体前人文关怀、爱伤意识,告知相关事项	10		
操作过程 （80分）	a 头颈部淋巴结检查,注意顺序	20		
	b 锁骨上淋巴结检查	10		
	c 腋窝淋巴结检查,注意顺序、体位	20		
	d 滑车上淋巴结检查	10		
	e 腹股沟淋巴结检查	10		
	f 触及淋巴结时能正确表述八项内容	10		
考生素质 （10分）	着装（工作服）整洁,仪表、举止大方,语言文明。在查体过程中操作规范,认真细致,表现出良好的医生素质	10		
总分		100		

考核人签名：

二、头 部 检 查

　　头部检查包括头颅和头部器官检查。头部有很多重要器官,大部分感觉器官均位于头部,诸如眼、耳、鼻、口腔,分别具有视觉、听觉、嗅觉和味觉功能,鼻腔和口腔又是呼吸和消化系统的起始部。

　　头部和头部器官检查主要靠视诊,必要时配合触诊与嗅诊。

（一）头发和头皮

　　头发检查需注意颜色、疏密度、脱发的类型与特点。头皮检查时需分开头发观察头皮颜色、头皮屑,有无头癣、疖痈、外伤、血肿及瘢痕等。

（二）头颅

　　视诊应注意大小、外形变化和有无异常活动。

　　头颅的大小以头围来衡量,测量时以软尺自眉间绕到颅后通过枕骨粗隆。触诊是用双手仔细触摸头颅的每一个部位,了解其外形,有无压痛和异常隆起。

(三) 颜面及其器官

颜面为头部前面不被头发遮盖的部分,分为三种类型:即椭圆形、方形及三角形。检查面部及其器官对某些疾病的诊断具有重要意义。

1. 眼

(1) 眼的功能检查:包括视力、视野、色觉检查等。

检查远视力用远距离视力表,在距离视力表 5 m 处能看清 1.0 行视标者为正常视力。近视力用近距离视力表,在距离视力表 33cm 处能看清 1.0 行视标者为正常视力。

视野检查:即检查黄斑以外的视网膜功能,测定视野常用方法有面对面对比法及利用视野计法,作精确视野测定。

色觉检查:色觉检查要在自然光线下进行,让受检者在距 0.5 m 处读出色盲表上的彩色数字或图像,若在 5~10 秒内不能读出,则按色盲表上的说明判断为某种色觉异常(色盲或色弱)。

(2) 眼睑:应注意眼睑皮肤、形状和运动,尤其是上睑是否下垂,闭合是否有障碍等。

(3) 结膜与巩膜:检查时需将眼睑外翻,充分暴露巩膜与结膜。翻转上睑时,用示指和拇指捏起上睑中部边缘,嘱被检者向下看,此时轻轻向前下方牵拉,然后示指向下压迫睑板上缘,拇指将睑缘向上捻转,即可将上睑翻开。检查下睑结膜时,嘱被检者向上看,拇指置于眼眶下缘将眼睑向下拉,即可将巩膜与下睑结膜显露出来。

正常结膜呈粉红色,检查时注意其颜色,充血、苍白、黄染、出血点等。正常巩膜为瓷白色,检查时注意有无黄染等。

(4) 角膜正常人角膜无色透明而有光泽。检查时用笔形手电由角膜斜方照射进行视诊,观察角膜光泽、透明度、有无云翳、白斑、溃疡、软化及新生血管。

(5) 虹膜与瞳孔:注意观察虹膜的颜色、形状、纹理及清晰度,瞳孔检查非常重要,它可提供部分中枢神经的生命征象。检查时注意以下几方面。

1) 瞳孔形状和大小:瞳孔形状正常为圆形。在一般光线下,正常瞳孔直径为 3~4 mm,两侧等大等圆。

2) 对光反射:直接对光反射通常用手电筒直接照射瞳孔并观察其动态反应。正常人当眼受到光线刺激后瞳孔立即缩小,移开光源后瞳孔迅速复原。间接对光反射是指光线照射一眼时,另一眼瞳孔立即缩小,移开光线,瞳孔扩大。检查间接对光反射时,应以一手挡住光线以免对检查眼有照射而形成直接对光反射。

3) 集合反射:嘱病人注视 1m 以外的目标(通常是检查者的示指尖),然后将目标逐渐移近眼球(距眼球约 5~10cm),正常人此时可见双眼内聚,瞳孔缩小,称为集合反射。

(6) 眼球运动:实际上是检查六条眼外肌的运动功能。检查者置目标物(棉签或手指尖)于受检者眼前 30~40cm 处,嘱被检者固定头位,眼球随目标方向移动,一般按被检者左→左上→左下,右→右上→右下 6 个方向的顺序进行,每一方向代表双眼的一对配偶肌的功能,若有某一方向运动受限提示该对配偶肌功能障碍。

眼球震颤检查方法,检查者嘱被检者头部不动,眼球随检查者手指(约离开眼 30cm)所示方向(垂直、水平)运动数次,观察眼球是否出现一系列有规律的快速往返运动。双侧眼球发生细小的有规律地来回摆动称为震颤。

2. 鼻 检查内容有鼻的外形、鼻翼、鼻中隔,分泌物,鼻窦等。主要是四对鼻窦的检查,各鼻窦区压痛检查法如下：

（1）上颌窦：检查者双手固定于被检者的两侧耳后，将拇指分别置于左右颧部向后按压，询问有无压痛.并比较两侧压痛有无区别。也可用右手中指指腹叩击颧部，并询问有否叩击痛。

（2）额窦：一手扶被检者枕部，用另一拇指或示指置于眼眶上缘内侧用力向后向上按压。或以两手固定头部，双手拇指置于眼眶上缘内侧向后、向上按压，询问有无压痛，两侧有无差异。也可用中指叩击该区，询问有无叩击痛。

（3）筛窦：双手固定被检者两侧耳后，双侧拇指分别置于鼻根部与眼内眦之间向后方按压，询问有无压痛。

（4）蝶窦：不能在体表进行检查。

3. 口腔　检查包括口唇、口腔内器官和组织以及口腔气味等。

（1）口唇：观察口唇光泽，有无疱疹、唇裂、口角糜烂等。

（2）口腔黏膜：口腔黏膜的检查应在充分的自然光线下进行，也可用手电筒照明，正常口腔黏膜光洁呈粉红色。检查口底黏膜和舌底部，让患者舌头上翘触及硬腭。

（3）牙齿：对牙齿的检查应注意有无龋齿、残根、缺牙和义牙等。

（4）牙龈：正常牙龈呈粉红色，质坚韧且与牙颈部紧密贴合，检查时经压迫无出血及溢脓。

（5）舌：注意舌的感觉、运动与形态有无变化。

（6）咽部及扁桃体：咽部可分：鼻咽、口咽、喉咽。

鼻咽：位于软腭平面之上、鼻腔的后方，注意检查有无腺体增生肥大、萎缩。

口咽：位于软腭平面之上、会厌上缘的上方。咽部的检查方法：被检者坐于椅上，头略后仰，口张大并发"啊"音，此时检查者用压舌板在舌的前2/3与后1/3交界处迅速下压，此时软腭上抬，在照明的配合下即可见软腭、腭垂、软腭弓、扁桃体、咽后壁等。检查时若发现咽部黏膜充血、红肿、黏膜腺分泌增多，多见于急性咽炎。若咽部黏膜充血、表面粗糙，并可见淋巴滤泡呈簇状增殖，见于慢性咽炎。扁桃体发炎时，腺体红肿、增大，在扁桃体隐窝内有黄白色分泌物，或渗出物形成的苔片状假膜，很易剥离，这点与咽白喉在扁桃体上所形成的假膜不同，白喉假膜不易剥离，若强行剥离则易引起出血。扁桃体增大一般分为三度：不超过咽腭弓者为Ⅰ度；超过咽腭弓者为Ⅱ度；达到或超过咽后壁中线者Ⅲ度。一般检查未见扁桃体增大时可用压舌板刺激咽部，引起反射性恶心，如看到扁桃体突出为包埋式扁桃体，同时隐窝有脓栓时常构成反复发热的隐性病灶。

喉咽：位于口咽之下也称下咽部，其前方通喉腔，下端通食管此部分的检查需用间接或直接喉镜才能进行。

（7）喉：位于喉咽之下，喉下连接气管。是发音的主要器官。

（8）口腔的气味：健康人口腔无特殊气味，饮酒、吸烟的人可有烟酒味。

4. 腮腺　位于耳屏，下颌角与颧弓所构成的三角区内，正常腮腺体薄而软，触诊时摸不出腺体轮廓。腮腺导管口位于第二磨牙颊黏膜上。检查时注意导管口有无分泌物。

（四）头部检查考核评分

1. 眼（眼结膜、眼球运动、对光反射、集合反射）

姓名：　　　　　　　　　学号：　　　　　　　　日期：

	评分标准	满分	扣分原因	实际得分
操作前准备 （10分）	查体前人文关怀、爱伤意识，告知相关事项	10		
操作过程 （80分）	a 能正确地检查上、下眼结膜，动作规范	20		
	b 眼球运动检查方法正确	10		
	c 直接对光反射检查方法正确	15		
	d 间接对光反射检查方法正确	15		
	e 眼球震颤检查方法正确	10		
	f 集合反射检查方法正确	10		
考生素质 （10分）	着装（工作服）整洁，仪表、举止大方，语言文明。在查体过程中操作规范，认真细致，表现出良好的医生素质	10		
总分		100		

考核人签名：

2. 检查鼻旁窦、咽、扁桃体

姓名：　　　　　　　　　学号：　　　　　　　　日期：

	评分标准	满分	扣分原因	实际得分
操作前准备 （10分）	查体前人文关怀、爱伤意识，告知相关事项	10		
操作过程 （80分）	a 能正确找出四对鼻旁窦的体表位置	10		
	b 检查手法正确	30		
	c 压迫舌根的位置正确	10		
	d 能识别扁桃体并能判断扁桃体肿大的分度	20		
	e 能识别和描述咽部的表现	10		
考生素质 （10分）	着装（工作服）整洁，仪表、举止大方，语言文明。在查体过程中操作规范，认真细致，表现出良好的医生素质	10		
总分		100		

考核人签名：

三、颈 部 检 查

颈部检查包括颈部外形、姿势、运动、血管、淋巴结、甲状腺及气管。颈部检查方法主要为视诊与触诊,有时需听诊。诊疗室内光线要充足,环境要安静。被检者通常取坐位,松解颈部衣扣,充分暴露颈部和肩部。检查者动作宜轻柔。

(一) 甲状腺

正常甲状腺峡部位于环状软骨下的气管环上,两侧叶向后围绕气管两侧,部分被胸锁乳突肌覆盖,两侧对称,质地柔软,表面光滑,不易触及。在做吞咽动作时可随吞咽向上移动,以此可与颈前其他包块鉴别。

1. 视诊 观察甲状腺的大小和对称性。检查时嘱被检者做吞咽动作,可见甲状腺随吞咽动作而向上移动,如不易辨认时,再嘱被检者两手放于枕后,头向后仰,再进行观察即较明显。

2. 触诊 触诊比视诊更能明确甲状腺的轮廓及病变的性质。触诊包括甲状腺峡部和甲状腺侧叶的检查,注意有无肿大。

(1) 甲状腺峡部:甲状腺峡部位于环状软骨下方第二至第四气管环前面。检查者站于被检者前面用拇指或站于被检者后面用示指从胸骨上切迹向上触摸,可感到气管前软组织,判断有无增厚,请被检者吞咽,可感到此软组织在手指下滑动,判断有无肿大和肿块。

(2) 甲状腺侧叶:

1) 前面触诊:一手拇指施压于一侧甲状软骨,将气管推向对侧,另一手示、中指在对侧胸锁乳突肌后缘向前推挤甲状腺侧叶,拇指在胸锁乳突肌前缘触诊,配合吞咽动作,重复检查,可触及被推挤的甲状腺。用同样方法检查另一叶甲状腺。

2) 后面触诊:类似前面触诊。一手示、中指施压于一侧甲状软骨,将气管推向对侧,另一手拇指在对侧胸锁乳突肌后缘向前推挤甲状腺,示、中指在其前缘触诊甲状腺。再配合吞咽动作,重复检查。用同样方法检查另一侧甲状腺。

3. 听诊 发现甲状腺增大时,应以钟型听诊器置于甲状腺上进行听诊。

(二) 气管

被检者取端坐或仰卧位,头部摆正,两肩等高,使颈部处于自然正中位置。检查者将右手示指与环指分别置于两侧胸锁关节上,中指于胸骨上窝触到气管,观察中指与示指和环指间距离,正常人两侧距离相等,气管居中。

(三) 颈部检查考核评分

颈部(甲状腺触诊、气管触诊)

姓名：　　　　　　学号：　　　　　　　日期：

评分标准		满分	扣分原因	实际得分
操作前准备（10分）	查体前人文关怀、爱伤意识，告知相关事项	10		
操作过程（80分）	a 甲状腺峡部触诊（前面）	10		
	b 甲状腺峡部触诊（后面）	10		
	c 甲状腺侧叶触诊（前面）	15		
	d 甲状腺侧叶触诊（后面）	15		
	e 能表述甲状腺肿大程度、对称性、硬度、表面光滑或有无结节、压痛感等	10		
	f 检查气管方法、三手指放置部位正确并能表达气管正中或偏移	20		
考生素质（10分）	着装（工作服）整洁，仪表、举止大方，语言文明。在查体过程中操作规范，认真细致，表现出良好的医生素质	10		
总分		100		

考核人签名：

四、胸部检查

胸部是指颈部以下和腹部位以上的区域。前胸较短，背部较长。胸部检查应在温暖和光线充足的环境中进行，被检查者采取坐位或卧位，尽可能暴露全部胸部。然后按视、触、叩、听的顺序进行。先检查前胸和侧胸部，再检查背部。应尽量减少患者变动体位的次数。

（一）胸部视诊

1. 胸部的体表标志　胸部体表的一些骨骼标志、自然陷窝和人工划线或分区可用来标记胸部脏器的位置和轮廓，也可用描述体征的位置和范围，还可以用于记录穿刺或手术的部位，因此掌握这些体表标志十分重要。

2. 胸壁、胸廓

（1）胸壁检查主要通过视诊和触诊进行。应注意胸廓形态有无异常或畸形，以及皮肤、血管、肌肉和骨骼的情况。

（2）胸廓形态：

1）正常人胸廓两侧基本对称，额状面呈椭圆形。双肩对称，锁骨前突，锁骨上下凹陷。成人胸廓前后径与左右径之比为 1 : 1.5。

2）异常胸廓常见有：

扁平胸：胸廓扁平，前后径不及左右径的一半。

桶状胸：胸廓前后径增加，前后径与左右径几乎相等，或超过左右径，呈圆桶状。

佝偻病胸：多见于儿童，由佝偻病所致。沿胸骨两侧各肋软骨与肋骨交界处常隆起，形成串珠状。

脊柱畸形引起的胸廓改变：由于脊柱严重前凸、后凹，或侧凸，导致胸廓两侧不对称，肋间隙增宽或变窄。

胸廓一侧变形或局部隆起：由于一侧胸腔大量积液或主动脉瘤等，使胸廓局部膨隆。

（3）胸壁皮肤：注意胸壁皮肤是否苍白，有无出血点和黄染。正常胸壁静脉不易看见，看到胸壁静脉必须检查血流方向。

3. 呼吸运动、呼吸频率、呼吸节律

（1）呼吸运动：呼吸运动是借膈和肋间肌的收缩和松弛来完成的，胸廓随呼吸运动的扩大和缩小，从而带动肺的扩张和收缩。正常情况下吸气为主动运动，呼气为被动运动。正常男性和儿童的呼吸以膈肌运动为主，胸廓下部及上腹部的动度较大，而形成腹式呼吸；女性的呼吸则以肋间肌的运动为主，故形成胸式呼吸。实际上该两种呼吸运动均不同程度同时存在。

（2）呼吸频率：正常成人静息状态下，呼吸为 12~20 次/分，呼吸与脉搏之比为 1 : 4。新生儿呼吸约 44 次/分，随着年龄的增长而逐渐减慢。

（3）呼吸节律：正常成人静息状态下，呼吸的节律基本上是均匀而整齐的。当病理状态下，往往会出现各种呼吸节律的变化。

（二）肺部触诊

1. 胸廓扩张度　检查前胸廓扩张度时，检查者两手伸展置于胸廓前下部，左右拇指分别沿两侧肋缘指向剑突，拇指尖在前正中线两侧对称部位，嘱被检者做深呼吸运动，观察比较两手的动度是否一致。检查后胸廓扩张度时，则将两手平置于被检者背部约第 10 肋骨水平，拇指与后正中线平行，并将两侧皮肤向中线轻推。

2．触觉震颤　检查者将左右手掌的尺侧缘以适当的力度贴放于两侧胸壁的对称部位，然后嘱被检者用同等的强度重复发"yi"长音，自上至下、从内到外、由前到后、左右对比，注意有无增强或减弱。语音震颤的强弱受到发音的强弱、音调的高低、胸壁的厚薄以及气道通畅程度的影响。正常成人较儿童强，男性较女性强，瘦者较胖者强，右上胸较左上胸强，前胸上部较下部强，后胸下部较上部强。

3. 胸膜摩擦感　正常人胸膜腔内有少量液体起润滑作用，故呼吸时胸壁触不到摩擦感。胸膜炎症使表面粗糙，当被检查者呼吸时检查者可用手掌触诊，若有皮革相互摩擦感觉，称为胸膜摩擦感。一般在胸廓前下侧部容易触及，因为该处胸廓活动度最大，深吸气末尤其明显。

（三）胸部叩诊

1. 叩诊方法　有间接叩诊、直接叩诊两种方法，主要是间接叩诊。

受检查取坐位或卧位,放松肌肉,两臂下垂,呼吸均匀。首先检查前胸,胸部稍向前挺,叩诊由锁骨上窝开始,然后沿锁骨中线、腋前线自第一肋间隙从上至下逐一肋间隙进行叩诊。其次检查侧胸壁,嘱被检查者举起上臂置于头部,自腋窝开始沿腋中线、腋后线叩诊,向下检查至肋缘。最后检查背部,被检查者向前稍低头,双手交叉抱肘,尽可能使肩胛移向外侧方,上半身略向前倾,叩诊自肺尖开始,叩得肺尖峡部宽度后,沿肩胛线逐一肋间隙向下检查,直至肺底活动范围被确定为止。并作左右、上下、内外对比。

2. 正常胸部叩诊音　正常胸部叩诊为清音。前胸上部较下部相对稍浊;右肺上部较左肺上部相对稍浊;左侧 3、4 肋间处靠近心脏稍浊;背部较前胸部稍浊;右侧腋下部因受肝脏的影响稍浊,左侧腋前线下方有胃泡的存在呈鼓音,又称(即 Traube's 鼓音区)。

3. 肺的叩诊:

(1) 肺尖部:检查者位于被检者的后外侧,自斜方肌前缘中央部开始,先叩向外侧,再叩向内侧,分别由清音变为浊音时,做上标记,测量内外标记的距离即为肺尖的宽度。正常为 5cm,又称 Kronig 峡。

(2) 肺前界:正常的肺前界相当于心脏的绝对浊音界。右肺前界相当于胸骨线的位置。左肺前界则相当于胸骨旁线自第 4 至第 6 肋间隙的位置。

(3) 肺下界:分别沿锁骨中线、腋中线、肩胛线叩诊,由清音变为浊音时,表示肺下界在该线上的位置。正常两侧肺下界大致相同,分别位于上述三条线上第 6、8、10 肋间隙。

(4) 肺下界移动范围:平静呼吸时,于肩胛线上叩出肺下界的位置,嘱被检者作深吸气后屏住呼吸的同时,沿该线继续向下叩诊,叩出肺下界的最低点。待受检者恢复平静呼吸后,同样先于肩胛线上叩出平静呼吸时的肺下界,再嘱其作深呼气,并且屏住,由下向上叩诊,叩出肺下界的最高点。最高至最低两点间的距离即为肺下界的移动范围。检查肺下界移动度一般叩肩胛线处,也可叩锁骨中线或腋中线处。正常人肺下界的移动范围为 6~8cm。

(四) 胸部听诊

受检查者取坐位或仰卧位,口微张,保持呼吸均匀。听诊顺序一般从肺尖开始由上而下、从前胸到侧胸再听背部。听诊前胸应沿锁骨中线和腋前线;听诊侧胸部应沿腋中线和腋后线;听诊背部应沿肩胛线,自上至下逐一肋间进行,而且要上下、左右对称的部位进行对比。发现异常时可嘱受检者深呼吸或咳嗽再听诊,注意有无变化。

1. 正常呼吸音

(1) 气管呼吸音:空气进出气管所发出的声音,粗糙、响亮且高调,吸气与呼气相几乎相等,于胸外气管上面可听及。无临床意义。

(2) 支气管呼吸音:吸入的空气在声门、气管或主支气管形成湍流所产生的声音,类似抬舌后经口腔呼气所发出"ha"音,音响强,音调高,呼气相较吸气相长。正常人在喉部、胸骨上窝、背部第 6、7 颈椎及第 1、2 胸椎附近均可听到。

(3) 支气管肺泡呼吸音:其吸气音的性质似正常肺泡呼吸音,但音调较高且较响亮。其呼气音的性质似支气管呼吸音,但强度稍弱,音调稍低,吸气相与呼气相大致相同。正常人在胸骨两侧第 1、2 肋间隙、肩胛间区第 3、4 胸椎水平以及肺尖前后部可听到。

(4) 肺泡呼吸音:由空气在细支气管和肺泡内进出移动产生,为一种叹息样的或柔和吹风样的"fu-fu"声。吸气时相较长,音响强,音调较高;呼气时音响较弱,音调较低,时相较短。除支气管呼吸音和支气管肺泡呼吸音部位外,余肺野均可闻及。

2. 异常呼吸音

(1) 异常肺泡呼吸音

1) 肺泡呼吸音减弱或消失:可在局部、单侧或双肺出现。肺泡呼吸音减弱或消失可见于肺泡通气摄减少、气体流速减慢或呼吸音传导障碍。

2) 肺泡呼吸音增强:双侧增强见于剧烈运动、发热、贫血、酸中毒。单侧增强见于一侧肺胸病变引起单侧或局部减弱,健侧或无病变的肺组织代偿性增强。

3) 呼气音延长:见于支气管炎、支气管哮喘、慢性阻塞性肺气肿等。

4) 断续性呼吸音:(齿轮呼吸音) 常见于肺结核和肺炎等。

5) 粗糙性呼吸音:见于急性支气管炎或肺炎早期。

(2) 异常支气管呼吸音:在正常肺泡呼吸音区域听到支气管呼吸音则为异常支气管呼吸音(管样呼吸音),常见于大叶性肺炎实变期、肺脓肿或空洞型肺结核致肺内大空洞、胸腔积液区上方压迫性肺不张。

(3) 异常支气管肺泡呼吸音:常在支气管肺炎、肺结核、大叶性肺炎初期或在胸腔积液上方肺膨胀不全的区域听及。

3. 啰音 是呼吸音以外的附加音,按性质的不同可分为干啰音和湿啰音两种。

(1) 干啰音:干啰音是由于气流通过狭窄或部分阻塞的气道所发出的声音。病理基础为气道黏膜充血水肿、分泌物增加、平滑肌痉挛、管腔内异物、肿瘤、肉芽肿以及管壁外淋巴结或肿瘤压迫等。

干啰音在吸气相与呼气相都能听到,但呼气相尤为明显,持续时间较长,声音响度和性质容易改变,部位也易变换。低音调的干啰音称为鼾音,如同熟睡中的鼾声,多发生于气管或主支气管。高音调的干啰音起源于较小的支气管或细支气管,类似于鸟叫、飞箭或哨笛音,通常称为哮鸣音。

(2) 湿啰音:湿啰音是由于气流通过气道内稀薄分泌物,形成的水泡破裂所产生的声音,故称水泡音。也有认为是气道因分泌物黏着陷闭后,在吸气时重新张开所发出的声音。

湿啰音多见于吸气相,也可见于呼气早期,时间短暂,连续多个,部位较恒定,性质不易变化,中小水泡音可以同时存在。咳嗽后可减轻或消失。

湿啰音的响度与病变周围组织对声音传导性有关。如肺实变或空洞共鸣,湿啰音便响亮;如病变周围有较多正常肺组织,啰音响度便减弱。

4. 胸膜摩擦音 正常胸膜表面光滑,胸膜腔内有少量液体起润滑作用,因此呼吸时胸膜活动并不发生音响。当胸膜发生炎症时,由于纤维素渗出,表面粗糙,呼吸时可听到脏层和壁层胸膜摩擦的声音。

胸膜摩擦音吸气和呼气相均可听到,以吸气末或呼气开始最为明显,屏气即消失。深呼吸或听诊器胸件加压时,摩擦音增强。胸膜摩擦音可发生于胸膜任何部位,但最多见于腋中线下部胸膜移动度较大部位。

(五) 乳房检查

被检查者采取坐位或仰卧位均可,一般先做视诊,再做触诊。

1. 视诊 正常儿童和男子乳房较小,乳头位于锁骨中线第 4 肋间隙处。正常女性乳房在青春期逐渐增大呈半球状,乳头较大呈圆柱状,乳头和乳晕色泽较深。

（1）对称性：正常女性两侧乳房基本对称。

（2）乳房皮肤：注意皮肤颜色、有无瘢痕、色素沉着和溃疡等。

（3）乳头：乳头的位置大小是否对称及仔细检查乳头是否有分泌物。

2. 触诊 被检者取坐位，先两臂下垂，然后双臂高举超过头部或双手叉腰再行检查。以乳头为中心做一垂直线和水平线，可将乳房分为4个象限。触诊先由健侧乳房开始，后检查患侧。检查者的手指和手掌平置于乳房上，应用指腹轻施压力，以旋转或来回滑动进行触诊。检查左侧乳房由外上象限开始，以顺时针方向由浅入深分别触诊直至4个象限检查完毕，最后触诊乳头。同法检查右侧乳房，但须逆时钟方向检查。忌用手指将乳房捏起触诊。

检查时还应注意其硬度和弹性，有无压痛及包块。

（六）心脏视诊

心前区视诊时，光线最好是来源于左侧，被检者取仰卧或坐位，充分袒露胸部，检查者站在右侧，视线与胸廓同高，观察心前区隆起和心尖搏动时，检查者蹲下，两眼与被检者胸廓平齐，视线与其心前区呈切线方向。

1. 胸廓 正常人无心前区隆起与凹陷，心前区与右侧相应部位对称。

2. 心尖搏动 正常人的心尖搏动一般位于第五肋间左锁骨中线内 $0.5 \sim 1.0 cm$ 处，范围 $2.0 \sim 2.5 cm$。但在约1/3的正常人中尚不能在体表看到心尖搏动。

在病理情况下心尖搏动可有位置、范围、强度、节律和频率等的变化，除心脏本身的病变外，胸部甚至腹部的疾病都可影响心尖搏动。如在左心室肥大、甲状腺功能亢进或发热等情况下心尖搏动可增强；而在心肌炎、大量心包积液、左侧胸腔积液时心尖搏动可弥散并减弱或消失。

3. 心前区搏动 胸骨左缘 $3 \sim 4$ 肋间期搏动多见于先天性心脏病所致的右心室肥厚，如房间隔缺损等；剑突下搏动可见于肺源性心脏病右心室肥大或腹主动脉瘤引起；胸骨左缘第二肋间收缩期搏动，多见于肺动脉扩张或肺动脉高压，也可见于少数正常年轻人体力活动或情绪激动时。

（七）心脏触诊

触诊方法是检查者先用右手全掌开始检查，置于被检查者心前区，然后逐渐缩小到用手掌尺侧（小鱼际）或示指、中指及环指指腹并拢同时触诊，以确定心尖搏动的准确位置、强度和有无抬举性。也可用单一示指指腹作最后确认心尖搏动位置。

1. 心尖搏动 触诊除可进一步确定心尖搏动的位置外，尚可判断心尖或心前区的抬举性搏动。对视诊所发现的心前区其他异常搏动也可运用触诊进一步确定或鉴别。

2. 震颤 指检查者用右手掌尺侧缘接触被检查者心前区胸壁时感到细而快的震动感，犹如用手触睡眠中猫胸部时的感觉，故又称"猫喘"。

3. 心包摩擦感 可在心前区或胸骨左缘第3、4肋间触及，多呈收缩期和舒张期双相的粗糙摩擦感，以收缩期、前倾体位和呼气末（使心脏靠近胸壁）更为明显。

（八）心脏叩诊

1. 叩诊方法 检查者以左手中指作为叩诊板指，平置于心前区拟叩诊的部位；被检坐位时,应两腿下垂,上半身直立。检查者面对而坐,左手叩诊板指与心缘平行(即与肋间垂直);被检者仰卧时,检查者立于其右侧,则左手叩诊板指与心缘垂直(即与肋间平行)。叩击力度适中,通常采取轻叩诊法,但要根据被检者胖瘦适当调节叩诊力度。用力要均匀,过强、过轻和(或)时轻、时重均不能正确叩出心界大小。

2. 叩诊顺序 先叩左界,后叩右界,由下而上,由外向内。左侧心界从心尖搏动最强点外 2~3cm 处开始(一般为第 5 肋间左锁骨中线稍外),由外向内,叩至由清音变为浊音时翻转板指,在板指中点用标记笔作一标记,如此向上逐一肋间向上进行,直至第 2 肋间。右界叩诊时先叩出肝上界,于其上一肋间(通常为第 4 肋间)由外向内叩出浊音界,逐一肋间向上叩诊,直至第 2 肋间,分别作标记。用直尺测量前正中线至各标记点的垂直距离,再测量左锁骨中线至前正中线的距离。

3. 正常心浊音界 叩诊心界分为相对浊音界和绝对浊音界,通常叩心界是指叩诊心相对浊音界,而不是心绝对浊音界。正常人心左界在第 2 肋间几乎与胸骨左缘一致,第 3 肋间以下心界逐渐向外形成一外凸弧形,达第 5 肋间。右界除第 4 肋间处稍偏离胸骨右缘以外,其余各肋间几乎与胸骨右缘一致。

(九) 心脏听诊

心脏听诊是心脏物理诊断中最重要的组成部分,也是较难掌握的方法。听诊需要注意心率、心律、心音、心脏杂音和额外心音等特征。听诊时,患者多取卧位或坐位。对疑有二尖瓣狭窄者,宜取左侧卧位;疑有主动脉瓣关闭不全者宜取坐位且上半身前倾。钟型体件适合于听低音调声音,膜型体件适合于听高音调声音。

1. 心脏瓣膜听诊区 是指心脏各瓣膜开闭时产生的声音传导至体表,听诊最清楚的部位。传统的心脏瓣膜听诊区为四个瓣膜五个区,它们是:二尖瓣区位于心尖部,即左侧第 5 肋间锁骨中线稍内侧;肺动脉瓣区位于胸骨左缘第 2 肋间;主动脉瓣区位于胸骨右缘第 2 肋间;主动脉瓣第二听诊区(又称 Erb 区)位于胸骨左缘第 3 肋间;三尖瓣区位于胸骨体下端左缘,即胸骨左缘第 4,5 肋间。

2. 听诊顺序 心脏听诊的规范顺序是按逆时针方向依次听诊,即从二尖瓣区(心尖部)开始→肺动脉瓣区→主动脉瓣区→主动脉瓣第二听诊区→三尖瓣区。

3. 听诊内容

(1) 心率:指每分钟心跳的次数。检查时以听诊器在心尖部听取第一心音计数,计数心率应至少听诊 1 分钟,尤其在心律不整齐时,不能以计数周围动脉的搏动次数来代替心率。通常心率是指静息时的心率,如心率快于 100 次/分应嘱被检查者静坐(卧)5~10 分钟后再计数。正常人心率范围为 60~100 次/分。

(2) 心律:指心脏跳动的节律。正常成人心律规整,青年和儿童心律稍有不齐,吸气时心率增快,呼气时心率减慢,这种随呼吸出现的心律不齐称为窦性心律不齐,一般无临床意义。

(3) 心音:正常一次心搏的心音,在心音图记录可有四个成分,依次为第一、二、三和第四心音,临床记录中用 S1、S2、S3、S4 表示。听诊时一般只能听到 S1 和 S2,部分儿童和青少年有 S3,通常听不到 S4,如听到第四心音,多数属病理情况。

4. 异常心音

(1) 心音强度改变:心音的强度受一些生理或病理情况的影响可发生变化,如运动、情绪激动、发热、贫血时心音可变响,而急性心肌梗死、重症心肌炎、心包积液等可使心音减弱,心脏外的因素常可使心音减轻,如肥胖、肺气肿、左侧胸腔积液等。在某些病理情况下心音的响度改变只发生在第一心音或第二心音。

（2）心音性质改变:当音质相同,且心率较快,舒张期缩短而时限接近收缩期时,心音听诊如钟摆状,称之钟摆律,又叫胎心律,见于严重心肌病变时。

（3）心音分裂:正常时左右心室的收缩舒张活动并不同步,左室略领先于右室,收缩期二尖瓣的关闭稍早于三尖瓣,而舒张期主动脉的关闭较肺动脉瓣稍早,一般情况下,这种差别人耳不能分辨,听诊时仍为单一的第一心音和第二心音。当这种不同步的时距加大（>0.04s）时,即瓣膜关闭的时间差增加时可出现听诊的心音分裂。

5. 额外心音　第一心音和第二心音外心音称额外心音,可出现在收缩期或舒张期。收缩期额外心音有收缩期喷射音、收缩中、晚期喀喇音。舒张期额外心音有病理性第三心音、病理性第四心音、二尖瓣开放拍击音、心包叩击音和医源性额外音（人工瓣膜和安置人工起搏器后的额外音）。

6. 心脏杂音　与心音不同,杂音是一种具有不同频率、不同强度、持续时间较长的心音以外的混杂音。杂音的不同特性,对某些心脏病有重要诊断价值。

听到杂音,应根据其出现的时间、起源的部位、传导方向、性质、强度及与呼吸、体位变化的关系等来判断它的临床意义。

7. 心包摩擦音　听诊的特点是性质粗糙,呈搔抓样,与心跳一致,声音呈三相,即心房收缩—心室收缩—心室舒张均出现摩擦音,与呼吸无关,屏气时摩擦音仍出现。可在整个心前区听到,尤以胸骨左缘3、4肋间最响,坐位前倾时更明显,遮盖心音并与之重叠,以听诊器胸件向胸壁加压时,摩擦音可加强。与胸膜摩擦音的主要区别是屏住呼吸时胸膜摩擦音消失。

（十）血管检查

1. 脉搏　见一般检查。

2. 异常脉搏

（1）水冲脉:脉搏骤起骤降,急促有力,多见于脉压增大的情况下。检查时,可紧握被检查者手腕掌面,并将其手臂高举过头,水冲脉可明显触知。常见于主动脉瓣关闭不全、动脉导管未闭等疾病。

（2）交替脉:为一种节律正常而强弱交替出现的脉搏,这是由于心室的收缩强弱交替所引起。常见于高血压性心脏病、急性心肌梗死等。

（3）重搏脉:正常脉波在其下降期中有一重复上升的脉波,但较第一个波低,不能触及。在肥厚型梗阻性心肌病等某些病理情况下,此波增高而可以触及,称为重搏脉。

（4）奇脉:指吸气时脉搏明显减弱或消失。常见于心脏压塞或严重心包缩窄等疾病。

3. 血压　见一般检查。

4. 血管杂音及周围血管征

（1）静脉杂音:颈静脉杂音属无害性杂音。脐周或上腹部闻及腹壁静脉曲张连续性营营声见于肝硬化门静脉高压。

（2）动脉杂音:可为连续性杂音、收缩期杂音或双期杂音。多见于周围动脉、肺动脉和冠状动脉。如甲状腺功能亢进症在甲状腺侧叶听到的连续性杂音;多发性大动脉炎的狭窄病变部位可听到收缩期杂音;肾动脉狭窄在上腹部或腰背部闻及收缩期杂音;外周动静脉瘘在病变部位听到连续性杂音;冠状动静脉瘘在心前区出现较表浅而柔和的连续性或双期杂音。

（3）周围血管体征

1）枪击音:在外周较大的动脉表面(常选择股动脉),轻放听诊器膜型体件时可闻及与心跳一致短促如射枪的声音称为枪击音。主要见于主动脉瓣关闭不全、甲状腺功能亢进和严重贫血等脉压增大的疾病。

2）Duroziez双重杂音:以听诊器钟型胸件稍加压于股动脉可闻及收缩期与舒张期双期吹风样杂音。主要见于主动脉瓣关闭不全等脉压增大的疾病。

3）毛细血管搏动征:用手指轻按病人指甲末端或玻片轻压病人嘴唇黏膜,可使局部发白,当心脏收缩时局部又发红,随心动周期局部发生有规律红、白交替改变即为毛细血管搏动征。主要见于主动脉瓣重度关闭不全。此征象患有主动脉瓣重度关闭不全病人手掌、手背、足底、腹部等处也可见到。

（十一）胸部检查考核评分

1. 胸部视诊

姓名:　　　　　　　　学号:　　　　　　　　　　日期:

评分标准		满分	扣分原因	实际得分
操作前准备 （10分）	查体前人文关怀、爱伤意识,告知相关事项	10		
操作过程 （80分）	a 能指出胸部体表主要骨骼标志、主要垂直标志线及主要自然陷窝	20		
	b 视诊胸廓视诊能口述正常胸、桶状胸、扁平胸、肋间隙是否饱满、乳房是否对称、脊柱形态等	20		
	c 视诊呼吸运动的主要内容,能口述呼吸频率、呼吸节律者的异常改变	40		
考生素质 （10分）	着装(工作服)整洁,仪表、举止大方,语言文明。在查体过程中操作规范,认真细致,表现出良好的医生素质	10		
总分		100		

考核人签名:

2. 胸肺部触诊

姓名：　　　　　　　　学号：　　　　　　　　日期：

评分标准			满分	扣分原因	实际得分
操作前准备（10分）	查体前人文关怀、爱伤意识，告知相关事项		10		
操作过程（80分）	胸廓扩张度	a 触诊方法、姿势正确	20		
		b 前胸廓扩张度的测定	10		
		c 后胸廓扩张度的测定	10		
	语音震颤	a 手法正确	10		
		b 顺序正确	10		
	胸膜摩擦感	能正确演示胸膜摩擦感操作方法	20		
考生素质（10分）	着装（工作服）整洁，仪表、举止大方，语言文明。在查体过程中操作规范，认真细致，表现出良好的医生素质		10		
总分			100		

考核人签名：

3. 肺部叩诊（肺部叩诊的方法、肺下界移动度）

姓名：　　　　　　　　学号：　　　　　　　　日期：

评分标准		满分	扣分原因	实际得分
操作前准备（10分）	查体前人文关怀、爱伤意识，告知相关事项	10		
操作过程（80分）	a 间接叩诊手指动作、方法正确	30		
	b 间接叩诊顺序正确	10		
	c 直接叩诊手指动作、方法正确	10		
	d 叩肺下界移动度叩诊方法正确	20		
	e 能正确测量肺下界移动度	10		
考生素质（10分）	着装（工作服）整洁，仪表、举止大方，语言文明。在查体过程中操作规范，认真细致，表现出良好的医生素质	10		
总分		100		

考核人签名：

4. 肺部听诊

姓名： 　　　　学号： 　　　　日期：

	评分标准	满分	扣分原因	实际得分
操作前准备 （10分）	查体前人文关怀、爱伤意识,告知相关事项	10		
操作过程 （80分）	a 听诊方法正确	20		
	b 听诊顺序正确	20		
	c 能表述肺部正常呼吸音的名称及各自听诊部位	20		
	d 能说出肺部听诊的内容	20		
考生素质 （10分）	着装(工作服)整洁,仪表、举止大方,语言文明。在查体过程中操作规范,认真细致,表现出良好的医生素质	10		
总分		100		

考核人签名：

5. 心脏视诊

姓名： 　　　　学号： 　　　　日期：

	评分标准	满分	扣分原因	实际得分
操作前准备 （10分）	查体前人文关怀、爱伤意识,告知相关事项	10		
操作过程 （80分）	a 被检查者仰卧位,暴露胸,检查者在其右侧	10		
	b 开始时检查者视线与被检查者胸廓同高,观察心前区有无隆起及异常搏动	15		
	c 视线逐步高于胸廓,全面观察心前区	15		
	d 能叙述心脏视诊主要内容	10		
	e 观察心前区隆起与凹陷、心尖搏动、心前区异常搏动三个主要内容,并能指出其部位	30		
考生素质 （10分）	着装(工作服)整洁,仪表、举止大方,语言文明。在查体过程中操作规范,认真细致,表现出良好的医生素质	10		
总分		100		

考核人签名：

6. 心脏触诊

姓名：　　　　　　　　学号：　　　　　　　　日期：

	评分标准	满分	扣分原因	实际得分
操作前准备 (10分)	查体前人文关怀、爱伤意识,告知相关事项	10		
操作过程 (80分)	a 检查者右手掌置于被检查者心前区开始触诊	10		
	b 然后逐渐以手掌尺侧小鱼际或示指、中指、环指并拢,以其指腹进行触诊	10		
	c 触诊时手掌按压力度适当	10		
	d 在心尖搏动区(可用单一示指指腹)确认心尖搏动,并能表达搏动所在体表位置	10		
	e 震颤:用手掌或手掌尺侧小鱼际肌平贴于心前区各个部位,以触知有无微细的震动感	20		
	f 心包摩擦感:心前区胸骨左缘第 4 肋间触诊,能说出如何能使触诊满意的条件	20		
考生素质 (10分)	着装(工作服)整洁,仪表、举止大方,语言文明。在查体过程中操作规范,认真细致,表现出良好的医生素质	10		
总分		100		

考核人签名：

7. 心脏间接叩诊

姓名：　　　　　　　　学号：　　　　　　　　日期：

	评分标准	满分	扣分原因	实际得分
操作前准备 (10分)	查体前人文关怀、爱伤意识,告知相关事项	10		
操作过程 (80分)	a 叩诊手法、姿势正确	40		
	b 叩诊顺序正确	20		
	c 叩出正常心浊音界,并能在胸廓体表量出心浊音界	20		
考生素质 (10分)	着装(工作服)整洁,仪表、举止大方,语言文明。在查体过程中操作规范,认真细致,表现出良好的医生素质	10		
总分		100		

考核人签名：

8. 心脏听诊

姓名：　　　　　　　　　　学号：　　　　　　　　　日期：

操作前准备 （10分）	评分标准	满分	扣分原因	实际得分
操作前准备 （10分）	查体前人文关怀、爱伤意识,告知相关事项	10		
操作过程 （80分）	a 能正确指出心脏瓣膜各听诊区	25		
操作过程 （80分）	b 听诊顺序正确	15		
操作过程 （80分）	c 能表达心脏听诊主要内容	40		
考生素质 （10分）	着装（工作服）整洁,仪表、举止大方,语言文明。在查体过程中操作规范,认真细致,表现出良好的医生素质	10		
总分		100		

考核人签名：

9. 外周血管检查

姓名：　　　　　　　　　　学号：　　　　　　　　　日期：

操作前准备 （10分）	评分标准	满分	扣分原因	实际得分
操作前准备 （10分）	查体前人文关怀、爱伤意识,告知相关事项	10		
操作过程 （80分）	a 脉搏:测试脉率、脉律方法正确	40		
操作过程 （80分）	b 测毛细血管搏动征方法正确	10		
操作过程 （80分）	c 测水冲脉方法正确	10		
操作过程 （80分）	d 射枪音检查,操作正确	10		
操作过程 （80分）	e Duroziez 双重杂音	10		
考生素质 （10分）	着装（工作服）整洁,仪表、举止大方,语言文明。在查体过程中操作规范,认真细致,表现出良好的医生素质	10		
总分		100		

考核人签名：

五、腹部检查

腹部主要由腹壁、腹腔和腹腔内脏器组成。腹部范围上起膈,下至骨盆,腹部上以两侧肋弓下缘和胸骨剑突与胸部为界,下至两侧腹股沟韧带和耻骨联合,前面和侧面由腹壁组成,后面为脊柱和腰肌。腹部检查应用视诊、触诊、叩诊及听诊四种方法,尤以触诊最为重要。

(一)腹部视诊

腹部视诊的主要内容有腹部外形,呼吸运动,腹壁静脉,胃肠型及蠕动波,以及腹部的皮疹,疝和瘢痕等。

1. 腹部体表标志及分区 为了正确描写体征的部位和范围,常借助于腹部的天然体表标志人为地画线将腹部划分为几个区。

体表标志:前有:肋弓下缘、脐、腹直肌外缘、腹中线、髂前上棘、腹股沟韧带。后有:第十二肋骨、肋脊角、肋腰点。腹部分区有四区法和九区法。

2. 腹部外形 应注意腹部外形是否对称,有无全腹或局部的膨隆或凹陷。

(1)正常腹部外形:健康正常成年人平卧时,前腹壁大致处于肋缘至耻骨联合同一平面或略为低凹,称为腹部平坦,坐起时脐以下部分稍前凸。

(2)全腹膨隆:平卧时前腹壁明显隆凸于肋缘与耻骨联合的平面,称为全腹膨隆。

全腹膨隆时,常需测量腹围,观察膨隆程度和变化。测量方法是让被检查者排尿后,取平卧位,用软尺经脐绕腹一周,所测得周长即为腹围,通常以厘米为单位。

(3)局部膨隆:腹腔内脏器肿大、腹内肿瘤、炎性包块、胃或肠曲胀气,局限性积液、腹壁上肿物等在病变处可见前腹壁局部隆起,称为局部膨隆。应注意膨隆的部位、外形、是否随呼吸或体位而移动、有无搏动等。

(4)全腹凹陷:仰卧位时见前腹壁明显低于肋缘与耻骨联合的平面称腹部凹陷。

(5)局部凹陷:较少见,可见于腹壁疝(白线疝、脐疝、腹股沟疝或切口疝)和手术后腹壁瘢痕。

3. 呼吸运动 正常男性及儿童以腹式呼吸为主,腹壁随呼吸运动上下起伏;而成年女性以胸式呼吸为主,腹壁起伏不明显。

4. 腹壁静脉 正常人腹壁皮下静脉一般不清晰,消瘦或腹部皮肤白皙的人常隐约可见,皮肤较薄而松弛的老年人可显而易见,但常为较直条纹,并不迂曲。

5. 胃肠蠕动波 正常成年人腹部一般看不到,在小儿、腹壁较薄或松弛老年人、经产妇或极度消瘦的人可以看见。

(二)腹部触诊

触诊是腹部检查的主要方法,为了达到满意的腹部触诊,被检查者应排尿后取低枕仰卧位,两手自然置于身体两侧,两腿屈起稍分开,以使腹肌松弛,做张口平静腹式呼吸,使膈下脏器随呼吸上下移动。检查者应位于其右侧,检查时手掌应保持温暖。触诊一般先从健康部位或从左下腹部开始,循逆时针方向,由下而上,先左后右,逐步移向病变区域。并注意病变区与健康区进行比较,边检查边观察被检查者的反应与表情。对精神紧张或有痛苦者,应给以安慰和解释,亦可边触诊边与其交谈,转移其注意力而减少腹肌紧张以完成检查。

1. 触诊方法

（1）浅部触诊：检查者将右手轻轻放在被检查者的腹部，利用掌指关节和腕关节的协调动作，轻柔地进行滑动触摸。

（2）深部触诊：可用手指掌面由浅入深，逐渐加压以达到深部。深部触诊应使腹壁压陷至少达 2cm。

2. 触诊内容

（1）腹壁紧张度：正常人腹壁有一定张力，但触之柔软，较易压陷，称为腹壁柔软。腹部病变者，全腹腹壁紧张度增加或局部腹壁紧张度增加，甚至出现板样强直。

（2）压痛和反跳痛：正常人腹部触压时不引起疼痛。重压时仅有一种压迫感。真正的压痛多来自腹壁和腹腔内病变。检查者用手触诊腹部出现压痛后，手指仍压于原处稍停片刻，使压痛感觉趋于稳定，然后迅速将手抬起，如此时被检查者感觉腹痛骤然加重，并常伴有痛苦的表情或呻吟，称为反跳痛。反跳痛是腹腔内脏器的炎症已累及腹膜壁层的征象，当突然抬手时腹膜被牵拉而引起剧烈疼痛。

（3）肝脾触诊及测量方法

1）肝脏触诊可采用单手触诊法、双手触诊法和钩指触诊法。

单手触诊法：检查者将右手掌平放于被检查者右上腹部，中间三指并拢，掌指关节和腕关节自然伸直，使示指的桡侧缘面向肋缘，或示指与中指的指端指向肋缘，自脐水平线或估计肝下缘的下方开始触诊，自下而上与被检查者的腹式呼吸动作密切配合，呼吸时腹壁松弛下陷，右手手指及时向腹深部加压，吸气时被检查者腹壁隆起，手指向肋缘方向探触下移的肝缘，如此反复进行，手指逐渐向肋缘方向移动，直到触到肝下缘或肋缘为止。

双手触诊法：检查者的右手位置同单手法，而用左手托住患者的右后腰，左手拇指置于右季肋部，触诊时左手向上推，使肝下缘紧贴前腹壁而下移，并限制了右下胸在吸气时扩张，以增加膈下移的幅度，可提高触诊的效果。

钩指触诊法适用于儿童和腹壁薄软者，触诊时，检查者位于被检查者右肩旁，面向其足部，将右手掌搭在其右前胸下部。右手第二至第五指屈曲呈钩状，嘱被检查者作深而慢的腹式呼吸运动，检查者手指随吸气而更进一步屈曲指关节，这样手指指腹容易触到下移的肝下缘。

肝脏触诊的内容有肝脏的大小、质地、表面和边缘状况、压痛、搏动、摩擦感、震颤。正常成人的肝脏质地柔软、触之如撅起之口唇，表面光滑，边缘整齐且厚薄一致，无压痛、搏动、摩擦感和震颤。

2）脾脏触诊：被检者取仰卧位，双腿屈曲，使腹壁尽量松弛，检查者站于被检者的右侧，左手自被检者前方绕过，手掌置于左腰部并向前托起，右手掌平放于腹部，与左肋弓成垂直方向，以手指末端轻轻向腹部加压，并随被检者的腹式呼吸运动，自下而上地逐渐向左肋缘下移动触诊。当被检者深吸气，右手于原位稍向肋缘方向深压，随着腹壁的抬起而被动地抬起，左手则向前托起，形成两手互相对压。如有脾肿大则右手手指即可触及脾边缘，并可触及其下极随吸气运动向下移动。仰卧位未触及者，让被检者改取右侧卧位，双下肢屈髋、屈膝，用同样手法进行触诊，则易触及轻度肿大脾脏。

正常情况下脾不能触及。内脏下垂或左侧胸腔积液、积气时膈下降，可使脾向下移位。除此以外能触到脾脏则提示脾大。

触及脾脏时要注意其大小、质地、表面、压痛和摩擦感等。

脾大的描述：临床实际中，常将脾大分为轻、中、高三度。深吸气时，脾缘不超过肋下 2

厘米为轻度增大;超过2cm未至脐水平线以上,为中度增大;超过脐水平线或前正中线则为高度增大,即巨脾。

（4）胆囊触诊:正常胆囊不能触及。胆囊触痛检查法:让被检者取仰卧位,腹壁放松,检查者以左手掌放于被检者的右前胸下部,左拇指置于右肋下缘与腹直肌交界处,并按压腹部,然后嘱被检者缓慢地进行深呼吸。如在吸气过程中,被检者因疼痛而突然中止吸气者,称为胆囊触痛征阳性,又称莫菲（Murphy）征阳性,正常胆囊触痛阴性。

（5）腹部包块触诊:除以上主要脏器触诊外,腹部还可能触及一些包块。包括增大或移位的脏器,炎症包块,囊肿,增大淋巴结以及肿瘤肿块,肠内粪块等。应注意鉴别,鉴别时应注意其位置、大小、形态、质地、移动度和有无搏动。

（6）液波震颤:腹腔内有大量游离液体时,如用手指叩击腹部,可感到液波震颤,或称波动感。检查时患者平卧,医师以一手掌面贴于患者一侧腹壁,另一手四指并拢屈曲,用指端叩击对侧腹壁（或以指端冲击式触诊）,如有大量液体存在,则贴于腹壁的手掌有被液体波动冲击的感觉,即波动感。

（7）振水音:在胃内有多量液体及气体存留时可出现振水音。检查时患者仰卧,医生以一耳凑近上腹部,同时以冲击触诊法振动胃部,即可听到气、液撞击的声音,亦可将听诊器膜型体件置于上腹部进行听诊。正常人在餐后或饮进多量液体时可有上腹部振水音、但若在清晨空腹或餐后6~8h以上仍有此音,则提示幽门梗阻或胃扩张。

（三）腹部叩诊

腹部叩诊的主要作用在于叩知某些脏器的大小和叩痛,胃肠充气情况,腹腔内有无积气、积液和肿块等,一般采用间接叩诊法。

1. 腹部叩诊音　正常情况下,腹部叩诊除肝、脾所在部位呈浊音或实音外,其余部位均呈鼓音。

2. 肝浊音界　用间接叩诊法确定肝上界时,一般都是沿右锁骨中线,右腋中线和右肩胛线,由肺区向下叩向腹部。当由清音转浊音时,即为肝上界,又称肝相对浊音界。再向下叩1~2肋间,则浊音变为实音,称肝绝对浊音界（亦为肺下界）。正常人肝上界在右锁骨中线为第5肋间,右腋中线为第7肋间,右肩胛线为第10肋间。肝下界与胃、结肠等重叠,很难叩准,故多用触诊确定。正常人在右锁骨中线上肝上下径之间距离为9~11cm。

肝区叩击痛的检查方法,是检查者将左手掌平置于右胸下部,右手握拳,叩击左手手背。正常人肝脏无叩击痛,而在肝炎、肝脓肿者肝区可有叩击痛。

3. 移动性浊音　腹腔内有较多的液体存留时,因重力作用,液体多潴积于腹腔的低处,故在此处叩诊呈浊音。检查时先让患者仰卧,腹中部由于含气的肠管在液面浮起,叩诊呈鼓音,两侧腹部因腹腔积液积聚叩诊呈浊音。检查者自腹中部脐水平面开始向患者左侧叩诊,发现浊音时,板指固定不动,嘱患者右侧卧,再度叩诊,如呈鼓音,表明浊音移动。同样方法向右侧叩诊,叩得浊音后嘱患者左侧卧,以核实浊音是否移动。这种因体位不同而出现浊音区变动的现象,称移动性浊音。这是发现有无腹腔积液的重要检查方法。当腹腔内游离腹腔积液在1000ml以上时,即可查出移动性浊音。

4. 肋脊角叩击痛　主要用于检查肾脏病变。检查时,患者采取坐位或侧卧位,医师用左手掌平放在其肋脊角处（肾区）,右手握拳用由轻到中等的力量叩击左手背。正常时肋脊角处无叩击痛,当有肾炎、肾盂肾炎、肾结石、肾结核及肾周围炎时,肾区有不同程度的叩击痛。

5. 膀胱叩诊 当膀胱触诊不满意时,可用叩诊来判断膀胱膨胀的程度。一般由脐水平线叩向耻骨联合。如发现由鼓音转浊音,且浊音区一直延续到耻骨联合上缘,并隐没于其后,呈圆形浊音区,则可能为胀大的膀胱。

（四）腹部听诊

听诊时被检查者取平卧位,检查者将已温暖的听诊器胸件置腹壁上,有步骤地在腹部进行全面听诊,听诊主要内容有肠鸣音、血管杂音、摩擦音、搔弹音。

1. 肠鸣音 肠鸣音的听诊应在触诊、叩诊前进行,可以避免外加因素的刺激使肠蠕动发生变化。正常情况下,肠鸣音每分钟 4~5 次,其声响和音调变异较大,只有靠医生的经验来判定是否正常。肠鸣音每分钟达 10 次以上,音调高亢响亮,称肠鸣音活跃或亢进,如肠鸣音高亢呈叮当金属声,见于机械性肠梗阻。若持续听诊 3~5 分钟内,未听到肠鸣音,称为肠鸣音消失。多见于麻痹性肠梗阻。

2. 血管杂音 腹部血管杂音对诊断某些疾病有一定作用,听诊中不应忽视。血管杂音有动脉性和静脉性杂音。动脉性杂音的听诊主要在腹主动脉、肾动脉、髂动脉及股动脉处进行。静脉性杂音为连续的嗡鸣声或"潺潺"声,无收缩期与舒张期性质。常出现于脐周或上腹部,尤其是腹壁静脉曲张严重处。此音提示门静脉高压时侧支循环的形成。

（五）腹部检查考核评分

1. 腹部视诊

姓名：　　　　　　　学号：　　　　　　　日期：

	评分标准	满分	扣分原因	实际得分
操作前准备 （10分）	查体前人文关怀、爱伤意识,告知相关事项	10		
操作过程 （80分）	a 腹部的体表标志及分区,表述正确并能在腹部指示	20		
	b 被检查者平仰卧,充分暴露全腹,双腿屈曲,嘱被检查者放松腹肌,检查者在其右侧	10		
	c 检查者视线与被检查者腹平面同水平	10		
	d 再提高视线自上而下视诊全腹	10		
	e 能表述视诊主要内容	30		
考生素质 （10分）	着装(工作服)整洁,仪表、举止大方,语言文明。在查体过程中操作规范,认真细致,表现出良好的医生素质	10		
总分		100		

考核人签名：

2. 腹部触诊(触诊方法、腹壁紧张度、压痛、反跳痛、液波震颤)

姓名：　　　　　　　学号：　　　　　　　日期：

评分标准			满分	扣分原因	实际得分
操作前准备 (10分)	查体前人文关怀、爱伤意识、告知相关事项		10		
操作过程 (80分)	全腹触诊	a 体位正确	10		
		b 手法正确	10		
		c 顺序正确	10		
	腹壁紧张度		20		
	压痛、反跳痛		20		
	液波震颤		10		
考生素质 (10分)	着装(工作服)整洁,仪表、举止大方,语言文明。在查体过程中操作规范,认真细致,表现出良好的医生素质		10		
总分			100		

考核人签名：

3. 肝脏触诊

姓名：　　　　　　　学号：　　　　　　　日期：

评分标准		满分	扣分原因	实际得分
操作前准备 (10分)	查体前人文关怀、爱伤意识,告知相关事项	10		
操作过程 (80分)	a 体位正确	10		
	b 单手触诊	30		
	c 双手触诊	40		
考生素质 (10分)	着装(工作服)整洁,仪表、举止大方,语言文明。在查体过程中操作规范,认真细致,表现出良好的医生素质	10		
总分		100		

考核人签名：

4. 脾脏触诊

姓名： 学号： 日期：

评分标准		满分	扣分原因	实际得分
操作前准备 （10分）	查体前人文关怀、爱伤意识，告知相关事项	10		
操作过程 （80分）	a 平卧位触诊	40		
	b 侧卧位触诊	40		
考生素质 （10分）	着装（工作服）整洁，仪表、举止大方，语言文明。在查体过程中操作规范，认真细致，表现出良好的医生素质	10		
总分		100		

考核人签名：

5. 腹部叩诊（腹部叩诊方法、肝上界、移动性浊音、肾区叩击痛）

姓名： 学号： 日期：

评分标准		满分	扣分原因	实际得分
操作前准备 （10分）	查体前人文关怀、爱伤意识，告知相关事项	10		
操作过程 （80分）	a 叩诊手法、动作、力量、正确	20		
	b 肝浊音界上界叩诊方法正确	20		
	c 移动性浊音叩诊方法正确	30		
	d 肾区叩击痛检查方法正确	10		
考生素质 （10分）	着装（工作服）整洁，仪表、举止大方，语言文明。在查体过程中操作规范，认真细致，表现出良好的医生素质	10		
总分		100		

考核人签名：

六、脊柱、四肢检查

（一）脊柱检查

脊柱由 26 块椎骨、韧带、肌肉和椎间盘连接构成,具有支持平衡、吸收震荡、传导应力、保护脊髓和内脏,并有活动功能。检查基本方法是视诊和触诊,必要配合叩诊。

1. 生理性弯曲　成人脊柱存在的颈曲、胸曲、腰曲和骶曲使脊柱形成"S"形,称生理性弯曲,于直立位时从侧面观察。再于直立位从背面观察其两肩有无不对称,两肩胛骨下角连线与两髂嵴最高点连线是否平行,两臀皱有无不对称,如出现异常说明脊柱存在侧弯。脊柱侧凸的检查为检查者用示指、中指置于脊柱棘突两侧,自上而下以适当压力划压,沿棘突皮肤可出现一条轻度充血线,观察此线是否正直,以判断脊柱有无侧凸。

2. 脊柱活动度　正常脊柱活动包括前屈、后伸、侧弯和旋转四种。检查颈段脊柱时应固定被检查者双肩,检查腰段脊柱须用双手固定被检查者骨盆,然后做脊柱旋转活动检查。在检查时应不时询问被检查者有无疼痛。

3. 脊柱压痛与叩击痛　检查脊柱压痛时,被检者取端坐位,轻度前屈。检查者用拇指或示指指腹,自上而下依次按压脊柱棘突和横突部、椎旁肌肉。正常应不出现压痛,发现压痛点,常须反复三次加以确认,并根据解剖标志,确认压痛点位置。

脊柱叩击痛的检查有两种方法。①直接叩击法:用手指尖或叩诊锤直接叩击各个脊椎棘突,常用于胸椎、腰椎病变的检查;②间接叩击法:检查者左手掌置于被检查者头部,右手握拳以尺侧缘叩击左手背,如被检者出现疼痛,称叩击痛阳性。

4. 脊柱检查的几种特殊试验

（1）颈椎特殊试验

1）Jackson 压头试验:患者取端坐位,检查者双手重叠放于其头顶部,向下加压,如患者出现颈痛或上肢放射痛即为阳性。多见于颈椎病及颈椎间盘突出症。

2）前屈旋颈试验:嘱患者头颈部前屈,并左右旋转,如果颈椎处感觉疼痛,则属阳性,多提示颈椎小关节的退行改变。

3）颈静脉加压试验:患者仰卧,检查者以双手指按压患者两侧颈静脉,如其颈部及上肢疼痛加重,为根性颈椎病。此试验也可用于下肢坐骨神经痛患者检查,颈部加压时若下肢症状加重,提示坐骨神经痛症状源于腰椎管内病变。

4）旋颈试验;患者取坐位,头略后仰,并自动向左、右做旋颈动作。如患者出现头昏、头痛、视力模糊症状,提示椎动脉型颈椎病。

（2）腰骶椎特殊试验

1）摇摆试验:患者平卧,屈膝、髋,双手抱于膝前。检查者手扶患者双膝,左右摇摆,如腰部疼痛为阳性。多见于腰骶部病变。

2）拾物试验:将一物品放在地上,嘱患者拾起。腰椎正常者可两膝伸直,腰部自然弯曲,俯身将物品拾起。如患者先以一手扶膝蹲下,腰部挺直地用手接近物品,此即为拾物试验阳性。多见于腰椎病变如腰椎间盘脱出,腰肌外伤及炎症。

3）直腿抬高试验(Lasegue 征):患者仰卧,双下肢平伸,检查者一手握患者踝部,一手置于大腿伸侧,分别做双侧直腿抬高动作,腰与大腿正常可达80°~90°。若抬高不足70°,且伴有下肢后侧的放射性疼痛,则为阳性。见于腰椎间盘突出症,也可见于单纯性坐骨神经痛。

4）屈颈试验（Linder 征）：患者仰卧，也可取端坐或直立位，检查者一手置于患者胸前，另一手置于枕后，缓慢、用力上抬其头部，使颈前屈，若出现下肢放射痛，则为阳性。见于腰椎间盘突出症的"根肩型"患者。

5）股神经牵拉试验：患者俯卧，髋、膝关节完全伸直。检查者将一侧下肢抬起，使髋关节过伸，如大腿前方出现放射痛为阳性。可见于高位腰椎间盘突出症（$L_{2~3}$ 或 $L_{3~4}$）患者。

（二）四肢与关节检查

四肢和关节的检查包括形态与运动功能两个方面。正常人左右两侧形态对称，无畸形，关节活动不受限且无反常活动，检查时肢体处于功能位或手的休息位。

1. 形态检查

（1）视诊观察肢体有无成角、短缩或旋转畸形，关节有无红肿，关节附近肌肉有无萎缩等。

（2）触诊：触诊内容包括：皮温、压痛点、肿块、骨与关节正常解剖标志是否改变、肌腱与滑囊是否增粗、有无肿块；浮髌试验检查方法：被检查者平卧位，下肢伸直肌肉放松，检查者一手向远端按压髌上囊部，将可能存在的积液挤向髌骨下方，另一手示指轻压髌骨，髌骨有被积液浮起感觉称为浮髌试验阳性。

（3）肢体长度和周径的测量：在骨突处做好标志，两侧同时测量判断肢体是否存在短缩畸形；选定两下肢相同水平肌肉丰满之处做周径测量后进行比较。

2. 运动与功能检查　四肢关节的运动与功能检查主要观察活动的姿势、范围以及活动时是否引起疼痛，四肢和关节通常做被动活动检查，怀疑神经肌肉疾患则主动活动和被动活动均须检查。

七、神经系统检查

神经系统功能与结构复杂，从端脑到末梢神经包括许多子系统。每个子系统都有一定的分布部位，主导着一定的生理功能，具有很强的规律性。当神经系统某个或某些部位病变时即引起相关的功能障碍，产生相应的症状及体征，从而可以通过这些症状、体征推断出病变部位所在。因此，在做神经系统检查时，不仅要认真、细致、正确、全面，还要具有相当好的神经系统功能解剖学基础及良好的逻辑思维方法。

神经系统检查内容包括：脑皮质功能检查、颅神经功能检查及运动系统检查、感觉功能检查、自主神经功能检查。

反射依据刺激部位及反射形式的不同而分为浅反射、深反射、病理反射。在神经系统检查中，反射检查最为客观，较少受到被检者主观状态影响，但仍需被检者完全放松，并在温暖、适宜的环境中进行。

（一）浅反射

1. 角膜反射　嘱被检者睁眼，眼球向内上方注视，检查者用细棉絮从旁边触一侧角膜，则引起眼睑急速闭合。双眼分别测试，在刺激侧的眼睑闭合，为直接角膜反射；刺激后对侧眼睑也闭合，为间接角膜反射。正常人直接与间接角膜反射均存在。

2. 腹壁反射　被检者取仰卧位，两下肢屈曲，使腹壁肌肉完全松弛；检查者用钝竹（或木）签分别在两侧上、中、下腹壁上自外向内轻轻划过，正常可看到该处的腹壁肌肉收缩，即腹壁反射存在。

3. 提睾反射　用钝竹签轻划男性大腿内侧上部的皮肤,同侧的提睾肌收缩使睾丸上提,正常人提睾反射两侧可对称引出。

4. 跖反射　被检者仰卧,下肢伸直,检查者握其踝部,用钝头竹签划其足底外侧,由后向前至小趾根部转向趾侧。正常时足跖屈。

5. 肛门反射　用大头针轻划肛门周围皮肤。正常时肛门外括约肌收缩。

(二) 深反射

1. 肱二头肌反射　检查者以左手托扶被检者屈曲的肘部,并将拇指置于肱二头肌肌腱上,然后以叩诊锤叩击拇指,正常反应为肱二头肌收缩,前臂快速屈曲。

2. 肱三头肌反射　使被检者的上肢于肘部屈曲,检查者应托住其前臂及肘关节,用叩诊锤叩打尺骨鹰嘴的上方 1.5~2cm 肱三头肌附着处,反应为肱三头肌收缩,表现为前臂的伸展运动。

3. 桡骨骨膜反射　被检者取肘关节半屈曲位,前臂略外旋,腕关节自然下垂,检查者以叩诊锤叩击桡骨茎突上方,正常反应为肘屈及前臂旋前。

4. 膝反射　被检者取坐位,小腿自然下垂,或取卧位,检查者用左手于腘窝部托起被检者的下肢,使髋、膝关节稍屈曲,叩击髌骨下方股四头肌腱,正常反应为小腿呈伸展动作。

5. 踝反射　被检者取仰卧位,髋及膝关节稍屈曲,下肢外旋、外展位,检查者用左手托其足掌,使足呈过伸位,然后以叩诊锤叩击跟腱,正常反应为腓肠肌收缩,足向跖面屈曲。

6. 踝阵挛和髌阵挛

踝阵挛:患者仰卧,髋与膝关节稍屈,医生一手持患者小腿,一手持患者足掌前端,突然用力使踝关节背屈并维持之。阳性表现为腓肠肌与比目鱼肌发生连续性节律性收缩,而致足背呈现交替性屈伸动作,系腱反射极度亢进。

髌阵挛:患者仰卧,下肢伸直,检查者以拇指与示指控制住其髌骨上缘,用力向远端快速连续推动数次后维持推力。阳性反应为股四头肌发生节律性收缩使髌骨上下移动。

(三) 病理反射

1. 巴宾斯基征(Babinski's sign)　用钝竹签由足跟开始沿足底外侧向前轻划,至小趾跟部再转向拇趾侧,正常时反应为拇指及其他四指跖屈,如表现为拇趾背曲,其余四趾呈扇形展开,即为巴氏征阳性。

2. 奥本海姆征(Oppenheim's sign)　用拇指及示指沿被检者的胫骨前侧用力由上向下滑压,阳性表现同巴宾斯基征。

3. 戈登征(Gordon's sign)　检查时用拇指和其他四指以适当的力量捏压腓肠肌,阳性表现同巴宾斯基征。

4. 霍夫曼征(Hoffmann's sign)　检查者左手持被检者腕关节上方,右手以中指及示指夹持被检者的中指稍向上提拉,使腕关节处于轻度过伸位,然后以拇指迅速弹刮被检者中指指甲末端,若引起拇指及其余四指轻微掌曲的反应,则为霍夫曼征阳性。多见于颈髓病变。

(四) 脑膜刺激征

1. 颈强直　被检者仰卧,颈部放松,检查者左手托被检者枕部,右手按于其胸前做屈颈动作检查。被动屈颈时如抵抗力增强,即为颈部阻力增高或颈强直。在除外颈椎或颈部肌肉局部病变后即可认为有脑膜刺激征。

2. 克匿格征(Kernig's sign) 被检者取仰卧位,先将一侧髋关节和膝关节屈曲成直角,再用手抬高小腿,若在 135°以内出现抵抗感,并感疼痛者为阳性,有时还可引起对侧下肢屈曲。

3. 布鲁金斯基征(Brudzinski's sign) 取仰卧位,下肢自然伸直,检查者一手托扶被检者枕部,一手置于胸前,然后被动向前屈颈,若膝关节与髋关节有反射性屈曲动作为阳性。

(五) 共济运动

1. 指鼻试验 嘱被检者将前臂外旋,伸直,以示指触自己的鼻尖,先慢后快,先睁眼后闭眼,反复做上述动作。正常人闭眼后的误差不超过 2~5cm。

2. 跟-膝-胫试验 嘱被检者仰卧,先抬起一侧下肢,然后将足跟置于另侧膝部下端,并沿胫骨徐徐滑下。正常人动作准确。

3. 快复轮替动作 嘱被检者伸直手掌并反复做快速旋前旋后动作或手快速拍击床面或足趾叩击地面,以观察拮抗肌群的协调动作。正常人动作准确。

4. 闭目难立征(Romberg's sign) 嘱被检者两臂向前伸平,双足并拢直立,然后闭目。正常人动作准确。

(六) 神经系统检查考核评分

1. 深、浅反射检查

姓名: 　　　　学号: 　　　　日期:

	评分标准	满分	扣分原因	实际得分
操作前准备 (10分)	查体前人文关怀、爱伤意识,告知相关事项	10		
操作过程 (80分)	a 肱二(三)头肌反射	20		
	b 膝反射	20		
	c 跟腱(踝反射)	20		
	d 腹壁反射	20		
考生素质 (10分)	着装(工作服)整洁,仪表、举止大方,语言文明。在查体过程中操作规范,认真细致,表现出良好的医生素质	10		
总分		100		

考核人签名:

2. 脑膜刺激征检查

姓名：　　　　　　　　学号：　　　　　　　　日期：

	评分标准	满分	扣分原因	实际得分
操作前准备 （10分）	查体前人文关怀、爱伤意识，告知相关事项	10		
操作过程 （80分）	a 颈强直检查操作正确	20		
	b Kernig 征检查操作正确	20		
	c Brudzinski 征检查操作正确	20		
	d 能说明脑膜刺激征检查的意义	20		
考生素质 （10分）	着装（工作服）整洁，仪表、举止大方，语言文明。在查体过程中操作规范，认真细致，表现出良好的医生素质	10		
总分		100		

考核人签名：

3. 病理反射检查

姓名：　　　　　　　　学号：　　　　　　　　日期：

	评分标准	满分	扣分原因	实际得分
操作前准备 （10分）	查体前人文关怀、爱伤意识，告知相关事项	10		
操作过程 （80分）	a Babinski 征检查操作正确	20		
	b Oppenheim 征检查操作正确	20		
	c Gordon 征检查操作正确	20		
	d Hoffmann 征检查操作正确	20		
考生素质 （10分）	着装（工作服）整洁，仪表、举止大方，语言文明。在查体过程中操作规范，认真细致，表现出良好的医生素质	10		
总分		100		

考核人签名：

4. 共济运动检查

姓名：　　　　　　　　　学号：　　　　　　　　　日期：

评分标准		满分	扣分原因	实际得分
操作前准备 （10分）	查体前人文关怀、爱伤意识，告知相关事项	10		
操作过程 （80分）	a 指鼻试验检查操作正确	20		
	b 跟-膝-胫试验检查操作正确	20		
	c 快复轮替动作检查操作正确	20		
	d 闭目难立征检查操作正确	20		
考生素质 （10分）	着装（工作服）整洁，仪表、举止大方，语言文明。在查体过程中操作规范，认真细致，表现出良好的医生素质	10		
总分		100		

考核人签名：

八、全身体格检查

（一）基本要求

全面系统，重点深入；遵循原则，形成习惯；特殊情景，具体灵活；边查边想，评价核实；时间进度，40分钟内，结束短谈，告之计划。

（二）体检顺序

视触叩听，从头到足；先左后右，两侧对照，先上后下，先前后背；分部进行，系统检查。

1. 卧位检查顺序　一般情况和生命体征→头颈部→前、侧胸部（心、肺）→（取坐位）后背部（肺、脊柱、肾区、骶部）→（取仰卧位）腹部→四肢→肛门直肠→外生殖器→神经系统（最后站位）。

2. 坐位检查顺序　一般情况和生命体征→上肢→头颈部→后背部（肺、脊柱、肾区、骶部）→（取仰卧位）前、侧胸部（心、肺）→腹部→下肢→肛门直肠→外生殖器→神经系统（最后站位）。

（三）全身体检内容和方法

1. 一般检查/生命体征　检查者站在被检者右侧，向被检者问候并作自我介绍，以融洽医患关系，观察被检者发育、营养、面容、体位和意识等一般状态。

皮肤淋巴结的检查采取分段检查，统一记录，以减少病人不必要的变动。

被检者仰卧位、头部抬高 30°~45°。

将甩好的体温计放在腋下，注意水银球部应紧夹于腋窝深处 10 分钟。

触诊桡动脉至少 30 秒钟，要注意脉搏频率和节律，不能用拇指检查。检查者将一手示指、中指、环指和指尖互相并拢，平放于桡动脉近手腕处，手指施于的压力适当，方可感到被检者桡动脉搏动。计数 30 秒脉搏数乘 2 即为脉搏。

计数呼吸频率至少 30 秒，乘以 2 即为呼吸频率，同时注意节律与深度，因呼吸受主观因素影响，故不要告诉被检者正在计数呼吸，技巧是观察被检者胸部的起伏变化或是在触诊脉搏后继续置手指于桡动脉处，计数呼吸频率。

规范测血压，以右上肢为准，测定 2 次，间隔 1 分钟。

取出体温计，读数后甩下水银，将其放入托盘内。

2. 头部和颈部 头颅检查应注意大小、外形、头发密度、颜色、光泽及分布，用双手分开头发，观察头皮，触诊有无压痛。

注意眉毛的分布，有无脱落，观察上睑有无下垂，眼睑有无水肿，倒睫，闭合有无障碍。

嘱被检者眼睛下视，用右手示指和拇指捏住左上眼睑的边缘，轻轻向前牵拉，然后示指向下压，并与拇指配合将睑缘向上捻转，翻转上眼睑。用双手拇指置于下眼睑中部，请被检者向上看，同时向下牵拉睑边缘。分别观察上下睑结膜、穹窿结膜、球结膜及巩膜，先左后右。

观察眼球外形，检查眼球运动功能，检查者伸右臂，竖示指，距被检者眼前 30~40cm，请被检者头部固定，注视示指移动，一般以左、左上、左下；右、右上、右下顺序检查 6 个方向。

双侧瞳孔是否等大等圆，取手电筒，聚光圈后检查对光反射，先左侧后右侧，手电光由外向内移动，直接照射瞳孔，检查直接和间接对光反射，嘱被检者注视 1m 以外的示指，然后将目标逐渐移近距眼球 10cm 处，可见双眼内聚，瞳孔缩小，称为集合反射，先左后右检查角膜反射，清醒病人则不查。

视触耳廓有无畸形、结节或触痛。请被检者头部转向右侧，将左手拇指放在耳屏前向前牵拉。检查者右手拇指和示指将耳廓向外后上方牵拉，左手持手电筒，观察外耳道和鼓膜，再查右侧。检查乳突有无压痛。

视触外鼻皮肤颜色与外形，从鼻根部（两眼内眦之间）逐渐向下至鼻尖、鼻翼，检查有无压痛、畸形。被检者头稍后仰，检查者拇指将鼻尖轻轻上推，用手电筒照射观察鼻前庭和鼻腔。检查鼻道通气状态，检查者用手指压一侧鼻翼，请被检者吸气，以判断通气状态，同法检查另一侧。规范法检查额、筛、上颌窦，并请被检者判断两侧有无差别。

检查口、咽、喉，观察口唇色泽，有无疱疹、口角糜烂等，请被检者张口，检查者左手持电筒以适当角度照明口腔，右手持压舌板，依次检查口唇、两侧颊黏膜、牙齿、牙龈、舌质和舌苔。请被检者舌尖上抬至硬腭，观察口底。检查口咽部，请被检者张大口腔发"啊"音，检查者右手持压舌板于舌中后 1/3 交界处迅速下压，此时软腭上抬，在照明的配合下，可见软腭、悬雍垂、舌腭弓、咽腭弓、扁桃体和咽后壁。当被检者发音时注意有无声嘶。

检查舌下神经，请被检者张口伸舌，观察有无偏斜、萎缩和震颤。检查面神经，请被检者皱眉、闭眼、露齿、鼓腮，观察能否完成及两侧是否对称。

解开衣领，充分暴露颈部。观察颈部外形和皮肤，注意其对称性，有无异常肿块及颈静脉充盈情况。

按顺序由浅入深触诊耳前、耳后、乳突区、枕后、颈前三角、颈后三角、颏下、颌下、锁骨上窝之颈部淋巴结。

双手触诊法检查甲状腺峡部和侧叶,站于被检者后面用示指、中指站于被检者前面用拇指。检查时请被检者吞咽。

触诊颈动脉,用手指腹侧,在被检者胸锁乳突肌内侧轻轻触摸其搏动,不可两侧同时触摸,以免引起昏厥。

检查气管位置,判断有否气管移位。

听诊颈部大血管区血管性杂音,先左后右,甲状腺肿大用听诊器听诊有无连续性静脉"翁鸣音"或收缩期动脉杂音。

揭开被子、去枕,嘱被检者下肢自然伸直、颈部放松、检查颈肌抵抗力和 Brudzinski 征。

3. 胸部 解开衣服,充分暴露前胸部、视诊胸部外形、胸壁肌肉和静脉情况,肋骨行走方向,肋间隙宽度、呼吸运动及类型,两侧乳房。

触诊乳房时,先查健侧,后查患侧,应手指平置,压力适当,一般要能触及肋骨而不引起疼痛为宜,手指掌面以圆周运动方式进行触摸,乳房较大可用双手合诊检查,按内上、外上、尾部、内下、外下顺序触诊,用手指掌面触诊乳晕和乳头。

触诊腋窝淋巴结,先左后右检查,按顶、内、前、后、外顺序触诊。

触诊胸壁弹性时,双手置于胸廓前、外、下方对称部位,向内后方挤压后放开。用手指轻压胸壁、胸骨,注意压痛,捻发感。

检查胸廓扩张度,两手掌及伸展的手指置于胸廓前下部的对称位置,左右拇指分别沿两侧肋缘指向剑突,两拇指间距约 2cm,然后嘱被检者做深呼吸动作,比较两手的动度时间一致。

将两手掌平放在呼吸幅度最大的腋下部,注意有无胸膜摩擦感。

双手交叉,从上至下在胸部上、中、下 3 部位触诊语音震颤。

双侧对称地叩诊肺尖。

叩诊前胸和侧胸时,以胸骨角为标志确定肋间隙,板指与肋骨平行,按由外向内,自上而下,两侧对照的原则叩诊,检查侧胸时,双手上抬,置于枕后,从腋窝开始,由上而下,双侧对称部位对比叩诊,注意叩诊改变及板指的震动感。肺下界按右锁骨中线,左腋中线、右腋中线顺序叩诊 3 条线,被检者平静呼吸,检查者板指贴于肋间隙,自上而下,由清音到浊音时向上翻转板指,取板指中部用标记笔作标记,数肋间隙并作记录。

双侧对称地听诊肺尖。

听诊前、侧胸部按锁骨中线、腋前线和腋中线 3 条线,上、中、下部左右对称部位,嘱被检者微张口,平静或稍深呼吸,用膜式胸件每一点至少听诊 1~2 个呼吸周期。注意两侧对比,有无呼吸音改变和附加音。

检查语言共振(耳语音)。检查胸部上、中、下 3 个部位做两侧对比。

检查者下蹲,取切线方向观察心前区有无隆起,异常搏动,以呼气末观察心尖搏动为最好。

用二步法(手掌、手指)触诊心尖搏动,先用手掌触诊,再用示指、中指并拢之指腹触诊,以便确定心尖搏动的准确位置、范围和强弱。被检者左侧卧位时心尖靠近胸壁易于触及,但也使心尖左移 2~3cm,故在估计心尖搏动的位置时仍以仰卧位为准。

用手掌触诊心前区,包括胸骨左缘 3、4、5 肋间隙、主动脉瓣区、肺动脉瓣区注意有无异常搏动,震颤和心包摩擦感。

用指指叩诊法轻叩心脏相对浊音界,先左后右,由下而上,由外向内进行。叩出浊音界则分别作标记,标出前正中线和左锁骨中线,用直尺测量左右心浊音界各标记点距前正中线的垂直距离和左锁骨中线与前正中线间的距离。

听诊心脏时,各瓣膜区约听15秒至1分钟,从二尖瓣区开始,按逆时针方向依次听肺动脉瓣区,主动脉瓣区,主动脉第二听诊区,最后三尖瓣区。心尖部不易分清第一、二心音时,可先从心底部肺动脉瓣区开始,然后主动脉瓣区、主动脉瓣第二听诊区、二尖瓣区、三尖瓣区。用膜型胸件听诊,听诊内容包括心率、心律、心音、杂音和心包摩擦音,必要时取左侧卧位或坐位听诊。

嘱被检者坐起,双手抱膝,充分暴露背部,从颈部至髋部、视诊皮肤,脊柱有无畸形、胸部的外形和呼吸运动。

检查胸廓活动度,双拇指在第10肋水平,平行对称地放于被检者脊柱的两侧,两指间距约2cm,两手向脊柱方向推挤,使皮肤松弛致两手拇指掌侧缘平行,其余手指掌面置于胸廓两侧对称部位,嘱被检者用力深吸气,观察和感觉两手活动度是否对称。

语言震颤和胸膜摩擦感,检查方法同前胸。

叩诊后胸部时,被检者双上肢交叉,双手分别置于对侧肩部和/或肘部。叩诊肩胛间区脊柱两侧上下共4个部位,左右腋后线、肩胛线左右上下共8点,自上而下,由外向内,先左后右对称地叩诊后胸部,肩胛间区叩诊板指与脊柱平行,肩胛下区叩诊时板指与肋间平行,注意双侧对比。

在肩胛线叩诊肺下界移动范围,正常人为6~8cm。

嘱被检者轻微张口稍做深呼吸,在肩胛间区脊柱两侧、左右腋后线、肩胛线用模型胸件放于胸壁肋间隙处听诊,顺序同叩诊,对比双侧呼吸音改变,有无啰音和胸膜摩擦音。在肩胛间区脊柱两侧和肩胛下区左右共4点对比两侧语音共振有无增强或减弱。

用示指和中指沿脊柱棘突,自上而下逐一划过,在皮肤上清楚地留下一条红线,观察脊柱有无侧凸畸形及有无压痛。

用叩诊锤或手指自上而下叩击脊椎棘突,检查有无叩击痛(直接叩击法)。

用左手掌置于被检者颅顶,右手握拳叩击左手背,检查有无叩击痛(间接叩击法)。

双拇指置于被检者左右肋脊角和肋腰点,先后用力按压,检查有无压痛。再将左手掌分别置于左、右肋脊角和肋腰点,右手握拳叩击左手背,注意有无肾区叩击痛和被检者反应。

4. 腹部 嘱被检者仰卧位,正确而充分地暴露腹部,上至乳头(女性盖住乳房),下至耻骨联合上缘。

嘱被检者屈膝并稍分开,双上肢置于躯干两侧,平静呼吸,尽量放松腹肌。

观察腹部外形,对称性,腹壁皮肤,阴毛分布,脐的位置和形态,腹式呼吸的情况及腹股沟区。腹部外形及蠕动波应从切线方向观察。腹壁静脉曲张应查血流方向。

用听诊器膜型胸件置于脐附近,听诊肠鸣音至少1分钟,注意次数,强度、音调,未听到肠鸣音应延长至听到或5分钟。

在脐周围及其左右上方,仔细听诊有无血管杂音。

用听诊器放于上腹部或用一耳凑近此处,检查振水音。

腹部叩诊,一般自左下腹开始,逆时针方向叩诊4个象限,正常多为鼓音。

叩诊肝浊音界,右锁骨中线上正常约9~11cm。

肝胆叩击痛,用左手掌平放于肝区或胆囊区,右手握拳叩击左手背,用轻到中等强度的力量,注意被检者疼痛反应。

移动性浊音叩诊。从脐部开始,顺势在脐平面向左侧叩诊,发现浊音时,板指固定不动,嘱患者右侧卧,再度叩诊,如呈鼓音,表明浊音移动。同样方法向右侧叩诊,叩得浊音后嘱患者左侧卧,以核实浊音是否移动。

请被检者微张口做腹式呼吸,腹肌放松,以全手掌放于腹壁上部,感觉腹壁紧张度,并使被检者适应片刻,然后轻柔地进行浅部触诊,右手四指并拢,平置于腹壁,手指下压腹壁约 1cm 深度。一般从左下腹开始逆时钟方向检查全腹,注意腹肌紧张度、压痛、抵抗感、肿块和脏器肿大。

深部触诊时,检查者用右手指掌面的前半部分压向腹壁,同时前后滑动,顺序检查全腹。更深的触诊或手指力量较弱的检查者,常用双手触诊法,了解腹内深部病变及脏器情况,检查麦氏点压痛,反跳痛。

用单手触诊法或双手触诊法在右锁骨中线和前正中线上触诊肝脏。

肝脏肿大者做肝颈静脉回流征检查。用手掌压迫右上腹约 30~60 秒钟。出现颈静脉怒张更加明显,则为肝颈静脉回流征阳性。

胆囊压痛及 Murphy 征检查。

双手触诊法仰卧位或右侧卧位触诊脾脏。

双手触诊法检查双侧肾脏,左手分别托起左、右腰部将后腹壁推向前方,右手随着被检者呼气时分别在左、右腰部向上做深部触诊。检查季肋点、上输尿管点、中输尿管点有无压痛。

液波震颤检查,腹腔内有大量液体时。

双手触摸两侧腹股沟淋巴结,比较两侧股动脉的搏动是否存在、搏动强度是否一致。

检查腹部的触觉、痛觉。请被检者闭目、用棉签轻触或大头针轻刺腹壁上、中、下各部皮肤,注意双侧对比。

检查腹壁反射。

5. 上肢　盖好被子,暴露肩至指尖,视诊上肢皮肤,关节及指甲。两侧是否对称,皮肤、肌肉、关节有无异常。

检查双手及指甲,有无发绀及杆状指。

用拇指和示指逐个按捏指间关节侧面、掌面和背面。

检查掌指关节时,掌心向下,用拇指按压该关节的背面,示指和中指按压其掌面,适当用力。有无肿胀,疼痛等。

检查指关节运动,伸开手指,弯曲近端和远端指间关节呈爪状,握拳、拇指对掌运动,嘱被检者拇指靠向手掌尺侧缘其余四指平伸。

检查腕关节运动,请被检者背伸、掌屈、注意活动度。

检查皮肤弹性。

触诊滑车上淋巴结。

比较两侧桡动脉搏动是否一致,有无交替脉。嘱被检者深吸气,检查有无奇脉。左手指掌侧紧握被检者右手腕桡动脉处,将被检者前臂抬高过头,感觉桡动脉的搏动,判断有无水冲脉,用手指轻压被检者指甲端,观察有无红白交替现象,即毛细血管征。

检查肘关节。嘱被检者尽量屈肘,伸肘,注意活动度,让被检者双手上举,触及对侧耳朵,以检查肩关节运动。

请被检者活动上肢,观察有无运动功能障碍或异常。请被检者抵抗检查者的阻力做屈肘,伸肘运动,以检查屈、伸肘肌力。嘱被检者双手紧握检查者示、中、环指,检查者用力回抽,以比较双侧握力。

检查双侧肱二头肌反向,肱三头肌反射,桡骨骨膜反射。

6. 下肢 暴露下肢,视诊双下肢皮肤、下肢静脉、关节、踝部及趾甲。观察其长度、周径、对称性,毛发分布,有无皮损,水肿、静脉曲张和畸形。

被检者屈膝,触摸腘窝淋巴结。触压胫骨前缘内侧有无压陷性水肿,先检查左下肢,后查右下肢。

股动脉位于髂前上棘至耻骨联合连线中点处,检查者可在此处触及股动脉,注意双侧对比。用听诊器听诊有无枪击音及 Duroziez 双重杂音。

双手同时触摸两侧第1、2 趾骨间足背动脉,并做比较。

检查者用双手触摸膝关节前后,两侧注意有无触痛和不规则突起,关节腔有积液应检查浮髌试验。

请被检者活动下肢,观察有无运动功能障碍。用手握住小腿下部,嘱被检者做屈腿动作,用手置于被检者胫骨下方并施加压力,请被检者对抗阻力做伸膝动作,检查肌力并两侧对比。

检查膝反射,跟腱反射。

检查髌阵挛。Babinski 征,Oppenheim 征,Gordon 征,Hoffmann 征,颈强直,Kernig 征,Brudzinski 征,Lasegue 征,先查左侧后查右侧。

嘱被检者站立,检查共济运动,指鼻试验(睁眼、闭眼),双手快速轮替运动,Romberg 征(注意保护)。

嘱被检者在室内走动,观察步态。做弯腰、伸腰动作。

检查完毕,感谢被检者的配合,并道别。

第三节 病历书写

病历是全部医疗工作的真实记录,同时也是具有法律效力的医疗文件。书写病历是每个临床医师必须掌握的一项临床基本功,各级医师必须以高度负责的精神和实事求是的科学态度来对待,努力学习和刻苦练习,认真地写好病历。

一、病历书写的基本规则和要求

(1) 内容真实,书写及时。

(2) 格式规范,项目完整。

(3) 表述准确,用词恰当。

(4) 字迹工整,签名清晰。

(5) 审阅严格,修改规范。

(6) 法律意识,尊重权利。

二、住院病历格式、内容

住院病历是最完整的病历模式,因此是每个医学生、实习生、住院医师必须掌握的学习内容,其内容包括:

1. 一般项目

2. 主诉 病人感觉最痛苦的主要症状或最明显体征及其持续时间。

3. 现病史 是住院病历书写的重点内容,包括:

(1) 起病情况。

(2) 主要症状特点。

(3) 病情的发展与演变。

(4) 伴随症状。

(5) 与鉴别诊断有关的阴性症状。

(6) 诊治经过。

(7) 一般情况。

4. 既往史

(1) 预防接种及传染病史。

(2) 药物及其他过敏史。

(3) 手术、外伤史及输血史。

(4) 过去健康状况及疾病的系统回顾。

5. 系统回顾 包括呼吸系统、循环系统、消化系统、泌尿系统、造血系统、代谢及内分泌系统、神经精神系统、肌肉骨骼系统等。

6. 个人史

(1) 出生地及居留地,传染病接触情况等。

(2) 生活习惯及嗜好。

(3) 职业和工作条件。

(4) 冶游史。

7. 婚姻史 记录未婚或已婚,结婚年龄、配偶健康状况、性生活情况等

8. 月经生育史 按标准格式记录月经情况。记录生育情况及计划生育措施

9. 家庭史

(1) 父母、兄弟、姐妹及子女的健康状况。

(2) 家族中有无传染性疾病。

(3) 有无家族性遗传性疾病。

10. 体格检查 按顺序包括生命体征、一般状态、皮肤、黏膜、淋巴结、头部及其器官、颈部、胸部、腹部、肛门、直肠指诊、外生殖器、脊柱、四肢、神经系统及专科情况等内容。

11. 实验室及器械检查

12. 病历摘要

13. 初步诊断

14. 记录者签名

三、病历书写考核评分

项目	项目总分	操作要求	评分等级分值			得分
			A	B	C	
内容和文字	10	a 内容完整、正确,重点突出	4	3	2	
		b 文句通顺	3	2	1	
		c 书写清楚、整齐,无错别字	3	2	1	
主诉	10	a 主要症状、体征及时间	8	6	4	
		b 简洁、明了	2	1	0	
现病史	26	a 起病情况	4	3	2	
		b 主要症状特点	8	6	4	
		c 病情的发展与演变	3	2	1	
		d 伴随症状	3	2	1	
		e 与鉴别诊断有关的阴性症状	2	1	0	
		f 诊疗情况	3	2	1	
		g 一般情况	3	2	1	
既往史	6	a 预防接种及传染病史	2	1	0	
		b 药物及其他过敏史	1	0.5	0	
		c 手术、外伤史及输血史	1	0.5	0	
		d 过去健康状况及疾病的系统回顾	2	1	0	
个人史	6	a 出生地、居住地	2	1	0	
		b 生活习惯及嗜好	2	1	0	
		c 职业和工作条件	1	0.5	0	
		d 冶游史	1	0.5	0	
婚姻史	4	婚姻情况及月经生育史	4	2	0	
家庭史	4	a 家庭成员的健康情况	2	1	0	
		b 遗传性疾病	2	1	0	
体格检查	10	a 记录正确	6	5	4	
		b 项目齐全	4	3	2	
实验室及器械检查	2	记录正确	2	1	0	
病历摘要	10	简明扼要、高度概述	10	8	6	
诊断	10	a 完整(包括病因、病理解剖、病理生理、并发症诊断)	8	6	4	
		b 排列主次分明	2	1	0	
签名	2	签全名,字迹清楚易认	2	1	0	
总计	100		100	67	34	

考核人签名:

第四节　内科常见诊疗技术

一、胸膜腔穿刺术

(一) 定义

胸膜腔穿刺术(thoracentesis)简称胸穿,常用于检查胸腔积液的性质、抽液或抽气减压及通过穿刺胸膜腔内给药。

(二) 目的

(1) 穿刺抽取胸腔积液送验,以明确积液性质,找出病因,协助确定诊断;

(2) 引流胸腔积液、积气减压,缓解压迫症状,减轻和预防胸膜粘连、增厚,减轻肺不张;

(3) 胸腔内注射药物,辅助治疗。

(三) 基础医学知识

1. 穿刺点的解剖标志　①常取肩胛下角线第 7~9 肋间;②腋后线第 7~8 肋间;③腋中线第 6~7 肋间;④腋前线第 5 肋间。

2. 胸壁及肋间隙解剖特点　胸壁的血管和神经位于中层与内层肌肉之间。此血管神经束,由上而下顺序为肋间静脉、动脉和神经,位于相应肋骨内面靠下缘的肋沟内。

3. 胸膜腔的解剖特点　胸膜腔(pleura)是胸膜的脏壁两层在肺根处相互转折移行所形成的一个密闭的潜在的腔隙。胸膜分脏、壁两层,脏层胸膜被覆在肺的表面,壁层胸膜衬附胸壁内面、纵隔的外侧面和横膈的上面,两层胸膜在肺门根部移行汇合,包绕而成胸膜腔。左、右两侧胸膜腔是完全独立闭合而不是互相沟通的,借此可避免一侧胸膜腔的病变迅速累及另一侧。腔内有少量浆液,可减少呼吸时的摩擦,腔内为负压,有利于肺的扩张,有利于静脉血与淋巴液回流。

4. 胸腔积液的病因和机制　肺、胸腔和肺外全身多种疾病均可引起胸腔积液。以其发病机制归类常见原因包括:

(1) 胸膜毛细血管内静水压增高:是产生胸腔漏出液的主要机制。临床上常见于充血性心力衰竭、缩窄性心包炎、血容量增加、上腔静脉受阻等。

(2) 胸膜通透性增加:是产生胸腔渗出液的主要机制。临床可见于肺结核、肺炎、肺梗死和结缔组织病所致胸膜炎症,恶性肿瘤转移、间皮瘤等胸膜肿瘤以及膈下脓肿、肝脓肿、急性胰腺炎等膈下炎症所致。

(3) 胸膜毛细血管内胶体渗透压降低:也是造成胸腔漏出液的机制之一。常见于低蛋白血症、肝硬化、肾病综合征、急性肾小球肾炎、黏液性水肿等。

(4) 壁层胸膜淋巴引流障碍:是产生胸腔渗出液的机制之一。常见于癌性淋巴管阻塞、发育性淋巴管引流异常等。

(5) 损伤:是产生血胸、脓胸和乳糜胸的主要机制。常见于主动脉瘤破裂、食管破裂、胸导管破裂等。

（四）适应证

1. 诊断性穿刺 鉴别胸腔积液性质、明确病因；通过穿刺测压判断气胸类型。

2. 治疗性穿刺 大量胸腔积液或气胸患者通过抽液或抽气可以减轻压迫症状，缓解呼吸困难；减轻渗出性胸膜炎患者中毒症状，减少胸膜粘连；通过胸膜腔穿刺向胸膜腔内注入药物（抗生素、抗肿瘤药物、粘连剂等）以行局部治疗。

（五）禁忌证

（1）体质衰弱、病情危重难以耐受穿刺术者。

（2）凝血功能障碍患者在未纠正前不宜穿刺。

（3）有精神疾病或不合作者。

（4）疑为胸腔包虫病患者，穿刺可引起感染扩散，不宜穿刺。

（5）穿刺部位或附近有感染。

（六）术前准

（1）操作室消毒。

（2）核对病人姓名，查阅病历、胸部平片或 CT、胸腔超声及相关辅助检查资料。

（3）清洁双手（双手喷涂消毒液或洗手）。

（4）做好病人的思想工作，向患者说明穿刺的目的和大致过程，消除病人顾虑，争取充分合作。

（5）测血压、脉搏、呼吸和血氧饱和度，检查胸部体征。

（6）准备好胸腔穿刺包、无菌手套、口罩、帽子、2% 利多卡因溶液、5ml 注射器、20ml 注射器、50ml 注射器、消毒用品、胶布、盛器、量杯、弯盘、腹腔内注射所需药品、无菌试管数只（留取常规、生化、细菌、病理标本）、靠背椅等。

（七）体位与穿刺点

（1）胸膜腔穿刺抽液体可取反向骑跨坐于靠背椅上，上肢屈肘交叉置于椅背，前额伏于前臂上。病情不允许久坐者，可取仰卧高坡位，病侧稍向前，患侧前臂上举抱于枕部，显露胸部后外侧（图 1-4-1）。穿刺点应选择叩诊为实音或听诊呼吸音降低最明显的部位，一般常取肩胛下角线第 7~9 肋间，腋后线第 7~8 肋间，腋中线第 6~7 肋间，腋前线第 5 肋间。

（2）胸膜腔穿刺抽气取仰卧高坡位或半坐位，穿刺点应选择叩诊为鼓音或听诊呼吸音降低最明显的部位，多取锁骨中线第 2 肋间。

（3）对于包裹性积液和局限性积气，须结合 X 线或 B 超定位穿刺点。

（八）操作方法

1. 胸膜腔穿刺抽液术

（1）按上述方法摆好体位，确定穿刺点。

（2）术者戴口罩及帽子，常规消毒穿刺部位皮肤，打开胸穿包，戴无菌手套，铺洞巾，用

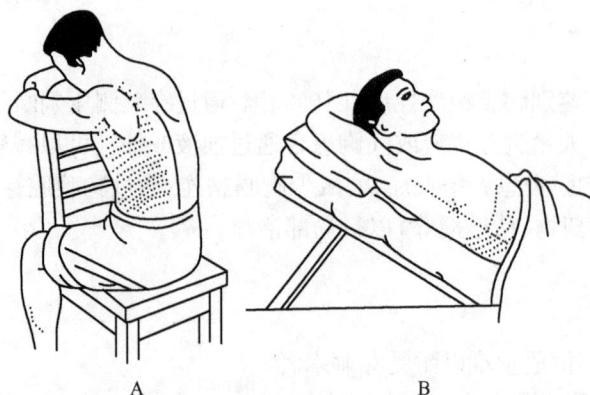

图 1-4-1　胸膜腔穿刺患者体位
A. 坐位　B. 半卧位

2%利多卡因溶液在下一肋骨上缘的穿刺点自皮肤到壁层胸膜进行局部浸润麻醉。

（3）术者以左手食指和中指固定穿刺部位皮肤，右手持穿刺针，用止血钳夹住穿刺针后的硅胶管，然后进行穿刺。将穿刺针在麻醉处垂直缓慢进针，当进针阻力突然消失时，提示已进入胸腔，即停止进针。接上 50ml 注射器，松开止血钳，抽吸胸腔内积液，抽满后再次用止血钳夹闭硅胶管，取下注射器，将液体注入容器中，并记量和送检。助手用止血钳协助固定穿刺针，以防刺入过深损伤肺组织。也可以用带三通活栓的穿刺针进行胸膜腔穿刺，进入胸膜腔后，转动三通活栓使其与胸腔相通，进行抽液。注射器抽满后，转动三通活栓使其与外界相通，排出液体。根据需要抽液完毕后可注入药物。

（4）穿刺完毕，拔出穿刺针，压迫穿刺点片刻，常规消毒覆盖无菌纱布，胶布固定，嘱患者静卧。

（5）观察患者呼吸、血压、脉搏及有无胸闷、气短等不良反应至少半小时以上。

2. 胸膜腔穿刺测压抽气术

（1）检查人工气胸测压表，了解通路开关是否通畅，有无漏气。

（2）嘱患者取仰卧位，前臂上举抱于枕部。根据胸部叩诊为鼓音或听诊呼吸音降低最明显处或根据 X 线确定穿刺点，一般取锁骨中线第 2 肋间或腋前线第 4~5 肋间穿刺。

（3）穿刺方法同上述抽液方法。有落空感后连接气胸箱，助手将通路开关转动至测压处，可见表内液体上下波动，酌情将穿刺针进 2~5mm 并测压，记录抽气前压力。将通路开关转动至抽气处抽气，记录抽气量。抽气过程中不断观察胸腔内压力变化，当胸腔内压力降至 $-1.0 \sim -0.25$ kPa 时，即停止抽气。观察 2~3min，如胸腔内压力无变化，提示为闭合性气胸；若压力又迅速上升，提示为张力性气胸；如抽气前胸腔内压力在 0 上下波动，抽气对其影响不大，提示为交通性气胸。后两种气胸应改行胸腔闭式引流术。

（4）抽气完毕，拔出穿刺针，压迫穿刺点片刻，常规消毒覆盖无菌纱布，胶布固定，嘱患者静卧。

（5）观察患者呼吸、血压、脉搏及有无胸闷、气短等不良反应至少半小时以上。次日摄胸片复查。

（九）注意事项

（1）术前必须征求患者及家属意见,签字同意后实施。

（2）术前消除患者顾虑,取得配合;对精神紧张者可术前半小时口服可待因 30mg 或肌注地西泮(安定)10mg 以止痛镇定。

（3）术前应明确积液的大致位置,并行 B 超定位。穿刺时应保持与 B 超定位检查相同的体位,并常规体检,确定无误后进行穿刺。

（4）穿刺针应沿肋骨上缘垂直进针,以免损伤肋骨下缘处的血管和神经。避免在第 9 肋间以下穿刺,以免穿透横膈损伤腹腔脏器。

（5）穿刺抽液不宜过多、过快。诊断性穿刺者 50~100ml 即可;减压抽液者,首次不超过 600ml,以后每次不超过 1000ml;如疑为脓胸,每次尽量抽尽,根据需要可用生理盐水反复冲洗。

（6）操作中密切观察患者反应,若出现面色苍白、出汗、剧痛或昏厥等胸膜反应;或出现连续性咳嗽、咳泡沫痰,应立即停止抽液,平卧、吸氧,必要时皮下注射 0.1% 肾上腺素 0.5mg 以及其他对症处理。

（7）严格无菌操作,避免胸膜腔感染。

（8）动作轻巧,进针不可太深,避免肺损伤,防止空气进入胸膜腔。

（9）若需注入药物,抽液后接上备有药物的注射器缓慢注入。完毕后嘱患者卧床 2~4h,并不断变换体位,使药物在胸膜腔内均匀涂布。

（10）术后严密观察有无气胸、血胸、肺水肿及胸膜腔感染等并发症,并做相应处理。

1）气胸:为最多见的并发症。最常见的原因是刺破脏层胸膜或穿刺装置漏气,穿刺过程中病人咳嗽亦可引起。一旦怀疑气胸,应即行 X 线检查。无症状者应严密观察,摄片随访。如有症状,则需行胸腔闭式引流术。

2）出血:轻微的胸膜腔出血并不少见,故第一管不宜做细胞计数检查。损伤肋间血管或胸内较大血管,可见明显出血。若穿刺针刺入肺并损伤肺血管,可引起咯血,牢记切勿进针过深。

3）胸膜反应:部分患者穿刺过程中出现头昏、面色苍白、出汗、心悸、胸部压迫感或剧痛、昏厥等症状,称为胸膜反应。多见于精神紧张患者,为血管迷走神经反射增强所致。此时应停止穿刺,嘱患者平卧、吸氧,必要时皮下注射肾上腺素 0.5mg。

4）胸腔内感染:是一种严重的并发症,主要见于反复多次胸腔穿刺者。为操作者无菌观念不强,操作过程中引起胸膜腔感染所致。一旦发生应全身使用抗菌药物,并进行胸腔局部处理,形成脓胸者应行胸腔闭式引流术,必要时外科处理。

5）复张性肺水肿:多见于较长时间胸腔积液者经大量抽液或气胸患者。由于抽液或抽气过快,肺组织快速复张引起,患者出现不同程度的低氧血症和低血压。大多发生于肺复张后即刻或 1 小时内,一般不超过 24 小时。患者表现为剧烈咳嗽、呼吸困难、胸痛、烦躁、心悸等,继而出现咳大量白色或粉红色泡沫痰,有时伴发热、恶心及呕吐,甚至出现休克及昏迷。应积极给予对症处理,必要时给予机械通气。

（十）胸腔穿刺抽液术考核评分

科室：　　　　　　　　　　姓名：　　　　　　　　　　日期：

	评分标准	满分	扣分原因	实际得分
术前准备 （15分）	a 向患者说明穿刺的必要性，签手术同意书	3		
	b 操作材料准备	4		
	c 查阅胸部平片、胸腔超声及相关辅助检查资料	4		
	d 检查胸部体征	4		
选择胸穿 体位（5分）	坐位骑跨在靠背椅上，面向椅背，两前臂置于椅背上，前额伏于前臂上 不能坐位者取半卧位，患侧前臂上举抱于枕部	5		
穿刺点的 定位（10分）	肩胛下角线第7~9肋间或腋后线第7~8肋间、腋中线第6~7肋间、腋前线第5肋间	10		
操作过程 （60）	a 常规消毒、铺洞巾，注意消毒钳持拿、无菌概念	15		
	b 戴无菌手套	5		
	c 局部麻醉（2%利多卡因）穿刺针选择、检查穿刺针是否通畅、穿刺方向	5		
	d 左手固定穿刺皮肤，右手持穿刺针经麻醉处靠近肋骨上缘垂直进针；当进针阻力突然消失时，提示已进入胸腔，即停止进针	10		
	e 抽吸积液，记录抽液量，正确留取标本送检	20		
	f 拔出穿刺针，压迫穿刺点片刻，常规消毒覆盖无菌纱布，胶布固定	5		
整体性 （10分）	抽液结束后的处理 交代术后注意事项	10		
总分		100		

备注：用模型考试时，考生应把模型视为真实病人，检查过程态度、语言、动作关爱病人，能够指导病人配合达到有效检查，否则根据程度扣分。最多可在总分扣5分。

考核人签名：

二、腰椎穿刺术

（一）定义

　　腰椎穿刺术（lumbarpuncture）简称腰穿，是利用无菌技术将穿刺针刺入脊膜腔，达到诊断治疗疾病的目的。常用于检查脑脊液的性质，对诊断颅内感染、脑血管病变、脑瘤等神经系统疾病有重要意义。

（二）目的

（1）检查脑脊液的性质，协助诊断中枢神经系统的炎症或出血性疾病；

（2）测定颅内压力、了解蛛网膜下腔有无阻塞；

（3）用作其他辅助检查，如气脑造影、脊髓空气造影、脑室脑池放射性核素扫描等；

（4）颅内出血、炎症或颅脑手术后，引流有刺激性的脑脊液，减轻临床症状；

（5）进行腰椎麻醉或鞘内注射药物治疗。

（三）基础医学知识

1. 穿刺点的解剖标志 一般选用第 3~4 腰椎棘突间隙，即髂后上棘连线与后正中线的交会处。也可在上一或下一腰椎间隙进行。

2. 椎间隙的解剖结构 穿刺时由皮肤至脊髓蛛网膜下腔，经过皮肤、皮下组织、棘上韧带、棘间韧带、黄韧带、硬脊膜。

3. 脑脊液生理 脑脊液（cerebro-spinal fluid，CSF）是循环流动于脑和脊髓表面的一种无色透明液体，大约70%产生于脑室的脉络丛，其余由脑室的室管膜和蛛网膜下腔产生，主要通过脊髓蛛网膜绒毛吸收返回静脉。脑脊液的量因年龄而异，正常成人的为 120~180ml，新生儿约为 10~60ml。CSF 具有保护脑、脊髓和神经，调节颅内压力变化，供给脑、脊髓的营养物质，维持神经细胞的渗透压、酸碱平衡和清除代谢产物等功能。

生理状态下存在于血液和脑脊液之间的血-脑屏障对某些物质的通透性具有选择性，从而维持神经系统内环境的相对稳定。神经系统任何部位发生感染、损伤、肿瘤、外伤、出血、梗死、水肿、缺氧等，血-脑屏障遭到破坏，通透性增加，引起脑脊液性状和成分等发生改变。因此，脑脊液检查对神经系统疾病的诊断、鉴别诊断、疗效观察和预后判断均具有重要意义。

脑脊液压力：正常成人侧卧时压力为 80~180mmH$_2$O（10mmH$_2$O = 0.098kPa）或 40~50滴/分钟，儿童为 40~95mmH$_2$O，坐位时腰穿压力达 350~400mmH$_2$O。

脑脊液循环：脑脊液产生于脉络丛，从侧脑室经室间孔流入三脑室，又通过中脑导水管流入第四脑室，然后经第四脑室正中孔和两个外侧孔进入蛛网膜下腔。到达蛛网膜下腔的脑脊液大部分经蛛网膜粒被导入硬脑膜静脉窦内，部分经脊神经出口处流入脊神经鞘内的淋巴管或进入丰富的椎静脉丛。

4. 颅内压病理

（1）颅内压增高：脑脊液压力超过 180mmH$_2$O。常见病因有①颅内占位病变；②颅脑外伤；③脑缺血与缺氧；④动脉硬化性高血压；⑤中毒及代谢失调；⑥良性颅内压增高等。

（2）颅内压减低：脑脊液压力低于 60mmH$_2$O。常见病因有①各种原因所致脑脊液漏；②严重水电解质紊乱；③腰椎穿刺时引流脑脊液过多；④脑手术结束前未充盈生理盐水。

（四）适应证

1. 诊断性穿刺

（1）检查脑脊液的性质成分，对诊断颅内炎症（脑膜炎、脑炎等）、出血性脑血管病、颅内肿瘤、寄生虫病等神经系统疾病有重要意义。

（2）测定颅内压力，了解有无颅内压增高或减低。

（3）检查脑脊液的动力学，了解椎管内是否阻塞及其程度。

（4）开颅手术后，了解颅内压力及有无出血和感染。

（5）注入造影剂或核素等介质以行神经影像学检查。

2. 治疗性穿刺

（1）蛛网膜下腔出血及某些颅内炎症时，引流有刺激性的脑脊液以缓解头痛等临床症状。

（2）鞘内注入药物如抗生素、抗肿瘤药等。

（五）禁忌证

（1）颅内压力明显增高，已明确后颅窝占位病变或已有脑疝迹象者。

（2）穿刺局部感染、腰椎畸形或骨质破坏。

（3）垂危、休克及躁动不能合作者。

（4）穿刺部位或颅底骨折脑脊液漏，腰穿可能增加感染的机会。

（5）高位颈段脊髓肿瘤，腰穿后可至脊髓急性受压而出现呼吸麻痹。

（六）术前准备

（1）操作室消毒。

（2）核对病人姓名，查阅病历、颅脑 CT 或 MRI 及相关辅助检查资料。

（3）清洁双手（双手喷涂消毒液或洗手）。

（4）做好病人的思想工作，向患者说明穿刺的目的和大致过程，消除病人顾虑，争取充分合作。

（5）准备好腰椎穿刺包、无菌手套、口罩、帽子、2%利多卡因溶液、5ml 注射器、消毒用品、胶布、测压管、鞘内注射所需药品、无菌试管数只（留取常规、生化、细菌、病理标本）。

（七）体位与穿刺点

（1）患者取侧卧位，背部与床面垂直，头向前胸屈曲，双手抱膝使其紧贴腹部，使躯干呈弓形，或由助手在术者对面用一手挽患者头部，另一手挽双腘窝处并用力抱紧，使脊柱尽量后凸以增宽椎间隙，便于进针（图 1-4-2）。

（2）确定穿刺点，以髂后上棘连线与后正中线的交会处为穿刺点，此处相当于第3~4腰椎棘突间隙，有时也可在上一或下一腰椎棘突间隙进行。

（八）操作方法

（1）按上述方法摆好体位，确定穿刺点。

（2）术者戴口罩及帽子，穿刺部位皮肤常规消毒（范围至少 15cm），打开腰穿包，戴无菌手套，铺洞巾，用 2%利多卡因溶液自皮肤到椎间韧带做局部麻醉。

（3）术者用左手固定穿刺点皮肤，右手持腰椎穿刺针以垂直背部的方向缓慢刺入，针尖稍斜向头部，针体偏向臀部，成人进针深

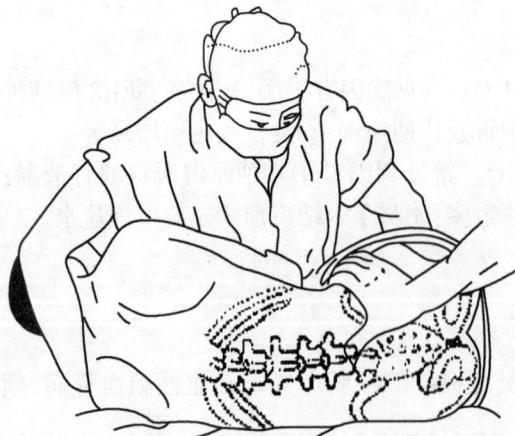

图 1-4-2　腰椎穿刺患者体位

度约4~6cm,儿童约2~4cm。当针头穿过韧带与硬脊膜时,有阻力突然消失落空感,此时可将针芯慢慢抽出(以防脑脊液迅速流出,造成脑疝),即可见脑脊液流出。若颅压过高,应将针芯插入套针内,再稍退出一点,使脑脊液缓慢滴出。之后可嘱病人,头和腿稍伸直,呈放松体位,便于脑脊液流出。

(4)放液前,先接上测压管测量压力或者计数滴数,正常侧卧位脑脊液压力为70~180mmH$_2$O(0.098kPa=10mmH$_2$O),或40~50滴/分。若需做 Queckenstedt 试验以了解蛛网膜下腔有无阻塞,即在测压后,由助手先压迫一侧颈静脉约10秒,再压另一侧,最后同时按压双侧颈静脉。正常时压迫颈静脉后,脑脊液压力迅速升高一倍左右,解除压迫后10~20秒,迅速降至原来水平,称为梗阻试验阴性,表示蛛网膜下腔通畅;若压迫颈静脉后,不能使脑脊液压升高,则为梗阻试验阳性,表示蛛网膜下腔完全阻塞;若施压后压力缓慢上升,放松后又缓慢下降,表示有不完全阻塞。凡颅内压增高者,禁做此试验。

(5)撤去测压管,收集脑脊液2~5ml 送检,通常第一管不用于脑脊液常规检查。如需做培养时,应用无菌操作法留标本。需鞘内注射药物时,应先放出等量脑脊液,然后再将药液加入等量无菌生理盐水中缓慢注入,边推边回抽脑脊液,证实在脑脊膜腔中。

(6)术毕,将针芯插入套针后一起拔出穿刺针,常规消毒盖无菌纱布,用胶布固定。

(7)嘱患者去枕平卧4~6小时以上,多饮盐开水,以免引起术后低颅压头痛,定时观察患者呼吸、脉搏、瞳孔及血压等。

(九) 注意事项

(1)严格掌握禁忌证,凡疑有颅内压增高者必须先做眼底检查。

(2)若穿刺部位或附近有感染或颅后窝有占位性病变,又必须进行脑脊液检查时,可行小脑延髓池穿刺。

(3)穿刺用力要适当,避免用力过猛损伤组织。当穿刺针进入椎间隙后,如有阻力不可强行再进,需将针尖退至皮下,再调整进针方向。

(4)穿刺时若患者出现呼吸、脉搏、面色异常等症状时,应立即停止操作,并作相应处理。

(5)有颅内压增高或脑出血者,禁止做梗阻试验。

(6)术后严密观察有无气胸、血胸、肺水肿及胸腔感染等并发症,并作相应处理。

1)低颅压综合征:是腰穿后较常见的并发症,多为腰穿时放脑脊液过多或过快所致。特点为平卧时头痛减轻或缓解,而坐位或站立时症状加重。主要防治措施是每次放脑脊液不宜过多及过快,使用细针穿刺,术后去枕平卧(最好俯卧)至少4~6小时,适当饮水;必要时补充液体如生理盐水500~1500ml,观察及治疗数日后症状可逐渐消失。

2)脑疝形成:在颅内压显著增高,特别是颅内占位性病变时容易发生,常在抽取脑脊液数小时内发生脑疝。预防措施包括:对上述病例腰穿前静滴20%甘露醇250ml、细针穿刺、放脑脊液时不要全部拔出针芯以减缓脑脊液滴出速度及控制其滴出量(够检验用即可)等。如一旦发生应立即抢救,包括积极维持呼吸及循环功能,静脉快速滴注20%甘露醇250ml,静注呋塞米40~60mg,必要时还可自侧脑室穿刺放液或椎管内快速推注生理盐水40~80ml。

3)腰背痛及神经根痛:多为穿刺不顺利或穿刺针损伤神经根引起。

4)颅内感染和马尾神经根损伤等:较少见,必要时给予相应的处理。

（十）腰椎穿刺术考核评分

科室：　　　　　　　　　　姓名：　　　　　　　　　日期：

评分标准		满分	扣分原因	实际得分
术前准备 （10分）	a 向患者说明穿刺的必要性，签手术同意书	3		
	b 操作材料准备	4		
	c 查阅胸部平片、颅脑 CT 或 MRI 及相关辅助检查资料	3		
选择胸穿 体位 （5分）	取侧卧位，背部与床面垂直，头向前胸屈曲，双手抱膝使其紧贴腹部，躯干呈弓形或由助手在术者对面用一手挽患者头部，另一手挽双腘窝处并用力抱紧，使脊柱尽量后凸以增宽椎间隙，便于进针	5		
穿刺点的 定位 （10分）	以髂后上棘连线与后正中线的交会处为穿刺点，相当于第 3~4 腰椎棘突间隙，或在上一或下一腰椎棘突间隙进行	10		
操作过程 （65）	a 常规消毒、铺洞巾，注意消毒钳持拿、无菌概念	15		
	b 戴无菌手套	5		
	c 局部麻醉(2%利多卡因) 穿刺针选择、检查穿刺针是否通畅、穿刺方向	5		
	d 左手固定穿刺点皮肤，右手持腰椎穿刺针以垂直背部的方向缓慢刺入，针尖稍斜向头部，针体偏向臀部，成人进针深度约 4~6cm，儿童约 2~4cm。当针头穿过韧带与硬脊膜时，有阻力突然消失的落空感时，将针芯慢慢抽出，流出脑脊液	10		
	e 颅内压测定	10		
	f Queckenstedt 试验抽吸积液，记录抽液量，正确留取标本送检	10		
	g 收集脑脊液 2~5ml 送检	5		
	h 拔出穿刺针，压迫穿刺点片刻，常规消毒覆盖无菌纱布，胶布固定	5		
整体性 （10分）	抽液结束后的处理； 交代术后注意事项	10		
总分		100		

备注：用模型考试时，考生应把模型视为真实病人，检查过程态度、语言、动作关爱病人，能够指导病人配合达到有效检查，否则根据程度扣分。最多可在总分扣 5 分。

考核人签名：

三、腹腔穿刺术

（一）定义

腹腔穿刺术（abdominocentesis）简称腹穿，是借助穿刺针直接从腹前壁刺入腹膜腔的一项诊疗技术。

（二）目的

（1）明确腹腔积液的性质，找出病因，协助诊断。

（2）适量的抽出腹水，以减轻病人腹腔内的压力，缓解腹胀、胸闷、呼吸困难等症状，减少静脉回流阻力，改善血液循环。

（3）向腹膜腔内注入药物，达到局部治疗的目的。

（4）诊断性（如腹部创伤时）或治疗性（如重症急性胰腺炎时）腹腔灌洗。

（三）基础医学知识

1. 穿刺点的解剖特点

（1）左下腹脐与髂前上棘中、外1/3交点，此处不易损伤腹壁动脉。

（2）脐水平线与腋前线延长线交点，少量腹水病人侧卧位时诊断性穿刺。

（3）腹膜腔由脏、壁两层腹膜围成，上起自隔下面，下至盆腔，由大、小（网膜囊）腹膜腔组成，二者借网膜孔相通，男性腹膜腔封闭，女性腹膜腔借阴道与外界相通。

2. 腹壁的解剖结构　腹壁的软组织依次为皮肤、浅筋膜、深筋膜、腹外斜肌腱膜、腹内斜肌、腹横肌、腹横筋膜、腹膜外结缔组织及腹膜。腹壁下动脉：是供应腹前外侧壁的最大动脉，它斜越腹直肌外侧缘之处，在耻骨上方4~8 cm。

髂腹股下神经：起自L_1神经，行于腹腹横肌和内斜肌之间，在髂前上棘内侧2~3 cm处穿出腹内斜肌，行向下内侧方，最后在腹股沟外环上约3 cm处穿腹外斜肌腱膜至浅筋膜层，成为前皮神经，支配上方的腹部皮肤。

3. 腹膜腔的解剖　脏腹膜与壁腹膜互相延续、移行，共同围成不规则的潜在性腔隙，称为腹膜腔。男性腹膜腔为一封闭的腔室；女性腹膜腔则借输卵管腹腔口经输卵管、子宫、阴道与外界相通。壁腹膜较厚，与腹、盆壁之间还存有一层疏松结缔组织，称为腹膜外组织。在腹后壁及腹前壁下部的腹膜外组织中含有较多脂肪。脏腹膜紧贴覆于脏器表面，从组织结构和功能方面都可视为器官的一部分，如胃、肠壁最外层的浆膜即为脏腹膜。由于腹膜腔内诸器官和网膜、系膜、韧带诸结构的存在，常将潜在的腹膜腔划分成许多区域和间隙，在临床应用中有一定意义。以横结肠及其系膜为界，将腹膜腔分为结肠上区和结肠下区。

4. 腹水的病理

（1）产生腹水的病因

1）肝脏疾病：肝硬化，特别是酒精性肝硬化，非酒精性肝硬化，慢性肝炎，肝静脉阻塞。

2) 非肝性疾病：心衰，肾衰，特别是肾病综合征，缩窄性心包炎，癌症扩散至腹腔，结核累及腹膜，甲状腺功能减低，胰腺炎。

（2）大量引流腹水后病人出现休克的机制：由于大量放腹水后腹压骤然下降，引起内脏血管扩张而发生休克。

（3）诱发肝昏迷：肝硬化腹水病人，一次放腹水超过 5000ml，因大量蛋白质丢失和水电解质代谢紊乱而诱发肝昏迷。

（四）适应证

（1）腹部闭合性损伤、腹膜炎、腹腔积液时，行腹水化验了解其性质，辅助诊断。

（2）当有大量腹水引起压迫症状，出现呼吸困难，或腹部胀痛难以忍受，或压迫肾动脉影响利尿剂效果时，可穿刺放液减轻症状。

（3）经腹腔穿刺向腹腔内注入诊断或治疗性药物，如抗生素、抗肿瘤药、利尿药等。

（4）重症胰腺炎时行腹穿后予腹腔灌洗引流以减少有害物质的吸收，为重症胰腺炎的一种辅助治疗方法。

（五）禁忌证

（1）腹腔有巨大肿块且有粘连者。
（2）有严重电解质紊乱、肝性脑病先兆者。
（3）包虫病的包囊。
（4）非腹腔积液患者（包括巨大卵巢囊肿等）。
（5）严重肠胀气。
（6）躁动不能合作者。

（六）术前准备

（1）操作室消毒。
（2）核对病人姓名，查阅病历、腹部平片及相关辅助检查资料。
（3）清洁双手（双手喷涂消毒液或洗手）。
（4）做好病人的思想工作，向患者说明穿刺的目的和大致过程，消除病人顾虑，争取充分合作。
（5）测血压、脉搏、量腹围、检查腹部体征。
（6）术前嘱病人排空小便，以防刺伤膀胱。
（7）准备好腹腔穿刺包、无菌手套、口罩、帽子、2% 利多卡因溶液、5ml 注射器、20ml 注射器、50ml 注射器、消毒用品、胶布、盛器、量杯、弯盘、500ml 生理盐水、腹腔内注射所需药品、无菌试管数只（留取常规、生化、细菌、病理标本）、多头腹带、靠背椅等。
（8）戴好帽子、口罩。
（9）引导病人进入操作室。
（10）普鲁卡因皮试，备好急救药品如肾上腺素。

(七) 体位与穿刺点

1. 体位　患者可取半卧位、平卧位或左侧卧位。

2. 选择适宜的穿刺点　①左下腹脐与髂前上棘连线中、外 1/3 交点,此处不易损伤腹壁动脉,最为常用;②脐与耻骨联合连线中点上方 1.0cm、偏左或偏右 1.5cm 处,此处无重要器官且易愈合;③侧卧位,在脐水平线与腋前线或腋中线之延长线相交处,此处常用于诊断性穿刺;④少量积液,尤其有包裹性分隔时,须在 B 超指导下定位穿刺。

(八) 操作方法

(1) 按上述方法摆好体位,确定穿刺点。

(2) 操作者先戴口罩、帽子,穿刺点周围常规皮肤消毒(范围至少 15cm),戴无菌手套,覆盖消毒洞巾。

(3) 自皮肤至壁层腹膜以 2% 利多卡因作局部麻醉。

(4) 术者左手固定穿刺部皮肤,右手持针经麻醉处垂直刺入腹壁,待针锋抵抗感突然消失时,示针尖已穿过壁层腹膜,即可抽取腹水,并留样送检。诊断性穿刺,可直接用 20ml 或 50ml 注射器及适当针头进行。大量放液时,可用 8 号或 9 号针头,并于针座接一橡皮管,助手用消毒血管钳固定针头,以输液夹子调整放液速度,将腹水引入容器中记量并送检。

(5) 放液后拔出穿刺针,覆盖消毒纱布,以手指压迫数分钟,再用胶布固定。大量放液后,需束以多头腹带,以防腹压骤降、内脏血管扩张引起血压下降或休克。

(九) 注意事项

(1) 术中应密切观察患者,如有头晕、心悸、恶心、气短、脉搏增快及面色苍白等,应立即停止操作,并做适当处理。

(2) 放腹水时若流出不畅,可将穿刺针稍作移动或稍变换体位。

(3) 放液不宜过快、过多,首次不超过 1000~2000ml,以后每次不超过 3000~4000ml,以免膈下移,影响呼吸和循环;肝硬化患者一次放液一般不超过 3000ml,过多放液可诱发肝性脑病和电解质紊乱,并要输入白蛋白以缓解。

(4) 血性腹水,仅留取标本送检,不宜放液。

(5) 对腹水量较多者,为防止漏出,在穿刺时即应注意勿使自皮到壁层腹膜的针眼位于一条直线上,方法是当针尖通过皮肤到达皮下后,即在另手协助下,稍向一旁移动一下穿刺针头,尔后再向腹腔刺入。如仍有漏出,可用蝶形胶布或火棉胶粘贴。

(6) 术后嘱患者平卧,并使穿刺针孔位于上方以免腹水漏出。

(7) 放液前、后均应测量腹围、脉搏、血压,检查腹部体征,以观察病情变化。

(十) 腹腔穿刺术考核评分

科室：　　　　　　　　姓名：　　　　　　　　日期：

评分标准		满分	扣分原因	实际得分
术前准备 (15分)	a 向患者说明穿刺的必要性，签手术同意书	3		
	b 操作材料准备	4		
	c 嘱病人排尿(以免损伤膀胱)	4		
	d 检查腹部体征，量腹围、测 Bp、P	4		
选择腹穿 体位 (5分)	坐位、卧位(平、侧、半卧位)	5		
穿刺点的定位 (10分)	a 左下腹脐与髂前上棘连线中、外 1/3 处			
	b 脐与耻骨联合连线中点上方 1cm 处	10		
	c 侧卧位:脐水平线与腋前线(或腋中线)之延长线相交处			
操作方法 (60分)	a 常规消毒	10		
	b 戴无菌手套	5		
	c 铺消毒洞巾	5		
	d 局部麻醉(2%利多卡因)	10		
	e 左手固定穿刺皮肤，右手持针经麻醉处垂直刺入腹壁，穿刺针的抵抗感突然消失、即针已穿过壁层腹膜，即可抽取腹水	25		
	f 放腹水后拔出穿刺针，盖消毒纱布、手指压迫穿刺点 2~3 分钟，用胶布固定	5		
整体性 (10分)	送患者返回病房，检查腹部体征，腹围、Bp、P，交代术后注意事项	10		
总分		100		

备注:用模型考试时，考生应把模型视为真实病人，检查过程态度、语言、动作关爱病人，能够指导病人配合达到有效检查，否则根据程度扣分。最多可在总分扣 5 分。

考核人签名：

四、骨髓穿刺术及活组织检查术

(一) 定义

骨髓穿刺术(bone marrow puncture)是采取骨髓液的一种常用诊断技术,临床上常用于血细胞形态学检查、造血干细胞培养、细胞遗传学分析及病原生物学检查等,以协助临床诊断、观察疗效和判断预后。

骨髓活组织检查术(bone marrow biopsy,BMB)简称骨髓活检,是观察骨髓组织结构、补充骨髓涂片检查的一种方法,主要是观察结构和空间定位。

(二)目的

(1)采取骨髓液进行骨髓象检查,协助诊断血液系统疾病、传染病及寄生虫病。

(2)了解骨髓造血情况,作为应用抗癌药物及免疫抑制药的参考。

(3)通过骨髓穿刺进行骨髓腔输液、输血、注射药物或进行骨髓移植。

(三)基础医学知识

1. 骨髓 存在于长骨(如肱骨、股骨)的骨髓腔和扁平骨(如髂骨)的骨松质间内,约占体重的 4%~6%,是人体最大的造血器官,分为红骨髓和黄骨髓。红骨髓是造血的场所,胎儿和婴幼儿的骨髓都是红骨髓。随年龄的增长,从 6 岁前后开始,长骨骨髓腔内的红骨髓逐渐被脂肪组织替代,成为黄骨髓。正常情况下,黄骨髓不具备造血功能,但是当体内大量失血时,它仍可能转化为红骨髓而恢复造血功能。由于髂骨、胸骨、椎骨等处终生保持着红骨髓,因此,临床上需要检查骨髓的造血功能时,常选择髂骨和胸骨处进行穿刺。

2. 穿刺部位解剖特点

(1)胸骨穿刺应在平第 2、3 肋之间,胸骨体中线处进行。因为胸肋连接处为软骨结合,故不能在此处穿刺。胸骨体下 2/3 处可能存在先天性胸骨裂,亦不宜在此进行穿刺。

(2)髂棘:在前方始于髂前上棘,向后上方延伸,分为外唇、内唇及中间线。外唇向外凸出的部分称为髂结节。髂棘终于髂后上棘。在髂后上棘的正下方为髂后下棘,髂前上棘的正下方为髂前下棘。

(3)腰椎棘突:扁平呈矢状位,同位椎体平齐。

(四)适应证

1. 骨髓穿刺术

(1)采取骨髓液进行各种检查,协助诊治血液系统疾病和感染性疾病(传染病、寄生虫病、细菌感染等)。

(2)证实骨髓中是否有异常细胞浸润如恶性肿瘤骨髓转移等。

(3)采取骨髓液做骨髓移植。

(4)特殊毒物检验及鉴定如酚、醌等。

2. 骨髓活组织检查术

(1)骨髓穿刺失败:骨髓穿刺多次失败,临床上怀疑骨髓纤维化,多发性骨髓瘤,骨髓转移癌,某些急、慢性白血病及骨髓硬化症等。

(2)全血细胞减少:血象显示全血细胞减少,反复骨髓穿刺均为"血稀"或骨髓增生低下、病态造血、怀疑再生障碍性贫血、骨髓增生异常综合征及低增生性白血病的患者。

(3)特殊贫血:某些贫血原因不明的发热、脾或淋巴结肿大,骨髓涂片检查不能确诊者。

(4)白血病治疗疗效的观察:临床上有时骨髓涂片已达到完全缓解,但骨髓活检切片内仍可检出白血病性原始细胞簇。因此,在白血病缓解后的化疗及长期无病生存期间,应定期做骨髓双标本取材。倘若骨髓涂片未达到复发标准,而骨髓活检切片内出现了异常原始细胞簇,提示已进入早期复发,应及时对症治疗。

(五) 禁忌证

(1) 血友病及敌鼠钠盐中毒,因穿刺后可导致局部渗血不止。

(2) 晚期妊娠的孕妇应慎做骨髓穿刺术。

(3) 局部皮肤有弥散性化脓性病变或局部骨髓炎。

(六) 术前准备

(1) 向患者介绍检查的意义及注意事项。

(2) 与病人及家属谈话,交代检查目的、检查过程及可能发生情况,并签字。

(3) 器械及药品准备:骨髓穿刺包、骨髓活检穿刺针、消毒剂、麻醉剂、无菌棉签、手套、注射器、推片、玻片、培养基、纱布以及胶布。

(4) 操作者熟悉操作步骤,戴口罩、帽子。

(七) 体位与穿刺点

1. 髂前上棘穿刺点 位于髂前上棘后 1~2cm,此处骨面较平,易于固定,操作方便,无危险性;患者取仰卧位。

2. 髂后上棘穿刺点 位于骶椎两侧,臀部上方的突出部位,距后正中线约 4~6cm;患者取俯卧位或侧卧位。

3. 胸骨穿刺点 胸骨柄或胸骨体的位置(胸骨较薄,约 1.0cm 左右,穿刺深度一般不超过 1cm,其后方为心房和大血管,严防穿通胸骨发生意外);患者取仰卧位,肩下可置枕头,使胸部略为突出。由于胸骨骨髓液含量丰富,当其他部位穿刺失败时,可考虑做胸骨穿刺。

4. 腰椎棘突穿刺点 位于腰椎棘突突出处,一般选择第 3 或第 4 腰椎棘突之正中为穿刺点。患者取坐位或侧卧位,前者患者反坐于靠背椅上、双臂向前伏势式,使腰椎明显暴露;侧卧位时体位同腰穿。

5. 其他 三岁以下小儿可穿刺胫骨头部内侧。

(八) 操作方法

1. 骨髓穿刺术

(1) 按上述方法摆好体位,确定穿刺点。

(2) 操作者戴好口罩、帽子,穿刺点周围常规皮肤消毒(范围至少 15cm),戴无菌手套,覆盖消毒洞巾。

(3) 用 2% 利多卡因做局部皮肤、皮下及骨膜麻醉。

(4) 将骨髓穿刺针固定器固定在适当的长度上(胸骨穿刺约 1.0cm、髂骨穿刺约 1.5cm)。用左手的拇指和示指固定穿刺部位,以右手持针垂直于骨面刺入(若为胸骨穿刺,针体略向腹部倾斜,针体与骨面成 30°~45°角)。当针尖接触骨质后,则将穿刺针围绕针体长轴旋转,缓缓刺入骨质。当感到阻力消失(失去抵抗的落空感),且穿刺针已固定在骨内时,表示已进入骨髓腔。

(5) 拔出针芯,放于无菌盘内;接上干燥的 10ml 或 20ml 注射器,用适当力量抽吸(不要用力过大,以防采取骨髓量过多而混血影响质量)。若针头确在骨髓腔内,抽吸时患者有一瞬间的“吸引痛”,随即有少量红色骨髓液进入注射器中。骨髓吸取量以 0.1~0.3ml 为宜。

(6) 将抽取的骨髓液滴于载玻片上,急速涂片数张备作形态学和细胞化学染色检查。

如临床疑有败血症,则于骨髓涂片后,再接上注射器抽取骨髓液 1.0~2.0ml 于试管中,送骨髓培养。

(7) 如未能抽出骨髓液,可能是针腔被皮肤或皮下组织块堵塞,此时应重新插上针芯,稍加旋转或再刺入少许或退出少许,拔出针芯,如见针芯带有血迹时,可行抽吸即得骨髓液。如仍吸不出骨髓成分或仅吸出少许稀薄血液,称为"干抽",多见于骨髓纤维化、恶性组织细胞病、恶性肿瘤骨髓转移等,需要更换其他部位再穿。

(8) 抽吸完毕,应将针芯迅速插入;左手取无菌纱布置于针孔处,右手将穿刺针连同针芯一起拔出。随即将纱布盖于针孔上,按压 1~2 分钟,再用胶布加压固定。

2. 骨髓活组织检查术

(1) 部位多选择髂后上棘或髂前上棘。

(2) 采用髂前上棘检查时,患者取仰卧位;采用髂后上棘检查时,患者取俯卧位。

(3) 常规消毒局部皮肤,戴无菌手套,铺无菌洞巾,行皮肤、皮下和骨膜麻醉。

(4) 将骨髓活组织检查穿刺针的针管套在手柄上,操作者左手拇指和食指将穿刺部位皮肤压紧固定,右手执手柄以顺时针方向进针至骨质一定深度后拔出针芯(连手柄),在针座后端连接 1.5cm 或 2.0cm 接柱,再插入针芯,继续按顺时针方向进针,深度达 1.0cm 左右,再转动针管 360°,针管前端的沟槽即可将骨髓组织离断。

(5) 按顺时针方向退针至体外,取出活检骨髓组织,立即置于 95% 乙醇溶液或 10% 甲醛溶液中固定,并及时送检。

(6) 穿刺部位以 2% 碘酊棉球涂布轻压后再用干棉球压迫创口,敷以消毒纱布,胶布固定。

(九) 注意事项

(1) 术前应做出血、凝血时间检查,有出血倾向者应特别注意出血情况,血友病患者禁止做骨髓穿刺。

(2) 注射器与穿刺针必须干燥,以免发生溶血。

(3) 穿刺针进入骨质后应避免摆动过大,以免折断;胸骨穿刺不可用力过猛,以防穿通胸骨发生意外。

(4) 穿刺过程中,如果感到骨质坚硬,难以进入骨髓腔时,不可强行进针,以免断针。应考虑大理石骨病的可能,及时行骨骼 X 线检查以明确诊断。

(5) 穿刺时应注意刺入的深度。由皮肤至骨髓腔的深度,成年人一般为 1~1.5cm,儿童按年龄而异,约 0.2~0.6cm。当针头到达骨髓腔时,常有失去抵抗的落空感。但在儿童、少年、妇女及某些显著的骨髓增生和骨质疏松的病例,可能无明显落空感,故落空感并不是到达骨髓腔的唯一指征。

(6) 骨髓纤维化、骨硬化、骨髓功能衰竭、某些慢性粒细胞白血病及肿瘤骨转移时,约有 10% 的病例可能发生干抽,此时可采取以下措施:

1) 把穿刺针稍稍拔出或深入,或变动方向再抽。

2) 抽不出时,也将注射器向玻片上推射几次,常可获微量骨髓液。

3) 注入消毒的 37℃ 生理盐水 0.5ml 后再抽。

4) 改变穿刺部位。

(7) 骨髓液取出后应立即涂片,否则会很快发生凝固,使涂片失败。

(8) 送检骨髓液涂片时,应同时附送 2~3 张血涂片。

(9) 骨髓穿刺是一项相对安全的操作,但仍应注意有无并发症发生,并作相应处理。

1) 穿刺部位出血:关键在于预防。穿刺后压迫穿刺处 2~5min,嘱患者静卧 2~4h。有出血倾向可延长压迫时间,直至不出血为止。若局部按压效果不佳,可用凝血酶浸于无菌纱布上,直接按压穿刺点。

2) 局部或全身感染:注意保持穿刺部位的清洁,嘱患者三天内不得沾湿穿刺部位,一旦发生感染需要酌情局部处理及应用抗生素治疗。

3) 穿刺部位疼痛:一般患者均能忍受,对疼痛敏感者可局部冷敷,必要时应用药物止痛。

(10) 骨髓活检时,开始进针不要深,否则不易取出骨髓组织。由于骨髓活检的穿刺针的内径较大,抽吸取骨髓液的量不易控制,因此一般不宜用于吸取骨髓液涂片。

(十) 骨髓穿刺术考核评分

科室:　　　　　　　　姓名:　　　　　　　　日期:

评分标准		满分	扣分原因	实际得分
术前准备 (10分)	a 向患者说明穿刺的必要性,签同意书	3		
	b 操作材料准备	4		
	c 操作者熟悉操作步骤,戴口罩、帽子	3		
穿刺点的 定位(15分)	髂前上棘穿刺点:髂前上棘后 1~2cm 髂后上棘穿刺点:骶椎两侧,臀部上方的突出部位 胸骨穿刺点:胸骨柄或胸骨体的位置 腰椎棘突穿刺点:第3、第4腰椎棘突正中	15		
选择体位 (5分)	根据穿刺点不同而选择仰卧位、侧卧位、俯卧位或坐位	5		
操作过程 (60)	a 常规消毒、铺洞巾,戴无菌手套	10		
	b 2%利多卡因局部皮肤、皮下及骨膜麻醉	5		
	c 固定骨髓穿刺针固定器在适当的长度上	5		
	d 进针:左手拇指和示指固定穿刺部位,以右手持针垂直于骨面刺入;当感到阻力消失时,表示已进入骨髓腔	10		
	e 抽吸骨髓液:拔出针芯,放于无菌盘内;用干燥注射器以适当力量抽吸骨髓液 0.1~0.3ml	20		
	f 涂片:将抽取的骨髓液滴于载玻片上,急速涂片	5		
	g 拔出穿刺针,压迫穿刺点片刻,常规消毒覆盖无菌纱布,胶布固定	5		
整体性 (10分)	穿刺结束后的处理 交代术后注意事项	10		
总分		100		

备注:用模型考试时,考生应把模型视为真实病人,检查过程态度、语言、动作关爱病人,能够指导病人配合达到有效检查,否则根据程度扣分。最多可在总分扣5分。

五、心包腔穿刺术及心包腔内导管留置术

（一）定义

心包穿刺术（pericardiocentesis）是为了了解心包积液性质和病因、缓解心包填塞症状、引流排脓、腔内给药而常用的一项临床操作。对于需要反复抽液的患者，可行心包腔内导管留置术，一般多用中心静脉导管。心包腔穿刺难度及风险远远超过胸腔穿刺和腹腔穿刺，甚至有报道认为其风险超过冠脉造影，但这是临床医师必须掌握的一项操作技术。

（二）目的

（1）通过穿刺抽取心包积液，行相关检查以明确心包积液的病因；

（2）抽取心包积液，以解除心包填塞症状；

（3）心包腔内注入药物。

（三）基础医学知识

1. 体表解剖学标志

（1）胸骨：位于胸前壁正中皮下，由胸骨柄、体、剑突三部分组成。胸骨柄与胸骨体相接处形成一稍向前突的钝角，称为胸骨角；其两侧连接第二对肋软骨，是胸前壁计数肋骨的体表标志。

（2）胸骨下角：两侧肋弓在正中线相交形成向下开放的夹角，约 $70° \sim 90°$，其内夹有剑突。

2. 心脏相对浊音界 正常心脏右界几乎与胸骨右缘一致，仅在第 4 肋间处稍超过胸骨右缘；正常心脏左界在第 2 肋间几乎与胸骨左缘相合，向下则逐渐左移形成一外凸弧形。

3. 心前区层次 心前区厚薄个体差异不大，由浅入深分为 5 层：

（1）皮肤和浅筋膜。

（2）深筋膜和肌层：胸前壁胸骨两侧有胸大肌的起点。

（3）肋间组织：胸前壁胸骨两侧的肋间隙内有肋间外韧带、肋间内肌、1~6 肋间血管的终支、2~6 肋间神经的前皮支。

（4）胸内筋膜：各处厚薄不一，紧贴胸骨、肋软骨后面的部分比较发达，向下覆于膈窿窿的上面，改名为膈筋膜。胸廓内动脉和两条伴行静脉位于上位 6 个肋软骨、肋间内肌内面的胸内筋膜内，并在胸骨外侧 1~2cm 处，垂直下降至腹直肌鞘，改名为腹壁上动脉。

4. 胸骨下穿刺点层次

（1）皮肤和浅筋膜；

（2）腹直肌；

（3）膈肌：位于胸、腹腔之间，为一扁平的膜状肌，呈弯窿状，起于胸廓下口，周围为肌质，肌纤维走向中央移行为中心健。起始部分为胸骨部、肋部和腰部三部分。胸骨下心包

穿刺时穿经胸骨部。

(4) 膈筋膜:胸内筋膜移行到膈窝窿上面的部分。

5. 心包 为包裹心脏及其大血管根部的密闭性纤维浆膜囊,可分为纤维性心包和浆膜性心包两部分。纤维性心包为坚韧的纤维结缔组织膜,根据部位分膈部、胸肋部、外侧部、后部四部分。浆膜性心包由浆膜构成,分脏、壁两层。

(四) 适应证

(1) 确定心包积液的性质。

(2) 解除心包填塞。

(3) 心包积脓的治疗。

(4) 心包腔内注药。

(5) 需要反复抽液或心包腔内给药者,均可行心包腔内导管留置术,避免反复穿刺的痛苦及风险。

(五) 禁忌证

(1) 心包积液过少。

(2) 出血性疾病。

(3) 烦躁不安,不能合作者。

(4) 如抽出液体为新鲜血液,应立即停止抽吸(已确定为心脏或其血管损伤出血致急性心包填塞而行心包穿刺者除外)。

(六) 术前准备

(1) 术前行超声心动图检查协助确定部位、进针方向与深度。同时测量从穿刺部位至心包的距离,以决定进针的深度。

(2) 向患者及家属说明手术目的及方法,解除紧张情绪。

(3) 签署手术知情同意书。

(4) 开放静脉通路,床边放置心脏监护仪、除颤器备用。

(5) 器械及药品准备:心包穿刺包、中心静脉导管穿刺包、消毒剂、麻醉剂、无菌棉签、手套、注射器、纱布以及胶布等。

(6) 操作者熟悉操作步骤,戴口罩、帽子。

(七) 体位与穿刺点

1. 体位 坐位或半卧位。

2. 穿刺部位有两个

(1) 心前区穿刺点:于左侧第 5 肋间隙或第 6 肋间,心浊音界左缘向内 1~2cm 处。

(2) 胸骨下穿刺点:剑突与左肋弓缘夹角处。

(八) 操作方法

1. 心包腔穿刺术

(1) 按上述方法摆好体位,确定穿刺点。

（2）操作者戴好口罩、帽子，穿刺点周围常规皮肤消毒，戴无菌手套，铺洞巾。

（3）2%利多卡因作皮肤至心包壁层麻醉。

（4）穿刺操作：术者持穿刺针并用血管钳夹紧胶管，按选定部位及所需方向缓慢进针。在心尖部进针时，进针方向应垂直于局部皮面或稍微向上和向脊柱方向偏斜；剑突下进针时，应使针体与腹壁成30°～40°角，向上、向后并稍向左穿刺进入心包腔后下部。当感到阻力突然消失时，提示穿刺针已穿过心包壁层，同时若感到心脏搏动应稍退针，固定穿刺针，助手协助抽液，记录抽液量，留标本送检。

（5）抽液完毕，拔出穿刺针，局部盖以纱布，用胶布固定。

2. 心包腔内导管留置术 以 ARROW 牌双腔中心静脉导管为例说明，该产品包装盒中有导丝、导管鞘、导管和蓝空针（针栓中间有孔的注射器，可通过导引导丝）等。

（1）患者所取体位、穿刺点和穿刺方向确定、消毒铺巾、局部麻醉过程同心包穿刺术。

（2）心包穿刺成功后，穿刺针连接到相应的蓝空针上，抽取肝素盐水 4～5ml，采用 Seldinger's 法，在所选穿刺点按前述方向保持负压缓慢进针。当穿刺针进入心包腔时，有心包积液进入注射器内，立即停止进针，将导丝从注射器针栓中央孔通过穿刺针送入到心包腔内，或者取下蓝空针，将导丝自穿刺针针芯内送入到心包腔内。缓慢退出穿刺针，留下导丝在心包腔内。

（3）用手术刀片在导丝入皮处切开约 3mm 的小口，用扩张鞘沿导丝扩张穿刺部位软组织及心包壁层，退出扩张鞘。再沿导丝将双腔中心静脉导管送入心包腔内，引流导管送入深度以导入 1cm 为宜。然后撤除导丝，检查引流导管通畅后，缝线固定导管。

（4）局部皮肤消毒，盖消毒纱布，用胶布固定。

（5）用注射器抽取心包积液，或连接无菌引流袋引流积液，用导管夹控制引流速度和引流量。放液量第一次一般不超过 100～200ml，反复放液时可增至 300～500ml/次，心包填塞时的放液量以缓解症状为度。

（6）每次抽放液结束时，需向导管内注入肝素盐水封管，以防止导管内形成凝块而发生堵塞现象。

（九）注意事项

（1）严格掌握适应证，在心电监护、建立畅通的静脉输液通道条件下进行穿刺，及时发现异常情况，确保患者安全。

（2）术前应行心脏超声检查，确定进针部位、方向与深度，或在超声显像指导下进行穿刺抽液更为准确、安全。

（3）术前应向患者做好解释，消除顾虑，穿刺过程中患者切勿咳嗽或深呼吸以免伤及心脏。

（4）肝左叶增大或者开胸手术后剑突下放置引流管者，不宜行剑突下心包穿刺。

（5）麻醉要充分完善，以免因疼痛引起神经源性休克。

（6）抽放液量不宜过多，抽放液速度不宜过快，以免使回心血量突然大量增加而导致肺水肿。

（7）术中及术后均须密切观察呼吸、血压、脉搏等的变化，如有异常，应立即停止操作，并根据具体情况进行适当处理。

（8）心包穿刺术抽液过程中要随时夹闭橡皮管，术毕拔出穿刺针前亦要夹闭橡皮管，避免心包腔与外界大气直接相通而致空气进入心包腔。

（9）行心包腔内导管留置术时，除注意以上要点外，还需要应注意以下事项：

1）在导丝、扩张鞘送入心包腔内时，一定要动作轻柔，以防发生心包反应；

2）不管是否放液，每1~2天均要求用肝素盐水冲洗导管，防止导管内形成凝块而堵塞导管；

3）严格执行无菌操作。行心包腔内导管留置后，为防止心包腔内继发感染，建议导管留置时间不超过30天，并且封管所用肝素盐水每天配制，确保无菌条件。一旦发生心包腔内继发感染，应考虑拔除导管，同时使用抗生素治疗。

（10）术中及术后需密切观察有无并发症出现，并作相应处理。

1）心包反应：表现为头晕、心悸、冷汗、面色苍白、心动过缓、血压下降、脉搏微弱。其机制可能与穿刺针、导丝或引流导管刺激心包导致迷走反射亢进有关。若发现或处理不及时可引起晕厥或猝死。处理：立即停止操作，将患者置于平卧位，给予吸氧、静脉注射阿托品、多巴胺、高渗葡萄糖注射液等。

2）心律失常：频发室性早搏或缓慢性心律失常等。处理：频发室性早搏可能与穿刺针触及心肌有关，稍退针并调整其位置，期前收缩可能消失，否则暂停穿刺并视病情需要给予抗心律失常药物干预；缓慢性心律失常可能与迷走反射有关，立即暂停穿刺，给予阿托品及补液等处理。

3）胸膜肺损伤致气胸和(或)胸腔积血：视气胸或胸腔积血量而定处理方案，量少者可不处理、严密观察，量多者行穿刺引流、必要时手术修补。

4）休克：与精神紧张、疼痛刺激等引起神经源性休克或穿刺路径损伤血管（胸壁、肋间血管、肺胸膜血管、心包壁层血管、心脏表面血管等）、剑突下进针损伤肝脏，导致失血性休克有关。应立即停止穿刺，神经源性休克可能迅速自行好转，否则给予多巴胺、糖皮质激素等抗休克处理；对失血性休克，立即补液扩容、输血，辅以升压药，甚至急诊手术止血。

5）急性心包填塞：穿刺损伤心脏表面血管引起出血至心包腔引起。立即心包穿刺引流，同时紧急补液扩容输血，必要时紧急开胸手术止血。

6）急性左心衰、肺水肿：单次抽放液过多过快，回心血量剧增导致。立即停止抽液，给予吸氧，必要时应用利尿剂。

（11）留置导管相关并发症及处理

1）导管堵塞引流不畅：每天用新鲜配制无菌肝素盐水冲洗导管及封管。

2）胸腔积液：多由于引流导管前端的侧孔未完全进入心包腔，心包积液经该侧孔漏入胸腔所致。处理：在放置引流管时应将侧孔部分全部进入心包腔，以防止心包积液的侧漏。已发生胸腔积液者按上述要求重新放置引流管，大量积液者行胸腔穿刺放液。

3）感染：以预防为主，严格执行无菌操作，局部消毒换药，必要时预防性应用抗生素。若已发生感染者，应拔出导管，采取导管上附着的分泌物及心包液做细菌培养，改变穿刺点重新穿刺置管引流，全身应用敏感抗生素处理。

（十）心包腔穿刺术考核评分

科室：　　　　　　　　姓名：　　　　　　　　日期：

评分标准		满分	扣分原因	实际得分
术前准备 （15分）	a 向患者说明穿刺的必要性，签同意书	5		
	b 操作材料准备	5		
	c 操作者熟悉操作步骤，戴口罩、帽子	5		
穿刺点的 定位 （10分）	心前区穿刺点：于左侧第 5 肋间隙或第 6 肋间，心浊音界左缘向内 1~2cm 处 胸骨下穿刺点：剑突与左肋弓缘夹角处	10		
选择体位 （5分）	坐位或半卧位	5		
操作过程 （60）	a 常规消毒、铺洞巾，戴无菌手套	10		
	b 2%利多卡因局部皮肤至心包壁层麻醉	10		
	c 进针：用血管钳夹紧胶管，按选定部位及所需方向缓慢进针；当感到阻力突然消失时提示穿刺针进入心包腔，即停止进针	20		
	d 抽吸积液，记录抽液量，留取标本送检	10		
	e 抽液完毕，拔出穿刺针，压迫穿刺点片刻，覆盖无菌纱布，胶布固定	10		
整体性 （10分）	穿刺结束后的处理 交代术后注意事项	10		
总分		100		

备注：用模型考试时，考生应把模型视为真实病人，检查过程态度、语言、动作关爱病人，能够指导病人配合达到有效检查，否则根据程度扣分。最多可在总分扣 5 分。

考核人签名：

六、鼻胃管插管术

（一）定义

鼻胃管插管术是将胃导管经鼻腔插入胃内的一项诊疗技术。

（二）目的

（1）用于管饲食物或给药。

（2）各种目的的洗胃。

（3）抽取胃液检查。

（4）胃肠减压。

（5）三腔管的使用。

（三）基础医学知识

（1）食管全长约 25cm，为肌性管道，上端在第 6 颈椎下缘或环状软骨下缘高度起于咽，下端在第 11 胸椎左侧续于胃的贲门。

（2）胃管全长 120cm，上面标明 4 个刻度；第一刻度 45cm，表示胃管达贲门；第二刻度 55cm，表示胃管进胃体；第三刻度 65cm，表示胃管进入幽门；第四刻度 75cm，表示胃管进入十二指肠。胃管插入胃内的长度，相当于从发际到剑突的距离或从鼻尖至耳垂再到剑突的距离，约 50~55cm。

（3）胃管从鼻前孔插入到胃腔，除鼻前庭为皮肤覆盖外，通过的管道内壁均为黏膜，其组织脆弱，易损伤出血。

（四）适应证

（1）急腹症有明显胀气者。

（2）肠梗阻、胃潴留、肠瘘、上消化道出血、急性胰腺炎、胆管炎等患者。

（3）较大腹部手术的术前准备及术后护理。

（4）昏迷或不能经口进食需鼻饲者，如口腔疾患和咽喉手术后的病人。

（5）牙关紧闭、拒食、行冬眠疗法的病人。

（6）早产儿和病情危重的病人。

（7）中毒洗胃、需行胃液检查者。

（五）禁忌证

（1）鼻咽部有癌肿或急性炎症的患者。

（2）食管静脉曲张、上消化道出血、心力衰竭和重度高血压患者。

（3）吞咽腐蚀性药物的患者。

（4）有食道憩室，食道癌，昏迷病人应慎用。

（六）术前准备

（1）备齐物品:治疗盘内备鼻饲包（内有弯盘 1 个，20ml 注射器 1 副，胃管 1 条，治疗巾 1 块，镊子 1 把，压舌板 1 块，纱布 2 块，止血钳 1 把，液状石蜡、换药盘），或洗胃包（漏斗洗胃管，止血钳，纱布 2 块，弯盘等），棉签，胶布，夹子或别针，听诊器，注射器、温开水等。

（2）了解病人既往有无留置胃管的历史和鼻腔通畅状况。

（3）估算留置胃管长度:测量方法有两种:一是从前额发际至胸骨剑突的距离;二是由鼻尖至耳垂再到胸骨剑突的距离，一般为 45~55cm。

（4）耐心向病人解释鼻尾管引流的目的、必要性、步骤及可能出现的不适，争取配合操作进行吞咽运动和深呼吸。

（七）体位

患者采取坐位、半卧位或者平卧位，昏迷患者左侧卧位。

(八) 操作方法

（1）操作者先洗手,备齐物品。至病人床前,核对病人,向病人及其家属解释操作目的及配合方法,戴口罩、帽子(头发、鼻孔不外露)。协助患者取合适体位。用棉签清洁鼻腔。

（2）戴无菌手套,颌下铺治疗巾,置弯盘于患者口角旁。

（3）取出胃管,测量胃管插入长度。

（4）先封闭胃管远端,用液状石蜡棉球润滑胃管前端。左手持纱布托住胃管,右手用镊子夹持胃管前端,沿选定的鼻孔插入胃管,先向上而后平行再向后下缓慢轻轻地插入,插入 14~16cm(咽喉部)时嘱病人做吞咽动作或给予少量温水促进吞咽,伴随吞咽时顺势将胃管向前推进,直至预定长度。初步固定胃管,检查胃管是否盘曲在口中。

（5）进入到估算的长度(45~55cm)时,检查胃管是否在胃腔内。通常有三种办法检查胃管是否在胃腔内:一是敞开胃管末端置于盛水的治疗碗内观察,无气泡逸出,表示胃管不在气管内;二是抽吸胃液法,注射器接胃管末端试着抽吸,如有胃液吸出则表示胃管已进入胃内,这是确定胃管是否在胃腔内最可靠的办法;三是听气过水声法,即用注射器快速向胃管内注入 10~30ml 空气,同时用听诊器在胃区听诊,如能听到气过水音,也表明胃管已在胃内。

（6）调整胃管到适当深度,直至负压吸引比较容易吸出胃液。

（7）鼻胃管用于胃肠减压时将胃管远端接负压吸引装置,注意保持胃管通畅,记录每日液体引流液容量和性质;用于鼻饲营养时,可用 50ml 注射器吸引营养液接胃管徐徐注入。

（8）用纱布拭去口角分泌物,撤掉弯盘,用胶布将胃管固定于面颊部。协助病人取舒适卧位,询问病人感受,整理病人及用物。

(九) 注意事项

（1）凡有鼻部疾患如鼻前庭炎、鼻中隔偏曲、鼻甲肥大、鼻息肉等应选健侧鼻孔插管。

（2）插管动作要轻稳,特别是在通过咽喉食管的三个狭窄处时,为避免损伤食道黏膜,操作时强调是"咽"而不是"插"。

（3）在插管过程中,出现恶心时应暂停片刻,嘱病人做深呼吸,以分散病人的注意力,缓解紧张,减轻胃肌收缩;如出现呛咳、呼吸困难提示导管误入喉内,应立即拔管重插。如插入不畅时,切忌硬性插入,应检查胃管是否盘在口咽部,可将胃管拔出少许后再插入。

（4）昏迷病人,因吞咽和咳嗽反射消失,不能合作,为提高插管的成功率,在插管前应将病人头后仰,当插入 14~16cm(会厌部)时,以左手将病人头部托起向前屈,使下颌靠近胸骨柄,以增大咽喉部通道的弧度,使管端沿后壁滑行顺利插至所需长度。

（5）如为鼻饲,必须证实胃管在胃内,方可灌注食物。每次鼻饲量不超过 300ml,间隔时间不少于 2 小时,注完饮食后,再注入适量温开水冲洗胃管,避免食物存积管腔中变质,造成胃肠炎或堵塞管腔。通过鼻饲管给药时,应将药片研碎,溶解后再灌入。

（6）病人停止鼻饲或长期鼻饲需要换胃管时,应拔出胃管。将弯盘置于病人颌下,胃管末端用夹子夹紧,(避免拔管时,由于大气压强的正压和存液本身重力向下的作用,使液体流入呼吸道)放入弯盘内,轻轻揭去固定的胶布,用纱布包裹近鼻孔处的胃管,边拔边将胃管盘绕在纱布中。全部拔出后,将胃管放入弯盘内,清洁病人口鼻面部,必要时用汽油或松节油擦拭胶布痕迹,协助病人取舒适卧位。

（十）鼻胃管插管术考核评分

科室：　　　　　　　　　姓名：　　　　　　　　　日期：

评分标准		满分	扣分原因	实际得分
术前准备 （15分）	a 向病人解释鼻胃管引流的目的、必要性、步骤及可能出现的不适，争取配合操作进行吞咽运动和深呼吸	5		
	b 操作材料准备	5		
	c 了解病人既往有无留置胃管的历史和鼻腔通畅状况	5		
选择体位 （5分）	患者采取坐位、半卧位或者平卧位，昏迷患者左侧卧位	5		
鼻胃管长度 的确定 （10分）	测量方法有两种：一种是从前额发际至胸骨剑突的距离；二是由鼻尖至耳垂再到胸骨剑突的距离，一般为45～55cm	10		
操作方法 （60分）	a 备齐物品，至病人床前，核对病人，向病人及其家属解释操作目的及配合方法	10		
	b 洗手、戴口罩、帽子(头发、鼻孔不外露)	5		
	c 协助患者取合适体位。用棉签清洁鼻腔	5		
	d 戴无菌手套，颌下铺治疗巾，置弯盘于患者口角旁	5		
	e 取出胃管，测量胃管插入长度	5		
	f 先封闭胃管远端，用液状石蜡棉球润滑胃管前端。左手持纱布托住胃管，右手用镊子夹持胃管前端，沿选定的鼻孔插入胃管，先向、上而后平行再向后下缓慢轻轻地插入，插入14～16cm(咽喉部)时嘱病人做吞咽动作或给予少量温水促进吞咽，伴随吞咽时顺势将胃管向前推进，直至预定长度。初步固定胃管	20		
	g 进入到估算的长度时(45～55cm)，检查胃管是否在胃腔内，调整胃管到适当深度，直至负压吸引比较容易吸出胃液。用纱布拭去口角分泌物，撤掉弯盘，用胶布将胃管固定于面颊部	10		
整体性 （10分）	协助病人取舒适卧位，询问病人感受，整理病人及用物	10		
总分		100		

备注：用模型考试时，考生应把模型视为真实病人，检查过程态度、语言、动作关爱病人，能够指导病人配合达到有效检查，否则根据程度扣分。最多可在总分扣5分。

考核人签名：

七、洗 胃 术

（一）定义

洗胃术即洗胃法,是将一定成分的液体灌入胃腔内,混合胃内容物后再抽出,如此反复多次。洗胃术有催吐洗胃术、胃管洗胃术、剖腹胃造口洗胃术3种。

（二）目的

（1）清除胃内各种毒物或刺激物,避免毒物吸收,如有机磷农药、无机磷、生物碱、巴比妥类药物等。

（2）治疗完全性或不完全性幽门梗阻,减轻痛苦。幽门梗阻病人,饭后常有滞留现象,引起上腹胀闷、恶心呕吐等不适,通过胃灌洗,将胃内潴留食物洗出,以减轻胃黏膜水肿。

（3）清洁胃腔,为手术或检查做准备 如行胃切除、胃肠吻合等手术前,洗胃可减少术中并发症,便于手术操作。

（4）对肿瘤进行细胞学分析。

（三）基础医学知识

洗胃液的温度一般为35~38℃,温度过高可使血管扩张,加速血液循环,而促使毒物吸收,用量一般为2000~4000ml。常用的洗胃液有:

1. 温水或者生理盐水 对毒物性质不明的急性中毒者,应抽出胃内容物送检验,洗胃液选用温开水或生理盐水,待毒物性质确定后,再采用对抗剂洗胃。

2. 碳酸氢钠溶液 一般用2%~4%的溶液洗胃,常用于有机磷农药中毒,能使其分解失去毒性。但美曲膦酯(敌百虫)中毒时禁用,因美曲膦酯在碱性环境中能变成毒性更强的敌敌畏。砷(砒霜)中毒也可用碳酸氢钠溶液洗胃。

3. 高锰酸钾溶液 为强氧化剂,一般用1:5000~1:2000的浓度,常用于急性巴比妥类药物、阿托品及毒蕈中毒的洗胃液。但有机磷农药对硫磷(1605)中毒时,不宜用高锰酸钾,因能使其氧化成毒性更强的对氧磷(1600)。

4. 茶叶水含有丰富鞣酸 具有沉淀重金属及生物碱等毒物的作用,且来源容易。

（四）适应证

1. 催吐洗胃术 呕吐是人体排除胃内毒物的本能自卫反应。因催吐洗胃术简便易行,对于服毒物不久,且意识清醒的急性中毒患者(除外服腐蚀性毒物、石油制品及食管静脉曲张、上消化道出血等)是一种现场抢救有效的自救、互救措施。

（1）意识清醒、具有呕吐反射,且能合作配合的急性中毒者,应首先鼓励口服洗胃。

（2）口服毒物时间不久,2h以内效果最好。

（3）在现场自救无胃管时。

2. 胃管洗胃术 胃管洗胃术就是将胃管从鼻腔或口腔经食管插入到达胃内,先吸出毒物后注入洗胃液,并将胃内容物排出,以达到消除毒物的目的。口服毒物的患者有条件时应尽早插胃管洗胃,不要受时间限制。对服大量毒物在4~6h之内者,因排毒效果好且并发症较少,故应首选此种洗胃方法。有人主张即使服毒超过6h也要洗胃。

（1）催吐洗胃法无效或有意识障碍、不合作者。

（2）需留取胃液标本送毒物分析者首选胃管洗胃术。

（3）凡口服毒物中毒、无禁忌证者均应采用胃管洗胃术。

（五）禁忌证

1. 洗胃术禁忌证

（1）强腐蚀性毒物（如强酸、强碱）中毒，如腐蚀性食管炎。

（2）食管胃底静脉曲张，近期内有上消化道出血及胃穿孔、胃癌、胸主动脉瘤等。

（3）食管或贲门狭窄或梗阻。

（4）严重心肺疾患。

2. 催吐洗胃术禁忌证

（1）意识障碍者。

（2）抽搐、惊厥未控制之前。

（3）病人不合作，拒绝饮水者。

（4）服腐蚀性毒物及石油制品等急性中毒者。

（5）孕妇及老年人。

3. 胃管洗胃术禁忌证

（1）强酸、强碱及其他对消化道有明显腐蚀作用的毒物中毒。

（2）中毒诱发惊厥未控制者。

（3）乙醇中毒，因呕吐反射亢进，插胃管时容易发生误吸，所以慎用胃管洗胃术。

（六）术前准备

术前必须评估病人中毒情况、病人的生命体征、意识状态、病人的心理状态和合作程度等。了解患者鼻腔通常状况。做好病人的思想工作，向患者说明洗胃术的目的和大致过程，消除病人顾虑，争取充分合作。

（1）器械准备

1）催吐洗胃术：相关洗胃液、量杯、压舌板、盛水桶等。

2）胃管洗胃术：洗胃包（漏斗洗胃管，止血钳，纱布2块，弯盘等）或电动洗胃机，及棉签、胶布，夹子或别针，听诊器，注射器，相关洗胃液等。

（2）有义齿或活动假牙者应取出。

（3）洗手、戴好帽子、口罩。

（4）协助患者摆好体位，有假牙者取下活动性假牙。用棉签清洁鼻腔。

（七）体位

取坐位（催吐洗胃术）或左侧卧位（胃管洗胃术），头稍低并转向一侧。

（八）操作方法

1. 催吐洗胃术

（1）频繁口服大量洗胃液约400～700ml，至患者感胀饱为度。

（2）嘱患者用手指或压舌板、筷子（均用纱布包裹）刺激患者咽后壁或舌根，诱发呕吐，排出洗胃液或胃内容物。如此反复多次，直至排出的洗胃液清晰无味为止。

2. 胃管洗胃术

(1) 取左侧卧位。胸前垫以防水布,盛水桶放于患者头部床下,弯盘放于病人的口角处。

(2) 将消毒的胃管前端涂液状石蜡后左手用纱布捏着胃管,右手用纱布裹住胃管5~6cm处,自鼻腔或口腔缓缓插入。当胃管插入10~15cm(咽喉部)时,嘱病人做吞咽动作,轻轻将胃管推进。如患者呈昏迷状态,则应轻轻抬起其头部,使咽喉部弧度增大,轻快地把胃管插入。当插到45cm左右时,胃管进入胃内(插入长度以45~55cm为宜,约前额发际到剑突的距离)。

(3) 为证实胃管已进入胃内,可采用一边用注射器快速将空气注入胃管,一边用听诊器在胃部听到气泡响声,即可确定胃管已在胃腔内。

(4) 漏斗洗胃法洗胃时,先将漏斗放置低于胃的位置,挤压橡皮球,抽尽胃内容物,必要时取标本送验。再举漏斗高过头部30~50cm,每次将洗胃液慢慢倒入漏斗约300~500ml。当漏斗内尚余少量洗胃液时,迅速将漏斗降至低于胃的部位,并倒置于盛水桶,利用虹吸作用排出胃内灌洗液。若引流不畅时,再挤压橡皮球吸引,并再次高举漏斗注入溶液。这样反复灌洗,直至洗出液澄清无味为止。

(5) 洗胃完毕,然后反折胃管后迅速拔出,以防管内液体误入气管。清理洗胃器械,协助病人取舒适卧位,询问病人感受,整理病人及用物。

(6) 电动洗胃机洗胃法:查对、对接、插管、固定、开机、拔管。

(九) 注意事项

(1) 一般服毒者,除吞服腐蚀剂(强酸、强碱等)者外,一律要在6小时内迅速、彻底洗胃,超过6小时以上者,也要争取尽可能洗胃,也可酌情采用血液透析治疗。合并门脉高压食管静脉曲张及上消化道出血的病人,不宜强行洗胃。

(2) 洗胃方法根据情况而定。强腐蚀性毒物中毒时,禁止洗胃,并按医嘱给予药物及物理性对抗剂,如牛奶、蛋清、米汤、豆浆等保护胃黏膜。

(3) 幽门梗阻病人,应饭后4~6小时或空腹时洗胃,并记录胃内潴留量。

(4) 昏迷病人洗胃时,可用开口器撑开上下牙列,采用去枕平卧,头偏向一侧,防止分泌物误吸,而引起窒息。凡呼吸停止、心脏停搏者,应先作心肺复苏(CPR),再行洗胃术。洗胃前应检查生命体征,如有缺氧或呼吸道分泌物过多,应先吸取痰液、保持呼吸道通畅,再行胃管洗胃术。

(5) 毒物不明时,应抽取胃内容物,及时送检,同时选用温开水或生理盐水洗胃,毒物性质明确后,再采用对抗剂洗胃。

(6) 在插入胃管过程中如遇病人剧烈呛咳、呼吸困难、面色发绀,应立即拔出胃管,休息片刻后再插,避免误入气管。

(7) 严格掌握每次的灌洗量,先出后入、快进快出、出入平衡。每次灌洗量为300~500ml,总量为2.5万~5万ml。灌入量过多可引起急性胃扩张,使胃内压上升,增加毒物吸收。

(8) 电动吸引器洗胃时,应保持吸引器通畅,不漏气,压力适中。

(9) 洗胃中密切观察病情变化,配合抢救。若出现腹痛或吸出血性液体、血压下降等症状,立即停止洗胃,并通知医师,积极处理。

(10) 洗胃完毕后可根据病情从胃管内注入解毒剂、活性炭、导泻药等,将胃管反折迅速拔出。

（十）洗胃术（胃管洗胃术）考核评分

科室：　　　　　　　　姓名：　　　　　　　　日期：

评分标准		满分	扣分原因	实际得分
术前准备 （20分）	a 评估病人中毒情况、病人的生命体征、意识状态、病人的心理状态和合作程度等	5		
	b 了解患者鼻腔通常状况。做好病人的思想工作，向患者说明洗胃术的目的和大致过程，消除病人顾虑，争取充分合作	5		
	c 口腔插管者如有假牙应取下。鼻腔插管者应用棉签清洁鼻腔	5		
	d 器械准备	5		
体位选择 （10分）	取坐位（催吐洗胃术）或左侧卧位（胃管洗胃术），头稍低并转向一侧	10		
操作方法 （60分）	a 备齐物品，至病人床前，核对病人，向病人及其家属解释操作目的及配合方法	5		
	b 洗手、戴口罩、帽子（头发、鼻孔不外露）	5		
	c 胸前垫以防水布，盛水桶放于患者头部床下，弯盘放于病人的口角处	5		
	d 戴无菌手套，颌下铺治疗巾	5		
	e 取出胃管，测量胃管插入长度	5		
	f 先封闭胃管远端，用液状石蜡棉球润滑胃管前端。左手持纱布托住胃管，右手用镊子夹持胃管前端，沿选定的鼻孔或口腔插入胃管，先向上而后平行再向后下缓慢轻轻地插入，插入14~16cm（咽喉部）时嘱病人做吞咽动作或给予少量温水促进吞咽，伴随吞咽时顺势将胃管向前推进，直至预定长度	10		
	g 进入到估算的长度时（45~55cm），检查胃管是否在胃腔内，调整胃管到适当深度；直至负压吸引比较容易吸出胃液	5		
	h 漏斗洗胃法洗胃时，先将漏斗放置低于胃的位置，挤压橡皮球，抽尽胃内容物，必要时取标本送验。再举漏斗高过头部30~50cm，每次将洗胃液慢慢倒入漏斗约300~500ml。当漏斗内尚余少量洗胃液时，迅速将漏斗降至低于胃的部位，并倒置于盛水桶，利用虹吸作用排出胃内灌洗液。若引流不畅时，再挤压橡皮球吸引，并再次高举漏斗注入溶液。这样反复灌洗，直至洗出液澄清无味为止（电动洗胃机洗胃法：查对、对接、插管、固定、开机、拔管。）	20		
整体性 （10分）	清理洗胃器械，协助病人取舒适卧位，询问病人感受，整理病人及用物。	10		
总分		100		

备注：用模型考试时，考生应把模型视为真实病人，检查过程态度、语言、动作关爱病人，能够指导病人配合达到有效检查，否则根据程度扣分。最多可在总分扣5分。

考核人签名：

八、常见异常心电图识别

(一) 定义

心脏机械收缩之前,先产生电激动,心房和心室的电激动可经人体组织传到体表。心电图(electrocardiogram,ECG)是利用心电图机从体表记录心脏每一心动周期产生电活动变化的曲线图型。

(二) 基础医学知识

1. 心电发生的原理 心脏能产生生物电是因为心肌细胞在除极、复极的动态过程中,带电离子在细胞膜内外两侧选择性定向流动,细胞膜表面出现电位变化,形成电位差,产生电流。

静息的心肌细胞,细胞膜外侧带正电荷,细胞膜内侧膜带负电荷,保持平衡的极化状态,不产生电位变化。当细胞的一端细胞膜受到刺激(阈刺激),该部位细胞膜对离子的选择性发生改变,使细胞内外正、负离子的分布发生逆转,受刺激部位的细胞膜出现除极化。已除极的部分膜外带负电荷,未除极的部分膜外带正电荷,构成一对电偶,电源在前,电穴在后,电源自电源流入电穴,并沿一定的方向迅速扩展,直至整个细胞完成除极化。心肌细胞除极后,膜内外的离子分布又逐渐恢复到极化状态称为复极。复极与除极先后程序一致,但电流的方向相反。

细胞只有在除极和复极过程中才能产生电流,描记出波形。在电流方向、强度恒定的前提下,波形的方向、形态、振幅高低与检测电极的方位和电流方向所构成的角度有关,夹角越大,电位越小,方向、形态和振幅随之发生变化。

心肌细胞产生的电位幅度既有大小又有方向称为心电向量。一般用箭矢来表示,箭头表示其方向,长度代表其电位强度。心电向量的方向与心肌细胞电流的方向一致。单个心肌细胞可在除极或复极时各产生一个心电向量,无数个心肌细胞则产生无数个心电向量。把二个或二个以上的心电向量综合成一个心电向量,该心电向量称为心电综合向量。

在整个心房或心室的除极或复极过程中,某一瞬间的综合向量称为瞬间综合向量。按时间顺序把除极或复极过程中所有瞬间综合向量箭头顶点连接起来,就是立体心电向量环。它们具有一定的运行方向、空间方位和大小。心电图是立体心电向量环经过二次投影而形成的。

2. 正常心电图波形特点与正常值

(1) P波:代表心房除极的电位变化。形态圆钝,可有轻度切迹。I、II、$V_4 \sim V_6$导联直立,其中II导联振幅最高,aVF导联绝大多数直立,aVR导联倒置,其余导联可双向、低平或倒置。P波时间一般小于0.12s。P波振幅在肢导联一般小于0.25mV,胸导联一般小于0.2mV。

(2) PR间期:代表自心房开始除极到心室开始除极的时间。PR间期与心率快慢有关。心率在正常范围时PR间期为0.12~0.20s。

(3) QPS波:代表心室肌除极的电位变化。正常成年人QRS时间小于0.12s,多数在0.06~0.08s。V_1、V_2导联R/S<1,多呈rS型,可呈QS型,V1导联的R波不超过1.0mV。V_3、V_4导联R/S大致等于1。V_5、V_6导联R/S>1,可呈qR、qRs、Rs或R型,R波振幅不超过2.5mV。从$V_4 \sim V_6$导联R波逐渐增高,S波逐渐变小。肢体导联形态变化较大,I、II、III导联主波一般向上,I导联的R波<1.5mV。aVR导联主波向下,可呈QS、rS、rSr或Qr型,R波不超过0.5mV。aVL、aVF导联变化较多,可呈qR、Rs、R或rS型,aVL的R波<1.2mV,aVF的R波<2.0mV。6个肢体导联的QRS波群振幅一般不应都小于0.5mV,6个胸导联的

QRS 波群振幅一般不应都小于 0.8mV,否则称为低电压,

（4）J 点:J 点是 QRS 波群终末与 ST 段起始的交接点,多在基线上,可随 ST 段移位而偏移。

（5）ST 段:QRS 波群终末点(称 J 点)至 T 波起点的线段,代表心室缓慢复极过程。ST 段多位于基线上,可有轻微偏移。ST 段上升在 V_1、V_2 导联不超过 0.3mV,V_3 导联不超过 0.5mV,V_4~V_6 和肢体导联不超过 0.1mV。ST 段下移不应超过 0.05mV。

（6）T 波:代表心室快速复极的电位变化。正常情况下,T 波方向大多与 QRS 主波的方向一致,T 波方向在 Ⅰ、Ⅱ、V_4~V_6 导联向上,aVR 导联向下,Ⅲ、aVL、aVF、V_1~V_3 导联可以向上、双向或向下,但若 V_1 导联 T 波向上,则 V_2~V_6 导联就不应在向下。在以 R 波为主的导联中,T 波振幅不应低于同导联 R 波的 1/10。

（7）Q—T 间期:从 QRS 波起点到 T 波终点的间距,代表心室肌除极和复极全过程所需的时间,Q—T 间期的长短与心率的快慢密切相关,心率越快,Q—T 间期越短,反之则越长。心率在 60~100 次/分时, Q—T 间期的正常范围为 0.32~0.44s。由于 Q—T 间期受心率的影响很大,常用校正的 Q—T 间期,其最高值为 0.44s,超过此限即为延长。Q—T 间期延长伴 T 波异常出现在极为严重的心律失常。

（8）U 波:在 T 波后 0.02~0.04s 出现的振幅很低小的波,其产生机制目前不完全清楚,多认为代表心室后继电位,其方向大体与 T 波相一致,在胸导联较易见得,尤其在 V_3 导联较明显。U 波明显增高常见于血钾过低。

3. 常见异常心电图

（1）心房与心室肥大:心房、心室肥大是由心房、心室容量负荷、压力负荷过重引起的,是器质性心脏病的常见表现。当房、室肥大发展到一定程度时会引起心电图的相应改变。

1）心房肥大:左、右心房除极形成 P 波。右房激动在先,形成 P 波的前支。左房激动在后,形成 P 波的后支。心房肥大时,心电图主要表现 P 波振幅、除极时间和形态变化。

A. 右心房肥大:右心房肥大时,向前下的起始除极向量增大,右房除极时间虽有延长,但与左心房除极时间重叠,心电图表现:P 波尖而高耸,肢体导联振幅≥0.25mV,Ⅱ、Ⅲ、aVF 导联最为突出,称为"肺型 P 波"(图 1-4-3)。常见于慢性肺心病、肺动脉高压等。

B. 左心房肥大:左心房肥大时,其终末向左后的除极向量增大,时间延长。心电图表现:P 波时间≥0.12s,常呈双峰型,峰距≥0.04s,在 Ⅰ、Ⅱ、aVL 导联明显。Ptf_{V1} 绝对值 >0.04mm·s(图 1-4-4)。多见于二尖瓣狭窄,故称为"二尖瓣型 P 波"。

C. 双心房肥大:双心房肥大(biatrial enlargement)时,心电图表现为 P 波时间与振幅均超过正常范围。常见于风湿性心脏病和某些先天性心脏病。

2）心室肥大:左心室肌除极产生的心电向量明显大于右心室。左室肥大时,左室优势更加突出,心电图有明显变化。右室轻度肥大时,左室优势仍然存在,心电图无明显改变,在右室肥大相当严重时,心电图才出现相应改变。心室肥大主要表现为 QRS 波群的电压、形态等变化。

A. 左心室肥大:左心室肥大时,心室除极向量向左后增大。心电图表现:

a. QRS 波群电压增高:V_5 或 V_6 的 R 波>2.5mV,或 V_5 的 R 波+V_1 的 S 波>4.0mV(男性)或>3.5mV(女性)。Ⅰ 导联的 R 波>1.5mV,Ⅰ 导联的 R 波+Ⅲ 导联的 S 波>2.5mV,aVL 导联的 R 波>1.2mV,aVF 导联的 R 波>2.0mV。

b. 额面心电轴左偏。

c. QRS 波群时间延长至 0.10~0.11s。

d. ST—T 改变:以 R 波为主的导联 ST 段下斜形达 0.05mV 以上,T 波低平、双向或倒

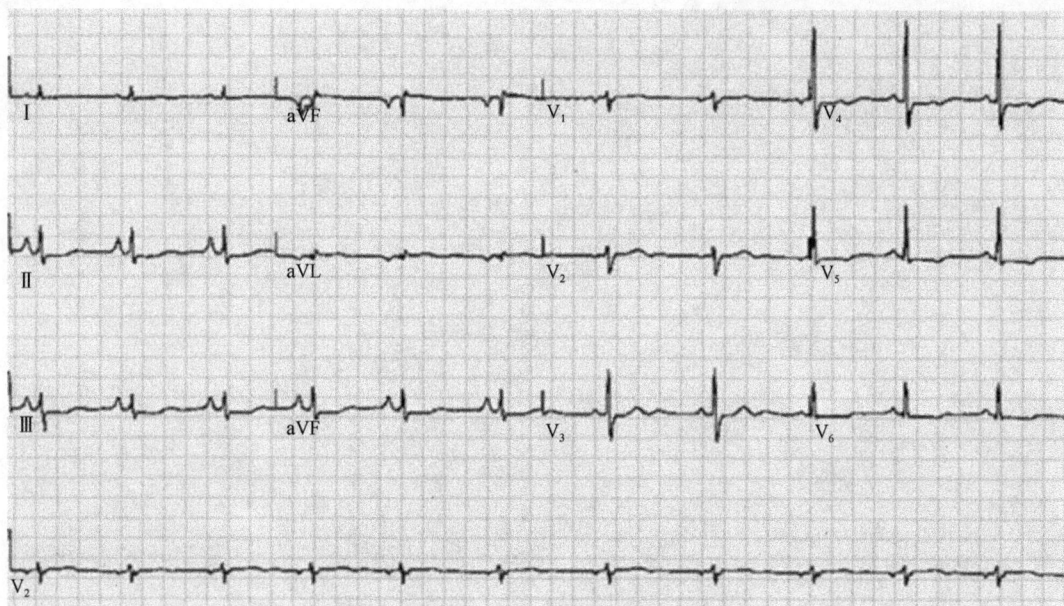

图 1-4-3 右心房肥大

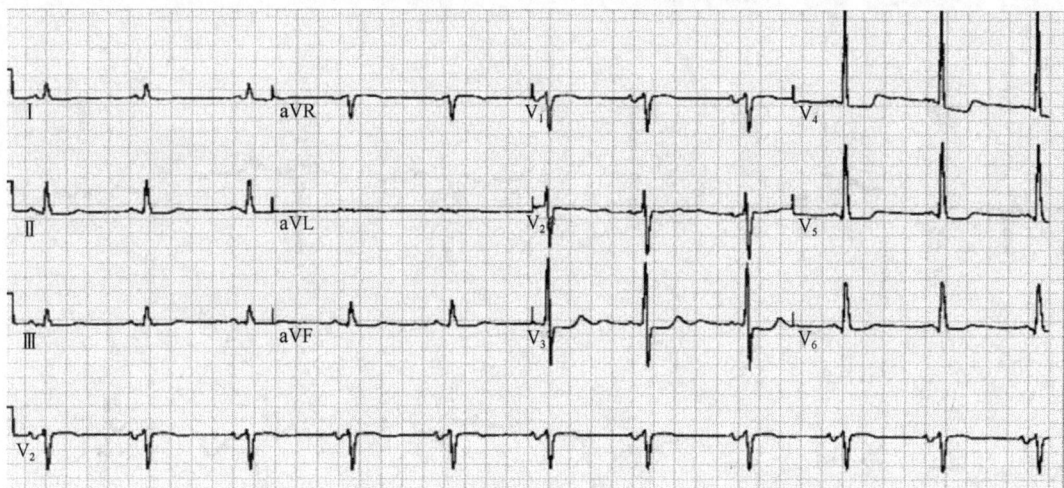

图 1-4-4 左心房肥大

置。在以 S 波为主的导联中 T 波直立。

在左心室高电压的基础上,结合其他阳性指标之一,可以诊断为左心室肥大(图 1-4-5)。符合的条件越多,诊断越可靠。左心室肥大多见于高血压、主动脉瓣狭窄、主动脉瓣关闭不全、先天性心脏病等。

B. 右心室肥大:右心室肥大的除极向量多偏向右前方,心电图表现(图 1-4-6):

a. V_1 导联 R/S≥1,重者呈 qR 型(除外心肌梗死);V_5 导联 S 波加深或 R/S≤1。

b. V_1 导联的 R 波+V_5 导联的 S 波>1.05mV,重症>1.2mV。

c. aVR 导联的 R/q 或 R/S≥1,或 R 波>0.5mV。

d. 心电轴右偏,心电轴≥+90°,重者可>+110°。

e. ST—T 改变,V_1、V_2 导联 ST 段压低,T 波双向、倒置。

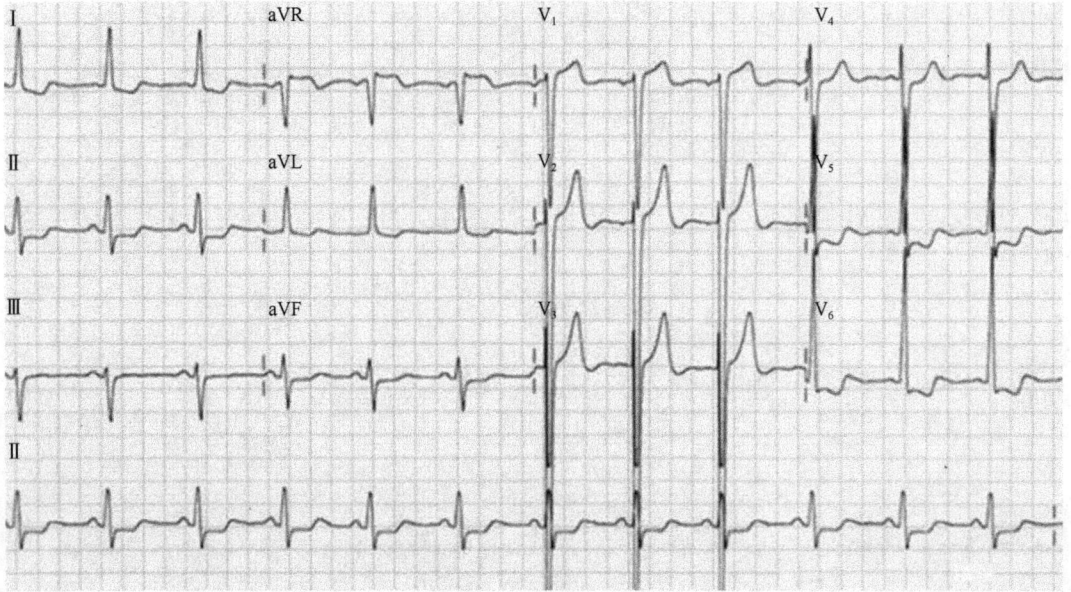

图 1-4-5　左心室肥大

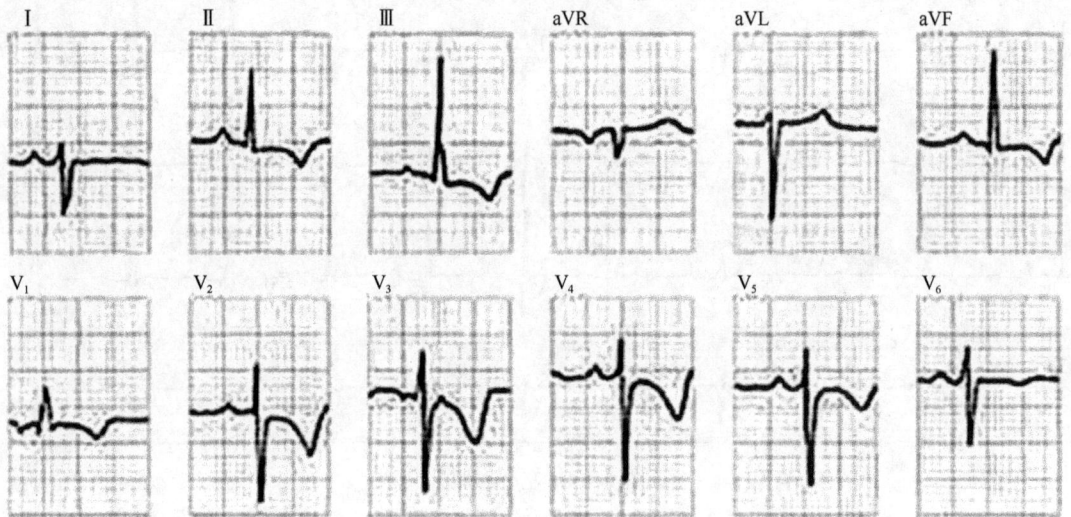

图 1-4-6　右心室肥大

右心室肥大多见于肺源性心脏病、二尖瓣狭窄、房间隔缺损等。

C. 双侧心室肥大:双侧心室肥大(biventricular hypertrophy)的心电图表现:

a. 大致正常心电图,这是因为左、右心室均增大的心电向量相互抵消所致。

b. 一侧心室肥大心电图,多呈现左心室肥大图形,右心室肥大的表现往往被掩盖。

c. 双侧心室肥大心电图,兼有左、右室肥大的心电图特征。

(2)心肌缺血:心肌缺血将引起心肌的复极异常,心电图主要表现为ST—T异常变化。

1)心肌缺血的心电图类型

A. 缺血型心电图改变:心肌缺血时,T向量由缺血的心肌指向正常的心肌。当心内膜下心肌层缺血时,面向缺血区的导联T波高大直立。当心外膜下心肌层缺血时,面向缺血区的导联 T 波倒置。

B. 损伤型心电图改变:心肌缺血进一步加重可出现损伤型心电图改变。心肌损伤时,ST 向量由正常心肌指向损伤心肌,心内膜下心肌损伤时,ST 向量指向心内膜,位于心外膜面的导联 ST 段压低。心外膜下心肌损伤时,ST 向量指向心外膜,位于心外膜面的导联 ST 段抬高。

2) 临床意义:典型心绞痛发作时,缺血部位的导联 ST 段水平型或下斜型下移≥0.1mV 和(或)T 波倒置;变异型心绞痛发作时,多表现为暂时性 ST 段抬高,常伴 T 波高大;如果 ST 段持续抬高,提示可能发生心肌梗死;慢性冠状动脉供血不足时,可持续出现较恒定的 ST 段水平型或下斜型下移和(或)T 波低平、双向、倒置。心肌缺血、心肌梗死可出现冠状 T 波,表现为 T 波倒置深尖,两支对称。

ST—T 改变除发生于冠状动脉供血不足外,还可见于:如心肌炎、心肌病、心脏瓣膜病、心包炎、高血钾、低血钾、药物影响、心室肥大、束支传导阻滞等。此外,情绪紧张、过度换气、心脏神经症等可致 T 波倒置。

(3) 心肌梗死:心肌梗死是由冠状动脉粥样硬化引起的,局部心肌因为严重持久地缺血而坏死。心电图常有规律性演变的特征性心电图表现。心电图对急性心肌梗死的诊断、指导治疗和判断预后有重要价值。

1) 基本图形:当局部心肌发生梗塞时,相关导联可出现缺血、损伤和坏死三种类型的心电图图形。

A. 缺血型改变:主要为 T 波改变,其特征与心肌缺血的心电图改变相似。心内膜面心肌缺血,T 波高而直立;心外膜面心肌缺血,T 波对称性倒置。

B. 损伤型改变:随着缺血时间延长,程度加重,心肌细胞损伤,主要表现为面向损伤心肌的导联 ST 段抬高。

C. 坏死型改变:损伤进一步加重,心肌细胞变性、坏死,主要表现为面向坏死区的导联出现异常 Q 波或 QS 波。

典型的心肌梗死的心电图可同时记录到心肌缺血、损伤和坏死的图形。

2) 心肌梗死的图形演变及分期:心肌梗死发生时,心电图变化随着心肌缺血、损伤、坏死的发展和恢复呈现一定的规律,可分为超急性期(早期)、急性期、亚急性期(近期)和陈旧期(愈合期)。

A. 超急性期(早期):急性心肌梗死发生数分钟后,首先产生高大的 T 波,继之迅速出现 ST 段斜型抬高,与高耸直立的 T 波相连。可有 QRS 波群电压增高,时间轻度延长,无异常 Q 波。此期持续时间数分钟到数小时,若能及时发现和治疗,有可能阻止心肌梗死继续发展。

B. 急性期:梗塞后数小时或数日开始,可持续数周,ST 段呈弓背向上抬高,可形成单向曲线,后逐渐下降。出现异常 Q 或 QS 波。T 波由直立开始倒置,逐渐加深。异常 Q 波、ST 段弓背向上型抬高和 T 波倒置可在此期并存。

C. 亚急性期(近期):梗塞后数周至数月,抬高的 ST 段恢复至基线,倒置的 T 波由倒置较深逐渐变浅,坏死型 Q 波继续存在。

D. 陈旧期(愈合期):急性心肌梗死 3~6 个月后或更久,ST 段恢复正常,T 波正常或持续倒置、低平。Q 波可终生存在,或者由于瘢痕组织的缩小和周围心肌代偿性肥大,在数年后缩小,甚至无法辨认。

近年,由于对急性心肌梗死者施行再灌注心肌的一些措施,病程明显缩短,心电图演变可不典型。

3) 心肌梗死的定位诊断:心肌梗死的部位主要根据心电图坏死型图形(异常的 Q 波或 QS 波)出现在哪些导联来进行判断。常见的心肌梗死部位与导联的对应关系如下:

A. 前间壁:V_1、V_2、V_3(图 1-4-7);

B. 前壁:V_2、V_3、V_4;

C. 前侧壁:V_5、V_6、I、aVL;

D. 高侧壁:I、aVL;

E. 下壁:II、III、aVF(图 1-4-8);

F. 正后壁:V_7~V_9;

G. 后侧壁:I、aVL、V_5~ V_8;

H. 后下壁:II、III、aVF、V_7~V_9;

I. 广泛前壁:V_1~V_6、I、aVL。

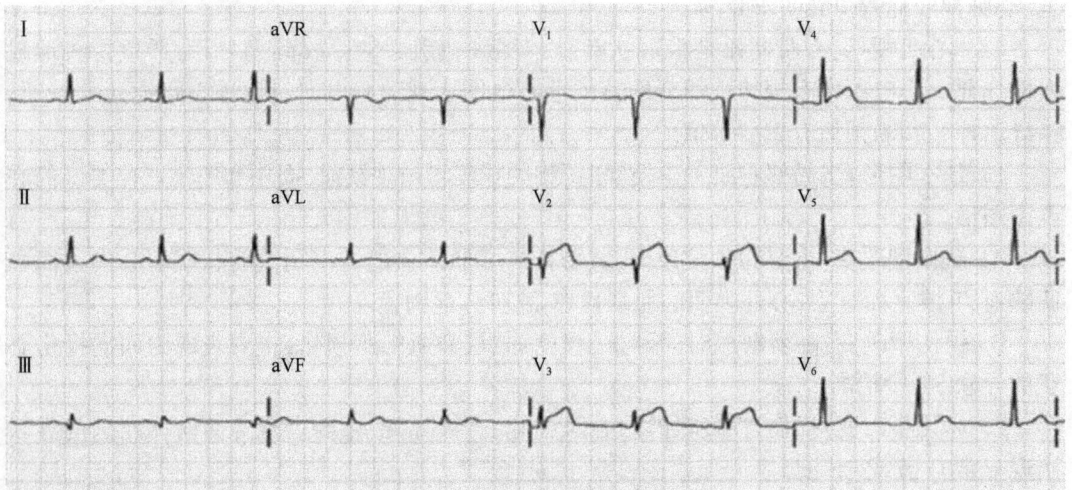

图 1-4-7　急性前间壁心肌梗死

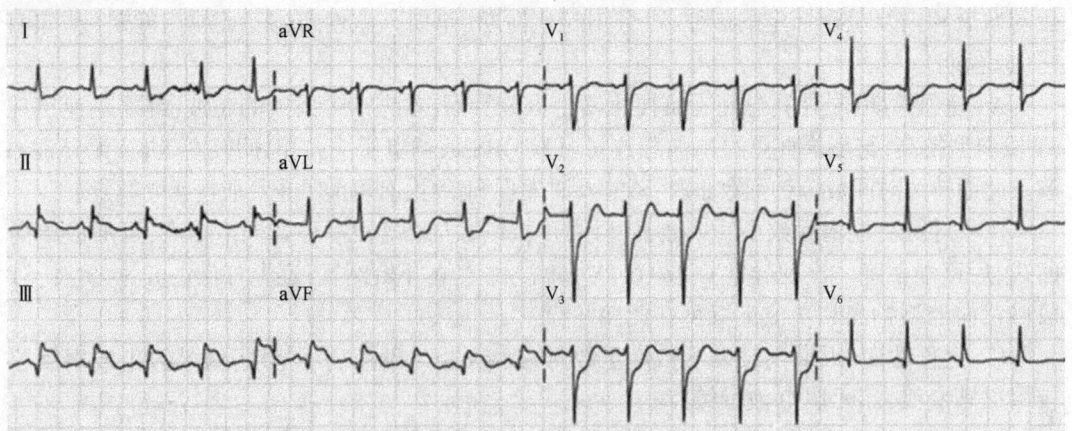

图 1-4-8　急性下壁心肌梗死

(4) 心律失常:正常心脏的激动起源于窦房结。窦房结有规律地按一定的频率发出激动,并按一定的速度、顺序沿传导系统下传,先后激动心房、心室使之除极。心脏激动的起源异常或(和)传导异常,称为心律失常。按其发病机理,心律失常可分为:激动起源异常和激动传导异常两大类。

1）窦性心律及窦性心律失常：起源于窦房结的心律称为窦性心律。心电图特点为 P 波规律出现，P 波在 Ⅰ、Ⅱ、aVF、$V_4 \sim V_6$ 导联直立，aVR 导联倒置，频率一般为 60~100 次/分。

A. 窦性心动过速：成人窦性心律的频率>100 次/分。见于体力活动、精神紧张、发热、休克、心力衰竭、心肌炎、贫血、甲亢等。

B. 窦性心动过缓：窦性心律的频率<60 次/分。见于老年人、运动员、病态窦房结综合征、颅内压增高等。

C. 窦性心律不齐：在同一导联上 P—P 间期相差>0.12s。常与呼吸周期有关，多见于青少年。

D. 窦性停搏：在规律的窦性心律中，窦房结在一段时间内停止发放冲动，心电图表现为规则的 PP 间隔中突然脱落一个 P 波，形成长 PP 间距，长 PP 间距与正常 PP 间距不成倍数关系（图 1-4-9）。

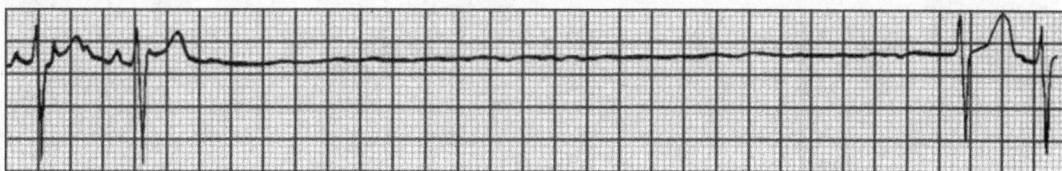

图 1-4-9 窦性停搏

E. 病态窦房结综合征：其主要心电图特点：持续而显著的窦性心动过缓，心率<50 次/分，不易用阿托品等药物纠正；窦性停搏或窦房阻滞；慢-快综合征，在显著的窦性心动过缓的基础上，出现室上性快速心律失常（房性心动过速、心房扑动、心房颤动等）。若病变同时累及房室交界区，可伴有房室传导阻滞，或发生窦性停搏时，长时间不出现交界性逸搏，称为双结病变。

2）期前收缩：期前收缩是指由于异位起搏点兴奋性增高或形成折返激动所引起的，是最常见的心律失常。根据期前收缩发生的部位，可分为房性、交界性和室性期前收缩，其中以室性期前收缩最为常见。期前收缩可见于正常人、各种心脏病、药物不良反应、电解质紊乱等。体力过劳、情绪激动、吸烟、饮酒和咖啡、饱餐可诱发正常人发生期前收缩。

A. 房性期前收缩：心电图表现（图 1-4-10）：提前出现的 P′ 波，形态与窦性 P 波不同；P′R 间期>0.12s；P′ 波后 QRS 波群一般与窦性心律的 QRS 波群相似；代偿间歇常不完全。

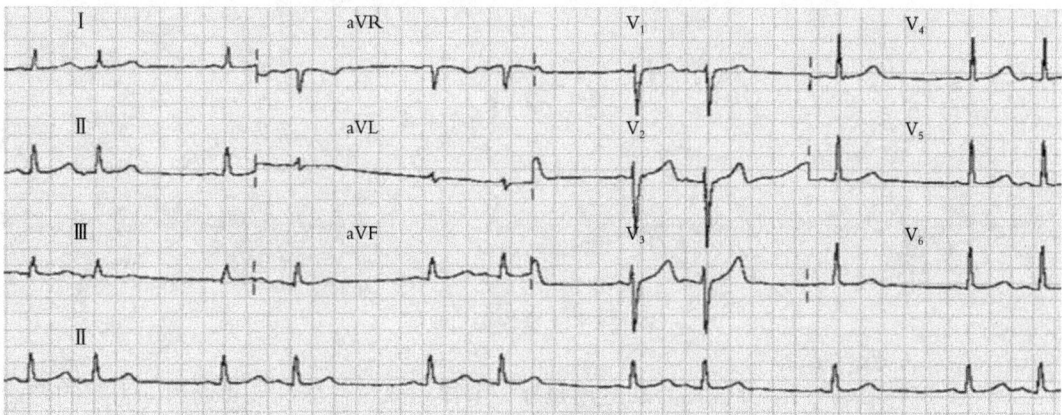

图 1-4-10 房性期前收缩

B. 交界性期前收缩:心电图表现(图 1-4-11):提前出现的 QRS—T 波群, QRS—T 形态与窦性心律 QRS 波相同或相近;逆行 P′波(Ⅱ、Ⅲ、aVF 导联倒置,aVR 直立),可出现在 QRS 波群之前、之中,或之后, P′R 间期<0.12 s, R P′间期<0.20s,或无 P′波;代偿间歇多完全。

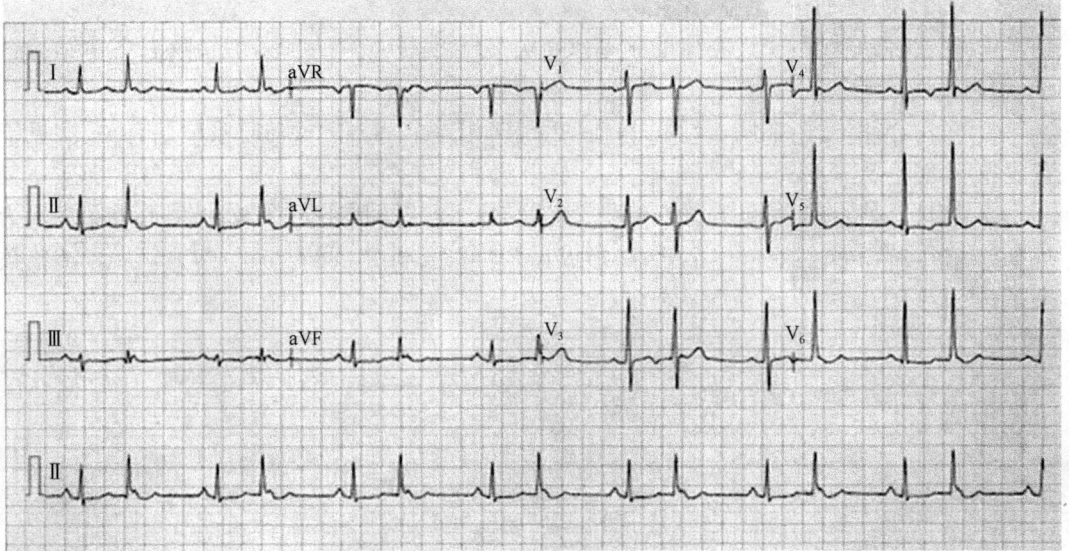

图 1-4-11　交界性期前收缩

C. 室性期前收缩:心电图表现(图 1-4-12):提前出现的宽大畸形的 QRS 波群,时限>0.12s,T 波方向多与 QRS 波主波方向相反;QRS 波群前无相关 P 波;代偿间歇完全。

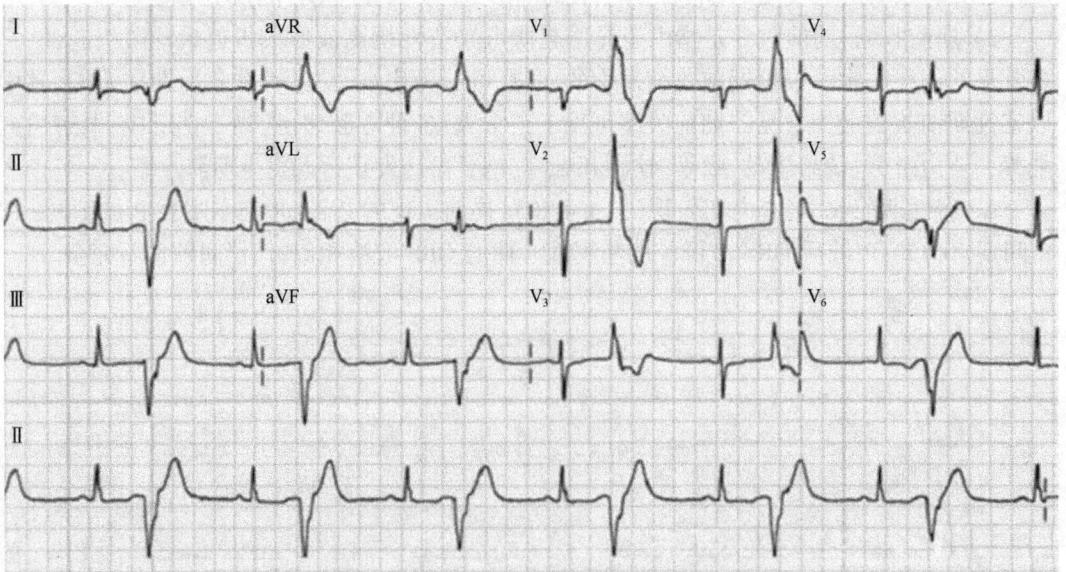

图 1-4-12　室性期前收缩

3) 异位性心动过速:异位性心动过速是异位节律点兴奋性增高或折返激动引起的快速异位心律(连续出现三次或三次以上期前收缩)。根据异位节律点发生的部位,可分为房性、交界性和室性心动过速。

A. 阵发性室上性心动过速:可分为房性及与房室交界性相关的心动过速,常因 P′波不易辨认,故合称为阵发性室上性心动过速。心电图表现(图 1-4-13):发作时具有突然发生,突然终止的特点。频率一般在 160~250 次/分,节律快而规则;QRS 波群形态一般正常,伴有束支阻滞或室内差异性传导时,可呈宽 QRS 波。

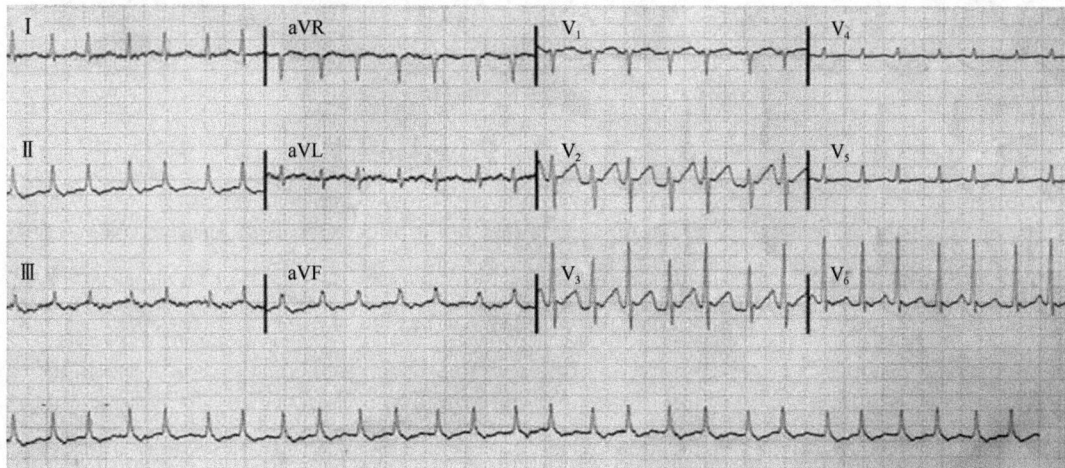

图 1-4-13 阵发性室上性心动过速

B. 室性心动过速:心电图表现(图 1-4-14):频率多为 140~200 次/分,节律可稍不齐;QRS 波群形态宽大畸形,时限通常 >0.12s;房室分离,心室率快于心房率;偶有心室融合波或心室夺获。

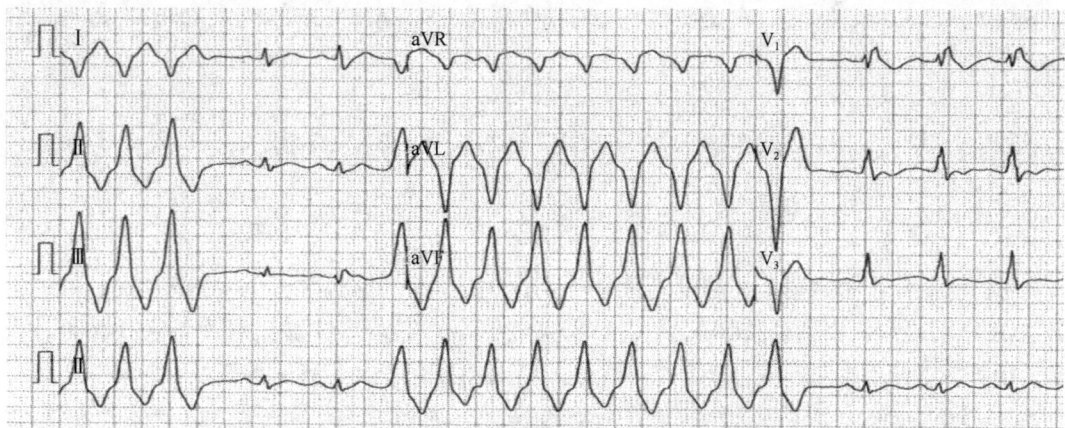

图 1-4-14 室性心动过速

C. 扭转型室性心动过速:心电图表现(图 1-4-15):增宽变形的 QRS 波群围绕基线不断扭转其主波的正负方向,连续出现 3~10 个同向主波后就会发生扭转;每次发作持续数秒至数十秒后自行终止,极易复发或转为心室颤动。

4) 扑动与颤动:扑动与颤动是一种主动性异位心律,可发生在心房或心室,其频率较阵发性心动过速更快。心肌兴奋性增高,不应期缩短,伴有传导障碍,形成环形激动及多发微折返是主要电生理基础。

A. 心房扑动:典型房扑是心房内大折返环激动的结果,大多为短阵发性,心电图表现

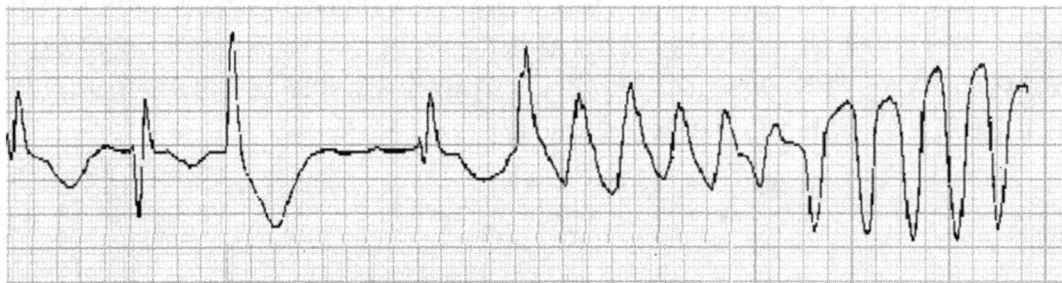

图 1-4-15　扭转型室性心动过速

(图 1-4-16)：P 波消失，代之以形态、间距及振幅均整齐的大锯齿状扑动波(F 波)，频率 250~350 次/分，大多不能全部下传。一般以固定的房室比例(2∶1 或 4∶1)下传；心室率规则或不规则，取决于房室传导的比例；QRS 波群呈室上性，可出现室内差异性传导。

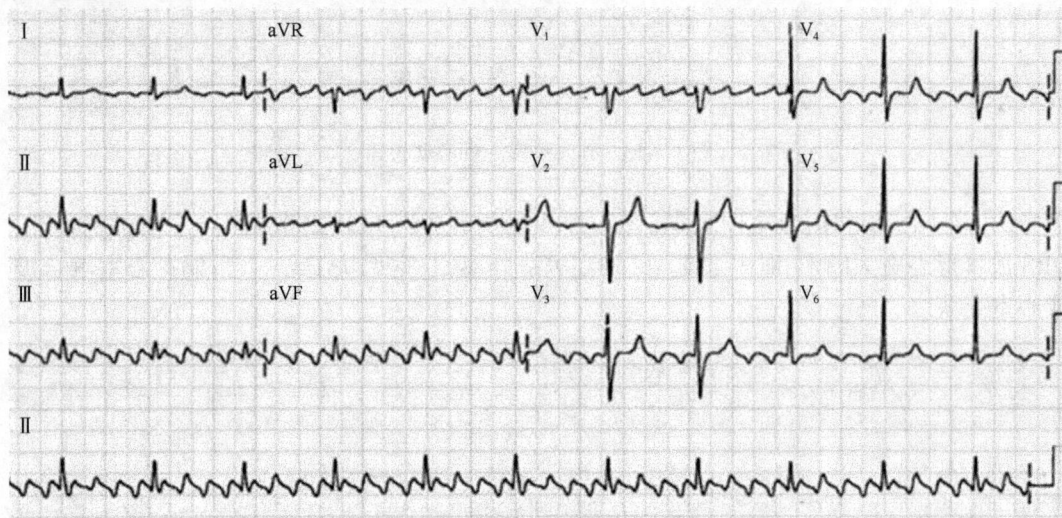

图 1-4-16　心房扑动

　　B. 心房颤动：多数形成机制可能是房内多个小折返激动所致。心电图表现(图 1-4-17)：P 波消失，代之以大小不等及形态不一、间隔完全不均的房颤波(f 波)，频率为 350~600 次/分；QRS 波群间隔绝对不等；QRS 波群形态正常，伴有室内差异传导时形态可有异常。

　　心房扑动和心房颤动常见于器质性心脏病，尤其是风心病二尖瓣狭窄、冠心病和甲状腺功能亢进性心脏病，也可见于心肌病、心包炎、肺心病、药物中毒、手术、感染等，极少数原因不明。

　　C. 心室扑动与颤动：心室扑动由心肌明显受损、缺氧或代谢失常，且异位激动落在易颤期所致。心电图表现(图 1-4-18)：无正常 QRS—T 波群，代之以连续快速而相对规则的大振幅波动，频率为 200~250 次/分。

　　D. 心室颤动：心电图表现(图 1-4-19)：QRS—T 波消失代之以大小不等、极不匀齐的低小波，频率为 200~500 次/分。

　　心室扑动与心室颤动常见于急性心肌梗死，严重缺氧、缺血，洋地黄中毒，电击伤，抗心律失常药不良反应，电解质紊乱等，是最严重的致死性心律失常，心脏失去排血功能，如果不能及时终止其发作，将很快死亡。

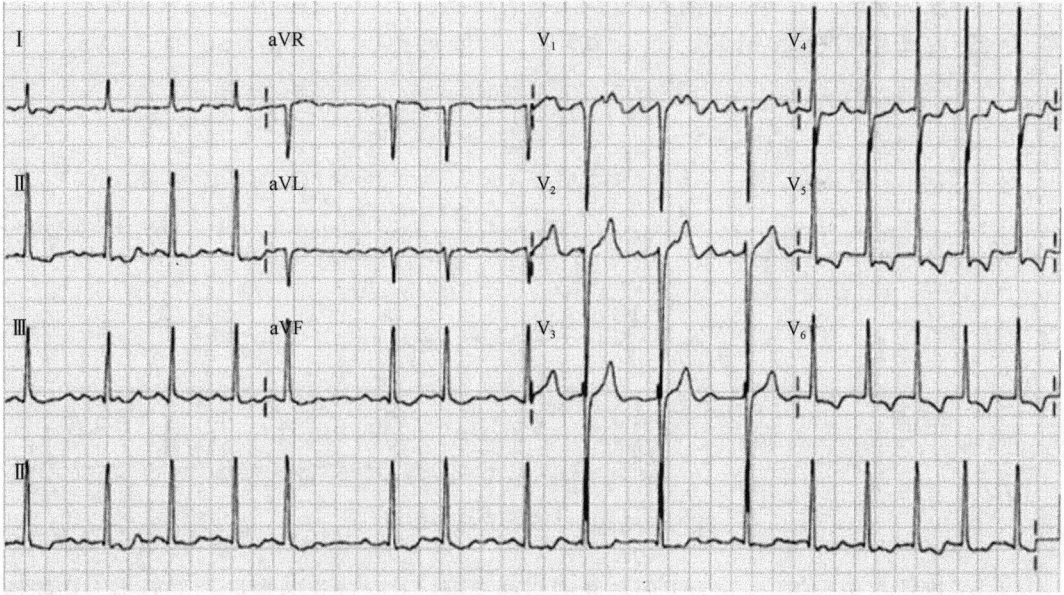

图 1-4-17 心房颤动

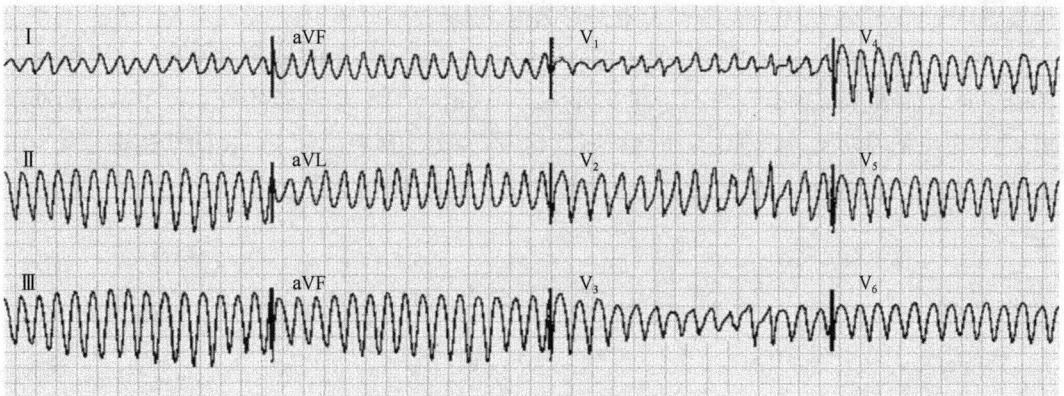

图 1-4-18 心室扑动

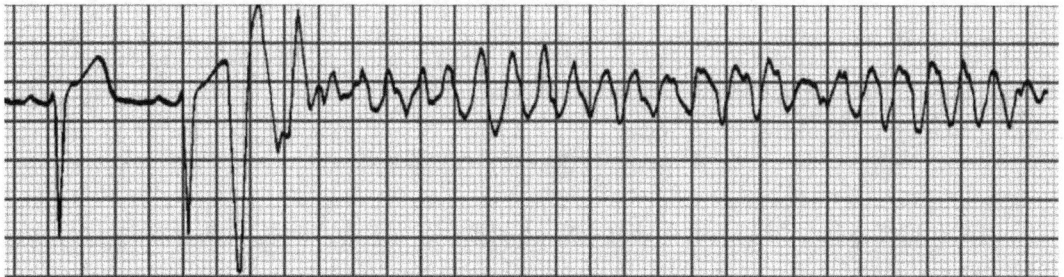

图 1-4-19 心室颤动

5）激动传导异常

A. 房室传导阻滞：房室传导阻滞是指冲动从心房向心室的传导过程中出现延迟或阻断。房室传导阻滞可发生在结间束、房室结、希氏束、双侧束支等。根据房室阻滞的程度可分为一度、二度和三度。

a. 一度房室传导阻滞心电图表现(图 1-4-20):成人 P—R 间期>0.20s(老年人 P—R 间期>0.22s);或者两次检测结果比较,心率无明显改变而 P—R 间期延长>0.04s。

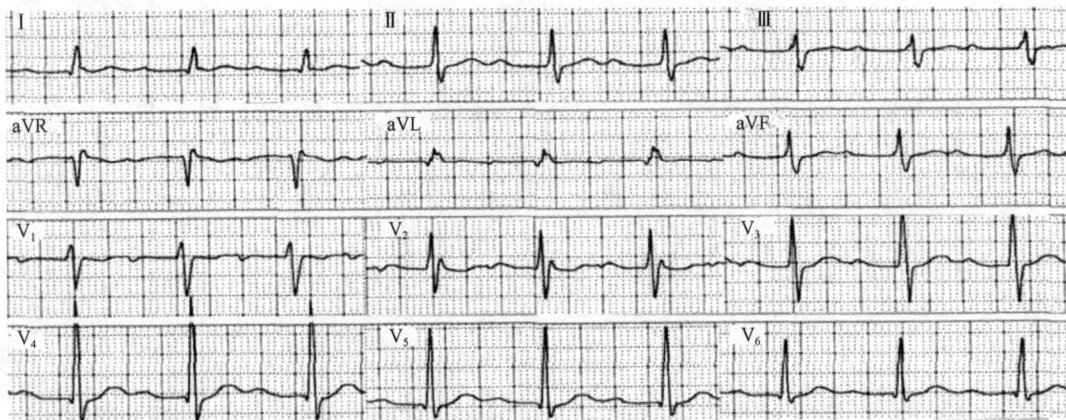

图 1-4-20　一度房室传导阻滞

b. 二度房室传导阻滞:分为Ⅰ型和Ⅱ型两种类型,Ⅰ型较Ⅱ型常见。Ⅰ型多为功能性或病变位于房室结或房室束的近端,预后较好;Ⅱ型多属器质性损害,病变大多位于房室束远端或束支部分,易发展为完全性房室传导阻滞,预后差。

二度Ⅰ型房室传导阻滞心电图表现:P 波规律出现,P—R 间期逐渐延长(通常每次延长的绝对增加值逐渐减少),直至 P 波后脱漏一个 QRS 波群,脱漏后的第一个 P—R 间期最短,之后 P—R 间期又逐渐延长,如此周而复始,称为文氏现象。随 P—R 间期逐渐延长,RR 逐渐缩短。长的 R—R 间期短于两个短 RR 间期之和(图 1-4-21)。

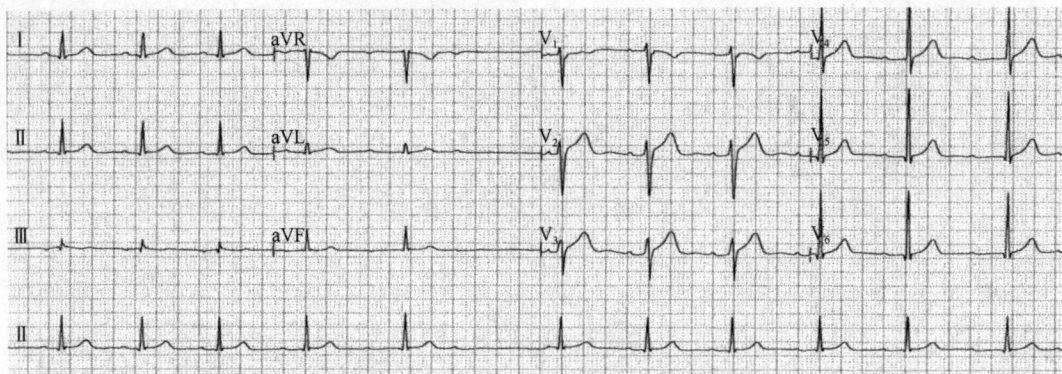

图 1-4-21　二度Ⅰ型房室传导阻滞

二度Ⅱ型房室传导阻滞心电图表现:P—R 间期固定(正常或延长),部分 P 波后无 QRS 波群(图 1-4-22)。

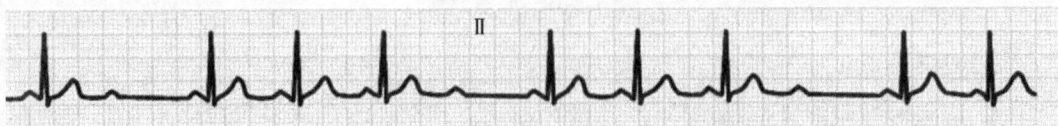

图 1-4-22　二度Ⅱ型房室传导阻滞

二度房室传导阻滞程度可以用房室传导比率来表示,即 P 波数目与它下传产生的 QRS 波群数目之比,如 3∶2 传导表示 3 个 P 波中有 2 个 P 波能下传。凡连续出现 2 个或 2 个以上的 QRS 波群脱漏者,称高度房室传导阻滞。

c. 三度房室传导阻滞:来自房室交界区以上的激动完全不能通过房室交界区组织而抵达心室,心电图表现:P 波与 QRS 波毫无关系,各保持自身的节律,心房率快于心室率(图1-4-23)。

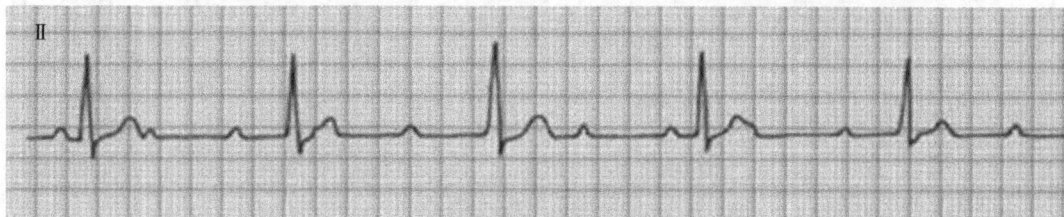

图 1-4-23 三度房室传导阻滞,交界性逸搏

B. 室内阻滞:希氏束以下的室内传导系统或心室肌发生传导障碍称室内阻滞。室内阻滞的部位可出现在束支的分支、普肯耶纤维及心室肌等。

a. 右束支传导阻滞:完全性右束支传导阻滞的心电图表现(图 1-4-24):QRS 波群时限 $\geq 0.12 s$;V_1 或 V_2 导联 QRS 呈 rsR′ 或 M 形,I、V_5、V_6 导联 S 波增宽而有切迹,其时限 $\geq 0.04 s$;aVR 导联呈 QR 型,其 R 波宽而有切迹;V_1 导联 R 峰时间$>0.05 s$;V_1、V_2 导联 ST 段轻度压低,T 波倒置,I、V_5、V_6 导联 T 波直立。不完全性右束支传导阻滞时,QRS 形态与完全性右束支传导阻滞相似,时限$<0.12s$。

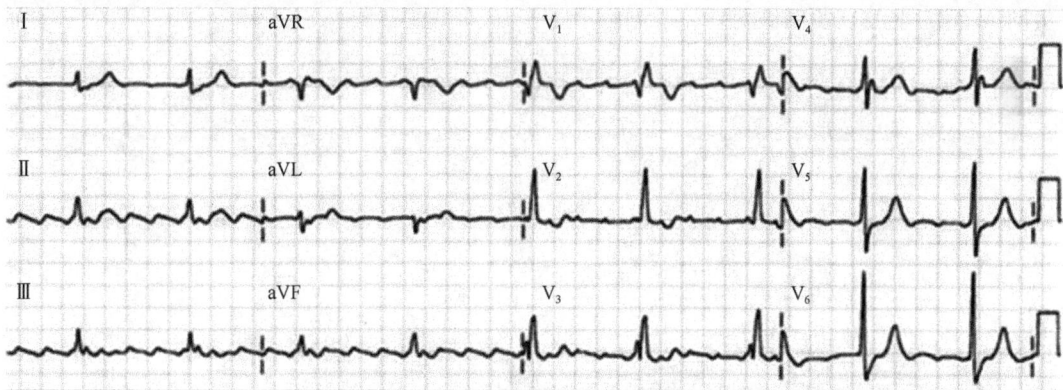

图 1-4-24 完全性右束支传导阻滞

b. 左束支传导阻滞:完全性左束支传导阻滞的心电图表现(图 1-4-25):QRS 波群时限 $\geq 0.12 s$;V_1 或 V_2 导联呈 rS 或宽而深的 QS 波,I、aVL、V_5、V_6 导联 R 波增宽而有切迹,电轴左偏;I、V_5、V_6 导联 q 波消失;V_5、V_6 导联 R 峰时间$>0.06 s$;ST—T 与主波方向相反。不完全性左束支传导阻滞时,QRS 形态与完全性左束支传导阻滞相似,时限$<0.12s$。

c. 左前分支阻滞:心电图表现:心电轴左偏$-30°\sim -90°$;II、III、aVF 导联 QRS 波呈 rS 型,III 导联 S 波大于 II 导联 S 波,I、aVL 导联呈 qR,aVL 导联 R 波大于 I 导联 R 波;QRS 波群时限轻度延长,但$<0.12s$。

d. 左后分支阻滞:心电图表现:心电轴右偏$+90°\sim +180°$;I、aVL 导联 QRS 波呈 rS 型,III、aVF 导联呈 qR,且 q 波时限$<0.025 s$;III导联 R 波大于II导联 R 波;QRS 波群时限$<0.12s$。

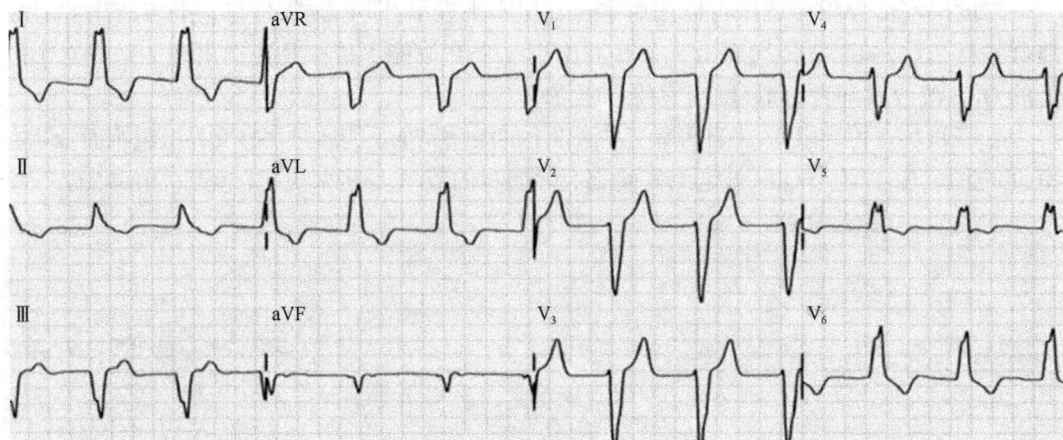

图 1-4-25　完全性左束支传导阻滞

C. 预激综合征:在正常的房室传导通道之外,激动还通过旁路下传,使部分(或全部)心室肌预先激动所致,形成预激图形。

a. WPW 综合征:属显性房室旁路,房室环存在直接连接心房与心室的一束纤维(Kent束)。心电图表现(图 1-4-26):PR 间期缩短<0.12s;QRS 增宽≥0.12s;继发性 ST—T 改变;QRS 起始部有预激波(delta 波);P—J 间期正常。心电图 delta 波的大小、QRS 波的宽度及 ST—T 改变的程度与预激成分的多少有关,少数预激患者 QRS 波的时间可<0.12s。旁路位于左侧时,V_1 导联 delta 波正向且 QRS 波群以 R 波为主;旁路位于右侧时,V_1 导联 delta 波负向或 QRS 主波以负向波为主。

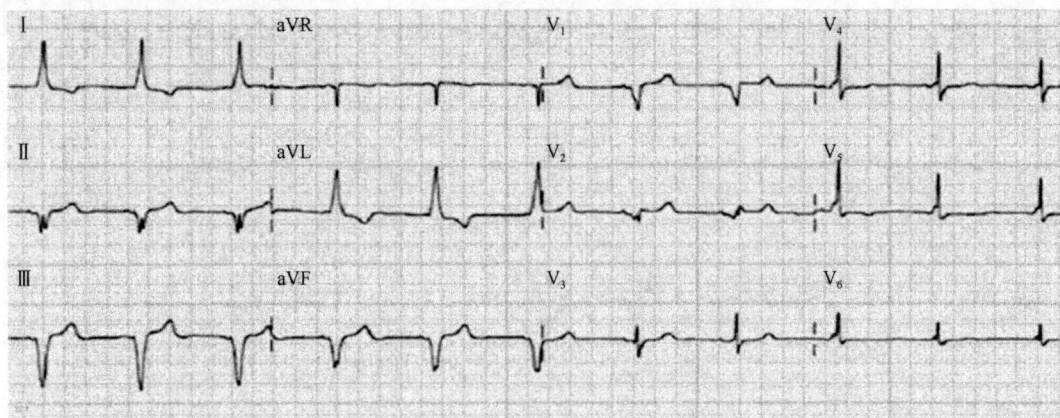

图 1-4-26　WPW 综合征

b. LGL 综合征:目前 LGL 综合征的解剖生理有两种观点:存在绕过房室结传导的旁路纤维 James 束;房室结较小发育不全,或房室结内存在一条传导异常快的通道引起房室结加速传导。心电图上表现为 P—R 间期<0.12s,QRS 波起始部无预激波。

c. Mahaim 型预激综合征:Mahaim 纤维具有类似房室结样特征,传导缓慢,呈递减性传导,是一种特殊的房室旁路。旁路只有前传功能,没有逆传功能。心电图上表现为 P—R 间期正常或延长,QRS 波起始部见预激波。Mahaim 型旁路可以引发宽 QRS 波心动过速并呈左束支阻滞图形。

6) 逸搏与逸搏心律:当高位节律点发生病变或受到抑制而出现停搏或节律明显减慢时,或者因传导障碍而不能下传时,或其他原因造成长的间歇时,作为一种保护性措施,低位起搏点就会发出一个或一连串的冲动激动心房或心室。仅发生 1~2 个称为逸搏,连续 3 个以上称为逸搏心律。按发生的部位分为房性、房室交界性和室性逸搏。逸搏与期前收缩的差别在于期前收缩属提前发生,为主动节律,而逸搏则在长间歇后出现,属被动节律。临床上以房室交界性逸搏最为多见,室性逸搏次之(图 1-4-27),房性逸搏较少见。

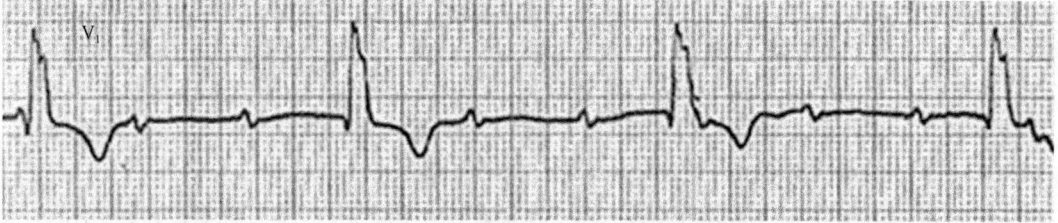

图 1-4-27 三度房室传导阻滞、室性逸搏心律

九、电除颤及电复律

(一) 定义

心脏电复律(cardioversion)是指用一定能量的电脉冲使心脏某些异位快速心律失常终止并转变为窦性心律的方法;电除颤(defibrillation)是专指以一定量的电流冲击心脏从而使室颤终止的方法。因此,广义上的"电复律"包括了"电除颤"的内容。

(二) 目的

使心脏某些异位快速心律失常如心室颤动终止并转变为窦性心律。

(三) 基础医学知识

1. 电复律的基本原理

(1) 快速性心律失常的主要发生机制:临床上绝大多数是由折返机制引发。

1) 折返激动:其电生理基础是各部分心肌不应期不一致,存在解剖或功能上的双径或多径环路,因而产生折返性心律失常。

2) 异位起搏点的自律性增高:其电生理基础是局部心肌细胞舒张期除极斜率异常增大,膜电位较快地达到阈值并产生动作电位,从而使该部分心肌细胞提早激动,形成异位起搏点加速性心律失常。

3) 触发活动:由心肌细胞的早期或延迟后除极触发引起。

(2) 电复律针对上述机制的基本原理

1) 同向除极:无论心肌细胞处于兴奋状态的哪一阶段,当有一足够的电流通过心脏时,大部分或所有心肌细胞在瞬间按电流的方向除极,从而达到一致的兴奋状态,随后窦房结发挥其最高起搏点的作用而控制心律和心率。

2) 阻断折返:一定能量的电流通过心脏时,使心律失常折返环路上的部分心肌除极,从而使下一个折返激动达到该处时恰逢不应期而被阻滞,达到终止心动过速的目的。电复律对折返性心律失常疗效最佳。

2. 直流电源与交流电源电复律 早期电复律所用的电能均为交流电,但交流电放电时电流量大,放电时间长达 20ms,不易避开心室易损期,易引起心肌损伤和严重心律失常,故被废弃不用。直流电容器充电后可在非常短的时间内(2.5~4.0ms)释放很高的能量,可以设置与 R 波同步放电,反复电击对心肌损伤较轻,适于用于心脏电复律和电除颤。

3. 同步与非同步 每一个心动周期心室或心房的相对不应期中有一个易损期。心室肌处于易损期时,各部分心肌细胞的不应期恢复不一致,受到刺激后容易出现除极波折返,从而诱发室性期前收缩、室性心动过速甚至心室颤动。同步电复律是以患者自身的心律(通常为心电图上的 R 波)为触发放电的标志,使电脉冲信号落在相当于 R 波降支或 R 波起始后 30ms 左右处即心室绝对不应期,达到使全部心肌细胞瞬时、同向除极而又不至于诱发室颤的目的。心室颤动或心室扑动时,各部分心室肌细胞的激动时相已完全紊乱,无易损期、不应期,任何时相都可以接受电脉冲,因此只能非同步放电,即"电除颤"。

4. 电复律的途径 包括体外电复律(经胸壁直接电击复律)、体内电复律(主要用于心脏手术或开胸抢救时)、经静脉心内膜电复律和经食管电复律等途径。

(四) 适应证

(1) 心室颤动(室颤)与心室扑动(室扑):是最主要的适应证。

(2) 其他某些异位快速心律失常如室性心动过速(室速)、心房颤动(房颤)、心房扑动、阵发性室上性心动过速、宽 QRS 波心动过速等:药物治疗效果不佳或出现血流动力学异常时,可考虑电复律。

(五) 禁忌证

(1) 洋地黄中毒所致的心律失常,除非已经发生室颤。

(2) 快速心律失常合并完全性房室传导阻滞:由于复律后可能引起心动过缓而增加患者的危险性,因此可考虑采用备用起搏后再行电复律,防止心动过缓的发生。

(3) 病态窦房结综合征合并心房颤动:由于自身窦性心律很难恢复,电复律后易出现心动过缓或心脏停搏,故必须有临时起搏作保护后再行电复律。

(4) 快速心律失常伴有水、电解质、酸碱平衡失调(尤其是低钾)者:这类患者电复律可能发生严重的甚至是致命性的心律失常,故列为禁忌证。纠正内环境失衡后可行电复律。

(5) 中毒性心肌炎的急性期、感染性心内膜炎以及风湿性心脏病的风湿活动期伴发的快速心律失常:电复律可能促进和加重心脏急性病理生理过程,增加心肌损伤的范围和程度,故一般不主张对此类心律失常实施电复律。

(6) 快速心律失常伴有近期内动脉或静脉发生栓塞者、左心房有附壁血栓、心脏明显扩大、心功能严重不全者。

(六) 术前准备

(1) 紧急电复律时应尽快实施,无需向家属详细交代。择期电复律时,应向家属及患者解释电复律的目的,电复律过程中可能出现的并发症以及处理方案,消除患者及其家属的疑虑和紧张情绪,取得其合作并请家属签字表示知情同意。

(2) 电复律前描记 12 导联心电图,建立静脉通道,卸去假牙,胸部多毛者应备皮。床边配备各种设施,如氧气、麻醉机、吸引器、专用抢救药箱、心电监护设备和心脏临时起搏器等。

（七）体位

患者平卧于木板床上。

（八）操作方法

（1）作好术前准备，常规查电解质、血气分析，备好各种抢救器械和药品。

（2）病人平卧于木板床上，开放静脉通道，充分暴露胸壁。术前常规做心电图。

（3）连接除颤器导线，接通电源，检查同步性能，选择R波较高导联进行示波观察。

（4）按要求麻醉。一般予地西泮10~20mg静脉注射，是为了使患者安静，减少电击时患者的不适感，使患者不能回忆起电复律时的刺激。

（5）按要求放置电极板。将电极板上涂以导电糊或裹以4~6层湿盐水纱布，电极板紧贴皮肤，不要留有空隙，以减低胸壁电阻，避免引起电火花灼伤皮肤。两个电极板之间至少相距10cm，电极板上的导电糊或纱布上浸的盐水不应太多，以免渗漏沟通造成放电时短路。因骨骼的电阻比软组织大10倍，电极板安放位置要避开胸骨，通常采用以下两种位置（图1-4-28）：

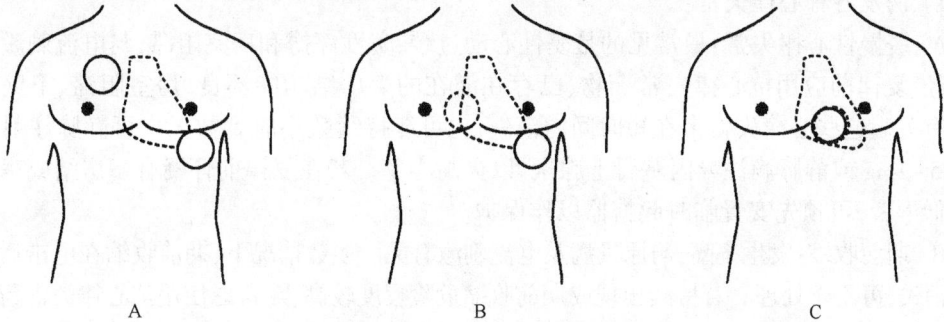

图1-4-28　体外电除颤/复律时手柄电极板或电极片（PAD）的放置位置

A. 图中两个实线圆圈表示两个PAD电极片贴在患者的前胸部，分别置于心尖部和胸骨右缘2~3肋间；B. 图中一个实线和一个虚线圆圈分别表示两个PAD电极片贴在患者的前胸部和背部对应位置，分别置于心尖部和背侧右肩胛下区；C. 图中一个实线和一条虚线圆圈分别表示两个PAD电极片贴在患者的心尖所对应的

1）标准位：一个电极板按压于心尖部，另一电极板按压于胸骨右缘2~3肋间。

2）前后位：多用于利用自贴式起搏/除颤电极片（PAD）进行电复律/除颤时。

其中一个电极片贴在患者背侧右肩胛下区或正对心尖处，另一个电极贴在胸骨左缘第3、4肋间或心尖处。

（6）打开电复律/除颤开关并选择能量（通常默认为非同步方式用于电除颤）。

（7）选择电能剂量，充电。

（8）放电，按下按钮实施电击（图1-4-29）。

（9）电击后立即听诊心脏并记录心电图，如未能转复可再次进行电击。

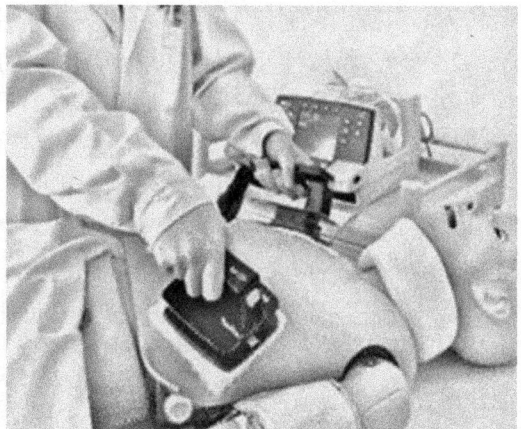

图1-4-29　电除颤

（10）如果转复为窦性心律，立即测血压、听心率、记录心电图与术前对照，密切观察患者生命体征及心率、心律情况，直至病情稳定。

（11）操作完毕，关闭电源，复原按钮，清理电极板，按规定位置准确摆放。

以上分解过程仅适用于择期电复律术，而在紧急电复律时必须争分夺秒抢救患者生命，应尽量简化操作过程。

（九）注意事项

（1）电复律后患者应继续卧床 2 小时以上并监护心率、血压及呼吸，并继续治疗引起心律失常的病因。

（2）密切观察并正确处理可能出现的电复律/除颤并发症。

（3）酌情选用抗心律失常药物以防止快速心律失常复发。

（4）所有人员不得接触病人、病床以及与病人相连接的仪器设备以免触电。

（5）心室颤动时，不作术前准备，不需麻醉，尽快实施非同步电击除颤。

（6）术后严密观察有无并发症出现，并作相应处理。常见的并发症有：

1）诱发各种心律失常：

A. 缓慢性心律失常：最常见的是窦性心动过缓、窦性停搏和房室阻滞，与电流刺激副交感神经、复律前应用抗心律失常药物、已存在潜在的窦房结功能不良、房室阻滞、下壁心肌梗死有关。这些心律失常多在短时间内消失，也可能持续数小时到数天。可静脉注射阿托品 0.5~1mg 或静脉滴注异丙基肾上腺素，以提高心率。若在复律前怀疑有窦房结或房室结功能能低下者，可预先安置临时起搏器以作保护。

B. 期前收缩：发生率高，与原发病及电流刺激有关。多数情况下，期前收缩在电击后数分钟内消失，可不予处理。若持续出现或期前收缩危险程度较高，需考虑使用抗心律失常药物。

C. 室性心动过速、心室扑动与心室颤动：可因同步装置不良、心肌本身病变、低血钾、酸中毒、洋地黄过量或放电能量不足引起，应在给予抗心律失常药物并积极纠正缺氧、酸中毒后，立即再行电复律/除颤。

D. 其他心律失常：个别心房颤动患者电击后转为心房扑动，可能与电击能量小，仅使环形折返的节律减慢而未促使其终止有关。如电击发生在心房的易损期，可致心房扑动电击后转为心房颤动。遇以上情况时，可先观察片刻，若仍未复律则加大电能量再次电击。

2）栓塞：持续性及慢性心房颤动患者可产生心房内附壁血栓。电复律成功后心房有节律地收缩可将血栓逐出而造成动脉栓塞，其严重性因发生的部位不同而不同。因此在电复律前后应行抗凝等治疗，以避免栓塞并发症的发生。

3）急性肺水肿：常在电击后 1~3 小时内发生，可能与电复律后左心房、左心室功能不良、发生肺栓塞等有关。老年患者由于心功能储备差，更易诱发。应立即给予利尿、扩管等处理，有肺栓塞者应考虑溶栓或手术取栓。

4）低血压：多见于高电能电击后，亦可能与使用麻醉剂有关。轻者不必急于处理，先予以仔细观察，大部分可在数小时内自然恢复；如果血压持续降低，且显著影响重要脏器血流灌注时，应立即缓慢滴注升压药物处理。

5）心肌损伤：较为少见，可表现为 ST 段的压低或抬高，血清心肌酶升高，多因使用过大电击能量或反复多次电击所致。轻者可密切观察，不需处理，重者可静脉给予升压，并同时加用营养心肌药物处理。

6) 皮肤灼伤:较常见,多为局部红斑或轻度肿胀,系电极板按压不紧或导电膏涂得不够均匀或太少所致,亦可能与连续电复律/除颤或高电能有关,无需特殊处理可自行恢复。

(十) 电除颤及电复律考核评分

科室: 　　　　　　姓名: 　　　　　　日期:

评分标准		满分	扣分原因	实际得分
术前准备 (15分)	a 向患者及家属说明必要性,签同意书	5		
	b 常规心电图检查,开放静脉通道	5		
	c 备好各种抢救器械和药品	5		
选择体位 (5分)	病人平卧于木板床上,充分暴露胸壁	5		
操作过程 (70)	a 连接除颤器导线,接通电源,检查同步性能	5		
	b 按要求麻醉:静推地西泮 10~20mg 麻醉	10		
	c 按要求放置电极板	15		
	d 按要求选择电能剂量,充电	15		
	e 放电	5		
	f 立即听诊心脏并记录心电图,如未能转复可再次进行电击	10		
	g 如转为窦性心律,立即检查血压、心率、心电图,密切观察患者生命体征,直至病情稳定	10		
整体性 (10分)	操作完毕,关闭电源,复原按钮,清理电极板,按规定位置准确摆放 交代术后注意事项	10		
总分		100		

备注:用模型考试时,考生应把模型视为真实病人,检查过程态度、语言、动作关爱病人,能够指导病人配合达到有效检查,否则根据程度扣分。最多可在总分扣5分。

考核人签名:

十、呼吸机的应用

(一) 定义

呼吸机(ventilator)是临床上危重病患者生命支持常用的人工机械通气装置,用以辅助或控制患者的自主呼吸运动,以达到肺内气体交换的功能,降低人体的消耗,以利于呼吸功能的恢复。

（二）目的

应用呼吸机进行机械通气,使患者在通气和(或)换气功能出现障碍时恢复有效通气并改善氧合,即在适当吸入氧浓度的条件下,使动脉血氧饱和度(SaO_2)>90%或动脉血氧分压(PaO_2)>60mmHg;动脉血二氧化碳分压($PaCO_2$)维持在基本正常的范围内。

（三）基础医学知识

1. 与机械通气有关的呼吸生理

（1）肺泡通气量:是指安静状态下每分钟进入呼吸性细支气管及肺泡与血液进行气体交换的有效通气量。肺泡通气量=(潮气量-无效腔量)×呼吸频率。

（2）无效腔:是指有通气但不进行气体交换的区域,包括解剖无效腔(是指由鼻或口腔直至终末细支气管的整个气体通道)和肺泡无效腔(是指无肺血流灌注的肺泡的容积)。正常人无效腔量为150ml。

（3）潮气量:是指平静呼吸时,每次吸入或呼出的气体量。正常人约为500~600ml。

（4）肺总量:为最大吸气后肺内所含气量,即深吸气量加功能残气量,或肺活量加残气量。参考量:男性5020ml,女性3460ml。

（5）肺内压:平静吸气时为-0.4~-0.3kPa,平静呼气时为0.3~0.4kPa,屏气用力吸气时为-10.7~-4.0kPa,屏气用力呼气时为8.0~13.3 kPa。

（6）胸内压:平静呼气末为-0.67~-0.40kPa,平静吸气末为-1.33~-0.67kPa。

（7）肺通气的动力:呼吸肌的舒缩引起的呼吸运动是产生呼吸运动和肺通气的原动力,由此引起的肺内压和大气压之间的压力差是肺通气的直接动力,推动气体进出肺泡。主要的吸气肌有膈肌和肋间外肌,主要的呼气肌有肋间内肌和腹壁肌。在用力呼吸时,还有一些辅助呼吸肌如斜角肌、胸锁乳突肌和胸背部的其他肌肉等参与呼吸运动。

（8）肺通气的阻力:肺通气的动力需克服肺通气的阻力方能实现肺通气。阻力增高是临床上肺通气障碍最常见的原因。肺通气的阻力有两种:弹性阻力,包括肺和胸廓的弹性阻力,是平静呼吸时的主要阻力,约占总阻力的70%;非弹性阻力,包括黏性阻力和惯性阻力,约占总阻力的30%,其中以气道的黏性阻力为主。

（9）呼吸功:是指呼吸运动时克服通气阻力所消耗的能量。正常人平静呼吸时,呼吸肌收缩所做的功均用于吸气时;而呼气时,肺的弹性回缩力足以克服通气阻力(主要是气道阻力),无需额外做功。当存在明显气流阻塞和内源性呼气末肺泡正压(PEEPi)的情况下,吸气初期的压力变化并不能导致容量变化,但消耗呼吸功。

2. 呼吸机的基本类型

（1）定容型呼吸机:吸气转换成呼气是根据预设的潮气量而切换。当预设的潮气量达到后,呼吸机停止供气,气流中断,进入屏气或直接进入呼气状态。

（2）定压型呼吸机:吸气转换成呼气是根据预调的压力峰值而切换。气流进入气道内,气道内压力逐渐升高达到预设的压力后,气流中断,进入呼气状态。

（3）定时型呼吸机:吸气转换为呼气是通过时间参数(吸气时间)来确定。当达到预设的吸气时间时即停止吸气转入呼气状态。

目前的呼吸机大多是复合型,即在同一台呼吸机中,兼有定容、定压、定时的转换装置。可根据患者的情况来设置和调节。

（四）适应证

（1）各种原因引起的急性呼吸衰竭,包括急性呼吸窘迫综合征(ARDS)。

（2）慢性呼吸衰竭急性加剧。

（3）重度急性肺水肿和哮喘持续状态。

（4）心胸外科的术中、术后通气支持。

（5）睡眠呼吸暂停、慢性病的康复如 COPD 的家庭氧疗。

（6）呼吸功能不全者纤维支气管镜检查,颈部及气管手术时。

（五）禁忌证

没有绝对禁忌证。相对绝对禁忌证为气胸及纵隔气肿未行引流者、大咯血或严重误吸导致窒息性呼吸衰竭、大量胸腔积液、巨大肺大泡、活动性肺结核、低血容量休克未纠正、急性心肌梗死伴有心功能不全等。

（六）术前准备

（1）向家属交代气管插管或气管切开的必要性、危险性及可能发生的意外,取得理解和并签署知情同意书。

（2）对于清醒的患者要事先作好心理疏导工作,消除紧张情绪,必要时给予镇静剂。

（3）准备喉镜或气管切开包、气管导管、简易呼吸器、呼吸机、负压吸引器及其他抢救设备和药品。

（4）开启呼吸机,根据患者病情选择合适的通气模式,并调节通气参数,接模肺备用。

（5）上心电监护,密切监测患者基础生命体征,如呼吸状况、血压、心电图、手指血氧饱和度(SpO_2)等。

（6）清除患者口、鼻、咽腔分泌物,血液或胃反流物;取下义齿,拔除松动明显的牙齿。

（七）体位

仰卧位。

（八）操作方法

1. 呼吸机与患者的连接

（1）有创机械通气与患者的连接:行气管插管或气管切开,建立人工气道。适用于病情重、意识不清、气道分泌物多的患者。

（2）无创机械通气与患者的连接:通过鼻罩、面罩、接口器、鼻囊管或唇封等与患者连接,以鼻罩或面罩为主。适用于急性呼吸衰竭的早期、神志清楚、呼吸道分泌物少的患者。

2. 常用机械通气模式的选择　应根据患者病情的病理生理特点、不同的治疗阶段及呼吸机的性能等因素合理选择通气模式,以满足患者的通气支持需要为原则,并尽可能减少对生理功能的干扰、防止机械通气相关的并发症。临床应用最普遍的模式为同步间歇指令通气和压力支持通气。

（1）控制通气(controlled mechanical ventilation,CMV):当患者自主呼吸消失,或有特殊通气需求时,吸气动作由呼吸机启动,呼吸机按设定的通气参数向患者提供全部的呼吸功。

1) CMV 常用于：①严重呼吸衰竭的开始阶段，特别是存在呼吸肌疲劳、呼吸驱动缺乏或不稳定时，如中枢神经系统功能障碍；②机械通气初期存在明显的人机对抗；③严重的胸外伤自主呼吸出现反常胸壁运动；④允许实施"非生理性"特殊通气，如反比通气、低潮气量通气、容许性高碳酸血症等。

2) CMV 的优点：可保证通气效果，最大限度的减轻呼吸功，缓解呼吸机疲劳，降低耗氧量，利于呼吸肌休息和疲劳的恢复。

3) CMV 的缺点：①清醒患者容易产生自主呼吸与呼吸机不同步，导致人机对抗，使呼吸功增加，因此必须应用镇静剂或肌松剂抑制患者自主呼吸，可能出现相应的副作用；②呼吸机参数设置不当，会造成通气不足或通气过度；③应用 CV 时间过长，易致呼吸肌萎缩和呼吸机依赖，造成呼吸机撤离困难；④如呼吸机发生故障或管路脱落可危及患者生命。

（2）辅助通气（assisted mechanical ventilation，AMV）：是由患者自主呼吸触发的机械通气，患者在自主呼吸吸气时产生一定的气道负压或气体流速触发呼吸机供气，呼吸频率由自主呼吸控制，通气量根据设置的参数由呼吸机提供。AMV 和 CMV 的区别在于呼吸机能感知患者的自主呼吸。

1) AMV 适用于：①自主呼吸节律稳定的呼吸功能障碍患者；②撤离呼吸机时。

2) AMV 的优点：①人机易于同步，减轻机械通气对机体血流动力学影响；②可减少或避免使用镇静剂；③预防呼吸肌萎缩，有利于撤机过程。

3) AMV 的缺点：①触发灵敏度设置过低或过高可导致通气过度或不足（呼吸机不能触发通气）；②自主呼吸不稳定或自主呼吸停止时，呼吸机不能提供足够的通气支持。

（3）辅助/控制通气（assist-control ventilation，ACV）：ACV 是将 AMV 和 CMV 的特点结合起来的机械通气，既允许患者控制呼吸频率，又可以设定最低备用支持频率。当自主呼吸频率超过预设呼吸频率时为 AMV，低于预设频率时则为 CMV。故 ACV 适用于各种类型的呼吸衰竭。

（4）同步间歇指令通气（synchronized intermittent mandatory ventilation，SIMV）：SIMV 是呼吸机在每分钟内按事先设置的呼吸参数向患者提供通气，如果在触发时间窗内出现自主呼吸，患者的吸气负压即可触发呼吸机按预设的参数提供通气；如果在触发时间窗内无自主呼吸，在触发时间窗结束时呼吸机自动按预设的参数提供通气。临床医师可以通过预设的呼吸频率来改变通气支持水平。在应用高 IMV 频率时，可抑制病人的自主用力，IMV 提供完全的通气支持；在 IMV 频率为零时，就不提供通气支持，所有的呼吸都是自主的。在这两种极端情况之间，可以预设 IMV 适当的频率来提供部分通气支持。

1) SIMV 适用于：①呼吸衰竭的早中期；②撤离呼吸机的过程中。

2) SIMV 的优点：①减低平均气道压力；②有利于锻炼呼吸肌，防止呼吸肌萎缩；③呼吸机与自主呼吸同步，减少人机对抗，减少镇静剂应用；④可与其他通气模式结合，提高治疗效果。

3) SIMV 的缺点：由于患者自主呼吸是通过呼吸机进行的，呼吸机阻力大，一定程度上增加呼吸功，使用不当可能导致呼吸肌疲劳。

（5）压力支持通气（pressure support ventilation，PSV）：PSV 是指患者在自主呼吸的前提下，每次通气均由患者触发并由呼吸机给予支持。它以正压波方式为患者的每次呼吸提供与患者吸气用力协调的、由患者来启动、由患者来结束的通气支持。吸气期间，气道压升高到预设水平即压力支持水平。压力增加的速度一般是固定的并由呼吸机系统设计时决定。

在整个吸气期,呼吸机以预定的压力水平工作,压力支持一直维持到呼吸机确认患者的吸气用力结束或发现患者的呼气需要,以吸气流量的减少为依据。当吸气流速降至一定程度时,压力支持即停止,吸气转为呼气。PSV模式可单独应用,但多与SIMV联合应用。

1) PSV适用于:①急慢性呼吸衰竭;②锻炼呼吸肌,防止呼吸肌疲劳;③撤离呼吸机的准备。

2) PSV的优点:①与自主呼吸同步,患者感觉舒适;②通过减轻呼吸肌负荷,降低呼吸功;③平均气道压力较低,减少气压伤;④利于锻炼呼吸肌,防止呼吸肌萎缩。

3) PSV的缺点:①不适用于无自主呼吸的患者;②潮气量不稳定,当肺顺应性降低或气道阻力增加时,不能保证有效的肺泡通气量。

(6) 双水平气道正压通气(bi-level positive airway pressure,BiPAP):是指在自主呼吸的吸气相和呼气相分别施加不同压力的通气方式,吸气正压(IPAP)用于增加肺泡通气量、降低呼吸功、促进CO_2排出;呼气正压(EPAP)用于增加功能残气量、改善氧饱和度。潮气量、吸气流速和吸气时间均随着者的呼吸力量、设置的压力、肺顺应性以及气道阻力而改变。

1) BiPAP适用于:①常用于无创机械通气;②慢性通气功能不全急性发作而造成的呼吸衰竭;③睡眠呼吸暂停综合征患者夜间通气支持;④呼吸机辅助通气结束、拔管之后,在完全自主呼吸开始前的患者,即用于有创-无创序贯通气法撤机。

2) BiPAP的优点:①无创性,避免建立人工气道,避免相关并发症;②患者能正常饮食和说话;③易掌握、操作简单、快捷,临床应用方便,也适用于家庭治疗。

3) BiPAP的缺点:①因为该模式只用鼻面罩与呼吸机连接,缺乏直接的气道通路,易出现呼吸回路漏气,故辅助通气效果不如有创通气稳定可靠;②对患者配合呼吸机的要求比较高;③面罩压力可能引起面部皮肤受损及其他不良反应。

3. 机械通气参数的调节 应根据患者基础疾病的病理生理特点、呼吸力学改变、各脏器功能、动脉血气监测结果、患者的氧合状态、通气能力和通气需要等因素设置和调节通气参数。机械通气参数的设置和调节始终贯穿于机械通气的全过程。

(1) 潮气量(tidal volume,VT):生理状况下为8~10ml/kg,包括无效腔和参与气体交换的有效潮气量。VT的设置应考虑身高、体重、代谢、基础疾病及无效腔改变等因素。身材高大、发热、抽搐、建立人工气道、阻塞性通气功能障碍的患者,需要的VT可以大些;限制性通气功能障碍的患者,VT可以小些,特别是在ARDS时VT可设置为5~6ml/kg,以减少容积性肺损伤。

(2) 呼吸频率(respiratory frequency,f):设置接近生理呼吸频率,一般成人为16~20次/分,同时注意潮气量的选择,确保每分钟通气量的要求。

(3) 吸呼比(I:E):机械通气的一个呼吸周期由吸气时间、吸气暂停时间和呼气时间组成,延长吸气时间或采用吸气末暂停有利于气体在肺内均匀分布,增加氧合;延长呼气时间则有利于CO_2的排出、防止CO_2潴留、降低内源性呼气末正压(PEEPi)。一般设置I:E为1:(1.5~2.0)。阻塞性通气功能障碍应延长呼气时间,减慢呼吸频率,I:E为1:3;限制性通气功能障碍应缩短吸气时间、呼气时间,增快呼吸频率,I:E为1:1。

(4) 吸气末暂停(end-inspiratory pause):也称为吸气末屏气、吸气平台,是指在吸气末呼气前,呼气活瓣延迟开放一定时间,呼吸机不供气,使肺内气体发生再分布,使不易扩张的肺泡充气,气道峰压下降。吸气末暂停时间设置通常为呼吸周期的10%左右,不超过吸气周期的15%~20%。

(5) 吸气流速(inspiratory flow):只有定容型通气模式才需要并可以设置吸气流速。在吸气时间固定的情况下,吸气流速与潮气量成正比;在潮气量固定的情况下,吸气流速与吸气时间成反比。一般成人吸气流速设置为 20~60L/min。

(6) 触发灵敏度(trigger):机械通气时,呼吸机的传感器能感知患者自主吸气时气道压力或气体流速的改变,从而触发呼吸机供气。可选用压力触发或流速触发两种方式,流速触发比压力触发敏感,呼吸功消耗小,更易人机同步。一般压力触发灵敏度设置为−2.0~−0.5cmH₂O,流速触发灵敏度设置为 1~3L/min。如果触发水平设置过低,易于触发呼吸机,呼吸频率增快;如果触发水平设置过高,不易触发呼吸机,则增加患者的呼吸功,加重呼吸肌疲劳。

(7) 吸氧浓度(fraction of inspired oxygen,FiO_2):原则上,在保证氧合的情况下($PaO_2>$60mmHg 或 $SaO_2>$90%),尽可能使用较低的 FiO_2。一般控制在 35% 左右,尽可能避免长时间吸入高浓度氧($FiO_2>$50%),防止发生氧中毒。

(8) PSV 压力:为了抵消呼吸机通路的阻力,压力支持水平可设置为 5~10cmH₂O,COPD 患者压力支持水平可设置 15~25cmH₂O,ARDS 压力支持水平可设置 20~35cmH₂O。

(9) 呼气末正压(positive end expiratory,PEEP):是指在呼气末气道压力仍保持正压水平,从而增加肺泡内压,提高功能残气量,防止气道陷闭,提高肺顺应性,改善通气/血流比例,对抗内源性 PEEP。根据病情和监测条件,从低水平开始,逐渐上调,待病情好转,再逐渐下调。一般从 3~5cmH₂O 开始,30min 后测 PaO_2 或 SaO_2,不能达到 $PaO_2>$60mmHg 或 $SaO_2>$90%,可每次增加 2~3cmH₂O,最高不超过 15cmH₂O。PEEP 设置过高会减少回心血量和心输出量,减少重要脏器血流灌注,增加中心静脉压和颅内压。

(10) BiPAP 压力:分别调节吸气压力和呼气压力,根据疾病的病理生理特点、动脉血气结果和患者的耐受程度,一般设置吸气压力为 15~30cmH₂O;呼气压力为 0~15cmH₂O。

(11) 报警功能设置:呼吸机的报警设置有两类:一是设备功能异常的报警,是呼吸机内部预设的,提示呼吸机控制器功能异常、电源脱落、通气系统和管路的漏气等;另一类是机械通气的功能状态报警,需使用者设置,包括容量报警、压力报警、FiO_2 报警等,通常需设置上限和下限,超过上限水平或低于下限时报警。

1) 通气量报警:通气量报警设置可分别监测 VT 和 MV,或同时监测 VT 和 MV。上限为高于实际设定值 10%~15%,下限为能维持患者生命的最低 TV 或 MV 水平,为低于实际设定值 10%~15%。

2) 压力报警:用于监测气道压力。根据正常情况下的气道压水平设置。高压报警设置为正常气道峰压以上 5~10cmH₂O,对于定容型通气,压力上限不超过 50cmH₂O,对于定压型通气,压力上限为呼吸机设置的气道压力。低压报警设置为正常气道峰压以下 5~10cmH₂O。

3) FiO_2 报警:FiO_2 报警是保证氧气供应的重要装置,其设置的上限和下限分别为高于和低于实际设定值的 10%~20%。

(12) 湿化罐:湿化罐中加入蒸馏水(只能用蒸馏水,不能用生理盐水),然后开启湿化罐,罐中水温为 50~70℃,出口处气体温度为 30~35℃。

4. 机械通气过程中的监测 呼吸机治疗期间监测患者呼吸、循环等功能变化,对于判断机械通气的治疗效果、进行呼吸机的合理调节和预防并发症的发生具有重要意义。严密观察患者病情变化,监测体温、血压、脉搏、呼吸频率、神志、通气参数、血气分析、无创性脉搏血氧饱和度(SpO_2)变化等;监测人工气道有无异常,每 4~8h 检查气管导管插入的深度及稳定性,以便及时发现气管导管有无滑脱,定时检查气囊压力,气囊压力过高易导致气管黏膜缺血坏死,压力过低易导致漏气。无创通气时应检查面罩是否漏气。

5. 机械通气的撤离 机械通气的最终目标就是努力创造条件及时撤离呼吸机,最后拔除人工气道。通过选择呼吸机通气模式、调整参数及临床综合治疗,逐渐降低呼吸机支持,使患者逐步建立完善的自主通气和换气功能,最终脱离呼吸机。撤机成功与否取决于患者基础疾病的严重程度、临床治疗是否有效及正确的撤机技术。

(1)撤机的指征:

1)自主呼吸恢复,神志清楚,咳嗽有力,吞咽反射存在。

2)引起呼吸衰竭的基础疾病及诱因如肺部感染等基本控制,痰量明显减少。

3)全身重要脏器功能基本恢复正常,血气分析正常或接近正常(某些慢性呼吸衰竭患者),吸气压达到-2kPa(-15mmH$_2$O)时,可考虑停用呼吸机。

(2)撤机的方法

1)直接撤机法:对于肺功能状况好、达到撤机条件、机械通气时间小于 2 周的患者,可尝试用直接撤机。撤机前向患者说明撤机的必要性和可行性,争取患者主动配合,并准备好临时呼吸器,建立静脉通路。撤机时,撤去呼吸机,将鼻氧导管插入气管导管内外 1/4~1/3 处,FiO$_2$ 35%~45%,密切监测患者呼吸频率及节律、心率、血压、SpO$_2$变化。如果患者生命体征稳定、氧合充分、无疲劳感、心率增快≤20 次/分、动脉收缩压变化≤20mmHg、舒张压变化≤10mmHg、无严重心律失常发生,可逐步延长停机时间,增加停机次数,直到完全停用。

2)SIMV 法撤机:对于原有慢性肺功能不全、原发病对肺功能损害严重、并发肺部感染的患者可采用 SIMV 法撤机。一旦患者自主呼吸恢复,则减少控制通气而采用辅助通气。撤机的方法是逐渐减少 SIMV 指令通气的呼吸频率,可每次减少 1~3 次/分,根据患者的呼吸频率、心率、血气分析的变化和患者有无呼吸费力等情况进一步调整。当指令通气的呼吸频率降至 5~8 次/分时,患者生命体征稳定、氧合充分、无不适,可试行撤机。

3)PSV 法撤机:撤机的方法是逐渐减少 PSV 压力支持水平,每次递减 3~6cmH$_2$O。当降至 5cmH$_2$O 时,患者生命体征稳定、能较好地维持通气和氧合、无不适感,可试行撤机。

4)SIMV+PSV 法撤机:联合应用 SIMV 和 PSV 法撤机既可以锻炼患者呼吸肌(SIMV),又可以防止呼吸肌疲劳(PSV),是常用的撤机方法。其方法是逐渐减少 SIMV 指令通气的呼吸频率和 PSV 压力支持水平,直到撤机。

5)有创-无创序贯通气法撤机:为避免长期有创机械通气出现一系列相关的并发症,有必要早期拔除气管导管,应用有创-无创序贯通气法撤机有助于早期拔管及顺利撤机。撤机方法是在有创辅助通气结束、人工气道拔除后,在患者完全自主呼吸开始前使用无创机械通气,直到完全脱离呼吸机。

(3)人工气道拔除:患者撤机后神志清楚、无气道狭窄和阻塞、具有排痰能力、吞咽反射存在、无严重的食管反流,即可拔除人工气道。拔除人工气道时,应准备好氧气、吸引器、必要的抢救措施和重新插管的器械,并监测生命体征及 SpO$_2$。患者取半卧位,鼻导管吸氧,充分吸尽气道和咽部至气囊上方的分泌物,抽尽气囊内的气体,轻轻松动气管导管,如无粘连,迅速将导管拔出。对脱机困难、病情发展难以预料的患者,人工气道拔除应慎重。

（九）注意事项

（1）对尚未补足血容量的失血性休克及未经胸腔闭式引流的气胸等,应暂缓使用呼吸机。

（2）呼吸机的操作者,应熟练掌握机械性能、使用方法、故障排除等,以免影响治疗效果或损坏机器。

（3）使用呼吸机的患者应有专人监视、护理,按时填写机械通气治疗记录单。

（4）呼吸机应有专人负责管理,定期维修、保养。使用前后,呼吸机的外部管道、呼吸活瓣、雾化装置等每 2~3 天更换消毒 1 次。

（5）病室每天以 1%~2% 过氧乙酸喷雾消毒,或紫外线灯照射 1~2 次。

（6）在建立人工气道和进行机械通气过程中,应预防和处理相关并发症。

1）气管插管的并发症及处理

A. 损伤:技术不熟练、动作粗暴可导致牙齿松动、脱落、口鼻腔、咽喉部、声门及气管等部位损伤,下颌关节脱位;气管导管过粗则可引起喉头水肿。预防损伤的关键在于:①气管插管时动作要轻柔;②对于不配合的患者,应给予镇静剂、肌松剂等适当处理;③选择粗细大小合适的气管导管;④有条件的医院可在纤维支气管镜引导下插管。

B. 异常反射:气管插管过程中可引起剧烈咳嗽或喉、支气管痉挛,或迷走神经兴奋而引起心动过缓、心律失常、心搏骤停。插管时动作轻柔、在纤维支气管镜引导下插管可预防异常反射。

C. 气管导管误入一侧支气管:导管插入过深或固定不牢而误入一侧支气管,引起对侧肺不张、呼吸音减低。预防及处理措施:①插管后应仔细听诊两肺呼吸音是否对称以确定导管位置;②固定好导管,避免移动;③如导管已误入一侧支气管,需将导管向外拔至气管内重新固定。

D. 气管导管脱出:固定不牢、患者不合作或烦躁可发生气管导管脱出。预防及处理措施:①充分固定气管导管并定时检查;②对不合作、烦躁的患者,可捆绑双手,限制双手活动,必要时给予镇静剂;③一旦发生脱落,应紧急处理,重新插管,以防缺氧死亡。

E. 气管导管阻塞:气管导管内分泌物因清理不及时而干燥结痂,导致管道部分或完全阻塞而发生窒息。导管过细使呼吸阻力增加,或导管受压、扭曲而堵塞。患者表现为呼吸困难、发绀、气道峰压增高、通气量下降。预防及处理措施:①注意气道湿化,必要时气管内滴入生理盐水或祛痰药、抗生素;②及时抽吸清除分泌物,必要时纤维支气管镜吸痰;③定期更换气管导管;④选择粗细大小合适的气管导管。

F. 气囊充气不足或漏气:气管插管后气囊未充气,或充气不足,或反复过度充气使气囊破裂而漏气,导致通气不足。预防及处理:①气管插管后注意气囊充气;②气囊充气应适量;③一旦发现气囊漏气,应及时更换气管导管。

G. 气管黏膜缺血坏死、气管软化及气管食管瘘:因气管导管的气囊长期过度充气或压力过大而压迫气管黏膜引起。预防措施:①尽量采用低压高容量气囊;②气囊充气应适量;③定时放气(每 2h 放气一次),注意放气前吸尽口咽部至气囊上方的分泌物,以防放气后分泌物进入下呼吸道;④如发生气管食管瘘,应及时修补,更换合适的导管。

2）气管切开的并发症及处理:除上述气管导管分泌物阻塞、气囊充气不足或漏气、气管黏膜缺血坏死、气管软化、气管食管瘘、气管导管或套管脱落等并发症外,常见的并发症有出血、感染、皮下气肿、气胸和纵隔气肿等,应及时给予响应的对症处理。

3) 呼吸机相关性并发症及处理

A. 呼吸机相关肺损伤:包括气压-容积伤、剪切伤和生物伤。

气压-容积伤:主要是指在高气道压力或高潮气量的情况下引起的肺泡漏气而导致气胸、肺间质气肿、皮下气肿、纵隔气肿等,或引起肺水肿、急性肺损伤。预防及处理措施:①根据患者病情的病理生理特点,选择合理的通气模式和通气参数;②一旦发生气胸,应尽早行胸腔闭式引流;③对于出现皮下或纵隔气肿的患者,应密切观察病情变化,必要时切开皮肤及筋膜排气。

剪切伤:肺泡在吸气和呼气过程中,反复发生扩张、缩小运动而受到与其扩张力相垂直的剪切力作用,导致肺泡损伤,最常见于 ARDS。预防的关键在于选择合适的通气模式和通气参数。

生物伤:不适当的机械通气导致肺泡上皮细胞和毛细血管内皮细胞损伤、毛细血管基底膜暴露、局部炎性细胞激活和炎症反应放大,加重肺损伤。预防的关键在于选择合适的通气模式和通气参数。

B. 血流动力学影响:机械通气可使胸腔内压力升高、静脉回流减少及压迫心脏,导致心排出量减少、血压下降甚至休克。预防及处理措施:①采用确保通气量的最低气道压力,降低平均胸内压;②对症处理:补充血容量,必要时应用多巴胺等血管活性药物。

C. 过度通气或呼吸性碱中毒:控制呼吸时设定的通气量过大、辅助呼吸时自主通气增多而机械辅助通气量又未及时减少,使总的通气量增多,导致过度通气或呼吸性碱中毒。预防及处理措施:①根据血气调整通气量,尤其是自主呼吸逐渐增强的患者;②已发生通气过度时,应适当降低辅助通气量;③对于中枢性通气过度的患者,可给予适当镇静剂以抑制自主呼吸。

D. 人机对抗:在机械通气过程中经常出现人机对抗,即呼吸机和患者自主呼吸不协调。人机对抗对患者的通气和换气功能产生不利影响,引起潮气量、分钟通气量的减少,呼吸肌做功增加、耗氧量增加、CO_2产生增加,气道压力增大,发生气压伤。引起人机对抗的常见原因有:①患者自主呼吸频率过快,或呼吸节律不整齐;②低氧血症;③气道分泌物引流不畅或阻塞气道;④支气管痉挛;⑤频繁咳嗽;⑥发热、抽搐、肌肉痉挛;⑦患者焦虑、紧张、烦躁;⑧呼吸机同步触发灵敏度设置不合理。预防及处理措施:①去除人机对抗的原因;②根据患者的具体情况选择合适的通气模式和参数;③必要时给予患者镇静、镇痛或肌松剂;④积极治疗基础疾病;⑤维持水电解质平衡。

E. 呼吸机相关肺炎(ventilator, associated pneumonia, VAP):患者抵抗力下降以及长时间呼吸机治疗、医疗器械污染、胃肠道反流和误吸等医源性因素导致呼吸道和肺部感染。VAP 的病原学特征是多种细菌和真菌同时存在的混合感染,细菌多为铜绿假单胞菌、肺炎克雷白杆菌、变形杆菌、阴沟杆菌、不动杆菌等,而且常见耐药菌株。预防及处理措施:①严格执行气管插管和气管切开的无菌技术,尽量避免气道损伤;②呼吸机管道、接水管每 24 小时更换 1 次,更换的器械用消毒液消毒;③医护人员做各项操作前应认真洗手,以减少或杜绝交叉感染;④在应用呼吸机早期即使用抗生素,呼吸道局部可雾化或注入庆大霉素;⑤气管切开处的纱布要经常无菌更换;⑥室内注意消毒;⑦若已发生感染,应行痰培养和药敏试验,选用有效的抗生素。

（十）呼吸机使用考核评分

科室：　　　　　　　　姓名：　　　　　　　　日期：

评分标准		满分	扣分原因	实际得分
判断是否使用呼吸机（10分）	a 急、慢性呼吸衰竭,手术通气支持,慢性病的康复等	5		
	b 向患者及家属说明必要性,签同意书	5		
呼吸机与患者的连接（10分）	有创机械通气:气管插管或气管切开	5		
	无创机械通气:鼻罩、面罩	5		
机械通气前准备（10分）	a 准备好喉镜或气管切开包、气管导管、简易呼吸器、呼吸机、负压吸引器及其他抢救设备、药品	5		
	b 作好清醒患者的心理疏导工作	5		
呼吸机的开启（5分）	根据患者病情选择合适的通气模式,并调节通气参数,接模肺备用	5		
通气模式的选择（10分）	控制通气、辅助通气、同步间歇指令通气、压力支持通气、双水平气道正压通气(BiPAP)	10		
参数的设置及调节（15分）	潮气量、呼吸频率、吸呼比、吸气末暂停、吸气流速、触发灵敏度、吸氧浓度、PSV 压力、呼气末正压、BiPAP 压力、报警功能	15		
通气过程中的监测（10分）	生命体征和病情变化,血气分析、SpO_2 变化、人工气道有无异常、气囊压力;无创通气的面罩是否漏气	10		
呼吸机的撤离（20分）	判断撤机的指征	5		
	选择合适的撤机方法	5		
	撤机时通气参数的调节	5		
	人工气道拔除	5		
整体性（10分）	操作结束后的处理 交代术后注意事项	10		
总分		100		

备注：用模型考试时,考生应把模型视为真实病人,检查过程态度、语言、动作关爱病人,能够指导病人配合达到有效检查,否则根据程度扣分。最多可在总分扣 5 分。

考核人签名：

十一、导　尿　术

（一）定义

导尿术是将导尿管插入膀胱内,引流出尿液的一项诊疗技术。导尿分为导管留置性导尿及间歇性导尿二种。前者导尿管一直留置在病人体内,在病情许可时才拔掉或定期更换新管子。后者则每隔 4~6 小时导尿一次,在膀胱排空后即将导尿管拔出。

（二）目的

（1）直接从膀胱导出不受污染的尿标本,做细菌培养;测量膀胱容量、压力及检查残余尿量,鉴别尿闭及尿潴留,以助诊断。

（2）为尿潴留病员放出尿液,以减轻痛苦。

（3）盆腔内器官手术前,为病员导尿,以排空膀胱,避免手术中误伤。

（4）昏迷、尿失禁或会阴部有损伤时,保留导尿管以保持局部干燥、清洁。某些泌尿系统疾病手术后,为促使膀胱功能的恢复及切口的愈合,常需做留置导尿术。

（5）抢救休克或垂危病员,正确记录尿量、比重,以观察肾功能。

（三）基础医学知识

女性尿道长约 5cm,起于尿道内口,与阴道前壁相邻,穿尿生殖膈止于尿道外口,在穿尿生殖膈处,有尿道阴道括约肌环绕,属随意肌;尿道外口:开口于阴道前庭,其特点是较男性尿道短、宽、直,仅有排尿功能。

男性尿道起自膀胱的尿道内口,止于阴茎头的尿道外口,长约 16~22cm,管径 0.5~0.7cm,具有排尿和排精的功能;分为三部,具有三个狭窄,三个扩大,两个弯曲。

男性尿道的三部为:

前列腺部:为尿道穿过前列腺的部分,长约 2.5cm,管腔宽大,在后壁上有尿道嵴、精阜、前列腺小囊、射精管开口及前列腺排泄管的开口。

膜部:为尿道穿过尿生殖膈的部分,最短,约 1.2cm,管腔狭窄,在周围有尿道外括约肌,属随意肌。

海绵体部:为尿道穿过尿道海绵体的部分,是最长的一段,在尿道球内的尿道,管腔宽,称为尿道球部,尿道球腺导管开口于此,在茎头内的尿道扩大成舟状窝。

三个狭窄:尿道内口、尿道膜部、尿道外口。

三个扩大:尿道前列腺部、尿道球部、尿道舟状窝。

两个弯曲:耻骨下弯:在耻骨联合下方,凹面向上,固定不变;耻骨前弯:在耻骨联合前下方,凹面向下,将阴茎头上提,此弯曲消失。

临床上把尿道海绵体部称为前尿道,把尿道膜部和尿道前列腺部称为后尿道。

（四）适应证

（1）尿潴留导尿减压,测定膀胱内残余尿量。

（2）留尿做细菌培养,包括普通培养和膀胱灭菌尿培养。

（3）危重病人、泌尿系统手术后及急性肾衰准确记录尿量。

（4）了解少尿或无尿原因，及可疑尿路梗阻。

（5）膀胱病变，如神经源性膀胱，膀胱颈狭窄时用以测定残余尿量以及膀胱容量和膀胱压力，测定膀胱对冷热刺激的感觉及膀胱本体觉。

（6）膀胱病变诊断不明时，注入造影剂，膀胱冲洗，探测尿道有无狭窄及进行下尿路动力学检查。

（7）盆腔器官术前准备等。

（8）行膀胱注水试验，鉴别膀胱破裂。

（五）禁忌证

（1）高血压，心脏病患者应谨慎操作。

（2）尿道损伤、尿道狭窄患者应谨慎操作。

（3）急性尿道炎、急性前列腺炎、急性副睾炎、月经期禁用。

（六）术前准备

（1）清点器械

1）治疗盘，用以盛装导尿器械。

2）皮肤黏膜消毒液，2%红汞或0.1%苯扎溴铵溶液（新洁尔灭），或洗必泰，任备一种。

3）导尿包，内含无菌孔巾，大、中、小三种型号导尿管各一根，润滑油，试管（留标本用），尿液容器，检查物品有效期及包装有无破损。

4）保留导尿时必须备有输液管夹，胶布，留尿无菌塑料袋。

（2）核对病人姓名，评估病情、生命征，意识状态，有无尿道病变、膀胱充盈程度及局部皮肤情况，排尿情况；对意识清楚的患者，做好病人的思想工作，向患者说明导尿的目的和大致过程，消除病人顾虑，争取充分合作。

（3）戴好帽子、口罩，清洁双手（双手喷涂消毒液或洗手）。

（七）体位

患者取仰卧，两腿屈膝外展体位。

（八）操作方法

（1）携用物至床旁，向病员说明导尿目的，以取得合作。嘱患者先用肥皂液清洗外阴；男患者翻开包皮清洗（能自理者嘱病员清洗外阴，不能起床者，护士协助洗净）。

（2）操作者站在病员右侧，病员取仰卧屈膝位，双腿略向外展，脱去对侧裤腿，盖在近侧腿上，对侧大腿用盖被遮盖，露出会阴，将小橡胶单及治疗巾垫于病人臀下，弯盘置于近会阴处，换药碗与弯盘放于病员两腿之间，以2%红汞或0.1%苯扎溴铵溶液或0.1%洗必泰溶液消毒尿道口，女性由内向外、自上而下消毒外阴，每个棉球限用一次，将污棉球放于弯盘内，尔后外阴部盖无菌孔巾。男性则用消毒液自尿道口向外消毒阴茎前部，然后用无菌巾裹住阴茎，露出尿道口，

（3）术者戴无菌手套站于患者右侧，按下列程序操作：①以左手拇、示二指挟持阴茎，用黏膜消毒剂自尿道口向外旋转擦拭消毒数次，女性则分开小阴唇露出尿道口，再次用苯

扎溴铵棉球,自上而下消毒尿道口与小阴唇;②将男性阴茎提起,使其与腹壁成钝角,右手将涂有无菌润滑油的导尿管慢慢插入尿道,导尿管外端用止血钳夹闭,将其开口置于消毒弯盘中。男性约进入15~20cm,女性则分开小阴唇后,从尿道口插入约6~8cm,松开止血钳,尿液即可流出。

(4) 术后将导尿管夹闭后再徐徐拔出,以免管内尿液流出污染衣物。如需留置导尿时,则以胶布固定尿管,以防脱出,外端以止血钳夹闭,管口以无菌纱布包好,以防尿液逸出和污染;或接上留尿无菌塑料袋,挂于床侧。

(九) 注意事项

(1) 严格无菌操作,预防尿路感染。

(2) 选择导尿管的粗细要适宜,对小儿或疑有尿道狭窄者,尿管宜细。

(3) 插入尿管动作要轻柔,以免损伤尿道黏膜,若插入时有阻挡感可稍将导尿管退出后更换方向再插,见有尿液流出时再深入2cm,勿过深或过浅,尤忌反复大幅度抽动尿管。

(4) 对膀胱过度充盈者,排尿宜缓慢,第一次放尿不应超过1000ml,以免骤然减压引起出血或虚脱晕厥。

(5) 需做细菌培养或做尿液镜检者,留取中段尿于无菌试管中送检。测定残余尿时,嘱患者先自行排尿,然后导尿。残余尿量一般为5~10ml,如超过100ml,示有尿潴留,则应留置导尿。

(6) 留置导尿时,应经常检查尿管固定情况,有否脱出,留置时间一周以上者需用生理盐水或含低浓度抗菌药液每日冲洗膀胱一次;每隔5~7日更换尿管一次,再次插入前应让尿道松弛数小时,再重新插入。

(7) 如不慎插入阴道,应更换导尿管重新插入。

(8) 长时间留置导尿管时,拔管前三天应定期钳夹尿管,每2h放尿液一次,以利拔管后膀胱功能的恢复。

(9) 导尿管不应重复使用,否则使用者有可能受到细菌感染。

(10) 成人一般宜用14~18F导尿管,小儿一般宜用8~12F导尿管。

(十) 导尿术考核评分

科室: 　　　　　　　姓名: 　　　　　　　日期:

评分标准		满分	扣分原因	实际得分
术前准备 (15分)	a评估患者意识,自理能力,膀胱充盈度,理解合作程度	10		
	b环境舒适,安静,安全,保护隐私,备齐用物,放置合理	5		
选择导尿体位 (5分)	仰卧,两腿屈膝外展体位	5		
选择导尿管的型号(10分)	成人一般宜用14~18F导尿管,小儿一般宜用8~12F导尿管	10		

续表

	评分标准	满分	扣分原因	实际得分
操作方法 （60分）	a 核对患者,做好解释关门窗,屏风遮挡	4		
	b 清洗外阴,臀下铺巾擦洗外阴,方法顺序正确	4		
	c 打开导尿包,取消毒液和生理盐水	4		
	d 取出导尿管,放入无菌导尿包内	4		
	e 正确使用无菌钳	4		
	f 戴手套方法正确	4		
	g 铺洞巾方法正确	4		
	h 整理物品,放置有序	4		
	i 检查导尿管气囊有无破损	5		
	j 润滑导尿管	3		
	k 再次消毒外阴方法步骤正确	5		
	l 插管方法长度适宜	5		
	m 见尿再插5~7cm,气囊注入生理盐水	5		
	n 导尿管尾端与集尿袋相连并固定集尿袋固定于床缘	5		
整体性 （10分）	安置患者于舒适卧位,整理床单,妥善处理用物,观察尿液,洗手记录,交代术后注意事项	10		
总分		100		

备注:用模型考试时,考生应把模型视为真实病人,检查过程态度、语言、动作关爱病人,能够指导病人配合达到有效检查,否则根据程度扣分。最多可在总分扣5分。

考核人签名:

第二章 外科临床基本技能操作与考核评分

第一节 无 菌 术

一、灭菌和消毒法

（一）定义

无菌术（asepsis）是针对微生物及其感染途径所采取的一系列预防措施，包括灭菌、消毒法和操作规则及管理制度，是临床医学中必须严格遵守的基本操作规范。

1. 灭菌（sterilization） 指杀灭一切活的微生物。灭菌一般是指预先用物理方法，彻底消灭掉应用于手术区或伤口的物品上所附带的微生物。有的化学品如甲醛、戊二醛、环氧乙烷等也可杀灭一切微生物，故也可在灭菌法中应用。

2. 消毒法（antisepsis） 指杀灭病原微生物和其他有害微生物，并不要求清除或杀灭所有微生物（如芽孢），又称抗菌法，常指应用化学方法来消灭微生物。

（二）相关基础知识

1. 常用的物理消毒灭菌法 包括高温、紫外线和电离辐射等，医院常用的有高温和紫外线灭菌。高温包括干热灭菌及湿热灭菌，前者是通过使蛋白质氧化和近似炭化的形式杀灭细菌，包括火焰焚烧、高热空气。后者通过使蛋白质凝固来杀灭细菌，包括煮沸、流通蒸气和高压蒸气。

（1）高压蒸气灭菌法：是临床应用最普遍、效果可靠的灭菌方法。此法所用灭菌器的式样有很多种，但其原理和基本结构相同，是由一个具有两层壁能耐高压的锅炉所构成，蒸气进入消毒室内，积聚而产生压力。蒸气的压力增高，温度也随之增高，当温度达 $121 \sim 126℃$ 时，维持 30 分钟，即能杀死包括具有极强抵抗力的细菌芽孢在内的一切微生物，达到灭菌目的。

使用高压蒸气灭菌时应注意如下几点：①需要灭菌的各种包裹不应过大，一般应小于 $40cm \times 30cm \times 30cm$；②包裹不应排得太紧，以免妨碍蒸气的透入，影响灭菌效果；③易燃或易爆物品如碘仿、苯类等，禁用高压蒸气灭菌法；锐利器械如刀剪等不宜用此法灭菌，以免变钝；④瓶装液体灭菌时，要用纱布包扎瓶口，如用橡皮塞，应插入针头排气；⑤预置专用的包内及包外灭菌指示纸带，在压力及温度达到灭菌标准条件并维持 15 分钟时，指示带就呈黑色条纹，表示已经达到灭菌要求；⑥已灭菌的物品应该注明有效日期，并要与未消毒物品分开放置；⑦要有专人负责，每次灭菌都要检查安全阀的性能。

（2）煮沸灭菌法：可用于金属器械、玻璃制品及橡胶类物品，在水中煮沸100℃以后，维持 $15 \sim 20$ 分钟，一般细菌可被杀灭。但带芽孢的细菌至少要煮沸 1 小时才能杀灭。海拔高度每增加 300 米灭菌时间就应该延长 2 分钟。应用此法时应注意：①物品需全部浸入水中，以达到灭菌的目的；②橡胶类和丝线应于水煮沸后放入，10 分钟即可取出;③玻璃类物品用纱布包好,放入冷水中逐渐煮沸;④玻璃注射器应拔出针芯,用纱布包好针筒、针芯;⑤灭菌时间从水煮沸后算起,如中途加入物品则应重新从水煮沸的时间算起。

(3) 火烧法:一般在紧急情况下才用此方法。将器械置于搪瓷或金属盆中,倒入 95% 乙醇溶液少许,点火直接燃烧就可。但此法能使锐利器械变钝并失去光泽。

2. 常用的化学方法和灭菌剂 锐利器械、内镜和腹腔镜等不适于热力灭菌的器械,可用化学药液浸泡消毒。常用的化学消毒剂有下列几种:

(1) 70%乙醇溶液:它能使细菌蛋白变性沉淀,常用于已经消毒过的物品。一般浸泡30 分钟。乙醇溶液应每周过滤,并核对浓度一次。

(2) 2%中性戊二醛水溶液:它可使蛋白质变性,浸泡时间为 30 分钟,常用于刀片、剪刀、缝针及显微器械的消毒。药液需每周更换一次。

(3) 10%甲醛溶液:能干扰蛋白质代谢和 DNA 合成,浸泡时间为 20~30 分钟。适用于输尿管导管等树脂类、塑料类以及有机玻璃制品的消毒。

(4) 1:1000 苯扎溴铵(新洁尔灭)溶液:浸泡时间为 30 分钟,可用于刀片、剪刀、缝针的消毒,但效果不及戊二醛溶液,故目前常用于已经消毒的持物钳的浸泡。

(5) 1:1000 氯已定(洗必泰)溶液:浸泡时间为 30 分钟,抗菌作用较新洁尔灭强。

注意事项:①浸泡前,器械应去油污、擦净油脂;②拟消毒物品应全部浸在消毒液内;③有轴节的器械应把轴节张开;管、瓶类物品的内面亦应浸泡在消毒液内;④使用前应将物品内外的消毒液用灭菌生理盐水冲洗干净。

3. 气体熏蒸灭菌 适用于室内空气及不能浸泡且不耐高热的器械和物品的消毒。如精密仪器、纤维内镜等。

手术室应用较多的是福尔马林熏蒸法,福尔马林的用量按熏箱体积计算,一般用量以每 0.01m³ 加高锰酸钾 10g 和 40%甲醛溶液 4ml 计算。此法可消毒丝线、内镜丝缆、手术电凝器等,熏蒸 1 小时即可达到消毒目的。但灭菌要 6~12 小时。

二、手臂消毒法

(一) 目的

通过手臂消毒法,达到消除手臂表面的细菌,显著降低手术感染的机会。

(二) 操作前准备

(1) 手术人员进入手术室后,要更换手术室清洁衣裤和专用鞋,戴好手术帽及口罩,遮过头发、口、鼻。

(2) 剪短指甲,去除甲缘下污垢,将双袖卷至上臂三分之二处。

(3) 患上呼吸道感染或手臂皮肤化脓性感染及破损者,不能参加手术,手术人员上台前也不准参加严重感染伤口的换药。

(4) 事先将相关盛装物品的容器打开。

(三) 基本操作

手臂消毒法有多种,但步骤及范围都是一致的,范围包括双手、腕部、前臂、肘及肘上

10cm 的皮肤。

1. 肥皂洗刷及酒精浸泡法　此法已沿用多年,现已逐步被应用新型消毒剂的方法所替代,但我国还有相当一部分医院还在应用,且其他洗刷法都基于此法,因此需要作一介绍:

(1) 先用肥皂和清水将双手、前臂及上臂下部按普通洗手清洗一遍。

(2) 用无菌毛刷蘸消毒肥皂水洗刷,洗刷部位分三段:即双手、双腕和前臂、肘和肘上 10cm 的范围,逐部分进行。从指尖开始,按顺序进行指尖、手指、指间、手掌、手背、腕、前臂、肘、肘上 10cm 两手交叉进行,适当用力,均匀刷洗,不得遗漏任何部位,特别注意甲缘、甲沟、指蹼等处的刷洗,每刷洗 3 分钟,然后用清水彻底冲净肥皂液。冲洗时手朝上,肘部在下,使水从手流向肘部;再取第二把无菌刷刷洗,如此连续刷洗三遍,共约 10 分钟。

(3) 用消毒小毛巾擦干双手,再叠成三角形,底边朝上,放置腕部,另一手抓住下垂的两角,旋转向上擦至肘上 10cm,再将小毛巾翻面同样叠成三角,擦干另一手臂。另擦过肘部的毛巾不得再回擦前臂及手。手、臂洗过的部位也不可再碰其他未消毒之物,否则必须重新刷洗。

(4) 将双手及双臂浸泡于 70% 的乙醇溶液内至肘上 6cm 处,手指分开,用桶中小毛巾轻擦双手、双臂。5 分钟后,将手拿出,举起双手,使手中乙醇溶液沿肘部流入泡手桶内,注意伸入和拿出手时,不得碰及酒精桶的边缘。拿出后待其自干或用无菌巾蘸干,双手上举胸前呈拱手姿势,双手及臂不准触及前胸及其他有菌物体,亦不得下垂,准备穿手术衣、戴手套。

2. 碘伏洗手法　本法已在欧美等国及我国广泛应用,步骤是双手、前臂至肘上 10cm 皮肤,清水冲净肥皂液刷洗,反复两次,洗刷方法与前相同。无菌小毛巾擦干。再取浸透 0.5% 的碘伏纱布涂擦手及臂,稍干后穿手术衣、戴手套。

3. 灭菌王洗手法　灭菌王是不含碘的高效复合型消毒液,又名双氯苯己双烷,其方法是用清水洗净双手,双前臂至肘上 10cm 后,用无菌刷蘸灭菌王溶液 3~5ml 刷手和前臂 3 分钟,清水冲净,用无菌毛巾擦干,再取浸透灭菌王的纱布涂擦手及前臂,稍干后穿手术衣、戴手套。

4. 连台手术洗手法　在施行无菌手术后,需连续施行另一台手术,如手套未破,可不用重新刷手。可先净洗手套上血迹,由后向前翻转脱去手术衣,并随之翻转手套上部,然后用右手伸入左手手套反折部脱去该手套;再用左手伸入右手手套内面脱去该手套。这一步骤可使脱手套时,手术者皮肤与手套外面无接触。脱去后可在装有 70% 乙醇溶液的桶内浸泡 5 分钟或用 0.5% 碘伏涂擦手至肘上 6cm,再穿手术衣戴手套进行下一台手术;若前一台手术为污染手术,则手术前必须重新刷手。

5. 急诊手术洗手法　在紧急的情况下,来不及常规刷手,可用 3%~4% 的碘酊涂擦手及前臂,稍干后用 70% 的乙醇溶液涂擦一遍后即穿手术衣戴手套。亦可用戴双层手套法:用肥皂清洗手臂戴干手套并将反折部展开,盖于腕部,然手穿手术衣将衣袖留存手套腕部外面,再戴一双干手套。

(四) 手臂消毒法考核评分

姓名： 学号： 日期：

评分标准		满分	扣分原因	实际得分
操作前准备 (20分)	a 更换手术室清洁衣裤和专用鞋	3		
	b 戴好手术帽及口罩	4		
	c 剪短指甲,去除甲缘下污垢	4		
	d 将双袖卷至上臂三分之二处	3		
	e 患上呼吸道感染或手臂皮肤化脓性感染及破损者,不能参加手术	3		
	f 事先将相关盛装物品的容器打开	3		
洗手法 (70分)	a 打开水龙头,一般清洗	5		
	b 用灭菌刷取消毒液刷手3分钟	10		
	c 按顺序进行指尖、手指、指间、手掌、背、腕、前臂、肘、肘上10cm两手交叉进行	15		
	d 双臂屈曲于胸前,将肘部置于最低位,用流水冲净	10		
	e 关闭水源,如水龙头为手拧式开关,则应采用防止手部再污染的方法关闭水龙头	10		
	f 用无菌小毛巾擦手	10		
	g 泡手	10		
整体性 (10分)	手臂消毒法整个过程中,要注意无菌观念	10		
总分		100		

备注:应特别注意考生的刷手范围,刷手范围不正确最多可扣30分。

考核人签名：

三、手术区皮肤消毒

(一) 目的

手术区消毒旨在消灭拟做切口处及其周围皮肤的微生物,使其达到无菌的要求。

(二) 操作前的准备

手术人员在完成手臂消毒后,尚未穿手术衣、戴手套之前进行病人手术区皮肤消毒,一般由助手完成。

（三）基本操作

1. 消毒方法 助手从器械护士手中接过盛有浸蘸消毒液纱布球的消毒弯盘与无菌海绵钳。先用无菌海绵钳夹持浸透 2.5%~3% 的碘酊敷料涂擦皮肤,待碘酊干后,再用无菌钳夹持浸透 70% 乙醇溶液的敷料涂擦两遍,将碘酊擦净。消毒时整个消毒区要涂擦均匀,不能遗漏。另一种方法是用 0.5% 碘伏溶液进行手术区的消毒,用此消毒剂按上述方法在手术区涂擦两次即可。

2. 消毒方式 环形螺旋形消毒,用于小手术野消毒。平行消毒用于大手术野消毒。

3. 消毒原则 清洁伤口消毒应自手术切口开始,逐步向四周涂擦,直至所需范围(离心形消毒),注意消毒涂擦过周围的消毒敷料不可返回中心。污染伤口,如会阴、肛门部及感染伤口则由四周开始向中心进行涂擦(向心形消毒)。

4. 消毒范围 手术区皮肤消毒范围要至少包括手术切口周围 15cm 的区域,如手术时有延长切口的可能,则应适当扩大消毒范围。各部消毒范围不尽相同,不同手术部位的皮肤消毒范围如图 2-1-1 所示。

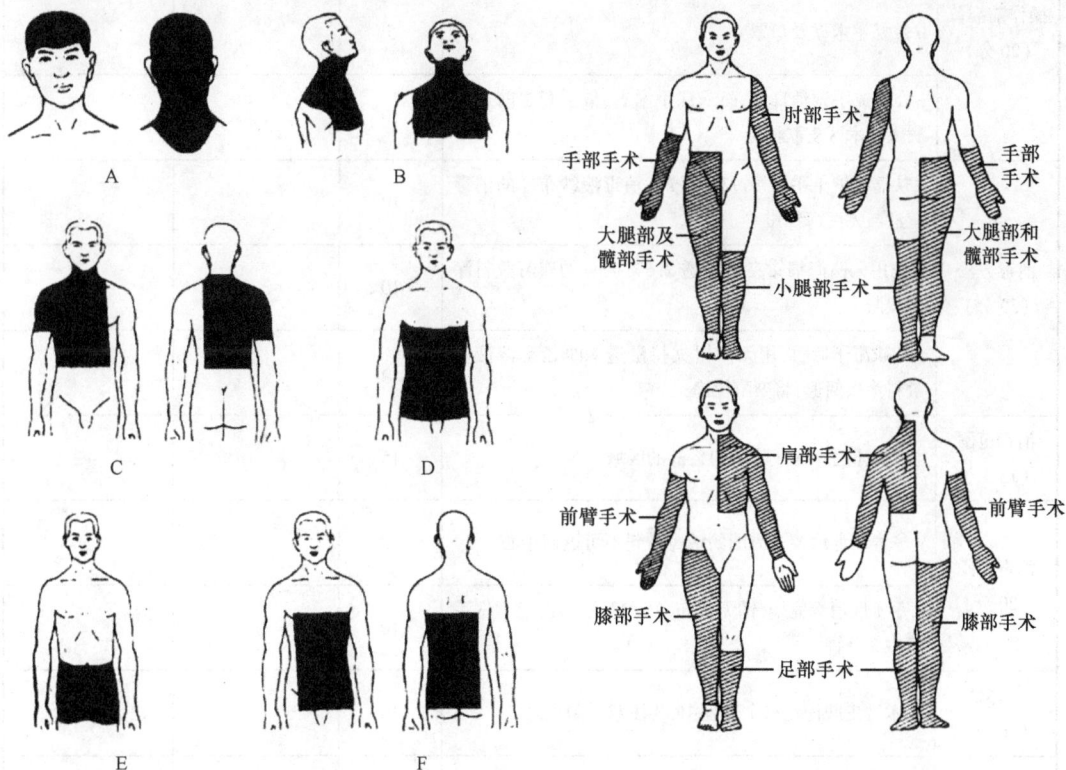

图 2-1-1 病人手术区的皮肤消毒

（四）注意事项

（1）非急诊手术病人手术前一天均应进行沐浴、换衣,对手术区域尤需洗净,特别要注意隐蔽部位的清洗,如肚脐或会阴部等。如皮肤上有较多油脂或胶布粘贴的残迹,可先用汽油或松节油拭去。如为腹部或大腿上段手术,应先递去阴毛;头颅手术应剃除一部分或全部头发;胸部及上臂手术则应剃去同侧腋毛,并用 70%乙醇溶液涂擦,最后用无菌巾包裹。骨科手术须用乙醇溶液涂擦,用无菌巾包裹,连续三天,每天一次。如手术区皮肤有感染灶,应延期手术,以免造成切口感染。

(2) 手术区消毒过程中,手术人员手不可碰到手术区。

(3) 面颈部、会阴部、婴幼儿、植皮区等不宜用碘酊消毒,一般用 1∶1000 苯扎溴铵或 0.5%氯己定溶液消毒。

(4) 腹部消毒时,应先滴少许上述消毒液于脐孔内,皮肤消毒完后,再将脐孔内消毒液拭干。

(5) 手术人员手术区消毒完毕,铺无菌布单后,双手再浸泡于洗手液中 3 分钟。

(五) 手术区皮肤消毒考核评分

姓名:　　　　　　　　　学号:　　　　　　　　　日期:

评分标准		满分	扣分原因	实际得分
操作前准备 (20分)	a 更换手术室清洁衣裤和专用鞋	5		
	b 戴好手术帽及口罩	5		
	c 在完成手臂消毒后,尚未穿手术衣、戴手套之前进行病人手术区皮肤消毒	10		
消毒方法 (35分)	a 从器械护士手中接过盛有浸蘸消毒液纱布球的消毒弯盘与无菌海绵钳	10		
	b 先用无菌海绵钳夹持浸透 2.5%~3%的碘酊敷料涂擦皮肤	10		
	c 待碘酊干后,再用无菌钳夹持浸透 70%乙醇溶液的敷料涂擦两遍,将碘酊擦净	15		
消毒范围 (15分)	至少包括手术切口周围 15cm 的区域	15		
消毒原则 (20分)	a 注意消毒涂擦过周围的消毒敷料不可返回中心	10		
	b 手术区消毒完毕,铺无菌布单后,双手再浸泡于洗手液中 3 分钟	10		
整体性 (10分)	手术区皮肤消毒整个过程中,要注意无菌观念	10		
总分		100		

备注:应特别注意考生的消毒范围,刷手范围不够或有遗漏,最多可扣 20 分。用模型考试时,学生应把模型视为真实病人,检查过程态度、语言、动作关爱病人、能够指导病人配合达到有效检查、否则根据程度扣分。最多可在总分扣 5 分。

考核人签名:

四、铺无菌巾单

(一) 目的

手术区铺巾目的是除显露手术切口所必需的最小皮肤区以外,其他部位都需予以遮盖,以避免和尽量减少手术的污染。

(二) 操作前的准备

(1) 手术人员在手术区皮肤消毒后,在器械护士协同下进行手术区无菌巾单的铺放。
(2) 无菌巾单包事先由巡回护士打开。

(三) 基本操作

以腹部手术为例(图 2-1-2),需消毒巾 4 块,薄膜手术巾 1 块,中单 2 条,剖腹单 1 条。其铺放步骤如下:

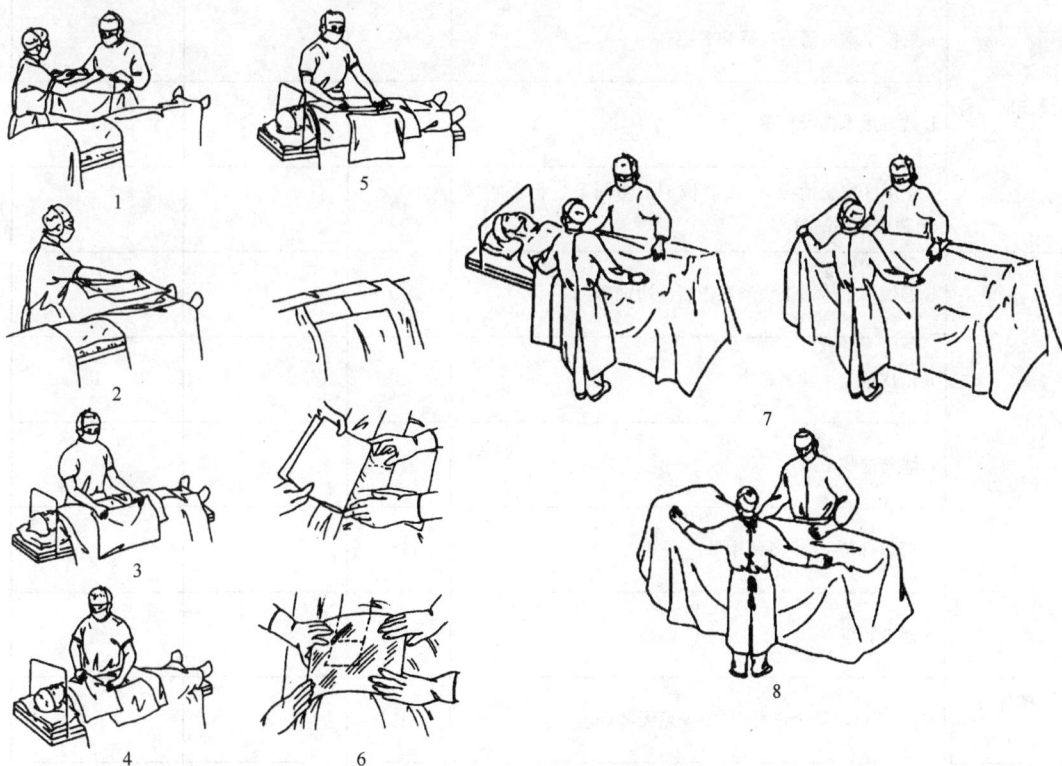

图 2-1-2 腹部手术区无菌巾单的铺放

(1) 器械护士传递 1 块消毒巾折叠边向着助手。助手接过第 1 块消毒巾,盖住切口的下方。

(2) 第 2 块消毒巾盖住切口的对侧;第 3 块消毒巾盖住切口的上方;第 4 块消毒巾盖住切口的助手贴身侧。

(3) 将薄膜手术巾放于切口的一侧,撕开一头的防粘纸并向对侧拉开,将薄膜手术巾敷盖于手术切口部位。

(4) 切口部位下、上各铺中单 1 条。

(5) 最后,铺剖腹单。带有开口的,开口正对切口部位,先向上展开,盖住麻醉架,再向下展开,盖住手术托盘及床尾。

(四) 注意事项

(1) 小手术仅铺无菌孔巾即可。对较大手术,须铺盖无菌巾和其他必要的布单。

(2) 铺无菌巾单总的原则是准确地显露手术野外其他部位均需遮盖,至少两层。

(3) 无菌巾铺完后尽量避免移动,如需移动只能向切口外移动,不得由周围向切口中心移动。

(五) 铺无菌巾单考核评分

姓名:　　　　　　　　学号:　　　　　　　　日期:

评分标准		满分	扣分原因	实际得分
操作前准备 (20分)	a 更换手术室清洁衣裤和专用鞋	5		
	b 戴好手术帽及口罩	5		
	c 手术区皮肤消毒后,在器械护士协同下进行手术区无菌巾单的铺放	10		
铺无菌巾 (70分)	a 器械护士传递 1 块消毒巾折叠边向着助手	10		
	b 依次铺盖 4 块消毒巾	20		
	c 铺盖薄膜手术巾	15		
	d 切口部位下、上各铺中单	15		
	e 铺剖腹单	10		
整体性 (10分)	铺无菌巾单整个过程中,要注意无菌观念	10		
总分		100		

备注:应特别注意考生的铺无菌巾单的顺序,顺序不正确最多可扣 30 分。用模型考试时,学生应把模型视为真实病人,检查过程态度、语言、动作关爱病人、能够指导病人配合达到有效检查、否则根据程度扣分。最多可在总分扣 5 分。

考核人签名:

五、穿无菌手术衣、戴无菌手套

（一）目的

任何洗手方法都不能完全消灭皮肤深处的细菌，在手术过程中，这些细菌会逐渐移到皮肤表面，并迅速繁殖，实验证明，已戴手套的手，残存的细菌繁殖很快，每40～50分钟细菌可增长一倍。因而，在手臂消毒后，必须穿无菌手术衣和戴无菌手套，以减少切口污染。

（二）操作前的准备

（1）在穿无菌手术衣、戴无菌手套前，手术人员必须先完成手臂消毒。

（2）无菌手术衣包事先由巡回护士打开，无菌手套亦由巡回护士备好。

（三）基本操作

1. 穿无菌手术衣

（1）穿传统无菌手术衣

1）从器械台已打开的无菌衣包取出无菌手术衣一件，在手术室较宽敞处，双手提起衣领两端，轻拉将手术衣抖开，认清无菌面后，反面朝向自己。

2）轻向上抛，乘势将两手臂插入衣袖内，两臂向前平举伸直，不可高举过肩，也不可向左右撒开，以免碰触污染。由手术巡回护士在后面拉紧衣带，双手即可伸出袖口。

3）穿衣者双手交叉，身体略向前倾，用手指夹起腰带递向后方，由背后的巡回护士接住系好（图2-1-3）。

（2）穿全遮盖式无菌手术衣

1）穿衣方法基本同上，只是当术者穿上手术衣和戴好手套后，腰带由器械护士接取并传递给术者自己系扎。

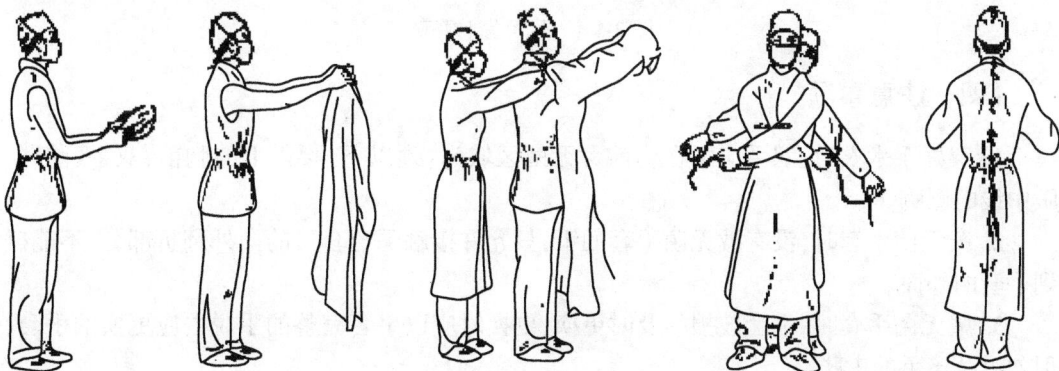

图 2-1-3　穿传统无菌手术衣

2）或由巡回护士用无菌持物钳以同样方式传给术者,全遮盖式无菌手术衣使术者背侧全部被无菌手术衣遮盖,其后背亦无菌。

2. 戴无菌手套　没有戴无菌手套的手,只允许接触手套套口的向外翻折部分,不能碰到手套外面。

（1）戴无菌干手套

1）若为经高压蒸气灭菌的干手套,取出手套夹内无菌滑石粉包,轻轻涂擦双手,使之干燥光滑。

2）从手套夹内,提起手套反折部取出手套,使手套两拇指掌心相对,先将一手插入手套内,对准手套内5指轻轻戴上。注意手勿触及手套外面。

3）用已戴好手套的手指插入另一手套的翻折部里面,帮助未戴手套的手插入手套内,将手套轻轻戴上。注意已戴手套的手勿触及手套内面。

4）将手套翻折部翻回,盖住手术衣袖口,以免露出腕部。

5）用无菌盐水将手套上的滑石粉冲洗干净（图2-1-4）。

（2）戴湿无菌手套:此法在国内医院中已很少应用。其方法是戴前手套内要先盛放适量的无菌水,使手套撑开,取出手套,先戴一手,将手抬高使水顺腕部流出,然后用戴好的手伸入另一手套反折部内,协助戴好另一手,亦抬高,使水顺腕流出,再穿好无菌手术衣,将手套反折部位拉到袖口上,不可露出手腕。

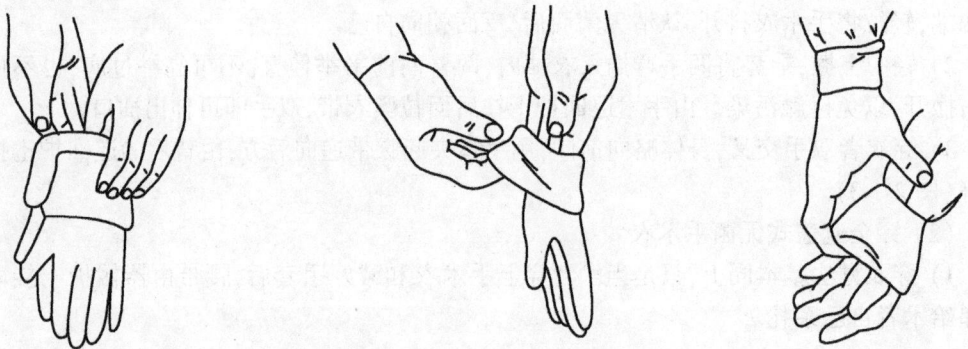

图2-1-4　戴无菌干手套

（四）注意事项

1. 穿好手术衣后,双手应举在胸前。无菌区域为:颈以下、腰以上的胸前,双手、前臂、腋中线的侧胸。

2. 戴无菌手套时,没有戴无菌手套的手,只允许接触手套套口的向外翻折部分,不能碰到手套的外面。

3. 戴无菌手套时,手套破损须及时更换,更换时应以手套完整的手脱去应更换的手套,但勿触及该手的皮肤。

（五）穿无菌手术衣、戴无菌手套考核评分

姓名： 学号： 日期：

	评分标准	满分	扣分原因	实际得分
操作前准备 （20分）	a 更换手术室清洁衣裤和专用鞋	3		
	b 戴好手术帽及口罩	5		
	c 在穿无菌手术衣、戴无菌手套前，手术人员必须先完成手臂消毒	7		
	d 无菌手术衣包事先由巡回人员打开，无菌手套亦由巡回人员备好	5		
穿无菌手术衣 （40分）	a 拿取手术衣	10		
	b 手提衣领、抖开手术衣	10		
	c 双手臂插入衣袖内，由巡回护士拉好衣服，系好衣带	10		
	d 穿好手术衣后，双手应举在胸前	10		
戴无菌手套 （30分）	a 取出无菌滑石粉包，轻轻涂擦双手	5		
	b 从手套夹内，提起手套反折部取出手套	5		
	c 将一只手插入手套内	10		
	d 用已戴好手套的手指插入另一手套的翻折部里面，帮助未戴手套的手插入手套内	10		
整体性 （10分）	穿无菌手术衣、戴无菌手套整个过程中，要注意无菌观念	10		
总分		100		

备注：应特别注意考生的未戴手套的手只能接触手套反折面，不可接触手套外面，不正确最多可扣20分。穿无菌手术衣时，两臂向前平举伸直，不可高举过肩，也不可向左右撒开，不正确最多可扣10分。

考核人签名：

第二节　手术常用器械及使用方法

一、刀　剪　类

(一) 操作前的准备

(1) 戴好帽子、口罩。

(2) 穿无菌手术衣、戴无菌手套。

(二) 基本操作

1. 手术刀 (scalpel)

(1) 手术刀主要用于切割组织,分为刀片和刀柄两部分,使用时将刀片安装在刀柄上,刀片宜用持针器夹持安装或取下,以免割伤手指。

(2) 正确的持刀方式有以下 4 种(图 2-2-1)

1) 持弓式:最常用,用于各种胸、腹部较大的皮肤切口。

2) 执笔式:执笔式用力轻柔而操作精细,用于切开皮肤、腹膜小切口,解剖血管、神经等。

3) 握持式:用于切割范围较广、用力较大的切开,或用于切割较坚韧的组织,如截肢手术。

4) 反挑式:用于扩大切口、脓肿切开和气管软骨环切开,以防损伤深层组织。

(3) 手术刀的传递:传递手术刀时,递者应握住刀片与刀柄衔接处,背面朝上,将刀柄的尾部交给术者,切不可刀刃朝向术者传递,以免刺伤术者。

2. 高频电刀

(1) 高频电刀:是一种取代传统手术刀进行组织切割的电手术器械。它通过电刀尖端(电极)产生的高频电压电流与机体接触时对组织进行加热,实现对机体组织的分离与凝固,从而达到切割(电切)与止血(电凝)的目的。高频电刀与传统手术刀相比,可明显减少手术出血量,大大缩短手术时间。目前临床广泛应用的高频电刀种类主要为单极高频电刀和双极电凝器两种。

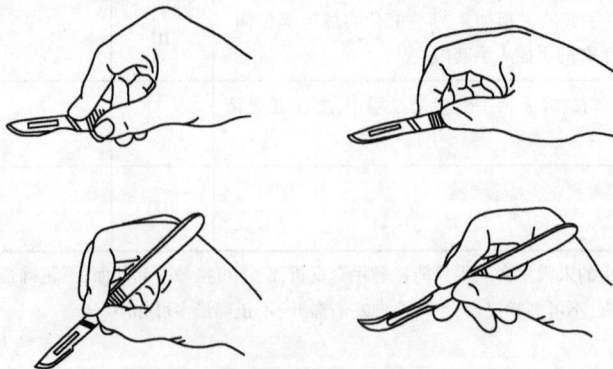

图 2-2-1　执刀方式

(2) 使用高频电刀时应注意:

1) 使用前和使用中应仔细检查电器件有无故障。

2) 手术室中不得有易燃易爆的气体、液体或其他物质。

3）极板应尽可能靠近手术部位安放，并保持干燥。

4）切勿盲目增大电刀的输出功率，以刚好保证手术效果为限。

5）通电时电刀和导电的止血钳不要接触出血点以外的其他组织。

6）指状或蒂状组织如小儿阴茎不得使用单极高频电刀。

3. 手术剪（surgical scissors）

（1）手术剪：用于剪断、分离软组织和剪线、敷料等。其有直、弯、长、短、尖头及圆头（钝头）等不同类型，根据不同用途而分别选用。直剪一般用于浅部手术，弯剪宜用于深部手术，尖头剪用于剪细小组织，圆头剪不易刺伤脏器。

（2）常用手术剪有组织剪、线剪及精细剪3种。

1）组织剪：用以剪开皮肤、筋膜、肌肉、血管、脏器等各种软组织，刃厚而短。

2）线剪：用以剪线、纱布、橡皮条及橡皮管等，其特点为剪刃薄而长。

3）精细剪：有称"眼科剪"，是最小型号的手术剪。

（3）使用手术剪时，应将拇指及无名指伸入剪柄的圆环内，中指置于剪柄侧面，食指伸向前方，这样可使动作准确、稳定、可靠。手术中根据需要可灵活使用各种用剪法，使手术得心应手。其他器械，凡器械柄有两环者，都可使用此法持握，如止血钳、组织钳、持针器等。使用剪刀时，刀叶不宜张开过大，以免刺伤周围组织（图2-2-2）。

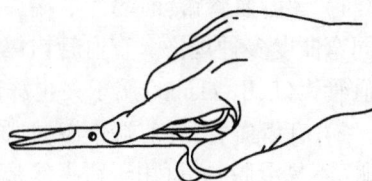

图2-2-2　执剪刀方式

（4）剪刀的传递：术者示、中指伸直，并作内收、外展的"剪开"动作，其余手指屈曲对握。

（三）常用器械辨认及使用考核评分（刀剪类）

科室：　　　　姓名：　　　　日期：

评分标准		满分	扣分原因	实际得分
操作前准备（20分）	a 戴好帽子、口罩	10		
	b 穿无菌手术衣、戴无菌手套	10		
器械辨认及使用（70分）	a 正确辨认器械	10		
	b 正确说明器械用途	10		
	c 正确握持器械	30		
	d 正确传递器械	20		
整体性（10分）	使用方法正确、动作协调	10		
总分		100		

备注：考生应注意正确握持器械，如握持手术剪时，中指扣入柄环，最多可在总分扣30分。

考核人签名：

二、钳　类

(一) 操作前的准备

(1) 戴好帽子、口罩。

(2) 穿无菌手术衣、戴无菌手套。

(二) 基本操作

1. 血管钳(hemostatic forceps)

(1) 又称止血钳,用于钳夹血管或出血点,也可用来进行钝性组织分离、拔针及暂时夹持某些组织(如筋膜、腹膜等)和作线头牵引,是主要的手术器械之一。

(2) 有直、弯、无齿、有齿及各种长短的止血钳。

1) 无齿血管钳:前端为平端。为最常用的一类血管钳,有直、弯两种类型及不同大小、不同弯曲度多种规格。直血管钳(straight clamp)多用于夹止浅层组织出血,协助拔针等用;弯血管钳(kelly clamp)用于夹止深部组织或内脏的血管出血。

2) 有齿血管钳:前端带齿,又称 kocher 钳,用于钳夹并切断大束的肌肉组织、大血管或内脏,不易滑脱;亦可用于钳夹瘢痕组织进行止血。

3) 蚊式血管钳(mosquito artery forceps):前端较细,为细小精巧的血管钳,也有直、弯两种类型,用于精细的止血及组织分离,不宜做大块组织钳夹用。

(3) 因止血钳钳端咬合力大,故不可用止血钳夹皮肤,以免造成坏死,影响切口愈合。不可用血管钳夹持敷料或缝针,以免损坏其齿槽。正确的持血管钳的方法是将拇指和无名指放在血管钳的两个环中。开放血管钳时,利用已套入血管钳钳环的拇指与无名指相对挤压,继以旋开的动作打开血管钳;也可用拇指与食指捏住血管钳的一个环,中指与无名指向一侧推动另一个环,即可开放血管钳(图 2-2-3)。

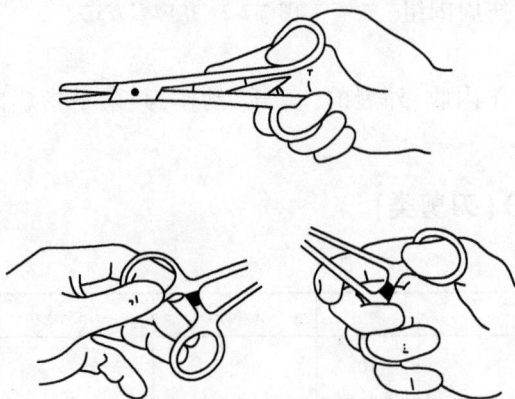

图 2-2-3　血管钳的执法

(4) 血管钳的传递:术者掌心向上,拇指外展,其余四指并拢伸直,传递者握血管钳前端,以柄环端轻敲术者手掌,传递至术者手中。

2. 持针器(needle holder)

(1) 持针器其前端粗钝,夹持面有交叉形齿槽,以利于稳定针体。用于夹持缝针进行缝合及持钳打结。有不同长短、大小。使用时,夹持缝针应使用持针器尖端,夹持缝针的中后 1/3 处。

(2) 持针器握持方法(图 2-2-4):

1) 指套法:为传统执法,用拇指、无名指套入钳环内,以手指活动力量来控制持针钳的开闭。

2) 掌握法:钳环紧贴大鱼际肌上,拇指、中指、无名指和小指分别压在钳柄上,后三指并拢起固定作用,食指压在持针钳前部近轴节处。

3) 掌指法:拇指套入钳环内,食指压在钳的前半部做支撑引导,余三指压钳环固定于掌中。

4）掌拇法：即食指压在钳的前半部，拇指及其余三指压住一柄环固定手掌中。

（3）持针器的传递：传递者握住持针钳中部，将柄端递给术者。在持针器的传递和使用过程中切不可刺伤其他手术人员。

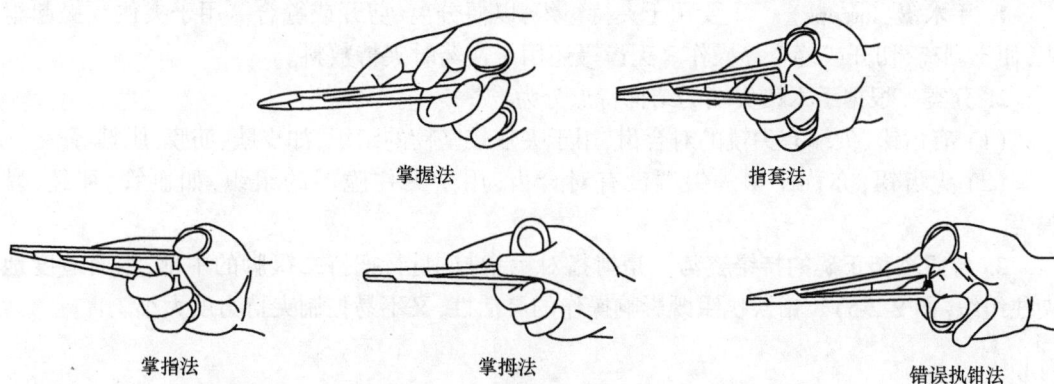

掌握法　　　　　　　　　　　　　　　　指套法

掌指法　　　　　　　　　掌拇法　　　　　　　　　　　错误执钳法

图 2-2-4　持针器械执握方式

（三）常用器械辨认及使用考核评分（钳类）

科室：　　　　　　　　　　姓名：　　　　　　　　　　日期：

评分标准		满分	扣分原因	实际得分
操作前准备 （20分）	a 戴好帽子、口罩	10		
	b 穿无菌手术衣、戴无菌手套	10		
器械辨认 及使用 （70分）	a 正确辨认器械（血管钳和持针器的齿纹差别）	15		
	b 正确说明器械用途	10		
	c 正确握持器械	15		
	d 正确开放血管钳	15		
	e 正确传递器械（血管钳和持针器）	15		
整体性 （10分）	使用方法正确、动作协调	10		
总分		100		

备注：考生应注意正确握持器械，如握持血管钳时，中指扣入柄环，最多可在总分扣30分。

考核人签名：

三、手　术　镊

（一）操作前的准备

（1）戴好帽子、口罩。

（2）穿无菌手术衣、戴无菌手套。

（二）基本操作

1. 手术镊（forceps）　主要用于夹持组织，以便分离、剪开或缝合。用于夹住或提起组织，便于剥离、切开或缝合等操作。无齿镊还用于换药时夹持敷料。

2. 分类　根据手术镊尖端的结构特点分为：

（1）有齿镊：尖端有尖锐的对合齿，用于夹住较坚韧的组织，如皮肤、筋膜、肌腱等。

（2）无齿镊：亦称平镊。尖端没有对合齿，用于夹住脆弱的组织，如血管、神经、黏膜等。

3. 持握姿势正确的持镊姿势　是拇指对示指与中指，把持二镊脚的中部，稳而适度地夹住组织（图 2-2-5）。错误执镊既影响操作的灵活性，又不易控制夹持力度大小。

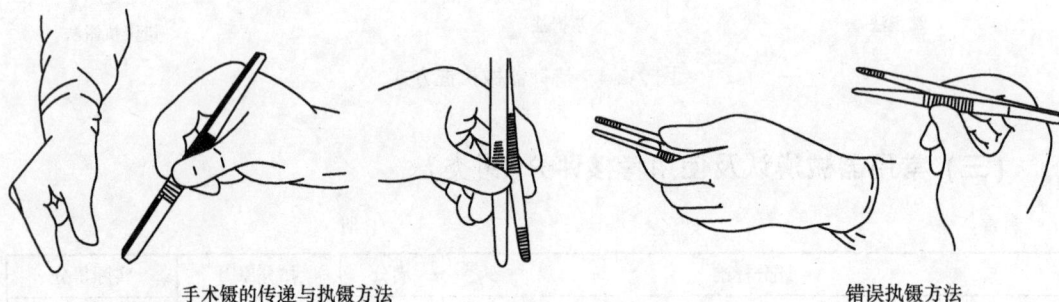

手术镊的传递与执镊方法　　　　　　　　　　　　　　　错误执镊方法

图 2-2-5　手术镊的传递与执镊方法

（三）常用器械辨认及使用考核评分（手术镊）

科室：　　　　　　　姓名：　　　　　　　日期：

	评分标准	满分	扣分原因	实际得分
操作前准备 （20分）	a 戴好帽子、口罩	10		
	b 穿无菌手术衣、戴无菌手套	10		
器械辨认 及使用 （70分）	a 正确辨认手术镊	20		
	b 正确说明手术镊用途	20		
	c 手术镊的传递与执镊	30		
整体性 （10分）	使用方法正确、动作协调	10		
总分		100		

备注：考生应注意正确握持器械，如手术镊的传递与执镊，最多可在总分扣30分。

考核人签名：

四、缝针、缝线、缝合器

（一）相关基础知识

1. 缝针　缝针（suture needle）用于各种组织缝合的器械,它由针尖、针体和针尾三部分组成。临床上根据针尖与针尾两点间有无弧度,将缝针分为直针、半弯针和弯针;按针尖横断面的形状分为三角针和圆针。

（1）直针:适合于宽敞或浅操作时的缝针,如皮肤及胃肠道黏膜的缝合,有时也用于肝脏的缝合。

（2）弯针:临床应用最广,适于狭小或深部组织的缝合。根据弧弯度不同分为1/2、3/8弧度等。几乎所有组织和器官均可先用不同大小、弧度的弯针做缝合。

（3）三角针:针尖前面呈三角形（三菱形）,能穿透较坚硬的组织,用于缝合皮肤、韧带、软骨和瘢痕等组织,但不宜用于颜面部皮肤缝合。

（4）圆针:针尖及针体的截面均为圆形,用于缝合一般软组织,如胃肠壁、血管、筋膜、腹膜和神经等。

2. 缝线

缝线（suture）用于缝合组织和结扎血管。所用的缝线应具有下列条件:有一定的张力,易打结,组织反应小,无毒,不致敏,无致癌性,易灭菌和保存。缝线分为不吸收线和可吸收线两大类。

（1）不吸收缝线（non-absorbable suture）:有桑蚕丝线、棉线、不锈钢丝、尼龙线、钽丝、银丝、亚麻线等数十种。根据缝线张力强度及粗细的不同亦分为不同型号。正号数越大表示缝线越粗,张力强度越大。"0"数越多的线越细,最细显微外科无损伤缝线编号为12个"0"。以3/0、0、4和7号较常用。

1）丝线和棉线:天然纤维纺成,表面常涂有蜡或树脂。丝线是目前临床上最常用的缝线,其优点是组织反应小,质软,易打结而不易滑脱,抗张力较强,能耐高温灭菌,价格低。缺点是为组织内永久性异物,伤口感染后易形成窦道;胆道、泌尿道缝合可致结石形成。棉线的用处和抗张力均不及丝线,但组织反应较轻,抗张力保持较久,用法与丝线相同。

2）金属线:为合金制成,有不锈钢丝和钽丝,具备灭菌简易、刺激较小、抗张力大等优点,但不易打结。常用于缝合骨、肌腱、筋膜,减张缝合或口腔内牙齿固定等。

3）不吸收合成纤维线:如尼龙、锦纶、普罗伦（prolene）等,优点是光滑、不吸收、组织反应小、抗拉力强,可制成很细的丝,多用于微小血管缝合及整形手术。用于微小血管缝合时,常制成无损伤缝合针线。其缺点是质地稍硬,线结易于松脱,结扎过紧时易在线结处折断,因此不适于有张力的深部组织的缝合。

（2）可吸收缝线（absorbable suture）:主要有肠线（catgut）及合成纤维线。

1）肠线:由绵羊的小肠黏膜下层制成。肠线有普通和铬制两种。普通肠线在体内约经一周左右开始吸收,多用于结扎及缝合皮肤。

使用肠线时要注意:①肠线质地较硬,使用前应用盐水浸泡,待变软后再用,但不可用热水浸泡时间过长,以免肠线肿胀易折,影响质量;②不能用持针钳或血管钳钳夹肠线,也不可将肠线扭折,以免撕裂易断;③肠线一般较硬、较粗、较滑,结扎时需要三重结。剪线时留的线头应长一些,否则线结易松脱。一般多用连续缝合,以免线结太多,致术后异物反应较严重;④胰腺手术时,不用肠线结扎或缝合,因肠线可被胰腺消化吸收,从而引起继发出血或吻合口破裂;⑤尽量选用细肠线;⑥肠线价格比丝线价格贵。

2) 合成纤维线:均为高分子化合物,其优点有:组织反应轻,抗张力较强,吸收时间长,有抗菌作用。这类线因富有弹性,打结时要求以四重或更多重的打结法打结。

3. 缝合器 也称吻合器或钉合器(anastomat),以消化道手术使用最为普遍。消化道缝合器种类很多,根据功能和使用部位的不同,可分为管型吻合器、线型吻合器、侧侧吻合器、荷包缝合器及皮肤缝合器。依手术的需要可选择不同种类、不同型号的吻合器。使用前应阅读说明书,了解器械结构和性能。

(二) 常用器械辨认及使用考核评分

请结合其他外科基本操作进行考核。

五、其 他 器 械

(一) 相关基础知识

1. 组织钳(tissue forceps) 又称 Allis 钳、鼠齿钳。夹持面有较粗钝的一排齿状咬合,对组织的压榨力较血管钳轻,故一般用于夹持皮肤和其他软组织,不易滑脱。有时也用于固定无菌巾、纱布垫等。

2. 胃肠钳(gastric intestinal ferceps) 用于胃切除时钳夹胃,齿槽为纵行且较深,钳夹力量大,压榨力强,组织不易滑脱。肠钳用于钳夹肠管,齿槽薄、弹性好,对组织损伤小,有直、弯两种。其用于肠切除吻合时夹持肠管,可阻断肠内容物,以防外溢、污染腹腔,又不致损伤肠壁。使用时可外套一橡皮管,以减少对组织的损伤。

3. 铺巾钳(towel forceps) 前端尖锐呈爪状,用以固定手术巾,有时也用作某些组织的牵引。

4. 海绵钳(sponge-holding forceps) 又称环钳,夹持面呈环形。分为有齿纹和无齿纹两种。有纹环钳用于夹持纱布、棉球做皮肤消毒用,或用于手术野深处的清拭。无纹环钳用于夹提脏器或病变组织,使用时不要扣紧。

5. 探针(probe) 有普通探针和有槽探针之分,用以探查窦道,借以引导作窦道及瘘管的切除。

6. 刮匙(curette) 用以清除坏死组织或肉芽组织和骨腔内的死骨等。其长短、弯度及形式各不相同,不同部位的手术应选用不同型号的刮匙。如脊柱结核手术时,应选用弯度大、柄长的刮匙刮除死骨和干酪样坏死组织。

7. 吸引器(suction) 用于吸引手术野中的出血、渗出物、脓液、空腔脏器中的内容物、冲洗液等,使手术野清楚,减少污染机会。吸引器由吸引头、管道、玻璃接头、吸引瓶及动力部分组成。吸引头结构和外形有多种,金属或一次性硬塑料双套管、单管。双套管的外管有多个孔眼,内管在外套管内,尾部以橡皮管接于吸引器上,多孔的外套管可防止内管吸引时被周围的组织堵塞,保持吸引通畅。

8. 肋骨剪、咬骨钳、骨膜剥离器 肋骨剪(rib scissors)用于修剪骨片和骨端。咬骨钳(rongeur)用于咬除软骨及骨端的尖刺状或突出的骨缘。咬骨钳有各种不同的宽度和角度,有单关节和双关节之分。骨膜剥离器(periosteum elevator)又称骨膜起子或骨衣起子。形状多样,把柄有长短,刀面有宽窄,锐利程度也不同,能把附着在骨面上的外骨膜、骨痂及软组织剥离下来。

(二) 常用器械辨认及使用考核评分

请参考其他常用器械的考核方式进行考核评分。

第三节　手术基本操作技术

一、切　　开

(一) 目的

根据手术性质及手术野显露的需要,逐层切开组织,尽可能不损伤过多组织,达到良好暴露及愈合牢固的目的。

(二) 操作前的准备

(1) 戴好帽子、口罩。
(2) 穿无菌手术衣、戴无菌手套。

(三) 操作方法

1. 皮肤切开　应先将皮肤固定好,一刀切开。开始时刀尖先垂直刺入皮肤,而后再转至45°斜角切开皮肤,直达预定切口的长度,再使刀转90°垂直方向提出(图2-3-1)。不应随便将刀提起,一切再切,造成边缘挫伤。

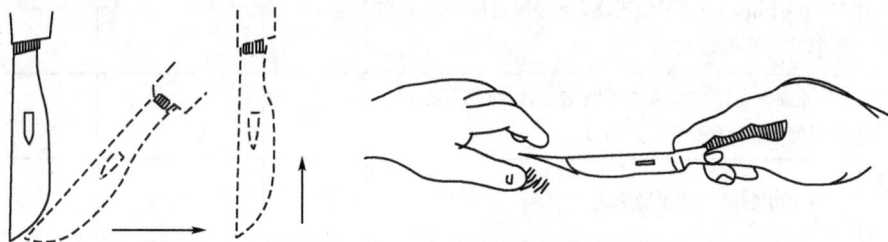

图 2-3-1　皮肤切开

2. 深筋膜　腱鞘切开,应先切一小口,用止血钳分离,再剪开,避免损伤深层组织。
3. 腹膜　胸膜切开要注意勿损伤内脏。手术者与助手各用一把镊子先将腹膜提起,用刀柄击两下镊子证明确无腹腔脏器粘连时,再在二把镊子间切开一小口,用止血钳夹住切口腹膜缘两侧,确认腹膜下无粘连再用剪刀剪开腹膜并扩大切口。

(四) 注意事项

(1) 皮肤切口边缘要非常整齐,切口应达到充分暴露为佳。
(2) 切开皮肤时不应随便将刀提起,一切再切,造成边缘挫伤。

（3）皮肤切口应与一般皮肤皱纹一致。

（4）腹膜、胸膜切开要注意勿损伤内脏。

（五）切开考核评分

姓名：　　　　　　　学号：　　　　　　　日期：

评分标准		满分	扣分原因	实际得分
操作前准备（20分）	a 戴好帽子、口罩	5		
	b 穿无菌手术衣、戴无菌手套	5		
	c 选择适当的手术刀	10		
切开（70分）	a 皮肤切开应先将皮肤固定好	5		
	b 开始时刀尖先垂直刺入皮肤	10		
	c 而后再转至45°斜角切开皮肤，直达预定切口的长度	10		
	d 再使刀转90°垂直方向提出	10		
	e 腱鞘、腱膜切开，应先切一小口，用止血钳分离，再剪开	15		
	f 腹膜切开时手术者与助手各用一把镊子先将腹膜提起，用刀柄击两下镊子证明确无腹腔脏器粘连时，再在二把镊子间切开一小口	10		
	g 用止血钳夹住切口腹膜缘两侧，确认腹膜下无粘连再用剪刀剪开腹膜并扩大切口	10		
整体性（10分）	严格无菌操作，步骤正确熟练	10		
总分		100		

备注：应特别注意持刀手法及切开方法，如果皮肤边缘挫伤、一切再切最多可扣15分，切开腹膜如损伤内脏最多可扣15分。

考核人签名：

二、分　离

（一）目的

解剖各种软组织（如器官外膜、韧带等）以及病理性组织（如纤维粘连等），充分暴露内部的组织或器官。

（二）操作前的准备

（1）戴好帽子、口罩。

（2）穿无菌手术衣、戴无菌手套。

（三）操作方法

1. 锐性分离　是指用手术刀刃或组织剪刀刃进行分离。分离面准确,精细和组织损伤较少。但必须在直视下进行,要求解剖关系清楚,逐步扩展、深入,避免盲目损伤深部的血管、神经和器官等。此法一般较适用于离断坚韧的纤维组织,重要的血管神经、大块肿瘤切除以及解剖关系清楚的软组织（图 2-3-2）。

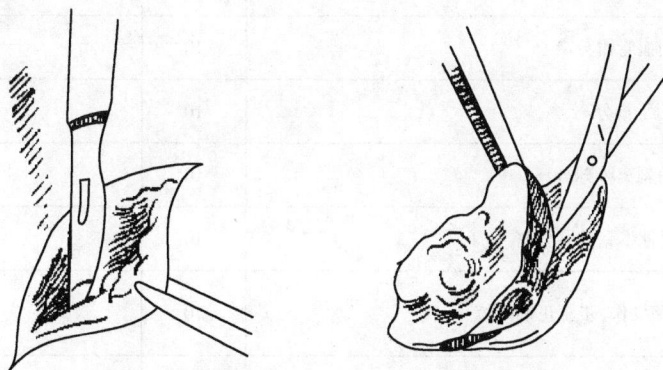

图 2-3-2　组织锐性分离

2. 钝性分离　指用组织钳、血管钳、刀柄、剥离纱球以及用手指分离。剥离快、省时间。方法是将这些钝性器械或手指伸入筋膜间隙疏松组织层,用适当的力量轻轻地、逐步推开周围组织,否则可使血管、神经、脏器发生撕裂等出现不良后果（图 2-3-3）。

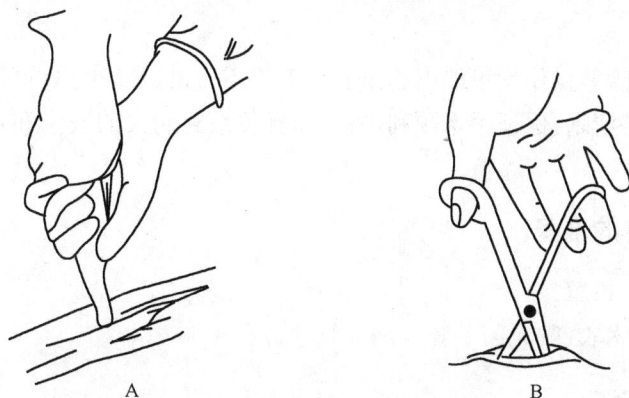

图 2-3-3　组织的钝性分离

A. 骨膜钝性分离;B. 一般钝性分离

（四）分离考核评分

姓名：　　　　　　　　　学号：　　　　　　　　　日期：

评分标准		满分	扣分原因	实际得分
操作前准备 （20分）	a 戴好帽子、口罩	5		
	b 穿无菌手术衣、戴无菌手套	5		
	c 选择适当的分离器械	10		
分离（70分）	a 正确用手术刀刃分离	15		
	b 正确用组织剪刀刃分离	15		
	c 正确用血管钳分离	10		
	d 正确用手指分离	10		
	e 正确用剥离纱球分离	10		
	f 正确用骨膜剥离器分离	10		
整体性 （10分）	严格无菌操作，步骤正确熟练	10		
总分		100		

备注：应特别注意分离方法的选择，如果损伤重要血管神经最多可扣20分。

考核人签名：

三、止　血

（一）目的

切开、分离、摘除等操作均可能引起出血。妥善止血可以减少出血量、防止失血引起的危险，使手术野保持清晰，保证手术顺利进行，而且关系到病人的安全和术后愈合及减少并发症的发生。

（二）操作前的准备

（1）戴好帽子、口罩。
（2）穿无菌手术衣、戴无菌手套。

（三）操作方法

手术中常用的止血方法如下：

1. 压迫止血法　一般用于找不出明显出血点或较大面积渗血以及意外性较大的血管出血。

（1）较大的血管出血：迅速用手指压迫或者用手指捏住出血来源的血管后结扎止血或者缝合血管。

（2）出血活跃的渗血创面：可采用40~50℃热盐水湿纱布压迫止血3~5分钟，然后轻轻取出纱布，必要时重复3~5次。

（3）较大或广泛出血创面：可用无菌干纱布或绷带填塞压迫，填塞时间一般于术后3~5日。逐步松动后取出，过早取出可能再度出血，过晚取出可能引起严重感染。

2. 电凝止血法 利用高频感应电流，通过对出血点烧灼，使组织蛋白凝固止血。优点是缩短手术时间，减少结扎线结。

方法：先用血管钳逐一钳夹出血点，轻轻提起血管钳，不与周围组织接触，擦干钳夹尖端附近血液，继而将电凝器头与血管钳接触（图2-3-4）。出烟后立即移开电凝头，移去血管钳。也可用电凝器头直接接触出血点而止血。电凝止血法的缺点是止血后若凝固组织脱落可再次出血，较大血管出血达不到止血目的。如设备失灵或安排不当，可烧伤病人和手术者。使用时必须移走易燃物，以防电火花引起火灾。

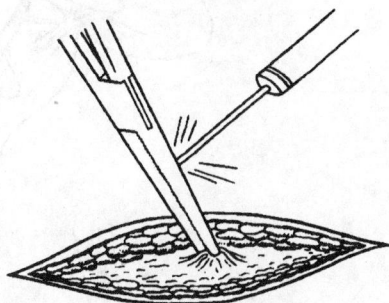

图 2-3-4 电凝止血

3. 结扎止血法 结扎止血法是手术中最常用、最可靠基本止血方法。

（1）钳夹结扎：用血管钳直接钳夹出血点，血管钳应与出血组织创面垂直，准确夹住出血点。钳夹组织应尽量少。助手将血管钳轻轻提起，尖端向下，术者将结扎线绕过血管钳。此时将血管钳放平，尖端轻轻向上挑起，即可在钳端下面结扎。打第一个结后，应保持线的紧张度。移去血管钳的同时，将第一个结打紧，继而打第二个单结。在拉紧结扎线时，要均匀用力，两手与结扎处三点呈一直线，防止组织和线结撕脱（图2-3-5）。

对可见的血管，可先用血管钳分离，钳夹两点，在两点之间切断，再用线结扎止血。

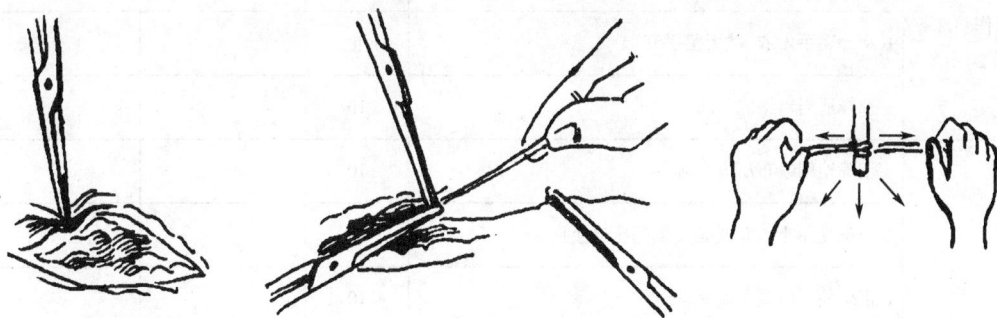

图 2-3-5 出血点的钳夹结扎

结扎血管的丝线粗细，要选择适当。一般结扎小血管可用1号线，稍大的血管用4号或7号线。结扎动脉和解剖学命名的血管，应做三重结扎，不宜离血管断端过近，所留的线结尾不宜过短，以防线结脱落。

（2）缝扎止血：又称贯穿缝合结扎。将线用缝针穿过血管组织，绕过一侧再穿过血管或组织在另一侧结扎（图2-3-6）。处理较大血管时，先游离血管，用两把血管钳平行钳夹，在两钳间切断，在血管钳近侧组织穿过缝针，做8字或U字形贯穿缝合结扎（图2-3-7）。对较粗的血管，常先用中号或粗线做一道结扎，然后在结扎线结的远侧做一贯穿缝扎。

缝扎止血还可用于肌断端，实质器官（肝、脾、肾等）的某些创面等；还有以缝合浆膜或其他软组织制止渗血。

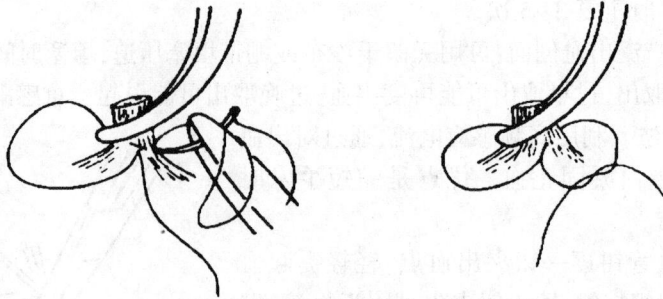

图 2-3-6 缝扎法

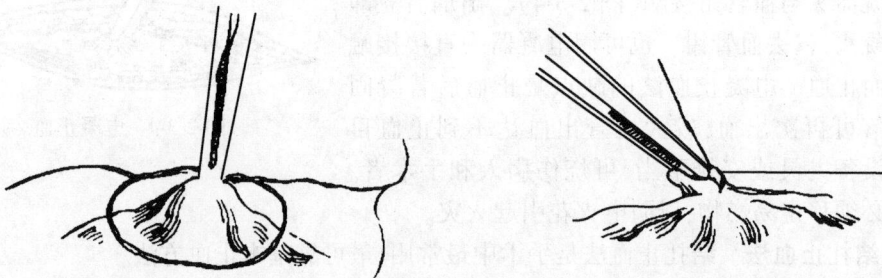

图 2-3-7 贯穿结扎缝扎止血法

（四）止血考核评分

姓名：   学号：   日期：

评分标准		满分	扣分原因	实际得分
操作前准备（20分）	a 戴好帽子、口罩	5		
	b 穿无菌手术衣、戴无菌手套	5		
	c 选择适当粗细的丝线	10		
止血（70分）	a 正确使用纱布压迫止血	10		
	b 正确使用干纱布或绷带填塞压迫止血	10		
	c 正确使用电凝止血	10		
	d 正确使用钳夹结扎止血	15		
	e 正确处理血管的离断及结扎	15		
	f 正确使用缝扎止血	10		
整体性（10分）	严格无菌操作，步骤正确熟练	10		
总分		100		

备注：应特别注意结扎的牢靠度，如果出现结扎过松、脱落、滑结、假结最多可扣20分。

考核人签名：

四、打　　结

(一) 目的

用医用缝线对血管断端、皮肤或组织切口、创口、吻合口等缝合后的结扎。

(二) 操作前的准备

(1) 戴好帽子、口罩。
(2) 穿无菌手术衣、戴无菌手套。
(3) 选择合适的医用缝线。

(三) 操作方法

1. 线结的种类　手术中结扎需用规定的方结、三重结、和外科结等方式,不应随意打结。手术中的结要牢靠,不能松懈,不应脱落(图2-3-8)。

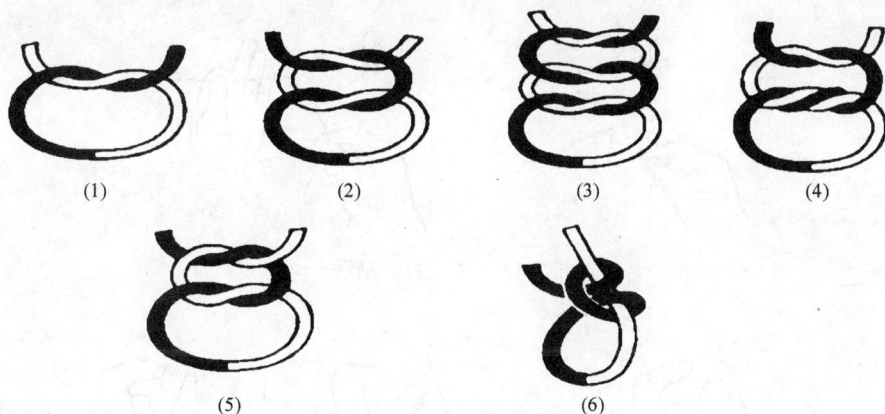

图2-3-8　线结的种类

(1) 单结:为一般线结的第一结,只有一扣,因不牢固而不单独使用。
(2) 方结(平结):由线扣方向相反的两个单结组成,打紧后不易松脱,用于一般的结扎。
(3) 三重结:是在方结基础上再加一扣,与原方结的第二结方向相反,较牢固,故又称为强结。用于大血管及较多组织的结扎。
(4) 外科结:第一结扣绕两次,比较牢固,打第二结时不易松脱。常用于大血管或张力过大的组织缝合结扎。
(5) 假结(十字节):由两个方向相同的单结组成,易松脱。手术中不应采用。
(6) 滑结:打结时两手用力不均匀,一条线牵拉过紧变直,另一线头过松。结扎后极易滑脱,手术中不应使用。

2. 打结方法
(1) 单手打结法:简便、迅速,用途广泛(图2-3-9)。
(2) 双手打结法:动作稍多,但牢固可靠。适用于深部打结(图2-3-10、图2-3-11、图2-3-12)。

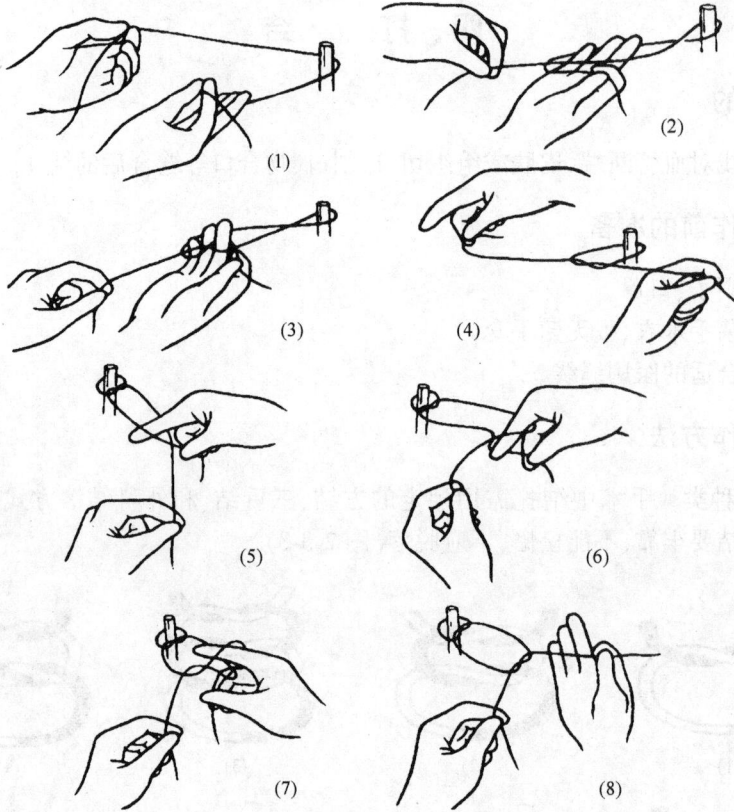

图 2-3-9 单手打方结法

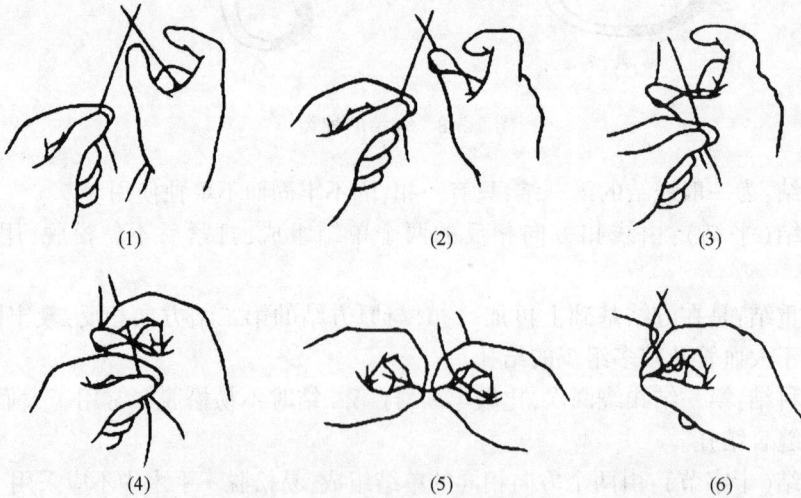

图 2-3-10 双手打方结法

（3）器械打结法：即用持针钳或血管钳打结。此法常用于结扎线过短或手术野较狭小时的结扎（图 2-3-13）。

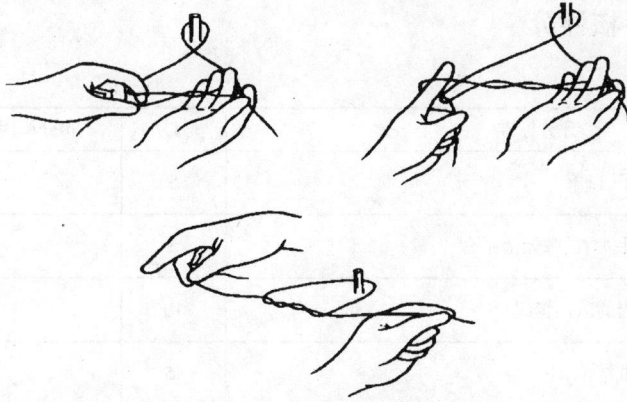

图 2-3-11　双手打外科结

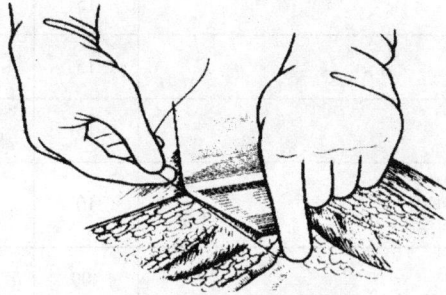

图 2-3-12　双手深部打结

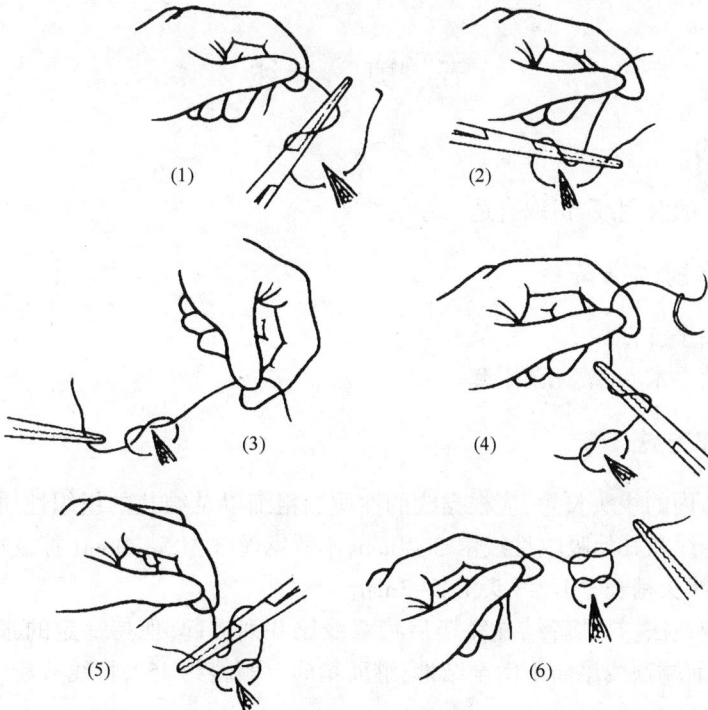

图 2-3-13　器械打方结法

（四）打结考核评分

姓名：　　　　　　　　　　学号：　　　　　　　　　　日期：

	评分标准	满分	扣分原因	实际得分
操作前准备 （20分）	a 戴好帽子、口罩	5		
	b 穿无菌手术衣、戴无菌手套	5		
	c 选择适当的医用缝线	10		
打结（70分）	a 正确打方结	15		
	b 正确打三重结	10		
	c 正确打外科结	15		
	d 正确打深部双手结	15		
	e 正确用器械打结	15		
整体性 （10分）	打结操作熟练，结扎牢固	10		
总分		100		

备注：应特别注意结扎的手法及牢靠度，如果出现滑结、假结最多可扣20分。

考核人签名：

五、剪　　线

（一）目的

剪断结扎后的医用线，留取合适长短的线头。

（二）操作前的准备

（1）戴好帽子、口罩。

（2）穿无菌手术衣、戴无菌手套。

（三）操作方法

（1）留在体内的线头长短，应根据线的性质和粗细以及结扎的组织性质而定。通常丝线留 1~2mm，肠线和其他吸收性线留 3~4mm，不锈钢丝线留 5~6mm（拧成小扣）。结扎中重要血管，所留线头稍长，如丝线头留 2~3mm。

（2）正确剪线法：打结者结扎完毕后将双线尾并列提起，保持一定的张力。剪线者将剪微张刀口，以前端顺线尾向下滑至结部，继而稍向上倾斜约45°，将线剪断（图 2-3-14）。

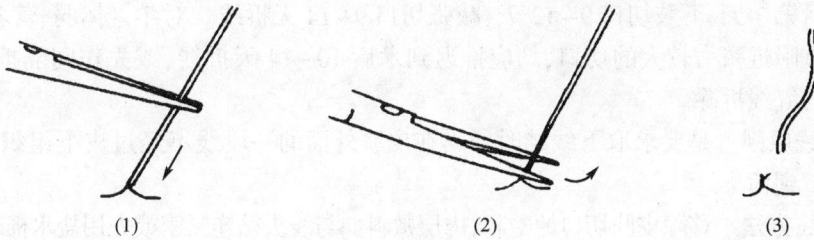

(1)　　　　　　　　　(2)　　　　　　　　　(3)

图 2-3-14　剪线

(四) 剪线考核评分

姓名：　　　　　　　学号：　　　　　　　日期：

评分标准		满分	扣分原因	实际得分
操作前准备 (20分)	a 戴好帽子、口罩	5		
	b 穿无菌手术衣、戴无菌手套	5		
	c 选择适当的剪刀	10		
剪线(70分)	a 正确剪断丝线	15		
	b 正确剪断可吸收线	15		
	c 正确剪断不锈钢丝线	10		
	d 正确剪断结扎大血管的丝线	15		
	e 正确剪断皮肤缝线	15		
整体性 (10分)	操作熟练,方法正确	10		
总分		100		

备注:应特别注意剪线的手法及线头留取长度,如果出现线头留取过长或过短最多可扣20分。

考核人签名：

六、拆　　线

(一) 目的

拆除已愈合的皮肤切口的缝线。

(二) 操作前的准备

(1) 戴好帽子、口罩。

(2) 穿无菌手术衣、戴无菌手套。

(3) 准备灭菌换药碗、二把镊子、线剪、碘伏棉球、盐水棉球、无菌纱布、胶布等。

(三) 操作方法

1. 体位　患者取舒适体位。显露皮肤伤口。

2. 拆线时间　用丝线缝合者,在头、面、颈部可在术后 5~6 天拆线;上肢和胸腹壁的缝线可在术后第 7 天、下肢切口 9~12 天，减张切口 9~14 天拆线。对年老体弱、营养不良的切口以及关节附近张力较大的切口，均应推迟到术后 10~14 天拆线，或先作间隔拆线，2 天后再将剩余的缝线拆除。

3. 拆线原则　是要求取下线结时暴露在皮肤外面的一段线不经过皮下组织抽出，防止皮下组织遭到污染。

4. 拆线方法　移除皮肤切口原敷料，内层敷料如与线头粘连紧密或先用盐水棉球湿敷后再取下。用碘伏棉球依次消毒切口（包括缝线），再用镊子将线结向上提起（图 2-3-15），以线剪在紧贴皮肤一个针孔上剪断缝线，随即抽出，然后局部再用碘伏涂擦一次，用无菌纱布覆盖，胶布固定。

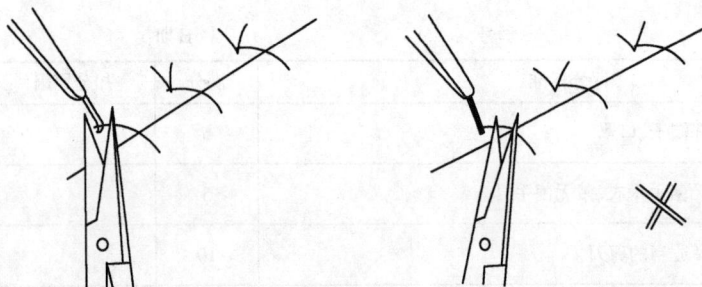

图 2-3-15　拆线

（四）拆线考核评分

姓名：　　　　　　　学号：　　　　　　　日期：

评分标准		满分	扣分原因	实际得分
操作前准备（20 分）	a 戴好帽子、口罩	5		
	b 穿无菌手术衣、戴无菌手套	5		
	c 准备换药碗、镊子、线剪、碘伏棉球、盐水棉球、纱布、胶布等	10		
拆线（70 分）	a 取患者舒适体位，显露切口	5		
	b 移除切口敷料，外层用手，内层用镊子	15		
	c 碘伏消毒切口皮肤和缝线	10		
	d 用镊子提起线头，用线剪紧贴皮肤剪断缝线	15		
	e 然后往皮肤剪线一侧方向抽出缝线	15		
	f 再次消毒，用无菌纱布覆盖，胶布固定	10		
整体性（10 分）	严格无菌操作，操作熟练	10		
总分		100		

备注：应特别注意剪线的部位，如果出现剪线部位不正确、遗留缝线于皮下最多可扣 20 分。

考核人签名：

七、缝合及吻合

（一）目的

缝合将切开、切断或创伤裂开的组织对合而消灭间隙，以利愈合。吻合是将有腔脏器（如胃、肠等）和各种管道（如胆道、输尿管、血管等）作衔接性缝合。

（二）操作前的准备

（1）戴好帽子、口罩。

（2）穿无菌手术衣、戴无菌手套。

（3）准备持针钳、圆针或三角针、镊子、医用丝线或可吸收线、剪刀等。

（三）操作方法

基本方法有三类：单纯缝合、内翻缝合和外翻缝合，各类又有间断缝合和连续缝合两种。

1. 单纯缝合法

（1）最常用，可用于皮肤、皮下组织、腱膜等多种组织缝合。缝针于创缘内进组织，从相同的边距之对侧穿出（图 2-3-16）。缝稍厚的组织时，要注意尽力接近垂直方向进针与出针，否则则将形成两侧边缘内翻（图 2-3-17）。

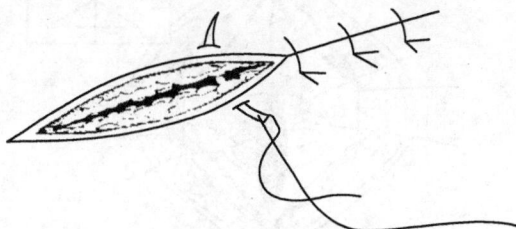

图 2-3-16 单纯间断缝合

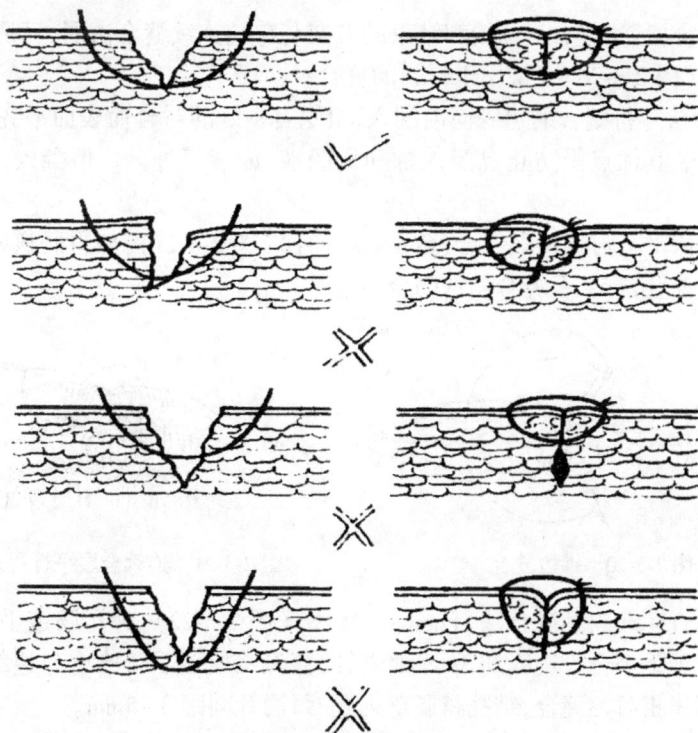

图 2-3-17 单纯缝合的正误示意

（2）双间断缝合（8 字缝合）：可用于腱膜、肌腱、韧带的缝合。结扎较牢固，以增加缝合的抗张力。有两种方法：①8 字形交叉在创口的深面［图 2-3-18（1）（2）］；②8 字形交叉在创缘表面。

（3）单纯连续缝合：常用于腹膜、胃肠道缝合。先作一单纯间断缝合后打结，不切断缝线，连续缝完整个伤口（图 2-3-19），结束时将缝针所带双股缝线结扎。优点是费时短、打结少、止血较好。缺点是一针缝线脱落全部伤口裂开。

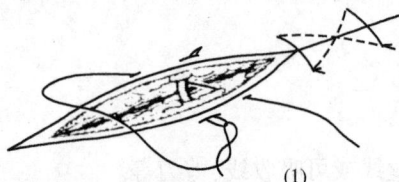

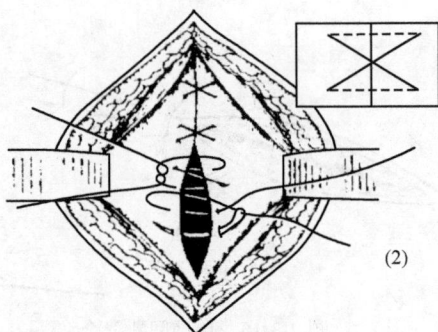

图 2-3-18　8 字缝合　　　　　　　　　　图 2-3-19　单纯连续缝合

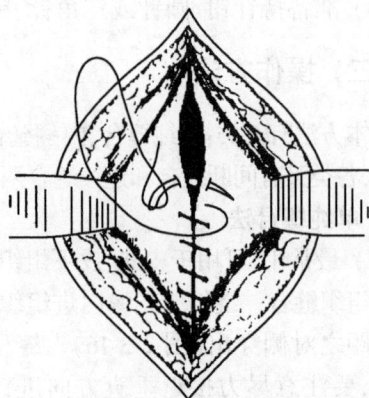

（4）锁边缝合（毯边缝合）　开始和结束的方向与单纯连续缝合法同，只是每一针从前一针的线襻内穿出（图 2-3-20）。常用于胃肠的缝合。

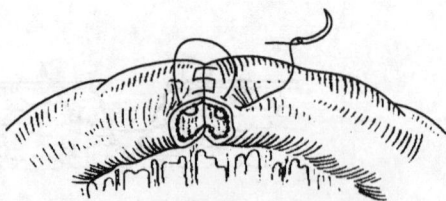

2. 内翻缝合法　将缝合的边缘向内翻入，组织有良好的对合而表面平齐。主要用于胃肠和膀胱的缝合。其优点是防止黏膜外翻和胃肠液、尿液等外漏。但翻入组织过多，可引起腔径狭小。

（1）连续全层平行褥式内翻缝合（Connell 缝合）（图 2-3-21）：如胃肠道缝合时，用肠线或丝线连续缝合前壁全层，至缝合前壁吻合后打结。

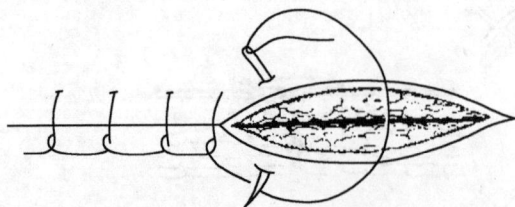

图 2-3-20　锁边缝合　　　　　　　　图 2-3-21　连续全层平行褥式内翻缝合

（2）间断垂直褥式内翻缝合法（Lembert 缝合）（图 2-3-22）：为胃肠道手术常用的浆肌层内翻缝合法。于距吻合口边缘约 3mm 处进针，穿经浆肌层后于吻合口边缘附近穿出，越过吻合口于对侧作相对称缝合，结扎将肠壁内翻，每两针间距 3~5mm。

（3）荷包缝合：较小范围的内翻缝合，如阑尾切除后根部的埋入（图 2-3-23），小的肠穿孔修补或固定胃肠等造口的引流管,可采用此方法。是环形的连续浆肌层缝合,缝合的两端待缝毕后结扎。结扎过程中,一人将线逐渐收紧,另一人用血管钳或镊子将浆肌层内翻,以免黏膜内翻。

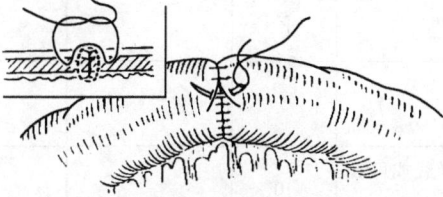

图 2-3-22　间断垂直褥式内翻缝合(lembert 缝合)　　　图 2-3-23　荷包缝合

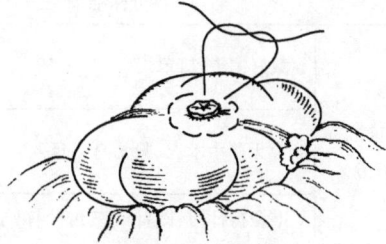

3. 外翻缝合法　是将缝合组织的边缘向外翻出,使缝合处的内面保持平滑。

(1) 间断平行褥式外翻缝合:可用于大血管吻合(图 2-3-24)或修补,使内皮对合平整,可减少血管内血栓形成。

(2) 连续外翻缝合:可用于缝合腹膜或血管(图 2-3-25)。缝合时注意针距,使腹膜内面或血管内皮对合平整。

(3) 间断垂直褥式外翻缝合:可用于阴囊皮肤或其他松弛皮肤切口的缝合,为防止皮肤对合不齐和表皮内卷(图 2-3-26)。缝合时,先距皮肤边缘 5mm 处刺入皮肤,经皮下组织横过切口至对侧距皮肤边缘 5mm 处穿出再从距皮缘 2mm 穿入,经对侧距皮缘 2mm 穿出皮肤,结扎后两侧皮缘外翻。

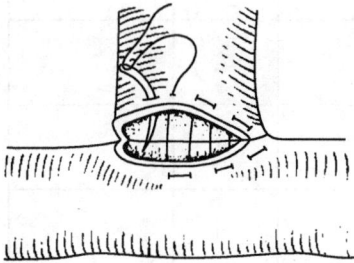

图 2-3-24　间断平行褥式外翻缝合　　　图 2-3-25　连续外翻缝合

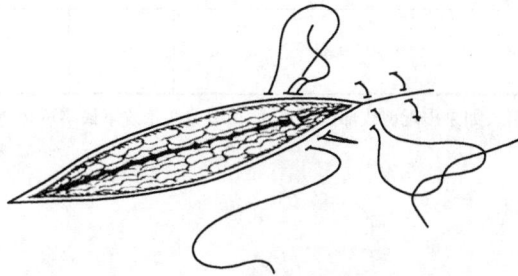

图 2-3-26　间断垂直褥式外翻缝合

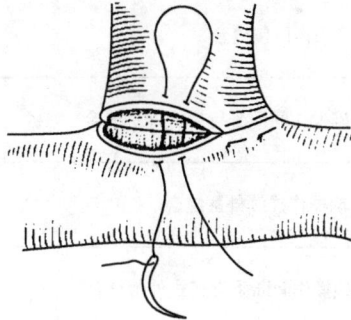

（四）缝合与吻合考核评分

姓名：　　　　　　　　学号：　　　　　　　　日期：

	评分标准	满分	扣分原因	实际得分
操作前准备 （20分）	a 戴好帽子、口罩	5		
	b 穿无菌手术衣、戴无菌手套	5		
	c 准备持针钳、圆针或三角针、镊子、医用丝线或可吸收线、剪刀等	10		
缝合与吻合 （70分）	a 正确操作单纯间断缝合	5		
	b 正确操作8字缝合	8		
	c 正确操作单纯连续缝合	10		
	d 正确操作连续全层平行褥式内翻缝合	7		
	e 正确操作间断垂直褥式内翻缝合	8		
	f 正确操作荷包缝合	10		
	g 正确操作间断平行褥式外翻缝合	7		
	h 正确操作连续外翻缝合	5		
	i 正确操作间断垂直褥式外翻缝合	10		
整体性 （10分）	缝合方法正确，操作熟练	10		
总分		100		

备注：应特别注意剪线的部位，如果出现剪线部位不正确、遗留缝线于皮下最多可扣20分。

考核人签名：

第四节 外科常用诊疗技术

一、气管内插管术

(一) 定义

全身麻醉时为了在不同体位下保证病人的呼吸道通畅,有效地管理病人的呼吸道和呼吸,保证手术中病人的通气和换气功能正常,常需将特制的气管内导管,通过口腔或鼻腔置入病人气管内。完成气管内插管(endotracheal intubation),还可使麻醉科医师远离病人的头部,而不影响麻醉和手术的进行。气管内插管后可以减少呼吸道无效腔,有利于肺泡通气,便于吸入麻醉药的应用,亦能防止异物进入呼吸道,也便于及时清除气管和支气管内的分泌物。因此,气管内插管也是抢救病人时不可缺少的措施。

(二) 相关基础知识

1. 目的

(1) 保持呼吸道通畅,及时吸出气管内痰液或血液,防治患者缺氧和二氧化碳积蓄。

(2) 进行有效的人工或机械通气。

(3) 便于吸入全身麻醉药的应用。

2. 适应证

(1) 全身麻醉

1) 全麻时患者神志消失,不能保持呼吸道通畅。

2) 全麻中用药皆对呼吸有不同程度的抑制。

3) 全麻时多复合应用肌松药,致使呼吸肌肌力抑制或完全无力。

4) 使麻醉管理更为安全有效。

5) 胸外科手术有时需将两肺"隔离",可将导管经声门插至隆突以下的支气管内,称为支气管内插管。

6) 手术短小,全麻过程中麻醉者又能确保患者呼吸道通畅,能进行口罩法人工通气者,可不用行气管插管。

(2) 危重病人的抢救

1) 呼吸衰竭者:在一般氧治疗情况下,如 PaO_2 仍低于 8kPa(60mmHg),亦即呼吸指数 $[RI=P(A-a)O_2/PaO_2]$ 仍超过 2 时(正常在 0.3 以下),必须插管。

2)心肺复苏:不影响心脏复苏情况下,插管愈早愈好。

3)误吸患者:插管吸引,必要时作肺冲洗术。

4)药物中毒。

5)新生儿严重窒息。

(三) 操作前准备

1. 估计插管的难易程度 决定插管的途径和方法。

2. 检查麻醉机和供氧条件

（1）供氧设备（中心供氧或氧气瓶）是否无碍，能充分供氧。

（2）钠石灰有无失效。

（3）麻醉机及回路有无漏气。

（4）麻醉面罩是否良好合适。

3. 插管用具的准备

（1）喉镜：注意镜片大小，电源接触及亮度。

（2）气管导管及管芯：选择管径合适的导管，并备用比选用导管大及小一号的导管各一根。

（3）喷雾器：应注明麻药名称和浓度。

（4）口塞、衔接管、挺管钳等。

4. 检查吸引器、吸引导管、吸液瓶　注意吸力是否够大。

（四）基本操作

1. 明视插管术　利用喉镜在直视下暴露声门后，将气管导管插入气管内。

（1）经口腔明视插管

1）将患者头部后仰，加大经口腔和经喉头轴线的角度，便于显露声门。

2）喉镜应由口腔的右边放入（在舌右缘和颊部之间），当喉镜移向口腔中部时，舌头便自动被推向左侧，不致阻碍插管的视线和操作（不要将舌头压在镜片下）。

3）首先看到悬雍垂，然后将镜片提起前进，直到看见会厌。

4）挑起会厌以显露声门。如用直镜片，可伸至会厌的声门侧后再将镜柄向前上方提起，即可显露；如系采用弯镜片则将镜片置于会厌舌根交界处（会厌谷），用力向前上方提起，使舌骨会厌韧带紧张，会厌翘起紧贴喉镜片，声门才能得以显露。

5）显露声门后，如果两条并列的浅色声带（声襞）已然分开且不活动，即可进行插管。如清醒插管时声带仍敏感，应予以表面麻醉。

6）插管时以右手持管，用拇指、食指及中指如持笔式持住导管的中、上段，由右侧方进入口腔，直到导管已接近喉头才将管端移至喉镜片处，同时双目经过镜片与管壁间的狭窄间隙监视导管前进方向，准确灵巧地将导管尖插入声门。插入气管内深度成人以不超过4～5cm 为度。

7）当借助管芯插管时，在导管尖端入声门后，可令助手小心将其拔出，同时操作者必须向声门方向顶住导管，以免将导管拔出。管芯拔出后，立即顺势将导管插入气管内。

8）导管插入气管经前述方法确认，且两肺呼吸音都好后再予以固定。

（2）经鼻腔明视插管术

1）选一较大鼻孔以1%丁卡因做鼻腔内表面麻醉，并滴入 3%麻黄碱，使鼻腔麻醉和血管收缩，减少患者痛苦，增加鼻腔容积，并可减少出血。

2）选用较口腔插管为细的气管导管，插入时不应顺鼻外形即与躯干平行的方向，而应取腹背方向进入，导管进入口咽部后开始用喉镜显露声门。

3）用喉镜显露声门的方法及要领与经口明视插管相同。

4）显露声门后，左手稳固地握住镜柄，同时右手将导管继续向声门方向推进。当导管达会厌上方时，可利用插管钳经口腔夹住导管的前端，将导管送入声门。成功后导管可直接用胶布固定在病人的鼻面部。

2. 盲探插管术　即不用喉镜也不显露声门的探插方法,成功率与麻醉者操作经验有密切关系。

(1) 经口腔盲探插管术:可应用食管气管双腔通气导管(combitube)。经口插入食管后,将该套囊充气以防反流或气体被压入胃内。衔接经咽部通气的导管进行通气。适用于紧急心肺复苏和野战外科,供不谙气管内插管的一般医务人员使用。

(2) 经鼻腔盲探插管术

1) 临床常用方法之一,甚至在经口明视插管失效时而改用此法获得成功。

2) 保留自主呼吸很有必要,一是为了安全;二是在探插时,可根据经鼻内呼出气流的强弱来判断导管前进的方向。

3) 插管前准备同明视鼻插法。

4) 插管方法:

A. 右手持管插入,在插管过程中边前进边侧耳倾听呼出气流的强弱,同时左手推(或转)动病人枕部,以改变头部位置达到呼出气流最强的位置。

B. 于呼气(声门张开)时将导管迅速推进,如进入声门则感到推进阻力减小,管内呼出气流亦极其明显,有时病人有咳嗽反射,接上麻醉机可见呼吸囊随患者呼吸而伸缩。

C. 如导管向前推进受阻,导管可能偏向喉头两侧,需将颈部微向前屈再行试插。

D. 如导管虽能推进,但呼出气流消失,为插入食道的表现。应将导管退至鼻咽部,将头部稍仰,使导管尖端向上翘起,或可对准声门利于插入。

E. 经反复插管仍然滑入食管者,可先保留一导管于食管内,然后经另一鼻孔再进行插管,往往可获成功。

F. 有时经某一侧鼻腔插管失效,可改由另一侧鼻腔或可顺利插入。

3. 清醒插管术　根据病人在插管时意识是否存在(昏迷者除外)将插管术分为诱导后插管(全麻诱导)和清醒插管(用于能合作的成年人)。

(1) 强化用药:哌替啶(杜冷丁)50mg 或芬太尼 0.1mg,氟哌啶 5mg 和阿托品 0.5mg,肌内注射。

(2) 表面麻醉:包括咽喉部的局部喷雾及环甲膜穿刺注药(经气管表面麻醉法)。

(3) 环甲膜穿刺注药术:病人仰卧,头微向后仰,行皮肤消毒。于甲状软骨及环状软骨间之凹陷部分(环甲膜)垂直进针。针尖至环甲膜时有阻力感,继续进针则阻力突然消失,应立即停止进针以免损伤气管后壁和食管。回吸注射器有大量气泡,即证实针头位于声门下的气管内。令患者憋气,迅速将 1%丁卡因溶液 2ml 注入气管后拔出。鼓励患者咳嗽将麻醉药均匀喷洒在声带、喉室以及会厌的声门面。

(4) 在完善麻醉下可减轻插管时心血管反应。导管插入后有可能发生呛咳,但术后遗忘,不觉痛苦。

(5) 插管完成后,可行全身麻醉诱导,一般应用静脉全麻药。

(6) 清醒插管特别适用于病情危重、插管困难以及饱胃或胃肠道梗阻等患者。

4. 双腔支气管插管法　双控管有左、右侧之分,其插管方法与气管内插管方法基本相同,但有以下特点 (以左侧管为例)。

(1) 导管需要良好的润滑,包括左侧管及隆突钩。

(2) 头尽量后仰。

（3）左侧管先插入声门，再逆时针旋转 180°，使隆突钩滑入气管。

（4）然后边推边顺时针方向回旋 90°，使导管骑跨于隆突。

（5）为预防双侧肺交叉感染，吸痰管应左右分开。

5. 困难气管内插管的处理　系指操作者在基本功扎实、技术娴熟的情况下按标准方法仍无法插入者。此时需借助于特殊器械或特殊操作方法才能将导管插入气管内，故真正不能插入者极为罕见。但由于操作者的技术水平及客观条件有限，可导致插管失败率增加。

（1）气管内插管困难的原因

1）解剖因素：肥胖、颈短、小下颌（下颌骨发育不全，颏部回收以致缩短与喉头的距离），巨舌，高喉头（甲状软管上凹与颏中点的水平和垂直距离皆很小）都是造成插管困难的解剖因素。其原因是无法消除经咽部轴线所构成的角度，甚至连会厌都无法暴露清楚。

2）病理因素：常见为颜面、颈部烧伤后瘢痕挛缩畸形致成小口，颏胸粘连，强直性脊柱炎，下颌关节强直，颈部肿物压迫气管使之变形或移位等。颌面部外伤的急症患者也往往由于口腔内损伤造成插管困难。

（2）解决办法

1）经鼻腔盲探插管：经口腔不能显露喉头致插管困难者，可改为经鼻腔盲探插管。如应用特制塑形的专用鼻腔气管内导管可提高成功率。

2）应用顶端带活叶的喉镜片，当放置会厌下时，可由镜柄处将顶端翘，易于显露声门。利用附有导向装置的气管导管，可在插入过程中调节导管前端位置，提高插管成功率。

3）借助纤维喉镜或纤维支气管镜插管：将气管导管套在镜杆外面，然后按内镜操作原则将纤维喉镜或纤维支气管镜的镜杆送入声门，其后再沿镜杆将导管送入气管内。

4）经环甲膜穿刺置引导线插管法：①经环甲膜穿刺将引导线（CVP 导丝或硬膜外导管）逆行经声门插入到口咽部，并将一端夹出。②将气管导管套在引导线外，牵好导线两端，将气管导管沿导线送过声门至气管内，然后拔出引导线（拔出时注意固定好气管导管），再将气管导管向前推进 2~3cm 即可。③此方法理论上是完全可行的，但临床上沿导线放置气管导管时很易在会厌部受阻，需反复调节，始能成功。操作时应轻柔，避免组织损伤。

5）口腔颌面部外伤需紧急手术时，麻醉前常需清醒气管内插管。常因口腔内积血，破碎黏膜瓣或肌瓣的阻挡，使声门不易显露。这时只能根据呼气时出现的气泡或破碎组织的摆动，来判断声门的方向进行试插。严重时需做好气管切开的准备。

6）应用顶端带光源可塑性导管管芯插管。将管芯插入并越过气管导管，在插管过程中，利用管芯的可塑性和从颈部看到的光点来指导插管方向。

6. 拔管术

（1）病人的呼吸通气量、咳嗽和吞咽反射已恢复正常以后，最好达到呼唤能应的麻醉深度。

（2）拔管前必须先将口、鼻、咽喉及气管系内的分泌物吸引干净。气管内吸引的时间每次 10 秒钟以内。

（3）拔管时，吸痰管伸入气管内，边吸引边拔管（约 5 秒钟）。

（4）导管拔出一段时间，喉头反射仍迟钝，应继续吸引口咽分泌物，将头转向一侧，以防呕吐误吸。喉痉挛时,应给氧吸入,密切观察呼吸道及全身情况。

(5) 拔管动作应轻,避免损伤喉头。

7. 常见并发症及处理 气管内麻醉的并发症可由于操作不当及药物所致。其中以操作不当最为常见,其主要原因有:

(1) 机械性损伤:多为气管内插管技术不熟练,动作过于粗暴所致。如挤压口唇造成出血及血肿,用力过猛可损伤会厌及声带,造成喉水肿等。

预防的关键在于操作技术熟练,手法轻巧,气管插管大小合适,维持麻醉于一定深度,减少气管导管与喉、气管黏膜的摩擦。如疑有喉水肿时,应及早应用地塞米松治疗。

(2) 呼吸道梗阻:原因:①气管导管位置不当,如误入食管或插管过深。②导管阻塞,多为分泌物或异物阻塞,或导管过软扭折所致。③导管受肿块压迫气管移位引起导管位置不当。④导管滑脱,多为导管牙垫固定不当,牙垫滑出,使病人咬住导管。

处理的方法是插管后反复听诊双肺呼吸音,气管内吸引,调整导管位置,良好的固定。

(3) 神经反射性并发症:原因:①浅全麻伴有轻度缺氧和二氧化碳蓄积时,迷走神经兴奋性增强。②刺激喉头、气管及气管隆突时可能导致心动过缓、房室传导阻滞等,亦可引起心律失常或循环骤停。

应适当加深麻醉。拔管后喉痉挛,应面罩加压给氧。

(4) 缺氧和二氧化碳蓄积:原因:①操作不熟练,插管困难,误入食管未能及时发现可致缺氧,应重新面罩给氧进行人工通气,待缺氧情况改善,血压脉搏恢复后,再行插管。②术中呼吸管理不当,亦可造成缺氧和二氧化碳蓄积。应针对不同的病因予以解除。

(五) 术中注意事项

(1) 正确选择插管途径、方法及合适口径和长度的气管导管,估计插管有困难者选用清醒插管。

(2) 注意用具(特别是气管导管)的消毒。

(3) 操作时动作准确轻柔,避免组织损伤,按插管操作顺序进行。显露声门力求清楚。

(4) 无论是在局部表面麻醉或全身麻醉下插管,都应要求麻醉完善,避免喉(及气管)痉挛和不利的应激。

(5) 插管完成后,要确认导管已入气管内再牢固固定,确认前不应盲目采用机械通气。确认方法有:

1) 插管时,助手压喉头(甲状软骨和环状软骨处)不仅便于插管,还可有气管导管通过气管的感觉。清醒插管时,患者可有呛咳。

2) 压胸部可有较大气流自导管喷出。

3) 用肌松药插管后行手法人工过度通气,同时在双腋中线处听诊,有强的呼吸音。

4) 如用透明塑料导管时,吸气时管壁清亮,呼气时可见明显的"白雾"(混有水蒸气之故)样变化。

5) 有临床经验的麻醉医师在手压挤呼吸囊通气时有特殊的弹性感。

6) 病人如有自主呼吸,接麻醉机后,呼吸囊应随呼吸而张缩。

7) 如能监测 $ETCO_2$ 则更易判断,$ETCO_2$ 有显示则可确认无误。

8) 如有怀疑(特别是诱导插管),宁可拔出后再插,以免发生意外。

(6) 用衔接管接至麻醉机或呼吸机。

（六）气管插管操作考核评分

姓名：　　　　　　　学号：　　　　　　　　日期：

评分标准		满分	扣分原因	实际得分
戴手套,插管器械准备（12分）	球囊-面罩;吸引器;喉镜;气管导管;导丝;润滑剂;开口器;插管钳;牙垫;注射器(10ml);固定胶布(剪刀);听诊器。(总共12件基本物品)	12		
插管前准备（10分）	导管选择;气囊检查;导丝安放;导管涂布液状石蜡;喉镜镜片选择;灯光亮度检查	10		
病人的准备（12分）	去除口腔异物(包括假牙);吸除分泌物;去枕平卧;开放气道	12		
球囊面罩给氧（12分）	开放气道正确;面罩放置正确;通气手法正确;通气要有效;要能够看到胸廓起伏	12		
置入喉镜操作（10分）	张开病人口腔方法正确;持镜手法正确(左手持喉镜);喉镜进入的方向正确(由右向左进入口腔托起舌体);用力方法正确(向前上方提升喉镜)	10	发出声响扣5分	
气管导管插入（20分）	右手执笔式握持气管导管;从右侧口角向前推送导管;迅速通过声门,继续向前1cm;退出导丝,再送入导管2cm;使导管尖端距门齿距离24cm±2cm	20	错一项扣4分,插管超过30秒扣4分,错入食管扣50分	
气管导管固定前的操作（8分）	放置牙垫,取出喉镜;扶持导管手法正确;气囊充气,检查气囊压力;确定导管位置	8		
气管导管固定的操作（4分）	胶布固定牢固(包括气管导管的固定和牙垫的固定)	4		
插管后处置（2分）	吸痰动作,时间10秒;球囊通气(5次)	2		
整体性（10分）	手臂消毒法整个过程中,要注意无菌观念,动作熟练、协调	10		
总分		100		

备注:一次插管未成功为不及格。导管进入食道且未能及时发现的为不及格。插管超时应即刻停止插管,再次面罩通气后可进行第二次插管,但应扣除20分。从第5步开始计时至第6步止,30秒以内为满分,每延长1秒扣1分。

考核人签名：

二、清 创 术

（一）定义

清创术是用外科手术的方法,对新鲜开放性污染伤口进行清洗去污、清除血块和异物、切除失去生机的组织、缝合伤口,使之尽量减少污染,甚至变成清洁伤口,达到一期愈合,有利受伤部位的功能和形态的恢复。

（二）适应证

8 小时以内的开放性伤口应行清创术,8 小时以上而无明显感染的伤口,如伤员一般情况好,亦应行清创术。如伤口已有明显感染,则不作清创,仅将伤口周围皮肤擦净,消毒周围皮肤后,敞开引流。

（三）术前准备

（1）清创前须对伤员进行全面进行,如有休克,应先抢救,待休克好转后争取时间进行清创。

（2）如颅脑、胸、腹部有严重损伤,应先予处理。如四肢有开放性损伤,应注意是否同时合并骨折,拍摄 X 线片协助诊断。

（3）应用止痛和术前镇痛药物。

（4）如伤口较大,污染严重,应预防性应用抗生素,在术前 1 小时、手术中、手术毕分别用一定量的抗生素。

（5）注射破伤风抗毒素:轻者用 1500U,重者用 3000U。

（四）麻醉

上肢清创可用臂丛神经或腕部神经阻滞麻醉,下肢可用硬膜外麻醉,较小较浅的伤口可使用局麻,较大复杂严重的则可选用全麻。

（五）手术步骤

1. 清洗去污　分清洗皮肤和清洗伤口两步。

（1）清洗皮肤:用无菌纱布覆盖伤口,再用汽油或乙醚擦去伤口周围皮肤的油污。术者按常规方法洗手、戴手套,更换覆盖伤口的纱布,用软毛刷蘸消毒皂水刷洗皮肤,并用生理盐水冲净,然后换另一只毛刷再刷洗一遍,用消毒纱布擦干皮肤。两遍刷洗共约 10 分钟。

（2）清洗伤口:去掉覆盖伤口的纱布,以生理盐水冲洗伤口,用消毒镊子或小纱布球轻轻除去伤口内的污物、血凝块和异物。

2. 清理伤口　施行麻醉,擦干皮肤,用碘酒、酒精消毒皮肤,面部及会阴部可用苯扎溴铵（新洁尔灭）溶液或碘伏消毒,铺盖,消毒手术巾准备手术。术者重新用酒精或新洁尔灭液泡手,穿手术衣,戴手套后即可清理伤口。

对浅层伤口,可将伤口周围不整齐皮肤边缘切除 0.2~0.5cm,切面止血,消除血凝块和异物,切除失活组织和明显挫伤的创缘组织(包括皮肤和皮下组织等),并随时用无菌盐水冲洗。

对深层伤口,应彻底切除失活的筋膜和肌肉(肌肉切面不出血,或用镊子夹不收缩者,表示已坏死),但不应将有活力的肌肉切除,以免切除过多影响功能。为了处理较深部伤口,有时可适当扩大伤口和切开筋膜,清理伤口,直至比较清洁和显露血液循环较好的组织。

如同时有粉碎性骨折,应尽量保留骨折片;已与骨膜游离的小骨片则应予清除。

浅部贯通伤的出入口较接近者,可将伤道间的组织桥切开,变两个伤口为一个。如伤道过深,不应从入口处清理深部,而应从侧面切开清理伤道。

伤口如有活动性出血,在清创前可先用止血钳钳夹,或临时结扎止血。待清理伤口时重新结扎,除去污染线头。渗血可用温盐水纱布压迫止血,或用凝血酶等局部止血剂止血。

3. 修复伤口 清创后再次用生理盐水清洗伤口。再根据污染程度、伤口大小和深度等具体情况,决定伤口是开放还是缝合,是一期还是延期缝合。未超过 12 小时的清洁伤口可一期缝合;大而深的伤口,在一期缝合时应放置引流条;污染重的或特殊部位不能彻底清创的伤口,应延期缝合,即在清创后先于伤口内放置凡士林纱布条引流,待 4~7 日后,如伤口组织红润,无感染或水肿时,再做缝合。

头、面部血运丰富,愈合力强,损伤时间虽长,只要无明显感染,仍应争取一期缝合。

缝合伤口时,不应留有死腔,张力不能太大。对重要的血管损伤应修补或吻合;对断裂的肌腱和神经干应修整缝合。显露的神经和肌腱应以皮肤覆盖;开放性关节腔损伤应彻底清洗后缝合;胸腹腔的开放性损伤应彻底清创后,放置引流管或引流条。

(六) 术中注意事项

(1) 伤口清洗是清创术的重要步骤,必须反复用大量生理盐水冲洗,务必使伤口清洁后再做清创术。选用局麻者,只能在清洗伤口后麻醉。

(2) 清创时既要彻底切除已失去活力的组织,又要尽量爱护和保留存活的组织,这样才能避免伤口感染,促进愈合,保存功能。

(3) 组织缝合必须避免张力太大,以免造成缺血或坏死。

(4) 伤口内应放置引流物。

(七) 术后处理

(1) 根据全身情况输液或输血。

(2) 合理应用抗生素,防止伤口感染,促使炎症消退。

(3) 注射破伤风抗毒素;如伤口深,污染重,应同时肌内注射气性坏疽抗毒血清。

(4) 抬高伤肢,促使血液回流。

(5) 注意伤肢血运、伤口包扎松紧是否合适、伤口有无出血等。

(6) 伤口引流条,一般应根据引流物情况,在术后 24~48 小时内拔除。

(7) 伤口出血或发生感染时,应即拆除缝线,检查原因,进行处理。

（八）清创术考核评分

科室：　　　　　　　　　姓名：　　　　　　　　　日期：

	评分标准	满分	扣分原因	实际得分
术前准备（10分）	a 了解病人情况,抗休克处理	3		
	b 了解是否存在合并伤	2		
	c 术前抗生素的使用	3		
	d 破伤风抗毒素的使用	2		
麻醉（15分）	a 局麻药物的选择	5		
	b 局麻的操作	10		
手术步骤（65分）	a 清洗去污	15		
	b 清理伤口	25		
	c 修复伤口	25		
术后处理（10分）	讲述术后处理注意事项	10		
总分		100		

备注:用模型考试时,考生应把模型视为真实病人,操作过程态度、语言、动作关爱病人、能够指导病人配合达到有效操作、否则根据程度扣分。最多可在总分扣5分。

考核人签名：

三、拆线与换药

（一）定义

外科拆线是指在缝合的皮肤切口愈合后或切口出现某些并发症时(如皮下血肿压迫重要器官、切口化脓性感染等)拆除缝线的操作过程。

（二）目的

换药的主要目的是创造各种有利条件, 预防和控制伤口感染,促进伤口愈合。包括检查伤口情况,清洁伤口,除去脓液、渗出物及坏死组织,保持伤口引流通畅及覆盖敷料保护伤口。

（三）基础医学知识

1. 拆线换药常用器械

（1）无菌换药碗两个,盛放无菌敷料、冲洗液。

（2）盛污物的弯盘 1 个。

（3）镊子，长镊用来夹持敷料，短镊分无齿和有齿两种，血管钳可代替镊子使用，可用于处理深大伤口或有出血的伤口。

（4）手术剪刀，手术剪选用组织剪、线剪，分别用于剪除坏死组织、剪开无菌敷料和拆线等。

（5）探针有金属球状探针和槽式探针两种，前者可弯曲塑形，用以检查瘘管或窦道，或填充脏腔引流物，后者用来引导切开瘘管。

（6）刮匙用于刮除伤口深部不新鲜的肉芽组织或坏死组织。

（7）手术刀、持针器、缝线、注射器、引流管等，根据不同需要也有其各自的用途。

2. 拆线换药常用敷料

（1）棉球有干棉球和浸有药液如酒精、碘酒、生理盐水等的棉球，用于消毒皮肤及清洁创面等。

（2）纱布有干纱布和浸有药液的纱布。用于清洁创面、创面湿敷及保护创面等。

（3）纱条有干纱条、油纱条和浸有各种不同药液（如碘仿、庆大霉素等）的纱条等，可用于伤口引流。

（4）棉垫在两层纱布中间垫以棉花。用于大面积创面包扎与固定，可吸附较多量的伤口分泌物。

（5）其他应备有棉签、胶布、绷带、医用松节油等。

3. 拆线换药常用药品

（1）盐水：有增进肉芽组织营养和吸附创面分泌物的作用，对肉芽组织无不良刺激。生理盐水（0.9%）棉球或纱布可用于清洁、创面湿敷、填充空腔及引流；高渗盐水（3%～10%）具有较强的局部脱水作用，可用于肉芽水肿明显的创面。

（2）3%双氧水：与组织接触后分解释放出氧，具有杀菌作用。用于冲洗外伤伤口，尤其适用于厌氧菌感染的伤口。

（3）0.02%高锰酸钾：强氧化剂，具有清洁、防腐和杀菌作用。用于洗涤腐烂恶臭、感染的伤口，尤其适用于疑有厌氧菌感染、肛门和会阴伤口。临床常用1∶5000溶液进行湿敷。

（4）0.1%雷夫奴尔溶液、0.02%呋喃西林溶液有抑菌和杀菌作用。用于感染创面的清洗和湿敷。

（5）优锁（硼酸）溶液具有杀菌、除臭、溶解坏死组织的作用。用于脓液及腐败组织多、恶臭的伤口清洗和湿敷。

（6）聚乙烯吡酮碘（PVP-I）对细菌、真菌和芽孢均有效。0.05%～0.15%溶液用于黏膜、创面、脓腔冲洗；1%溶液用于覆盖无菌伤口；1%～2%溶液用于感染创面的湿敷，最适用于癌性溃疡和慢性下肢溃疡的湿敷。

（7）抗生素溶液常用有0.16%庆大霉素、0.5%金霉素和0.5%新霉素等溶液；用于二期缝合的污染伤口、较大创面湿敷。

（8）0.01%～0.05%新洁尔灭、0.02%洗必泰溶液用于伤口清洗。

（9）2%～4%甲紫（龙胆紫）溶液具有杀菌、收敛作用。用于表浅皮肤或黏膜溃疡的消毒，并促进结痂愈合。

（10）10%～20%硝酸银溶液，常用于烧灼慢性窦道和腐蚀过度生长的肉芽组织，用后需用生理盐水冲洗。

（11）软膏类

1）10%～20%鱼石脂软膏，有消炎退肿作用，用于早期疖肿。

2）10%氧化锌软膏,涂于皮肤表面,有保护皮肤免受分泌物侵蚀的作用,常用于肠瘘、胆瘘等周围的皮肤。

3）链霉素软膏,用于结核性伤口外敷。

4）2%聚乙烯吡酮碘软膏,用于治疗烧伤、慢性溃疡。

5）百多邦软膏,常用于感染性创面。

（12）中药类如红油膏、生肌散、生肌玉红膏等,具有止痛、拔毒生肌、排脓去腐等作用。

（四）适应证

（1）切口和伤口根据切口类型、有无感染等情况确定换药间隔时间,如为无菌伤口,2~3天换药一次。

（2）切口已到拆线时间,愈合良好者。头颈面部4~5天;下腹部、会阴部6~7天;胸部、上腹部、臀部、背部7~9天;四肢4~5天,减张缝合14天。对年老体弱、营养不良的切口以及关节附近张力较大的切口可适当延迟拆线时间,或先作间隔拆线,2天后再拆除剩余缝线。

（3）切口局部感染者,应提前拆线。

（五）禁忌证

有以下情况者,应延迟拆线:

（1）严重贫血、营养不良、糖尿病患者等。

（2）频繁咳嗽未控制时,胸腹部切口应推迟拆线。

（3）老年患者。

（六）术前准备

与患者充分沟通,讲解换药的目的和意义,消除患者的心理恐惧。充分了解伤口,伤口的部位、深浅、大小,伤口内填塞纱布的数量,伤口引流物有无以及是否更换或拔除,是否需要扩创或冲洗,是否需要拆线或缝合等。让病人采取舒适的卧位或坐位,充分暴露伤口,避免不必要的暴露病人的身体。穿工作服,戴好口罩帽子,洗手。

（七）操作方法

1. 拆线　先用酒精棉球依次消毒切口（包括缝线）,用镊子轻轻提起缝线的线头,露出一小段皮内缝线,用线剪将露出部剪断,剪断后将缝线与皮肤呈锐角拉出。全部拆完后再用酒精涂擦一次,覆盖无菌纱布,用胶布固定。拆线原则是要求取下线结时暴露在皮肤外面的一段线不经过皮下组织抽出,防止皮下组织遭到污染。

2. 伤口换药

（1）换药的一般操作步骤

1）先用手取外层绷带和敷料,再用镊子取下内层敷料及外引流物;与伤口粘连的最里层敷料,应先用生理盐水充分浸润后再揭去,以免损伤肉芽组织,引起创面出血。

2）用两把镊子清洁伤口,一把镊子接触伤口,另一把镊子接触敷料作为传递。用碘伏或酒精消毒伤口周围的皮肤。用生理盐水棉球清洗创面,吸去分泌物或脓液,由内向外,清除创口内异物、线头、死骨及腐肉等。

3）分泌物较多且创面较深时,宜用生理盐水冲洗,如坏死组织较多可用消毒溶液（如优锁)冲洗。如需放置引流,应先用探针或镊子探测创腔方向、深浅和范围,然后再用探针或镊子送入油纱布或引流条,或浸过雷夫奴尔药液的纱布引流条,但不能塞得太紧。

4)高出皮肤或不健康的肉芽组织,可用剪刀剪平,或先用硝酸银棒烧灼,再用生理盐水中和;或先用纯苯酚腐蚀,再用 75% 的乙醇溶液中和;肉芽组织有较明显水肿时,可用高渗盐水湿敷。

5)一般无严重感染的平整创面,用凡士林纱布敷盖即可。感染严重的伤口,可用 0.05% 新洁尔灭,0.02% 醋酸洗必泰等洗涤或湿敷,亦可用黄连软膏,去腐生肌散等中药外敷。化脓伤口可用优锁溶液洗涤或湿敷。特异感染,可用 0.02% 高锰酸钾湿敷。

6)覆盖无菌纱布(一般为 8 层),分泌物多时加棉垫,用胶布或绷带固定,胶布粘贴方向一般与肢体或躯体的长轴垂直。

(2)各种类型伤口的换药方法

1)清洁伤口

一般在手术后 3 天拆除原敷料,观察切口愈合情况及有无感染发生,用盐水清洗伤口,碘酒、酒精消毒清洁伤口周围,更换无菌纱布,用胶布固定。

2)污染伤口

一旦发生感染予以及时处理。方法:一般在术后 1 天更换敷料,连续 5 天,并密切观察伤口情况。根据引流情况决定引流物的拔出时间。一旦有感染征兆,应及时拆开部分缝线,及时开放伤口并放置引流条,以利引流。

3)感染伤口

A. 早期:以充分引流脓液,每天更换敷料,必要时扩大伤口或行对口引流或多点引流。

B. 中期:引流物开始减少,用盐纱引流,以促进肉芽生长。

C. 后期:限制肉芽生长,可用 5% 的高渗盐水纱条以减少肉芽水肿,修剪多余的肉芽,以利皮肤愈合。早期充分引流,采用生理盐水纱条引流,脓腔过大可用烟卷或引流管引流。引流条(管)要放到脓腔底部,但不能填塞过紧。每天更换引流条和敷料。感染基本控制后可隔日或隔两日更换。

4)窦道的换药处理

窦道搔刮:先以探针探清窦道方向及深浅后,用刮匙伸入窦道将其中之坏死组织及异物清除,再放入引流物并保持引流通畅。

窦道切除:经多次搔刮后经久不愈且超过三个月以上的腹壁窦道,可行手术切除。

(八) 注意事项

(1)应牢固树立无菌观念,严格遵守无菌操作原则,换药前后认真洗手。养成良好的无菌操作习惯。

(2)操作时动作要轻柔,以免增加病人疼痛,加重伤口损伤;操作过程尽可能迅速,以免伤口暴露时间过久,增加创面感染机会。

(3)评估伤口情况后再准备换药敷料和用品,应勤俭节约,避免浪费。

(4)凡可以下床行走的病人,应在换药室内换药,不能离床者则在床旁换药。

(5)多个患者或同一患者多个切口的换药原则:先换无菌伤口,后换感染伤口;先换缝合伤口,后换开放伤口;先换感染轻的伤口,后换感染重的切口;先换一般伤口,后换特殊伤口。

(6)伤口长期不愈者,应检查原因,排除异物存留、结核菌感染、引流不畅以及线头、死骨、弹片等,并核对引流物的数目是否正确。

(九) 拆线换药考核评分

姓名:　　　　　　学号:　　　　　　日期:

评分标准		满分	扣分原因	实际得分
操作前准备 (15分)	a 评估伤口,了解伤口的部位、深浅、大小	5		
	b 穿工作服,戴好口罩帽子,洗手	5		
	c 拆线换药常用药品(说出任意3种)	5		
拆线(30分)	a 各种手术切口拆线时间	10		
	b 先用酒精棉球依次消毒切口(包括缝线)	5		
	c 用镊子轻轻提起缝线的线头,露出一小段皮内缝线,用线剪将露出部剪断,剪断后将缝线与皮肤呈锐角拉出	10		
	d 全部拆完后再用酒精涂擦一次,覆盖无菌纱布,用胶布固定	5		
伤口换药 (45分)	a 先用手取外层绷带和敷料,再用镊子取下内层敷料及外引流物	5		
	b 用两把镊子清洁伤口,一把镊子接触伤口,另一把镊子接触敷料作为传递。用碘伏或酒精消毒伤口周围的皮肤	15		
	c 用生理盐水棉球清洗创面,吸去分泌物或脓液,由内向外,清除创口内异物、线头、死骨及腐肉等	10		
	d 覆盖无菌纱布,用胶布或绷带固定,胶布粘贴方向一般与肢体或躯体的长轴垂直	10		
	e 换药原则:先换无菌伤口,后换感染伤口;先换缝合伤口,后换开放伤口;先换感染轻的伤口,后换感染重的切口	5		
整体性 (10分)	拆线换药整个过程中,要注意无菌观念,动作熟练、协调	10		
总分		100		

备注:应特别注意要求取下线结时暴露在皮肤外面的一段线不经过皮下组织抽出,否则扣分,最多可扣10分。用模型考试时,学生应把模型视为真实病人,换药过程态度、语言、动作关爱病人,否则根据程度扣分。最多可在总分扣5分。

考核人签名:

四、静脉切开术

（一）相关基础知识

1. 适应证

（1）病情紧急如休克、大出血等，急需快速大量输血、输液而静脉穿刺有困难时。

（2）需较长时间维持静脉输液，而表浅静脉和深静脉穿刺有困难或已阻塞者。

（3）施行某些特殊检查如心导管检查、中心静脉压测定等。

（4）大型手术需保持术中输液、输血通畅者，可于术前进行静脉切开置管输液。

2. 禁忌证　静脉周围皮肤有炎症或有静脉炎、已有血栓形成或有出血倾向者。

（二）操作前准备

无菌静脉切开包，清洁盘及常规消毒用品，输液器材。

（1）选择合适的切开部位，清洗局部皮肤。

（2）一般采用局部浸润麻醉，昏迷者不必麻醉。

（3）备好合适的静脉插管，一般可选用一次性输液用塑料管。

（三）基本操作

一般选择四肢表浅静脉切开，最常用的是内踝前或卵圆窝处大隐静脉。以内踝前大隐静脉切开为例。

（1）患者仰卧位，术侧下肢外旋，静脉切开部位皮肤常规消毒，铺无菌洞巾，用普鲁卡因或利多卡因作局部麻醉。

（2）在内踝前上方3cm处，横形切开皮肤，长约2~2.5cm。

（3）用小弯止血钳分离皮下组织，将静脉挑出并在静脉下穿过细丝线2根，用1根先结扎静脉远侧端，暂不剪断丝线，留作安置导管时作牵引用。

（4）牵引远侧丝线将静脉提起，用小剪刀在静脉壁上剪一"V"形切口，以无齿镊夹起切口上唇静脉壁，将静脉切开导管快速插入静脉腔，深约5cm，结扎近侧丝线，并将导管缚牢。将备好之输液器接头与导管连接，观察液体输入是否畅通及有无外渗。

（5）剪去多余丝线，缝合皮肤切口。用1根皮肤缝线环绕导管结扎固定，以防滑脱。外用无菌敷料覆盖，胶布固定。

（6）不再使用时，消毒，剪断结扎线，拔出导管，局部加压，覆盖纱布包扎，胶布固定。术后7天拆除皮肤缝线。

（四）术中注意事项

（1）切口不可太深，以免损伤血管。

（2）分离皮下组织时应仔细，以免损伤静脉。

（3）剪开静脉壁时，剪刀口应斜向近心端，且不可太深，以免剪断静脉。

（4）静脉切开导管插入静脉前，应用无菌生理盐水冲洗干净，并充满液体，以防空气窜入。

（5）注意无菌技术，慎防感染。导管留置时间一般不超过 3 天，如系硅胶管，留置时间可稍长。如无禁忌，可每日定时用小剂量肝素溶液冲洗导管。若发生静脉炎，应立即拔管。

（五）静脉切开术考核评分

姓名：　　　　　　　学号：　　　　　　　　　　日期：

评分标准		满分	扣分原因	实际得分
操作前准备（20分）	a 常规消毒治疗盘一套	5		
	b 无菌静脉切开包、塑料管或硅胶管、静脉输液器、无菌手套	5		
	c 1%～2%利多卡因溶液、2～5ml 注射器、绷带、围屏、输液架、地灯	10		
静脉切开（70分）	a 仰卧位，术侧下肢外旋，皮肤常规消毒，铺无菌洞巾，用利多卡因作局部麻醉	10		
	b 在内踝前上方 3cm 处，横形切开皮肤，长约2～2.5cm	10		
	c 小弯止血钳分离皮下组织，将静脉挑出并在静脉下穿过细丝线 2 根，用 1 根先结扎静脉远侧端	15		
	d 在静脉壁上剪一"V"形切口，将静脉切开导管快速插入静脉腔，深约 5cm，结扎近侧丝线，并将导管缚牢。将备好之输液器接头与导管连接，观察液体输入是否畅通及有无外渗	20		
	e 剪去多余丝线，缝合皮肤切口。用 1 根皮肤缝线环绕导管结扎固定，外用无菌敷料覆盖，胶布固定	15		
整体性（10分）	整个操作过程连贯，无过多组织损伤，动作熟练、协调	10		
总分		100		

备注：应特别注意考生的无菌观念和操作的熟练程度，操作不正确最多可扣 30 分。用模型考试时，学生应把模型视为真实病人，操作过程中关爱病人，否则根据程度扣分，最多可在总分扣 5 分。

考核人签名：

五、气管切开术

（一）定义

气管切开术(traceotomy)系切开颈段气管，放入金属气管套管，气管切开术以解除喉源性呼吸困难、呼吸机能失常或下呼吸道分泌物潴留所致呼吸困难的一种常见手术。

（二）相关基础知识

1. 适应证

（1）危重昏迷患者呼吸道分泌过多,咳痰困难,分泌物不能排出,随时有呼吸道梗阻危险。

（2）喉部炎症、外伤引起呼吸道梗阻。

（3）颈部烧伤和其他伤影响呼吸道通畅者。

（4）颈部手术,如甲状腺切除,颈部大肿瘤切除,包块长期压迫气管发现气管软化,术后有呼吸道梗阻和窒息危险。

（5）呼吸道异物,无法经口取出者。

（6）危重患者肺部疾患,全身衰竭气道分泌物无力咳出者。

2. 禁忌证　一般无特殊禁忌证,但有明显出血倾向时要慎重。若患者已处于危重状态,因其他疾病,无抢救意义,家属又不同意行气管切开时,可不施行此手术。

（三）操作前准备

1. 术前准备

（1）征得家属同意,说明手术必要性及可能发生的意外。

（2）准备好手术照明灯,吸引器,直接喉镜和气管插管。

（3）选择适合患者气管粗细的气管套管,包括外套管、内套管和套管芯。

2. 麻醉　一般应用1%普鲁卡因溶液局麻。显露气管后做气管穿刺时,可向内滴入1%~2%丁卡因溶液0.2~0.3ml,进行气管黏膜的麻醉。情况紧急或病人已处于昏迷状态时,可不用麻醉。

（四）基本操作

1. 体位　取仰卧位,肩下垫枕,头部枕一垫圈,使颈部呈过伸位,病情不许可时可采用半坐位。

2. 切口　颈中线切口,上起甲状软骨下缘,下至胸骨上切迹以上一横指。

3. 切开皮下组织　将皮下组织颈浅筋膜和颈阔肌切开,直至颈前肌。用小拉钩将切口向两侧对称拉开,一一结扎、切断皮下组织内的较大浅静脉,显露颈前肌后,纵行切开白线。

4. 拉开甲状腺峡部　用手指探摸气管并向下分离,向上可见淡红色、质软的甲状腺峡部,用弯止血钳在峡部和气管间进行分离后,用小钩将峡部向上拉开。峡部较大者,可用两把弯止血钳钳夹后切断,即可看到气管环。气管前筋膜、胸骨上窝及气管旁组织不需过多分离,以免发生纵隔气肿或气胸,如气管前有小血管妨碍气管切开时,可用止血钳夹小纱布球轻轻将小血管推向一侧,使其离开气管前方;如有出血点,应予结扎止血。

5. 切开气管环　用尖刀在气管前正中线切开气管的第3~4(或4~5)软骨环,切开时刀刃应朝上,自下向上挑开,刀尖不可刺入太深,以2~3mm为宜。当咳嗽时,食管前壁连同气管后壁可挤向气管腔内,因此,应趁咳嗽声刚停止的吸气过程中迅速切开。

6. 插入气管套管　切开气管前壁软骨环后,即用弯止血钳或气管插管扩张器扩开气管切口,随即插入带芯气管套管。如病人有强烈咳嗽,应立即拔出管芯,并用吸引器吸尽气管内分泌物及血性液体,再放入内套管,证实套管已插入气管内后,方可将两侧拉钩取出;如无气体进出,应拔出气管套管,重新放置。

7. 处理切口　切口一般不需缝合。如切口过长,可在上、下两端各缝合 1~2 针,但不能太紧,以免发生皮下或纵隔气肿。切口周围用油纱带覆盖,在切口与套管间垫一剪有小口的小纱布(3~4 层即可),最后将固定带绕过颈后,在颈部侧面打结。带结要打得松紧适宜,太松时套管容易滑脱,造成窒息,太紧时如果术后局部肿胀,可影响头部静脉回流。如应用带气囊的套管时,则从注气管注入 3ml 左右空气,再将注气管折叠后用线结扎,以保证人工呼吸时不会漏气。

(五) 术中注意事项

(1) 因病情严重,不允许拖延时间,而又无气管切开器械时,可不经消毒及麻醉,用日常生理用的小刀切开气管前皮肤、皮下组织和颈白线,用手指探摸到气管环,并以手指作向导切开气管环,然后将刀柄插入气管,转一角度撑开气管切口,随即插入普通的胶皮导管,其外端剪成两瓣,瓣端剪孔,安固定带,向两侧分开,以代替气管套管。伤口周围用油纱布及小纱布垫好后,将固定带绕颈固定。

(2) 手术时,患者头部位置要保持正中后仰位,保持切口在颈中线进行,术中随时探摸气管位置,指导分离的方向和深度。

(3) 在分离至深部时,每剖入一层,两侧拉钩也随之同时挪动拉深一层,两侧拉力要均匀,以免拉力不均,将气管拉向一侧,当分离至气管前壁时,拉钩要向外、向前拉,不要向后压,以免压迫气管。当气管软骨环已切开,气管套管尚未插入时,应特别留意勿脱钩,以免增加插管的困难。

(4) 气管前筋膜不宜分离,可与气管前壁同时切开。气管侧壁不要分离,否则易伤及胸膜顶或纵隔,也能致气管切口偏向一侧,造成拔管困难。

(5) 气管切开位置宜在第 3~4 两个软骨环,如太高,易伤及第 1 软骨环,会引起喉咽部狭窄;如太低,易使套管脱出或顶住隆凸,致黏膜损伤出血,或造成纵隔气肿,甚至伤及胸内大血管。小儿右侧胸膜顶较高,注意防止损伤。

(6) 术中止血要完善,皮肤不能缝合过紧,以防止发生血肿或气肿。

(7) 气管套管要固定好,一定要注意避免滑脱,套管系带在颈部缚牢,缚成"死结",但颈部松紧要适当。

(8) 呼吸和气体交换量得到解决后应及早拔管。拔管前注意:

1) 先用软木塞或胶布堵塞管口 1/2,如无呼吸困难,可进一步堵塞 2/3,直至全部堵塞,1~2 日而无呼吸困难,即可拔管。软木塞或胶布必须用线固定在气管套管的固定带上,以防被吸入气管。

2) 如用带气囊的气管套管,应先排空气囊,再堵塞套管。

3) 拔管前准备一套气管切开器械,以备万一拔管后出现呼吸困难时重新插管。拔管前先吸尽气管内分泌物,然后松开固定带,顺套管弯度慢慢拔出。如出现呼吸困难,应立即用另一消毒套管由原切口插入。拔管后不需缝合伤口,可用油纱布包扎,或用蝶形胶布拉拢伤口。

（六）气管切开术考核评分

姓名：　　　　　　　　学号：　　　　　　　　日期：

评分标准		满分	扣分原因	实际得分
操作前准备 （15分）	a 向家属交代病情并征得同意	5		
	b 准备好手术照明灯，吸引器，直接喉镜和气管插管	5		
	c 选择适合患者气管粗细的气管套管，包括外套管、内套管和套管芯	5		
麻醉（10分）	1%普鲁卡因溶液局麻	10		
基本操作 （65分）	a 仰卧位，扁下垫枕，头部枕一垫圈，使颈部呈过伸位	5		
	b 颈中线切口，上起甲状软骨下缘，下至胸骨上切迹以上一横指	5		
	c 将皮下组织颈浅筋膜和颈阔肌切开，直至颈前肌	5		
	d 拉开甲状腺峡部	5		
	e 用尖刀在气管前正中线切开气管的第3~4（或4~5）软骨环	10		
	f 切开气管前壁软骨环后，即用弯止血钳或气管插管扩张器扩开气管切口，随即插入带芯气管套管	10		
	g 处理切口	15		
	h 固定气管套管	10		
整体性 （10分）	手术操作过程中，要注意无菌观念，动作连贯准确，无副损伤	10		
总分		100		

　　备注：应特别注意考生切开分离颈前组织、暴露气管的操作过程及插管的方法，动作不够规范或有过多损伤，最多可扣30分。用模型或动物进行练习时也应注意无菌观念。

考核人签名：

六、心肺复苏术

（一）定义

　　心肺复苏术（cardiopulmonary resuscitation，CPR）是针对呼吸、心跳停止的急症危重病人所采取的抢救关键措施，即通过心脏按压和人工通气，使患者恢复心跳和自主呼吸所采取的一系列急救措施。因维持脑组织的灌流、恢复中枢神经系统功能是其终极目标，故目前已扩展为"心肺脑复苏"（cardiopulmonary cerebral resuscitation，CPCR）。

（二）目的

　　用人工的方法使患者迅速建立有效的循环和呼吸，恢复全身血氧供应，促进脑功能的恢复,防止脑缺氧加重。

(三) 基础医学知识

1. 胸外心脏按压的机制

(1) 心泵机制:即在胸外按压时,心脏在胸骨和脊柱之间挤压,使左右心室受压而泵出血液,放松后心室舒张,血液回流到心脏。

(2) 胸腔内压变化:近年临床观察证明人工循环的动力不单来自心泵机制,主要还来自胸腔内压增减的变化。心脏骤停患者的胸廓仍具有一定的弹性,胸骨和肋骨交界处可因按压而下陷。因此,当按压胸部时,由于胸腔内压力的普遍增加,导致胸内压力>颈动脉压>头动脉压>颈静脉压,压力差使血液流向颈动脉,流向头部,最后又回流到颈静脉。

2. 胸内心脏按压 胸外伤、多发性肋骨骨折、心包填塞和胸主动脉瘤破裂等需要立即进行体外循环、心脏停搏发生于已行开胸手术者可考虑紧急胸内心脏按压,采用右手或左手或双手按摩法、或单手推压向胸骨法直接心脏按摩。

(四) 适应证

各种原因导致的呼吸和(或)心搏骤停均是心肺复苏的适应证,如溺水、严重外伤、中毒、触雷电、自缢、呼吸道异物堵塞等意外事件;严重水电解质及酸碱平衡失调;药物中毒、药物过敏;各种心脏病如冠心病急性心肌梗死、风湿性心脏病、心肌病、先天性心脏病等;对心脏的直接刺激;脑出血、麻醉,手术意外等。

(五) 禁忌证

(1) 胸壁开放性损伤;

(2) 肋骨骨折;

(3) 胸廓畸形或心包填塞;

(4) 凡已明确心、肺、脑等重要器官功能衰竭无法逆转者,可不必进行复苏术。如晚期癌症等。

(六) 术前准备

一旦发现呼吸、心跳骤停,应立即行心肺复苏术,无须特殊准备。

(七) 操作方法

1. 判断

(1) 意识消失(5s内完成):拍打或摇动患者肩膀或按压人中穴约5s,呼之不应。

(2) 大动脉搏动消失(5~10s内完成):一手轻按患者前额,一手在同侧用食指及中指尖触及喉结,向外滑移2~3cm触摸颈动脉搏动,按压观察(也可在腹股沟韧带稍内侧的下方用同样指法触摸股动脉搏动)。

(3) 自主呼吸停止的判断(6s内完成):侧耳贴近患者口鼻,听患者的呼吸道有无气流通过的声音,以面部感觉患者的呼吸道有无气体排出,观察患者的胸部有无起伏,如胸部无起伏、呼吸道无气流通过则判断为无自主呼吸。

2. 呼救

（1）现场呼救：在快速判断患者意识不清后立即大声呼救，如大声呼叫旁人或值班医生，通知急救医疗系统。

（2）拨打急救电话：拨打急救电话120、110或其他应急电话进行求救。院外求救时，必须告知以下项目：发生问题的地点、你的电话、患者目前最危急的情况，并且在急救中心没有确认之前不要挂断电话。

3. 基本生命支持（初期心肺复苏） 初期复苏即现场急救，整个过程可徒手完成，其主要措施包括开放气道、人工呼吸和人工胸外按压，被称为 ABC 三步曲，即 A（airway，开放气道）、B（breathing，人工呼吸）、C（circulation，心脏按压）。《2010 心肺复苏与心血管急救指南》对 ABC 改变为"CAB"。

（1）胸外按压

1）摆好患者仰卧体位：迅速将病人仰卧于硬板床或地上（或胸下垫胸外按压板），立即解开病人衣领、腰带。施救者在患者一侧进行施救。

2）确定按压部位：胸外按压的部位是胸骨下半部，双乳头之间。

3）胸外按压：将一手掌根部置于按压点，另一手掌根部平行重叠于前者之上，十指交叉，手指不触及胸壁，固定不动，两臂伸直，凭借自身重力和腰部的力量垂直向胸骨加压，使胸骨下陷深度至少5cm后迅速放松，反复进行，按压频率大于100次/分，按压和松开的时间比为 1:1，放松时手掌根部不能离开胸壁（图 2-4-1）。

（2）开放气道：保持呼吸道的通畅

1）摆好体位：托颈，将头偏向一侧，清理口腔、鼻腔分泌物，取下假牙。对气道有异物阻塞者可采用膈下腹部猛压法清除异物：以一手的掌根抵住患者正中线脐部稍上的腹部，另一手直接放在第一只手上，以快速向上猛压的动作压向患者的腹内，重复6~10次。

2）仰头抬颏法通畅气道：将一手置于患者的前额用力加压，另一手的示指、中指置于下颏将下颌骨上提，使下颌角与耳垂的连线和地面垂直（图 2-4-2）。

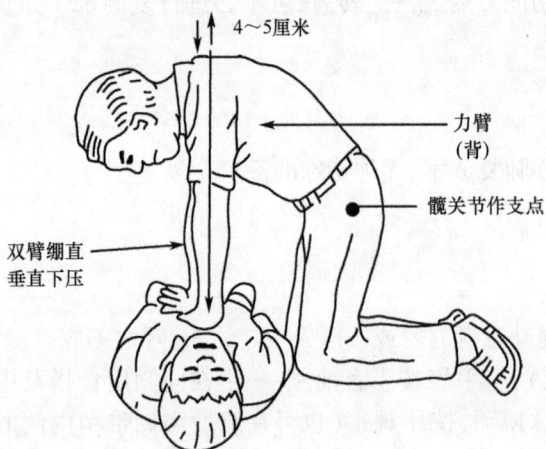

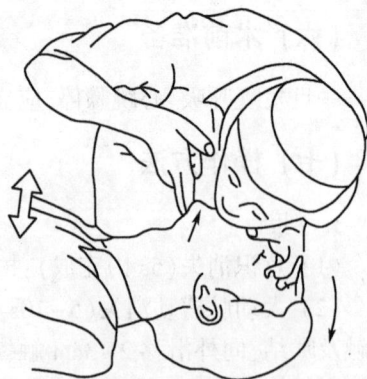

图 2-4-1 胸外按压　　　　　　　　　　图 2-4-2 口对口人工呼吸

（3）人工呼吸

1）口对口人工呼吸：术者立于患者一侧，靠近患者肩部，面向患者，将患者头后仰，一手按于前额，用其拇指与食指捏住患者鼻孔，深吸一口气，用口唇把患者的口全罩住，然后缓慢吹气,每次吹气应持续1~1.5秒以上,吹气量约500~600ml,确保患者胸廓有起伏,连吹3~4次后每5秒吹1次,频率12次/分(儿童20次/分)。

2)口对鼻人工呼吸:当患者牙关紧或口腔有严重损伤时,术者用一手将患者下颌上推以紧闭口部,深吸气后,用口唇将患者的鼻孔全罩住,然后缓慢吹气。呼气时松开上推下颌的手指,患者口部张开,以利气体排出。

3)口对口鼻人工呼吸法:主要适用于婴幼儿。

4)胸外按压与人工呼吸合为一体,同步进行基本生命支持。

A. 单人徒手心肺复苏:先行胸外按压30次后,再连续做口对口(鼻)人工呼吸2次。

B. 双人徒手心肺复苏:一人胸外按压,另一人进行人工呼吸并监测颈动脉搏动,胸外按压:人工呼吸比例为30:2,如此反复循环,不间断。

(4)电除颤(defibrillation,D)

1)先行徒手心肺复苏5个循环。

2)检查患者是否有特殊情况,如敷有外用药、安装人工心脏起搏器或植入型心脏除颤器等。

3)患者仰卧,仪器放置患者左侧,接通电源,按下电源开关,选择能量200~360J(小儿2J/kg),充电,并有声音或指示灯提示。

4)选择适合的电极板(电极板直径:成人10cm,儿童8cm),涂以专用导电胶,分别置于心尖部和胸骨右缘2~3肋间,用力压紧电极板紧贴皮肤。

5)暂停胸外按压,确定无人接触患者,分析心律如发生室颤等心律失常,按"电击"按钮,完成除颤。

6)观察心电图,判断是否复跳,如仍为室颤,进行第2次、第3次除颤。以3次为一组,完成一组后如仍无自主循环,立即施行1min CPR,如仍是室颤,再行一组三次电除颤,连续不间断,然后再次CPR。

(5)每进行四个周期的人工呼吸及心脏按压后需对抢救效果进行一次评估。

1)人工心肺复苏有效的标准:①可触及大动脉搏动;②发绀皮肤转为红润;③散大的瞳孔开始缩小;④患者出现自主呼吸或吞咽、呛咳、皱眉及躁动等反应,甚至意识恢复。

2)终止心肺复苏的标准:①患者恢复自主心跳和呼吸,复苏成功;②实施心肺复苏者体力不支,且无人替代继续进行;③行心肺复苏已历时30min,出现下列情形时终止:瞳孔散大或固定、对光反射消失;呼吸仍未恢复;深反射活动消失;无脉搏、心电图成直线。

4. 高级生命支持

(1)监测:继续监测心电图、血压、脉搏氧饱和度(SpO_2)、呼气末二氧化碳分压、动脉血气、中心静脉压(CVP)、肺动脉压、尿量等。

(2)机械通气和氧疗:现场急救时通常使用面罩、简易球囊维持通气,院内患者的人工呼吸支持常用呼吸机,潮气量为6~7ml/kg,或500~600ml,吸入氧浓度可达100%,然后根据血气分析结果进行调整。

(3)药物治疗:心脏骤停患者在进行新肺复苏应尽早开通静脉通道。如静脉穿刺无法完成,某些复苏药物可经气管给予。常用药物有:

1)肾上腺素:为心肺复苏首选药物。可用于电击无效的室颤及心脏停搏、无脉室速或无脉性电生理活动。常用的给药方法是每次静脉推注1.0mg,每3~5min重复一次,必要时可逐渐增加剂量至5mg。

2）血管加压素：可替代肾上腺素作为一线药物，只推荐使用一次40U静脉注射。

3）抗心律失常药物：对电转复或肾上腺素治疗无效的室颤或无脉室速，考虑给予抗心律失常药物，常用药物有胺碘酮、利多卡因。利多卡因常用剂量为1~1.5mg/kg静脉推注，无效时每3~5min重复一次，如总剂量达到3mg/kg仍不能成功除颤，可给予胺碘酮治疗。胺碘酮首次应用剂量150mg，缓慢静脉注射（大于10分钟），如无效，可重复给药总量达500mg，随后10mg/（kg·d）维持静脉滴注，每日最大剂量2g，根据需要可维持数天。

4）碳酸氢钠：为纠正代谢性酸中毒、高钾血症的主要药物。在复苏过程中产生的代谢性酸中毒一般可通过改善通气得到改善，不应过分积极补充碳酸氢钠来纠正。盲目大量使用碳酸氢钠对复苏不利：①使氧离解曲线左移，减少组织对氧的摄取；②引起高钠血症和血浆渗透压改变；③增加CO_2的产生，导致高碳酸血症，损伤心肌和脑细胞。如心脏骤停或复苏时间过长，或存在严重代谢性酸中毒、高钾血症的患者，可适当补充碳酸氢钠。首次剂量1mmol/kg，在持续心肺复苏过程中每15min重复1/2量，最好根据血液pH及动脉血气结果来指导碱性药物的应用，防止产生碱中毒。

5）多巴胺：用于复苏后的低血压。20~40mg静脉推注或3~10μg/（kg·min）静脉滴注。

6）钙剂：不作为CPR的常规用药，仅在由急性高钾血症引起难治性室颤或低钙血症引起心跳骤停的患者使用。可给予10%的葡萄糖酸钙溶液稀释后缓慢静脉注射，有洋地黄中毒者禁用。

5. 复苏后处理　心肺复苏后的处理原则和措施包括维持有效的循环和呼吸功能，预防再次心脏骤停，维持水、电解质和酸碱平衡，防治脑水肿、急性肾功能衰竭和继发感染等，重点是脑复苏。防治脑缺氧和脑水肿的主要措施包括：

（1）低温：积极采取降温退热措施，如头置冰帽、必要时同时应用冬眠合剂，使体温降至33~34℃左右。

（2）脱水利尿：根据不同情况可选用20%甘露醇溶液、呋塞米、地塞米松及50%葡萄糖溶液等。应注意防止过度脱水，以免造成血容量不足，难以维持血压稳定。

（3）有抽搐者可用地西泮、苯妥英钠或苯巴比妥。

（4）应用糖皮质激素，减轻脑水肿。

（5）高压氧治疗，改善脑缺氧，降低颅内压。

（八）注意事项

（1）心肺复苏时，施救时要保持镇静、控制情绪，快速对病情做出判断，组织现场人员有条不紊的实施急救，切忌慌乱。

（2）在条件允许的情况下，救护人员自身应该采取一些个人防护措施。如怀疑患者患有传染病时，不应该施行口对口人工呼吸。

（3）心外按压时用力要均匀，不要用力过猛，以免发生肋骨骨折、胸骨骨折，引起气胸、血胸。

（4）平时要在模型上反复练习心肺复苏，一旦遇到紧急情况，能够即刻实施正确的操作手法。

（5）密切观察有无并发症出现，常见的并发症有：心脏破裂、右心室乳头肌断裂、冠状动脉夹层血肿、主动脉破裂或夹层、胸骨和肋骨骨折、血气胸、腹腔脏器撕裂、肺水肿、体循环栓塞等。

(九) 心肺复苏术考核评分

科室： 姓名： 日期：

	评分标准	满分	扣分原因	实际得分
术前准备 (5分)	仪表端庄,服饰整洁,反应迅速、敏捷	5		
操作过程 (85)	a 迅速判断病人意识;呼叫病人,轻拍肩部(5秒) b 判断病人颈动脉搏动(10秒) c 确认病人心跳停止,立即呼救,口头医嘱:拿除颤仪,测血压,建立静脉通道(5秒) d 自主呼吸停止的判断(6秒)	15		
	e 迅速将病人仰卧于硬板床或地上,立即解开病人衣领、腰带,立即胸外按压(5秒)	5		
	f 立即进行胸外按压,按压30次,抢救者将一手掌根部按在病人胸骨下半部与双乳头连线处,另一手平行重叠于此手背上,十指交叉,手指不触及胸壁,双肘关节伸直,借臂、肩和上半身体重的力量垂直向下按压,按压频率大于100次/分,幅度至少5cm,按压与放松比例1:1,放松时手掌根部不能离开胸壁,按压30次(18秒)	25		
	g 胸外按压之后,将患者头偏向一侧,清理口腔、鼻腔分泌物,取下假牙,仰头抬颏法开放气道,实施口对口人工呼吸2次后,立即胸外按压;胸外按压与人工呼吸比例为30:2,共进行5个循环(2分钟内)	25		
	h 判断抢救成功:可触及大动脉搏动;发绀皮肤转为红润;散大的瞳孔开始缩小;患者出现自主呼吸或吞咽、呛咳、皱眉及躁动等反应,意识恢复	15		
整体性 (10分)	急救意识强,操作熟练、规范	10		
总分		100		

考核人签名：

七、三腔二囊管的放置

(一) 定义

三腔二囊管(Sengstaken-Blackmore 管):是由包括三腔管、胃气囊和食管气囊,胃气囊和食管气囊附在三腔管的一端,三腔管由一个截面是半圆的腔道和两个截面是四分之一圆的腔道构成,胃气囊导管和食管气囊导管分别装在四分之一圆腔道内,胃导管装在半圆腔道内,胃导管截面呈半圆形,其外壁与半圆腔道的内壁密封配合,胃导管可在半圆腔道中活动。

三腔二囊管广泛应用于门静脉高压症食管胃底曲张静脉破裂出血的非手术治疗。现此法已多不作为食管胃底曲张静脉破裂出血的确定治疗,而用它作为术前准备和紧急止血,或用其他方法不能止血时使用。

(二) 目的

(1) 抽吸尽胃管内积液(血)、积气、减轻胃扩张。

(2) 肝硬化患者食管胃底静脉破裂出血的压迫止血。

(3) 了解胃液的量和性质,为临床诊断和治疗提供依据。

(三) 基础医学知识

三腔二囊管:内含 3 个腔,当中的管腔通向导管前端,可通过此管腔抽吸或冲洗胃内容物,两侧的管腔一个通向导管前侧的圆形气囊(胃气囊),另一管腔通向导管较后的长形气囊(食管气囊)。在三腔二囊管的尖端有一金属标记,必要时可借 X 线了解三腔二囊管的正确位置。

(四) 适应证

食管、胃底静脉曲张破裂出血者。

(五) 禁忌证

(1) 鼻咽部有癌肿或急性炎症的患者。

(2) 吞咽腐蚀性药物的患者。

(3) 有食道憩室,食管癌,昏迷病人应慎用。

(六) 术前准备

(1) 了解病人既往有无使用三腔二囊管的历史和鼻腔通畅状况。

(2) 耐心向病人解释使用三腔二囊管的目的、必要性、步骤及可能出现的不适,争取配合操作进行吞咽运动和深呼吸。

(3) 器械准备:治疗盘,治疗巾,三腔二囊管,液状石蜡,纱布,棉签,50 毫升注射器,血管钳 2 把,沙袋(0.5kg),胶布,治疗碗内盛温开水,胃肠减压器,滑车牵引固定架,绳,剪刀。

(4) 协助患者摆好体位。

(5) 洗手、戴好帽子、口罩。

(6) 检查并确认气囊及管道无漏气,必要时可先将通向气囊的管道作适当标记。用 50 毫升注射器抽瘪胃及食管气囊内气体,然后往胃气囊注气 200 毫升,食管气囊 150 毫升,放在水中观察气囊有无漏气变形。继而将两气囊内的气体排空,在气囊和管道的外壁涂以液状石蜡备用。

(七) 体位

患者采取坐位、半卧位或者平卧位

（八）操作方法

（1）液状石蜡润滑胃管及双气囊,同鼻胃管插管术法插入三腔管,通过中心管将所有胃内血液、气体和胃内的食糜吸尽,抽吸时可间断地用少量生理盐水冲洗导管,直到胃管内完全无血液抽出。

（2）先在胃气囊内注气200ml,调节食管气囊内的压力,用夹子夹紧胃气囊开口端,并做好标记,若食管气囊压力超过4~4.7 kPa(30~35mmHg),反复抽吸胃管内仍有新鲜血液时,提示出血来自胃底冠状静脉分支,此时应再增加胃气囊的充气量以防三腔二囊管被拔出。同时向外牵拉三腔管至有轻度弹性阻力感,然后用胶布固定三腔管,在管尾扎一根粗纱绳,用0.5kg沙袋,通过滑车装置牵引三腔管压迫胃底,稍抬高床脚。

（3）牵引方向应顺身体纵轴与鼻唇部呈45°角,再用注射器往食管气囊注气150ml,并检测食管气囊内的压力,使其达到2.7~4.0kPa(20~30mmHg)。用夹子夹紧食管气囊开口端,并做好标记。

（4）将胃吸引管接持续负压吸引,每半小时用40ml生理盐水冲洗胃管一次,应保持胃处于空虚状态。

（5）整理用物,安置病人。

（九）注意事项

（1）放置三腔二囊管压迫时间不超过48h,每隔12h气囊放气5~10ml,以防止食管胃底黏膜发生糜烂坏死。

（2）气囊压迫48h后胃管内如果仍有鲜红色血液吸出,说明气囊压迫止血无效,应立即重新处理。

（3）记录每日胃液吸出量及性质,以供每日补充水、电解质时参考。出血停止后可酌情从胃管进行肠内营养治疗。

（4）每日护理口腔2~4次,从鼻腔沿三腔二囊管滴入液状石蜡数滴。

（5）防止过度牵拉或滑脱而造成食管气囊阻塞咽喉导致窒息,特别是在气囊注气牵引时,如患者发生呼吸困难,要立即放松牵引和抽出食管气囊内的空气,如发生严重吸气困难或窒息,应立即剪断二囊管。

（6）胃肠减压器负压维持在8kPa以利引流,用毕要清洗消毒。

（7）出血停止12h后,方可从胃管内注入药物,注入前要认清标记,严格防止注入食管或胃气囊中引起气囊破裂。

（8）肝病病人为避免诱发肝昏迷,可通过胃管注入药物,促使胃内积血和其他含氮物质的排出,同时抑制肠道细菌以减少氨的生成。

（9）出血停止48~72h后可考虑拔管,拔管前先完全抽掉气囊内的空气,继续观察12h,如无出血,吞服液状石蜡30ml左右,润滑食管胃壁后再拔管,以免因血块的黏滞拉破黏膜及静脉再次出血。若放气后又出血则再将气囊充气,但应该按前述的步骤保证两个气囊均在正确部位。有需连续压迫数周者。但如连续压迫超过7天,放气后仍出血者应考虑手术治疗。

（10）压迫期间应强调不允许病人经口咽下任何物质包括唾液,以免误吸引起肺部感染,口腔内存有过量唾液时应令病人随时吐出或用吸引器吸出。

（十）三腔二囊管放置考核评分

科室：　　　　　　　　　姓名：　　　　　　　　日期：

评分标准		满分	扣分原因	实际得分
术前准备 （20分）	a 了解病人既往有无使用三腔二囊管的历史和鼻腔通畅状况	2		
	b 询问患者是否有严重心脏病、高血压和心力衰竭，向患者及家属解释操作目的和配合方法	3		
	c 器械、材料准备及检查	10		
	d 协助患者摆好体位，洗手、戴好帽子、口罩	5		
选择体位 （10分）	患者采取坐位、半卧位或者平卧位	10		
操作方法 （60分）	a 常规消毒，戴无菌手套，协助患者摆好体位	5		
	b 将液状石蜡润滑胃管及双气囊，同鼻胃管插管术法插入三腔管	15		
	c 通过中心管将所有胃内血液、气体和胃内的食糜吸尽，抽吸时可间断地用少量生理盐水冲洗导管，直到胃管内完全无血液抽出	5		
	d 先在胃气囊内注气200毫升，调节食管气囊内的压力，用夹子夹紧胃气囊开口端，并做好标记，若食管气囊压力超过4~4.7 kPa（30~35mmHg），反复抽吸胃管内仍有新鲜血液时，提示出血来自胃底冠状静脉分支，此时应再增加胃气囊的充气量以防三腔二囊管被拔出。同时向外牵拉三腔管至有轻度弹性阻力感，然后用胶布固定三腔管，在管尾扎一根粗纱绳，用0.5kg沙袋，通过滑车装置牵引三腔管压迫胃底，稍抬高床脚	15		
	e 牵引方向应顺身体纵轴与鼻唇部呈45度角，再用注射器往食管气囊注气150毫升，并检测食管气囊内的压力，使其达到2.7~4.0kPa（20~30mmHg）。用夹子夹紧食管气囊开口端，并做好标记	15		
	f 将胃吸引管接持续负压吸引，每半小时用40ml生理盐水冲洗胃管一次，应保持胃处于空虚状态	5		
整体性 （10分）	整理用物，安置病人	10		
总分		100		

备注：用模型考试时，考生应把模型视为真实病人，检查过程态度、语言、动作关爱病人，能够指导病人配合达到有效检查，否则根据程度扣分。最多可在总分扣5分。

考核人签名：

八、骨科牵引技术

（一）定义

牵引技术是矫形外科治疗中应用较为广泛的治疗方法，它是利用持续的适当牵引力和对抗牵引力的作用,使骨折、脱位整复和维持复位。临床常用的牵引技术有手法牵引、皮肤牵引、骨骼牵引和特殊牵引。

(二) 目的

通过骨科牵引,使骨折、脱位整复和维持复位,维持炎症肢体的制动和抬高,帮助挛缩畸形肢体的矫正治疗等。

(三) 手法牵引

手法牵引多使用于骨折移位及关节脱位的整复,时间短,力量可按需要加大。其方法先将伤肢置放于适合手法复位的位置,伤肢的近侧端用布带或助手用手作为对抗牵引,伤肢远侧端由助手用手或布带不间断地平稳牵引,以便术者进行手法整复骨折移位或关节脱位,至手法整复成功和外固定后,才能停止手法牵引。为了节省体力便于手法复位及 X 线透视,操作中将手法牵引改为利用器械牵引,如上肢或下肢螺旋牵引架、万能石膏床等。

(四) 骨牵引

1. 一般原则

(1) 小儿一般忌用。因骨牵引可影响骨骺生长,又因小儿关节囊较大,牵引针容易穿入关节。特殊情况下 6 岁以上儿童可谨慎地在 X 线透视下,离开骨骺一定距离处穿针。

(2) 骨牵引要在严格的无菌条件下施针。

(3) 骨牵引的时间视需要而定,无严格限制。皮肤的针孔处常有炎症反应,但不会引起严重后果,不必因此更换牵引部位。但老年人骨质疏松,常在牵引一般时间后针道变松,可视情况更换部位继续牵引。

(4) 拆除骨牵引时先用碘伏彻底消毒,骨圆针要通过肢体的那一段用老虎钳夹住另一端拔出。拔除后消毒皮肤针孔,无菌纱布覆盖,数日即可愈合。

2. 操作步骤

(1) 准备好牵引用具,包括无菌骨牵包、无菌手套、局麻药及注射器,牵引架、牵引弓、砝码、木墩等。

(2) 摆好体位,下肢放置在牵引架上跟腱部垫高,足跟悬空用木墩垫高。做颅骨头环牵引时需将患者头部放置在伸出床沿的窄木板上。

(3) 操作者戴口罩、帽子、无菌手套,消毒铺巾,用 1% 利多卡因在进出针处局部浸润麻醉,直至骨膜。出针点常有一定偏差,麻醉范围应加大。

(4) 进针方向要考虑到临近重要血管神经的一侧为进针点,股骨髁上牵引的进针点在内侧,胫骨结节牵引的进针点在外侧,跟骨牵引的进针点在内侧,尺骨鹰嘴牵引的进针点在内侧。

(5) 进针前不能切开皮肤,要向近端拉动皮肤后直接刺入到达骨膜。进针前拉动皮肤的目的是减轻牵引后骨圆针对皮肤的切割。

(6) 进针时由助手把持患肢,在外侧对抗,帮助判断进针方向。术者用钢锤敲击针尾,针尖到达对侧皮下时,助手用两拇指按捺皮肤,协助出针。

(7) 骨圆针穿透皮肤之处任其暴露,不需涂抹任何药物,亦不需敷料覆盖。

(8) 安装牵引弓,悬挂砝码,牵引方向与肢体长轴一致。牵引重量根据体重计算,根据牵引效果调整。股骨髁上牵引和胫骨结节牵引重量为体重 1/7 ~ 1/8,跟骨牵引重量为体重

1/9~1/10,尺骨鹰嘴牵动重量为体重 1/11~1/12。颅骨牵引的重量从 1.5kg 开始逐渐增加,上颈椎牵引不超过 5kg,下颈椎牵引不超过 15kg。

(9) 牵引完成后在骨圆针两端套上小药瓶,以免钩挂被单。指导患者按等张牵引原则进行功能锻炼。定期床边拍片复查。

3. 进针点定位

(1) 股骨髁上牵引:髌骨上缘一横指的横线与经收肌结节的纵线的交点为进针点,保持髌骨向上,水平并垂直股骨向外侧进针(图 2-4-3)。

(2) 胫骨结节牵引:胫骨结节最高点远 2cm 处为牵引平面,进针点要在外侧后移 2cm,以保证穿过的骨皮质能够对抗牵引重量。进针时保持髌骨向上,方向水平及垂直骨干(图 2-4-4)。

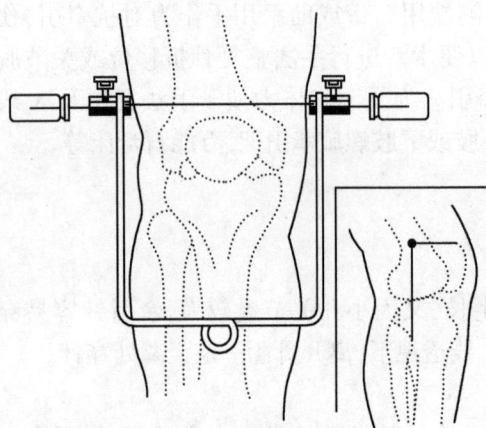

图 2-4-3 股骨髁上牵引

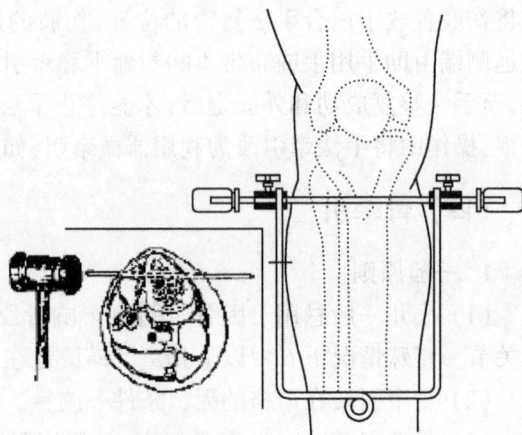

图 2-4-4 胫骨结节牵引

(3) 跟骨牵引:从内、外踝尖做到足跟切线的垂线,内侧垂线的上 3/5 与下 2/5 交点处为进针点,外侧垂线的中点为出针点(图 2-4-5)。

(4) 尺骨鹰嘴牵引:尺骨鹰嘴尖以远 2cm 为牵引平面,进针点在内侧尺骨嵴下横指处,垂直骨干水平进针(图 2-4-6)。

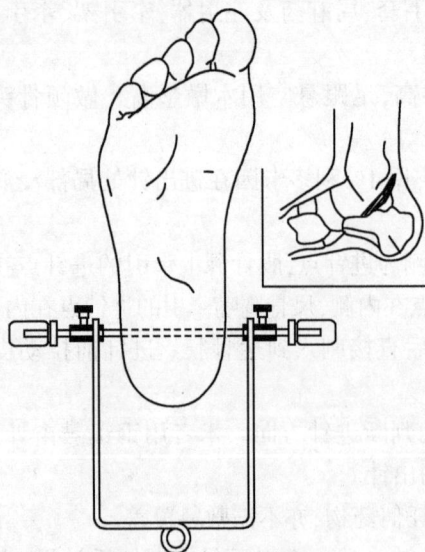

图 2-4-5 跟骨牵引

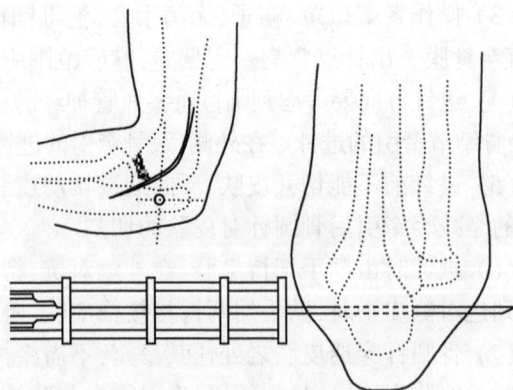

图 2-4-6 尺骨鹰嘴牵引

（5）颅骨钳牵引：先剃光头发，将头放正，画头颅的正中矢状线，再画经两侧乳突尖的冠状线，牵引轴置于两线交点，颅骨钳的两钩置于冠状线上。用有安全环的钻头钻穿颅骨外板，在儿童颅顶部可深入 3mm，在成人可深入 4mm，避免钻穿颅骨内板，形成硬膜外血肿。将两钩尖插入两个钻孔内，旋紧颅钳，钩尖位于颅骨板障内（图 2-4-7）。

（6）颅骨头环牵引：头环用 4 枚颅钉固定，颅钉的位置分列在两侧眉弓中外 1/3 上0.5~1.0cm处和两侧耳尖的后上方 1~2cm 处。颅钉设计的螺纹可限制进入颅骨的深度，安装时按对角线顺序逐个拧紧，同时不断把患者被拧皱的皮肤复位，颅钉的紧度以头环不能再移动，患者头部有明显的紧箍感为度。

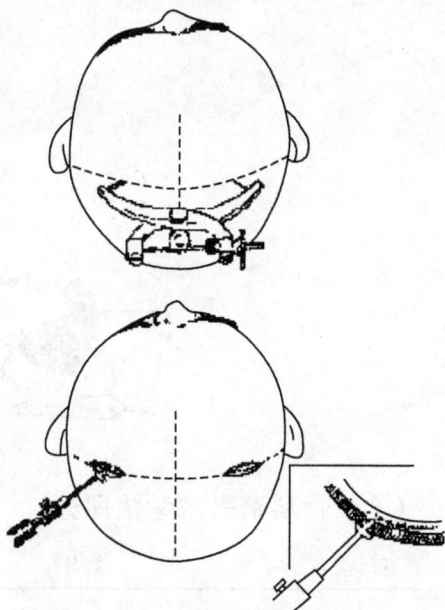

图 2-4-7　颅骨钳牵引

（五）皮牵引

1. 适应证　皮肤牵引的牵引力较小，适用于小儿股骨骨折的牵引治疗，肱骨不稳定性骨折的牵引或肱骨骨折再外展架伤的牵引治疗，及成人下肢骨骼牵引的辅助牵引等。但皮肤有损伤或有炎症时，或对胶布过敏者，禁用皮肤牵引。皮肤牵引的设备较简单，仅用胶布、扩张板、重锤、绷带、棉纸、牵引绳、滑轮、牵引支架及床脚垫高用的木垫等。

皮肤牵引是借助胶布贴于伤肢皮肤上，或用泡沫塑料布包压于伤肢皮肤上，利用肌肉在骨骼上的附着点，牵引力传递到骨骼上，胶布远侧端扩张板，于扩张板中心钻孔穿绳打结，再通过牵引架的滑轮装置，加上悬吊适当的重量进行持续皮肤牵引。

2. 注意事项

（1）适用于小儿及年老体弱者，皮肤必须完好。

（2）牵引重量一般不得超过 5 千克，否则牵引力过大，易伤皮肤或起水疱，影响牵引。

（3）一般牵引时间为 2~3 周，时间过长，因皮肤上皮脱落影响胶布粘着，如需继续牵引，应更换新胶布维持牵引。

（4）牵引期间应定时检查伤肢长度及牵引的胶布粘贴情况，及时调整重量和体位，防止过度牵引。一般于 3~5 天内肢体肿胀消退时，即能纠正骨折重叠和畸形，牵引 2~4 周，骨折端有纤维性连接，不再发生移位时可换为石膏固定，以免卧床时间太久，不利于功能锻炼。

（5）应注意粘贴胶布的部位及长度要适当，胶布要平整无皱，不能贴于踝上。包缠绷带不能压迫腓骨头颈部，不能扭转，以免压迫引起腓总神经麻痹。

（6）粘贴胶布时是纵形粘贴，不能环形粘贴以免影响血运。胶布近端不能超过骨折线，否则为无效牵引。

（六）悬吊牵引

骨盆骨折和 3 岁以内幼儿的股骨干骨折可利用自身重量进行悬吊牵引（图 2-4-8）。3 岁以上儿童的股骨干骨折禁止用悬吊牵引，因为容易引起肢端缺血甚至坏死。

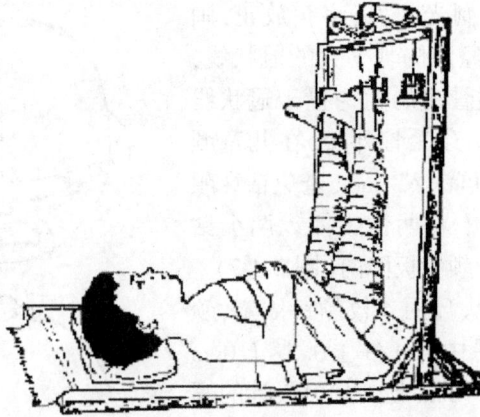

图 2-4-8　悬吊牵引

(七) 骨科牵引术考核评分

科室：　　　　　　　　　　姓名：　　　　　　　　　日期：

评分标准		满分	扣分原因	实际得分
牵引器具的准备(15 分)	a 骨牵引物品准备	10		
	b 皮牵引物品准备	5		
胫骨结节骨牵引(45 分)	a 胫骨结节骨牵引操作	30		
	b 口述牵引注意事项	15		
皮牵引(25 分)	a 小腿皮牵引操作	20		
	b 皮牵引的适应证	5		
悬吊牵引(15 分)	儿童股骨骨折悬吊牵引操作	15		
总分		100		

考核人签名：

九、膀胱穿刺术

(一) 目的

急性尿潴留经导尿失败或不具备导尿条件,而又急需排尿或送检尿标本者,可行耻骨上膀胱穿刺术。

(二) 基础医学知识

膀胱是贮存尿液的肌性囊状器官,其位置、大小和形态均随尿液的充盈程度而异。成年人的膀胱位于盆腔前部,容量约 300~500ml,空虚时完全位于小骨盆内,充盈时膨胀且上升至耻骨联合上缘以上,此时紧贴膀胱上面的返折腹膜也随之上移,使膀胱下外侧壁直接与腹前壁接触。

(三) 适应证

(1) 急性尿潴留导尿未成功者。

(2) 经穿刺采取膀胱尿液做检验及细菌培养。

(3) 小儿、年老体弱不宜导尿者。

(四) 禁忌证

如膀胱空虚无尿时,不可行膀胱穿刺留取尿标本。

(五) 术前准备

(1) 物品准备:治疗盘内备膀胱穿刺包(内有治疗巾1块,洞巾1块,无齿镊1把,布巾钳2把,止血钳1把,膀胱穿刺针1套或9号针头1枚,药杯2个,弯盘1个,6号、7号针各1枚,5ml及50ml注射器各1副,纱布3块,棉球数个)。

(2) 活力碘,无菌手套,持物钳,胶布,1%利多卡因溶液2支,1000ml量杯,另备便盆。

(六) 体位与穿刺点

1. 体位 一般取仰卧位。

2. 穿刺点 耻骨联合中点上方1~2cm处。

(七) 操作方法

(1) 术前向患者介绍膀胱穿刺的目的,取得合作。

(2) 叩诊证实膀胱充盈。

(3) 洗手,戴口罩,打开膀胱穿刺包。

(4) 协助病人解开衣裤,露出穿刺部位。治疗巾垫于病人臀下。

(5) 常规消毒穿刺部位皮肤,戴手套,铺治疗巾及孔巾,以布巾钳固定。穿刺点处沿皮内、皮下及肌层行1%利多卡因溶液局部浸润麻醉。

(6) 穿刺针栓部接无菌橡皮管,并用止血钳夹紧橡皮管。左手拇、食指固定穿刺部位,右手持穿刺针垂直刺入膀胱腔。进入膀胱时有落空感,见尿后再进针1~2cm,然后在橡皮管末端套上50ml注射器。松开止血钳,开始抽吸,满50ml后夹管,将尿液注入量杯,如此反复操作。必要时留标本送检。

(7) 按压穿刺局部,片刻后用活力碘消毒穿刺点,覆盖无菌纱布,胶布固定。帮助病人卧床休息。

(8) 清理用物,记录尿量及性质。

(八) 注意事项

(1) 必须正确掌握膀胱穿刺的方向,避免穿刺至腹腔;防止穿刺过深及穿刺针摆动,以免损伤膀胱后壁。

(2) 膀胱过度膨胀者,每次抽出尿液不得超过1000ml,以免膀胱内压降低,导致出血或休克的发生。

(九) 膀胱穿刺术考核评分

姓名：　　　　　　　　　学号：　　　　　　　　　日期：

评分标准		满分	扣分原因	实际得分
操作前准备 (20分)	a 准备膀胱穿刺包及其他相关物品	5		
	b 仰卧位,确定膀胱穿刺部位	5		
	c 叩诊证实膀胱充盈	10		
膀胱穿刺 (70分)	a 洗手,戴口罩帽子,打开膀胱穿刺包	10		
	b 常规消毒,戴手套,铺洞巾,局部麻醉	10		
	c 穿刺针栓部接无菌橡皮管,并用止血钳夹紧	10		
	d 左手拇、示指固定穿刺部位,右手持穿刺针垂直刺入膀胱,见尿后再进针1~2cm	15		
	e 在橡皮管末端套上 50ml 注射器,松开止血钳,开始抽吸	10		
	f 吸满 50ml 后夹管,将尿液注入量杯。如此反复操作,并记录尿量	10		
	g 按压并消毒穿刺点,盖以纱布,胶布固定	5		
整体性 (10分)	严格无菌操作,步骤正确熟练	10		
总分		100		

备注:应特别注意考生的无菌操作,无菌操作不严格最多可扣 20 分。如果穿刺过深或抽吸过程中穿刺针摆动,最多可扣 10 分。

考核人签名：

十、关节腔穿刺术

(一) 定义

是借助穿刺针直接从皮肤刺入,穿透皮下各层,到达关节腔,进行抽液、关节注射药物、冲洗等的一项诊断和治疗技术。

(二) 目的

(1) 明确关节积液的性质,协助诊断。
(2) 适量的抽出关节腔内液体,进行微生物检测,找到致病菌。
(3) 向腹膜腔内注入药物,达到局部治疗的目的。
(4) 关节腔内注入空气或造影剂,行关节造影术,连接关节软骨及骨端的改变。

(三) 适应证和禁忌证

1. 适应证

(1) 急性发病的关节肿胀、疼痛或伴有局部皮肤发红肿、热,表现在单个关节,怀疑感染性或创伤性关节炎。

（2）未确诊的关节肿痛伴积液，需采集关节液做诊断，如取关节液行偏振光镜检查尿酸盐结晶，以诊断痛风性关节炎。

（3）已明确的关节炎，但关节炎持久不愈，关节腔较多积液，影响关节功能。

（4）用关节镜进行肉眼观察，滑膜活检或切除，可同时抽取滑液。

（5）作为关节腔内注射药物等治疗措施的术前操作。

2. 禁忌证

（1）穿刺部位局部皮肤有破溃、严重皮疹或感染。

（2）严重凝血机制障碍，如血友病等。

（四）术前准备

1. 物品准备　治疗盘（内有常规消毒用品），膝关节穿刺包，5ml、10ml 注射器，1%~2% 盐酸利多卡因溶液，无菌手套，胶布，无菌试管等。

2. 病人准备　术前给予穿刺处皮肤清洁处理并备皮。

（五）操作方法

1. 选定关节穿刺点　穿刺点应避开血管、神经、肌腱或皮损等。可通过活动关节并触摸关节间隙来证实穿刺点。穿刺部位选定后，以甲紫做一标志。

2. 常用的穿刺部位　掌指关节或近端指间关节、第一腕掌关节、颞颌关节、腕关节、肘关节、肩关节、踝关节、膝关节、髋关节。

3. 关节腔穿刺　打开膝关节穿刺包，戴无菌手套，手术配合者协助穿刺部位皮肤碘酒、酒精常规消毒，然后取出穿刺包内的洞巾覆盖穿刺点。手术配合者递以无菌注射器和 40% 盐酸利多卡因溶液，进行局麻、关节腔穿刺。

4. 穿刺完毕　拔除针头，以碘酒消毒穿刺点，整理用物。

（六）不同部位穿刺点选择

1. 肩关节穿刺术　患肢轻度外旋外展，肘关节屈曲位。于肱骨结节与喙突之间垂直刺入关节腔。也可以从喙突下外侧三角肌前缘，向后外方向刺入关节腔。

2. 肘关节穿刺术　肘关节屈曲 90°，紧依桡骨小头近侧，于其后外方向前下进针，关节囊在此距离表面最浅，桡骨头也可触知。也可在尺骨鹰嘴顶端和肱骨外上髁之间向内前方刺入。

3. 腕关节穿刺术　经尺骨茎突或桡骨茎突侧面下方，垂直向内下进针，因桡动脉行经桡骨茎突远方，故最好在尺侧穿刺。

4. 髋关节穿刺术　在髂前上棘与耻骨结节连线的中点，腹股沟韧带下 2cm，股动脉的外侧垂直刺入；也可取下肢内收位，从股骨大转子上缘平行，经股骨颈向内上方刺入。

5. 膝关节穿刺术　以髌骨上缘的水平线与髌骨外缘的垂直线的交点为穿刺点，经此点向内下方刺入关节腔；也可经髌韧带的任何一侧，紧贴髌骨下方向后进针。

6. 踝关节穿刺术　紧贴外踝或内踝尖部，向内上进针，经踝部与相邻的距骨之间进入关节囊。

（七）注意事项

（1）为了便于关节内容物重新悬浮，操作前应使患者的关节做主动或被动的全方位运动。

（2）关节腔穿刺的全程应遵守无菌操作原则。

（3）患者应消除紧张情绪，否则可使关节内的压力增高（可达 49kPa 以上），很难顺利穿刺。

（4）穿刺如遇骨性阻挡宜略退针少许并稍改换穿刺方向，再边拍吸边进针。

（5）对于负重关节如膝关节，术后尽可能休息 1~2 天，尤其是接受抗凝治疗的患者，应制动 1~2 天。

（6）关节腔内注射皮质类固醇的患者　一天内注射的关节数量只限于 2 个以内，一年内同一关节注射的次数最好不超过三次。

（八）关节腔穿刺术考核评分

科室：　　　　　　　　姓名：　　　　　　　　日期：

评分标准		满分	扣分原因	实际得分
术前准备 （10分）	a 向患者说明穿刺必要性，签手术同意书	5		
	b 操作材料准备	5		
选择体位 （5分）	卧位（肩、肘、膝关节姿势）	5		
穿刺点的定位 （20分）	a 膝关节穿刺定位	10		
	b 髋关节穿刺定位	5		
	c 踝关节穿刺定位	5		
关节穿刺操作 （55分）	a 常规消毒	5		
	b 戴无菌手套	5		
	c 铺消毒洞巾	5		
	d 局部麻醉（2%利多卡因溶液）	5		
	e 左手固定穿刺皮肤，右手持针经麻醉处垂直刺入关节，穿刺针的抵抗感突然消失、即针已到达关节腔	25		
	f 抽取关节液后，拔出穿刺针，盖消毒纱布、手指压迫穿刺点 2~3 分钟，用胶布固定	10		
整体性 （10分）	送患者返回病房，交代术后注意事项	10		
总分		100		

备注：用模型考试时，考生应把模型视为真实病人，检查过程态度、语言、动作关爱病人、能够指导病人配合达到有效检查、否则根据程度扣分。最多可在总分扣 5 分。

考核人签名：

十一、中心静脉压测定

(一) 定义

中心静脉压(central venous pressure,CVP)是指右心房及上、下腔静脉胸腔段的压力。

(二) 目的

中心静脉压测定的主要目的：

(1) 它可以判断患者心功能、血容量与血管张力的综合情况。

(2) 对不明原因的急性循环衰竭进行鉴别。

(3) 对需大量输血、补液时,了解血容量的变化及判断心脏对补液的耐受能力,是调节输液治疗的一个重要参考指标。

(三) 基础医学知识

CVP 正常值为 0.49~0.98kPa(5~10cmH$_2$O),CVP 的异常有重要临床意义,如休克患者 CVP<0.49kPa 表示有效血容量不足,应迅速补充血容量,当 CVP>0.98kPa,则表示容量血管过度收缩或有心力衰竭的可能,应控制输液速度或采取其他相应措施。

(四) 适应证

(1) 休克、血容量不足等危重病人手术以及较大、较复杂的手术麻醉。

(2) 术中需大量输血、血液稀释的病人。

(3) 手术麻醉过程中需进行控制性降压、低温的病人。

(4) 脑血管舒缩功能障碍的病人。

(五) 禁忌证

(1) 凝血功能异常者。

(2) 穿刺或切开部位局部有感染。

(六) 术前准备

(1) 常规消毒治疗盘 1 套(内有碘酒、酒精棉球和镊子)。

(2) CVP 穿刺包(探针、导丝、CVP 导管、筋膜扩张器)。

(3) 无菌中心静脉压测定装置(包括带刻度的玻璃测压管、Y 形管或三通开关)。

(4) 其他用物:2% 利多卡因溶液、5ml 注射器、无菌手套、无菌生理盐水、直尺 1 把和薄膜敷贴等。

(5) 戴好帽子、口罩,戴无菌手套。

(七) 操作方法

1. 中心静脉置管术 中心静脉置管术是监测中心静脉压(CVP)及建立有效输液给药途径的方法,常用的途径有经颈内静脉、锁骨下静脉和股静脉途径。穿刺方法有外套管针直接穿刺法和钢丝导入法。

（1）颈内静脉置管术

1）颈内静脉穿刺的进针点和方向，根据颈内静脉与胸锁乳突肌的关系，可分为前路、中路、后路三种。穿刺点首选右侧颈内静脉，因为右侧肺尖及胸膜顶低于左侧，不会损伤胸导管，且右侧颈内静脉到右房的距离最短，几乎呈一直线。

2）体位：置病人于头低脚高仰卧位（15°~30°Trendelenburg 位），使静脉充盈并减少空气栓塞的发生。去除枕头，肩下垫一布卷使头颈后仰，头转向对侧。

3）穿刺点及进针

A. 前路：操作者以左手示指和中指在中线旁开 3cm，于胸锁乳突肌的中点前缘相当于甲状软骨上缘水平触及颈总动脉搏动，并向内侧推开颈总动脉，在颈总动脉外缘约 0.5cm 处进针，针干与皮肤呈 30°~40°角，针尖指向同侧乳头或锁骨的中、内 1/3 交界处。

B. 中路：锁骨与胸锁乳突肌的锁骨头和胸骨头所形成的三角区的顶点，颈内静脉正好位于此三角形的中心位置，该点距锁骨上缘约 3~5cm，进针时针干与皮肤呈 30°角，与中线平行直接指向足端。如果穿刺未成功，将针尖退至皮下，再向外倾斜 10°左右，指向胸锁乳突肌锁骨头的内侧后缘，常能成功。一般选用中路穿刺。因为此点可直接触及颈总动脉，可以避开颈总动脉，误伤动脉的机会较少。另外此处颈内静脉较浅，穿刺成功率高。

C. 后路：在胸锁乳突肌的后外缘中、下 1/3 的交点或在锁骨上缘 3~5cm 处作为进针点。在此处颈内静脉位于胸锁乳突肌的下面略偏外侧，穿刺针一般保持水平，在胸锁乳突肌的深部指向锁骨上窝方向。

4）操作步骤：严格遵循无菌操作原则，有条件应在手术室进行。局部皮肤常规消毒后，铺手术巾。确定由胸锁乳突肌胸骨头、锁骨头及锁骨构成的三角，选顶角处为穿刺点，常规消毒局麻后，先用一个 20 或 21 号针头（与 10ml 注射器相连接）进行定位穿刺。针头与皮肤呈 45°角，针头沿胸锁乳突肌锁骨头内缘，方向指向同侧乳头。边进针，边抽吸，持续保持空针内负压。试穿成功后，再按此穿刺方向及深度进行正式插管穿刺。令患者吸气后屏息，取下注射器，以一只手固定导针并以手指轻抵针尾插孔。将导管或导丝自导针尾部插孔缓缓送入，使管端达上腔静脉，退出导针。如用导丝，则将导管引入中心静脉后再退出导丝。抽吸与导管连接的注射器，如回血通畅，说明管端位于静脉内。取下注射器将导管与输液器连接，先滴入少量等渗液体。妥善固定导管，敷贴覆盖穿刺部位。

（2）锁骨下静脉置管术

1）穿刺进路有锁骨下路和锁骨上路两种。

2）体位：平卧，最好取头低脚高 15°~30°Trendelenburg 位，以提高静脉压使静脉充盈。在两肩胛骨之间直放一小枕，使双肩下垂，锁骨中段抬高，借此使锁骨下静脉与肺尖分开。患者面部转向穿刺者对侧，但头部略偏向术者。

3）穿刺点及进针

A. 锁骨下路：如选右锁骨下静脉穿刺，穿刺点为锁骨与第一肋骨相交处，即锁骨中 1/3 段与外 1/3 交界处，锁骨下缘 1~2cm 处，也可由锁骨中点附近进行穿刺。如选左锁骨下静脉穿刺，穿刺点可较右侧稍偏内，可于左侧锁骨内 1/3~1/4 处。沿锁骨下缘进针，使针头与皮肤呈 30°~45°角向内向上穿刺，针头保持朝向胸骨上窝的方向。

B. 锁骨上路：在胸锁乳突肌的锁骨头的外侧缘，锁骨上缘约 1.0cm 处进针。以选择右侧穿刺为宜,因在左侧穿刺容易损伤胸导管。穿刺针与身体正中线呈45°角,与冠状面保持水平或稍向前呈15°角,针尖指向胸锁关节,缓慢向前推进,且边进针边回抽,一般进针2~3cm左右即可进入锁骨下静脉,直到有暗红色回血为止。然后导针由原来的方向变为水平,以使导针与静脉的走向一致。

4) 操作步骤:同颈内静脉穿刺置管术。

(3) 股静脉置管术

1) 体位:取平卧位。

2) 穿刺点及进针:以左手示指和中指摸准股动脉的确切位置,在股动脉内侧约2~3mm处进针,针尖指向头侧,针干与皮肤呈30°角。

3) 操作步骤:同颈内静脉穿刺置管术。

2. 中心静脉压测定　用三通接头连接好测压装置。三通的前端与套管针相连,侧孔连接测压管,并将测压管垂直固定在有刻度的标尺上,或测压管连接压力传感器,通过监测仪测压,同时可以观察到中心静脉的波形变化。三通的尾端与输液器相连,不测压时可作输液用。

(1) 零点调节:将测压管刻度上的"0"调到与右心房相平行(相当于平卧时腋中线第四肋间)水平处,或者用水平仪标定右心房水平在测压管上的读数,该读数就是零点。如用仪器测压,则可直接按调零钮,仪器会自动调定零点。

(2) 确定管道通畅:①回血好。②液面随呼吸上、下波动。

(3) 测压:①转动三通,使输液管与测压管相通,液面在测压管内上升,液面要高于病人实际的CVP值,同时不能从上端管口流出。②调节三通,关闭输液通路,使测压管与静脉导管相通,测压管内液面下降,当液面不再降时读数。③调节三通,关闭测压管,开放输液通路。如果用仪器测压,可随时观察CVP曲线变化和CVP的值。

(八) 注意事项

(1) 严格无菌操作,严防感染。

(2) 应掌握多种进针穿刺技术,不可在同一部位反复多次穿刺,以免造成局部组织的严重创伤和血肿。

(3) 穿刺过程中,若需改变穿刺方向,必须将针尖退至皮下,以免增加血管的损伤。

(4) 穿刺如操作不当,可发生气胸、血胸、气栓、血肿等并发症,故操作者应熟悉该静脉周围解剖关系。一般来说,右侧穿刺较左侧容易成功。

(5) 中心静脉在吸气时可能形成负压,穿刺过程中,更换输液器及导管和接头脱开时,尤其是头高半卧位的病人,容易发生空气栓塞。病人应取头低位穿刺,插管时嘱病人不要大幅度呼吸,可避免空气栓塞的可能。

(6) 穿刺成功后应立即缓慢推注生理盐水,以免血液在导管内凝固,阻塞管腔。

(7) 防进气:管道系统连接紧密,测压时护士不要离开,因为当CVP为负值时,很容易吸入空气。

(8) 防感染:穿刺部位每日消毒并更换敷料1次,测压管每日更换,有污染时随时换。

(9) 咳嗽、吸痰、呕吐、躁动、抽搐均影响CVP值,应在安静后10~15分钟再测。

(10) 疑有管腔堵塞时不能强行冲注,只能拔除,以防血块栓塞。

(九) 中心静脉压测定考核评分

科室：　　　　　　　　姓名：　　　　　　　　日期：

评分标准		满分	扣分原因	实际得分
操作前准备 (20分)	a 戴好帽子、口罩,戴无菌手套	10		
	b CVP 穿刺包、无菌中心静脉压测定装置等	10		
中心静脉置 管术(50分)	a 局部皮肤常规消毒后,铺手术巾,局麻	10		
	b 先用针头进行定位穿刺。边进针,边抽吸,持续保持空针内负压	10		
	c 令患者吸气后屏息,取下注射器,将导管或导丝自导针尾部插孔缓缓送入,使管端达上腔静脉,退出导针	20		
	d 妥善固定导管,敷贴覆盖穿刺部位	10		
中心静脉压 测定(20分)	a 用三通接头连接好测压装置,零点调节	10		
	b 确定管道通畅,测压	10		
整体性 (10分)	整个中心静脉压测定过程中,要注意无菌观念,动作熟练、协调	10		
总分		100		

考核人签名：

十二、胸膜腔闭式引流术

(一) 目的

用于各种原因所致的胸腔积血、积液和积脓,或胸部外伤所致的气胸、血胸,影响呼吸、循环功能者,或经穿刺抽吸胸腔内气、血效果不佳压迫呼吸者。

(二) 基础医学知识

胸腔闭式引流是胸外科应用较广的技术,是治疗脓胸、外伤性血胸、气胸、自发性气胸的有效方法。以重力引流为原理,是开胸术后重建、维持胸腔负压、引流胸腔内积气、积液,促进肺扩张的重要措施。

(三) 适应证

(1) 胸腔积血、积液或积脓。
(2) 胸外伤所致血胸或气胸,影响呼吸、循环功能。
(3) 经穿刺抽吸胸腔内气、血效果不佳压迫呼吸者。
(4) 肺及其他胸腔大手术后。

（四）禁忌证

结核性脓胸。

（五）术前准备

（1）胸腔闭式引流手术包、1%利多卡因溶液 10ml 2 支、注射器、无菌手套、活力碘、无菌纱布、胶布等。

（2）消毒大头（蕈状）导尿管或直径 8~10mm 的前端多孔硅胶管、消毒水封瓶一套。

（3）直径 4mm、长 30cm 以上的前端多孔硅胶管、直径 5mm 以上的穿刺套管针、水封瓶等，消毒备用。

（六）体位与穿刺点

1. 体位 患者取半卧位（生命体征未稳定者，取平卧位）。

2. 穿刺点 积液（或积血）引流选腋中线第 6~7 肋间进针，气胸引流选锁骨中线第 2~3 肋间。

（七）操作方法

（1）术者戴口罩帽子，洗手，戴无菌手套。术野皮肤以活力碘常规消毒，铺无菌手术巾。

（2）切口区胸壁各层行局部浸润麻醉，直至胸膜。

（3）沿肋间走行切开皮肤 2cm，沿肋骨上缘伸入血管钳，分开肋间肌肉各层直至胸腔；见有液体涌出时立即置入引流管。引流管伸入胸腔深度不宜超过 4~5cm。

（4）以中号丝线缝合胸壁皮肤切口，并结扎固定引流管，敷盖无菌纱布；纱布外再以长胶布环绕引流管后粘贴于胸壁。

（5）引流管末端连接于消毒长橡皮管至水封瓶，并用胶布将接水封瓶的橡皮管固定于床面上。引流瓶置于病床下不易被碰倒的地方（图 2-4-9，图 2-4-10）。

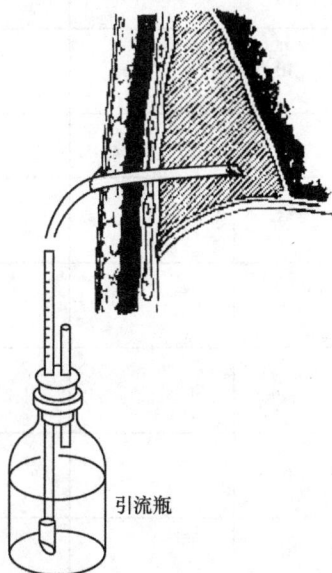

图 2-4-9 胸膜腔闭式引流　　　　图 2-4-10 胸膜腔闭式引流

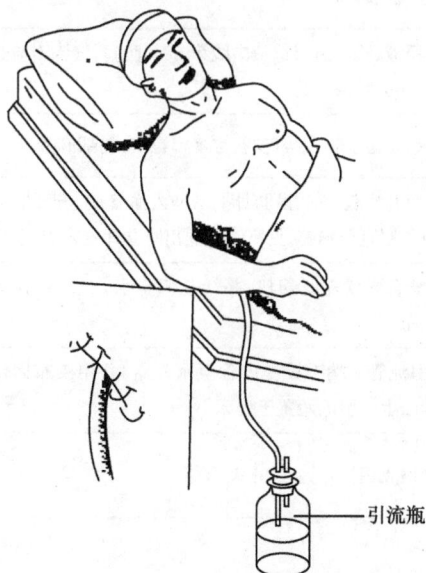

（八）注意事项

（1）如系大量积血（或积液），初放引流时应密切监测血压，以防病人突然休克或虚脱，必要时间断施放，以免突发危险。

（2）注意保持引流管畅通，不使其受压或扭曲。

（3）每日帮助患者适当变动体位，或鼓励病人做深呼吸，使之达到充分引流。

（4）记录每天引流量（伤后早期每小时引流量）及其性状变化，并酌情 X 线透视或摄片复查。

（5）更换消毒水封瓶时，应先临时阻断引流管，待更换完毕后再重新放开引流管，以防止空气被胸腔负压吸入。

（6）如发现引流液性状有改变，为排除继发感染，可作引流液细菌培养及药敏试验。

（7）拔引流管时，应先消毒切口周围皮肤，拆除固定缝线，以血管钳夹住近胸壁处的引流管，用 12~16 层纱布及 2 层凡士林纱布（含凡士林稍多为佳）覆盖引流口处，术者一手按住纱布，另一手握住引流管，迅速将其拔除。并用面积超过纱布的大块胶布，将引流口处的纱布完全封贴在胸壁上，48~72h 后可更换敷料。

（九）胸膜腔闭式引流术考核评分

姓名：　　　　　　　学号：　　　　　　　　　日期：

评分标准		满分	扣分原因	实际得分
操作前准备 （20分）	a 胸腔穿刺手术包、活力碘、无菌手套纱布	10		
	b 多孔硅胶管、消毒水封瓶一套	5		
	c 直径 5mm 以上的穿刺套管针、水封瓶等	5		
胸膜腔闭式 引流术 （70分）	a 患者取半卧位	10		
	b 积液、积血引流选腋中线第 6~7 肋间；气胸引流选锁骨中线第 2~3 肋间	10		
	c 戴无菌手套，术野皮肤常规消毒巾，局部麻醉	10		
	d 切开皮肤 2cm，沿肋骨上缘伸入血管钳，分开肋间肌肉各层直至胸腔，见有液体涌出时立即置入引流管	15		
	e 缝合胸壁皮肤切口，并结扎固定引流管，敷盖无菌纱布	10		
	f 引流管末端连接橡皮管至水封瓶，并用胶布固定于床面上。引流瓶置于病床下	15		
整体性 （10分）	严格无菌操作，步骤正确熟练	10		
总分		100		

考核人签名：

十三、经皮肝穿刺置管引流术

(一) 目的

主要用于脓腔较大的细菌性肝脓肿、阿米巴肝脓肿继发感染及肝包囊虫病继发感染等的引流治疗。可经 X 线、B 超及 CT 引导下穿刺,最常用的是 B 超引导下经皮肝穿刺置管引流术。

(二) 适应证

(1) 各种原因引起的胆管梗阻导致胆汁淤积不能手术或不宜立即手术者。
(2) 脓腔较大的细菌性肝脓肿。
(3) 阿米巴肝脓肿继发感染或经非手术治疗无效者。

(三) 禁忌证

(1) 严重凝血功能障碍者。
(2) 大量腹水或肝功能衰竭者。

(四) 术前准备

(1) 常规消毒治疗盘 1 套(内有碘酒、酒精棉球和镊子)。
(2) 穿刺包(穿刺针、导丝、引流管、扩张器)。
(3) B 超及穿刺探头。
(4) 其他用物:2%利多卡因溶液、5ml 注射器、无菌手套、手术刀片等。
(5) 戴好帽子、口罩,戴无菌手套。

(五) 体位与穿刺部位选择

1. 部位选择　准确叩出肝浊音界,取右腋前线第 8、9 肋间隙或以肝区压痛最明显处为穿刺点。结合超声检查,明确脓肿位置、范围,以协助确定穿刺部位、方向及进针深度。

2. 体位　患者取仰卧位,躯体右侧靠近床沿。

(六) 操作方法

(1) 常规消毒铺巾后,用 2%利多卡因溶液 2~4ml,做局部浸润麻醉。
(2) 术者站在病人右侧,换上灭菌穿刺探头,再次复核脓肿位置及皮肤进针点。右手持针,左手固定肋间穿刺部位,助手站在术者右侧。将穿刺针放入探头穿刺孔内,调整探头,使穿刺引导线通过欲穿刺的脓肿腔内,令病人深吸气后于呼气末暂停呼吸,迅速将穿刺针刺入肝内,当穿刺针尖到达脓腔壁时,可见其下凹,稍加用力推进即有突破感。此时,可在 B 超荧光屏上见到穿刺针尖在脓腔内,拔出针芯有脓液流出。在助手协助下将导丝经穿刺针插入直达脓腔后右手固定导丝,左手拔出穿刺针。用小尖刀在穿刺点皮肤切一小口,再将扩张器沿导丝推进扩张通道。最后将引流管自导丝插入脓腔内,拔出导丝。
(3) 切口缝合两针并固定引流管,引流管外接无菌引流袋,切口无菌敷料覆盖。
(4) 术者不脱手套,整理、清洗用后物品,最后再脱手套,一起打包送供应室经高压蒸汽消毒后备用。

（七）注意事项

（1）术前向病人解释穿刺目的,要求反复训练屏息方法(深吸气后于呼气末屏气片刻),以便配合操作。

（2）一定要在患者屏息状态下进针和拔针,切忌针头在肝内转换方向、搅动,仅可前后移动,改变深度,以免撕裂肝组织导致大出血。肝脓肿穿刺深度一般不超过8cm。

（3）引流管随呼吸可上下活动,易滑脱,要缝合固定引流管,并保证引流通畅。

（八）经皮肝穿刺置管引流术考核评分

科室：　　　　　　　　姓名：　　　　　　　　日期：

评分标准		满分	扣分原因	实际得分
操作前准备 （20分）	a 戴好帽子、口罩,戴无菌手套	10		
	b 穿刺包、B超及穿刺探头等	10		
经皮肝穿刺置管引流术 （70分）	a 局部皮肤常规消毒后,铺手术巾,局部浸润麻醉	10		
	b 令病人深吸气后于呼气末暂停呼吸,迅速将穿刺针刺入肝内	10		
	c 在助手协助下将导丝经穿刺针插入直达脓腔后右手固定导丝,左手拔出穿刺针	20		
	d 用小尖刀在穿刺点皮肤切一小口,再将扩张器沿导丝推进扩张通道。最后将引流管自导丝插入脓腔内,拔出导丝	20		
	e 切口缝合两针并固定引流管,引流管外接无菌引流袋,切口无菌敷料覆盖	10		
整体性 （10分）	整个经皮肝穿刺置管引流术过程中,要注意无菌观念	10		
总分		100		

考核人签名：

十四、拔 甲 术

（一）目的

甲沟炎形成甲下脓肿、外伤性指甲与甲床分离并合并感染、嵌甲合并感染者,可行拔甲术,以排出脓液。

（二）基础医学知识

甲沟炎常先发生于一侧甲沟皮下,出现红肿、疼痛,后红肿区出现波动感,有白色脓点,炎症可蔓延至甲根或另一侧甲沟,因指甲阻碍排脓,可形成甲下脓肿甚至脓性指头炎。如感染加重可出现疼痛加剧或发热等全身感染症状。

（三）适应证

（1）甲沟炎形成甲下脓肿者。

（2）嵌甲合并感染者。

（3）外伤性指甲与甲床分离并合并感染。

（四）禁忌证

无特殊禁忌证，急性感染期暂不手术。

（五）术前准备

（1）合理选用抗生素。

（2）感染严重，全身情况衰弱者，应注意改善全身情况。

（3）疼痛严重，精神紧张的患者，术前用止痛镇静药。

（4）备灭菌手术包、活力碘、无菌纱布、胶布、1%利多卡因溶液 10ml 2 支、注射器、凡士林纱条等。

（六）体位

患者取仰卧位。

（七）操作方法

（1）术者戴口罩帽子，戴无菌手套。用活力碘常规消毒病指，铺无菌手术巾。

（2）用 1%利多卡因溶液在病指两侧行指根神经阻滞麻醉。麻醉剂内不可加用肾上腺素，以免小动脉痉挛，造成手指血运障碍。

（3）术者用左手拇指和示指捏紧病指末节两侧，控制出血。

（4）在甲根两侧各作一纵行切口，用尖刃刀顺甲根分离甲上皮。

（5）再从指甲尖端顺甲床面将指甲与甲床分离，当指甲完全游离后，用止血钳夹持指甲的一侧向另一侧翻卷，使指甲脱离甲床。

（6）检查无甲角残留后，即可用凡士林纱布覆盖包扎，外用无菌纱布包扎，胶布固定（见图 2-4-11）。

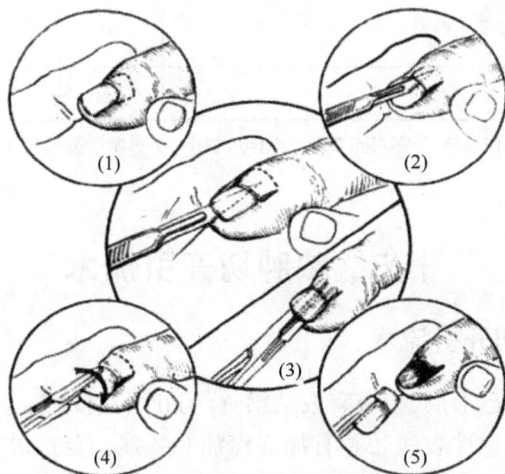

图 2-4-11 拔甲术

（1）捏紧止血；（2）分离甲根上皮；（3）分离甲床；（4）翻卷拔甲；（5）拔出指甲，检查有无残留

（八）注意事项

（1）用尖刃刀分离甲上皮时,应注意不要损伤,以免日后指甲永久畸形。分离甲床面时,应紧贴指甲,刀刃指向指甲背面,不要损坏甲床组织。拔除指甲后,如甲床不平整,宜用刀刃将其轻轻刮平,以免新生指甲高低不平。

（2）为防止损伤甲床,尖刀分开指甲尖端的甲床后,可用蚊式止血钳插入间隙,在分开止血钳时即可使指甲脱离甲床。

（九）拔甲术考核评分

姓名：　　　　　　　　　学号：　　　　　　　　　日期：

评分标准		满分	扣分原因	实际得分
操作前准备 （20分）	a 根据病情合理选用抗生素	5		
	b 疼痛严重,精神紧张的患者,术前用止痛镇静药	5		
	c 灭菌手术包、活力碘、无菌纱布、胶布、1%利多卡因溶液 10ml 2 支、注射器、凡士林纱条等	10		
拔甲术 （70分）	a 戴口罩帽子、戴无菌手套。用活力碘常规消毒病指,铺无菌手术巾	10		
	b 行指根神经阻滞麻醉	10		
	c 用左手拇指和示指捏紧病指末节两侧,控制出血	10		
	d 在甲根两侧各作一纵行切口,用尖刃刀顺甲根分离甲上皮	15		
	e 再从指甲尖端顺甲床面将指甲与甲床分离,当指甲完全游离后,用止血钳夹持指甲的一侧向另一侧翻卷,使指甲脱离甲床	15		
	f 检查无甲角残留后,即可用凡士林纱布覆盖包扎,外用无菌纱布包扎,胶布固定	10		
整体性 （10分）	严格无菌操作,步骤正确熟练	10		
总分		100		

备注:如考生未遵循无菌操作原则,最多可扣 20 分;操作过程中,如明显严重损伤甲上皮、甲床、甲床面不平整或残留甲角,最多可扣 30 分。

考核人签名：

十五、脓肿切开引流术

（一）表浅脓肿切开引流术

1. 目的　表浅脓肿已形成,检查有波动感,行切开引流排脓。

2. 基础医学知识　急性表浅脓肿有局部疼痛和触痛,有红、肿、热、痛和功能障碍的表现,还可发现肿块或硬结。慢性感染也有局部肿块或硬结,但疼痛多不明显。表浅脓肿形成时,触诊可有波动感。

3. 适应证

（1）脓肿局部有红、肿、热、痛急性炎症表现，触之有波动感者。

（2）脓肿虽已破溃，但破口小脓液不能引出，肿胀疼痛仍较明显。

4. 禁忌证　无绝对禁忌证，炎症早期化脓未形成时，一般不宜做切开引流术。

5. 术前准备

（1）合理应用抗菌药物。

（2）多发性脓肿，全身情况较差者，注意改善全身状况。

（3）准备灭菌尖刃刀、手术剪、血管钳、小圆针、1号丝线、治疗巾、弯盘、无菌手套、1%利多卡因溶液10ml 2支、注射器、活力碘、生理盐水、棉球、纱布、凡士林纱条、胶布等。

6. 体位与切口

（1）根据脓肿部位取病人舒适体位。

（2）在脓肿波动最明显处切开。

7. 操作方法

（1）戴口罩帽子，戴无菌手套，活力碘常规消毒脓肿部位及周围，铺无菌治疗巾。

（2）在表浅脓肿隆起外用1%利多卡因溶液做局部区域阻滞麻醉。小儿可用氯胺酮分离麻醉或辅加硫喷妥钠肌内注射作为基础麻醉。

（3）用尖刃刀先将脓肿切开一小口，再把刀翻转，使刀刃朝上，由里向外挑开脓肿壁，排出脓液。

（4）随后用手指或止血钳伸入脓腔，探查脓腔大小，并分开脓腔间隔。根据脓肿大小，在止血钳引导下，向两端延长切口，达到脓腔边缘，把脓肿完全切开。

（5）如脓肿较大，或因局部解剖关系，不宜做大切口者，可以做对口引流，使引流通畅。

（6）用止血钳把凡士林纱条一直送到脓腔底部，另一端留在脓腔外，垫放干纱布包扎（见图2-4-12～图2-4-18）。

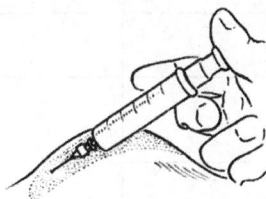

图2-4-12　局麻

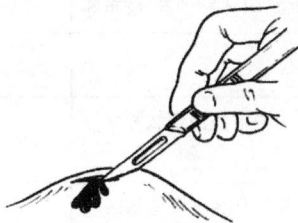

图2-4-13　切开小口

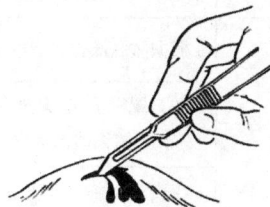

图2-4-14　挑开脓肿切口

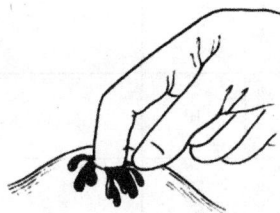

图2-4-15　手指探查脓腔分开间隔

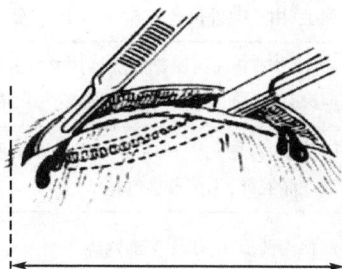

图2-4-16　脓肿壁全长挑开

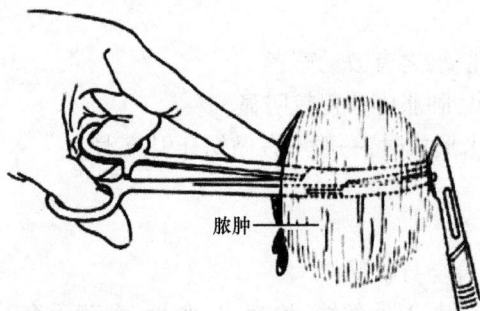

图 2-4-17 对口引流

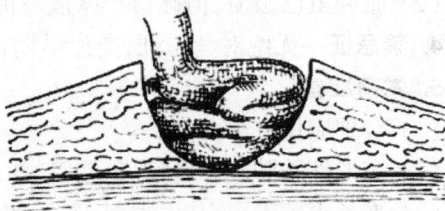

图 2-4-18 油纱布条填满脓腔

8. 注意事项

（1）表浅脓肿切口应在波动最明显处；引流的切口要足够大，位置应低，以利引流；不做经关节区的纵行切口，以免瘢痕挛缩影响关节运动。

（2）脓肿切开后常有渗血，若无活动性出血，一般用凡士林纱布条填塞脓腔压迫即可，不要用止血钳钳夹，以免损伤组织。

（3）脓肿切开应遵循无菌操作原则，防止混合感染。

（4）穿刺或切开引流，均应取少量脓液做细菌培养和药敏试验。

9. 表浅脓肿切开引流考核评分

姓名：　　　　　　　　学号：　　　　　　　　日期：

评分标准		满分	扣分原因	实际得分
操作前准备 （20分）	a 合理应用抗菌药物	5		
	b 全身情况较差者，应注意改善全身状况	5		
	c 尖刃刀、血管钳、无菌手套、1%利多卡因溶液、注射器、活力碘、生理盐水、棉球、纱布、凡士林纱条、胶布等	10		
表浅脓肿 切开引流 （70分）	a 根据脓肿部位患者取舒适体位	5		
	b 戴口罩帽子，戴无菌手套，活力碘常规消毒脓肿部位及周围，铺无菌治疗巾	15		
	c 在表浅脓肿隆起外用1%利多卡因溶液做局部区域阻滞麻醉	10		
	d 用尖刃刀先将脓肿切开一小口，再把刀翻转，使刀刃朝上，由里向外挑开脓肿壁，排出脓液	15		
	e 用手指或止血钳探查脓腔大小，并分开脓腔间隔。在止血钳引导下向两端延长切口达脓腔边缘，或做对口引流	15		
	f 用止血钳把凡士林纱条一直送到脓腔底部，另一端留在脓腔外，无菌敷料包扎	10		
整体性 （10分）	严格无菌操作，步骤正确熟练	10		
总分		100		

考核人签名：

（二）深部脓肿切开引流术

1. 目的　凡深部脓肿形成，穿刺抽得脓液者或经 B 超检查证明为脓肿，中毒症状重，用抗生素等不能控制者，均应切开引流。

2. 基础医学知识　深部脓肿位置较深者，局部症状不明显，但有明显压痛，可有全身感染中毒症状。在压痛最明显处用注射器穿刺抽出脓液可确诊，亦可行 B 超检查确诊。

3. 适应证　有深部脓肿征象时，在压痛明显处做诊断性穿刺抽出脓血者，或 B 超发现有深部脓腔者。

4. 禁忌证　炎症早期化脓未形成时，一般不宜做切开引流术。

5. 术前准备

（1）合理应用抗生素。

（2）全身情况衰弱者，加强全身支持治疗。

（3）准备灭菌手术刀、血管钳、小圆针、1 号丝线、治疗巾、弯盘、无菌手套、1% 利多卡因溶液 10ml 2 支、注射器、活力碘、生理盐水棉球、无菌纱布、凡士林纱条、胶布等。

6. 体位与切口

（1）患者根据脓肿部位选取舒适体位。

（2）一般于穿刺针头进针处切开。切口大小应能满足充分引流，并注意局部解剖关系，以免损伤重要血管神经。

7. 操作方法

（1）依脓肿部位及大小、深度行 1% 利多卡因溶液局部区域阻滞麻醉、臂丛神经阻滞麻醉（上肢）、腰麻（下肢）、硫喷妥钠静脉麻醉或氟烷、氨氟醚、乙醚等吸入麻醉；小儿可采用氯胺酮肌内注射麻醉，辅以局麻或神经阻滞麻醉。

（2）术者戴口罩帽子，洗衣手，戴无菌手套。活力碘常规消毒脓肿部位，铺无菌巾。

（3）用注射器局部穿刺抽得脓液后留针。以穿刺针为引导，切开脓肿，切口方向应根据脓肿部位，与神经或其他主要血管走行方向平行，以免损伤。

（4）切开皮肤、皮下组织后，找到深部脓肿的部位，将脓肿壁做一纵行小切口，用止血钳分进脓腔内排出腔液。再用手指伸入脓腔，分开纤维间隔，再扩大脓肿壁切口，使引流通畅。

（5）按脓肿大小与深度放置凡士林纱布条引流，外面覆盖无菌敷料，胶布固定。若有活动性出血可用止血钳钳夹后结扎；一般小渗血用凡士林纱布堵塞，加压包扎后即可止血。

8. 注意事项

（1）穿刺证明有脓液，血管钳顺针头分开，探明脓腔情况再扩大切口，先不用刀切，避免损伤重要神经血管等。

（2）脓肿切口的方向应与动、静脉和神经的走行方向平行，以免损伤；不做经关节区的纵行切口，以免瘢痕挛缩影响关节运动功能；切开深部脓肿前，应注意邻近解剖关系，切勿损伤重要神经和血管。

（3）脓肿切开应遵循无菌操作原则，防止混合感染。

（4）放置引流时，应把凡士林纱布的一端放到脓腔底，不要放在脓腔口阻塞脓腔，影响引流，不应填塞过紧，以免引流不畅。引流条的外端应予摊开，使切口两边缘全部隔开，不要只注意隔开切口的中央部分，以免切口两端过早愈合。

（5）应取少量脓液做细菌培养和药敏试验。

9. 深部脓肿切开引流考核评分

姓名：　　　　　　　　　学号：　　　　　　　　　日期：

评分标准		满分	扣分原因	实际得分
操作前准备 (20分)	a 合理应用抗生素	10		
	b 全身情况衰弱者,应加强全身支持治疗	5		
	c 手术刀、血管钳、弯盘、治疗巾、无菌手套、1%利多卡因溶液、注射器、活力碘、生理盐水、棉球、纱布、凡士林纱条等	5		
深部脓肿 切开引流 (70分)	a 患者根据脓肿部位取适当体位;选择适当的麻醉方式	10		
	b 术者戴口罩帽子,洗手,戴无菌手套,活力碘常规消毒脓肿部位,铺无菌巾	10		
	c 用注射器局部穿刺抽得脓液后留针。切口方向应根据脓肿部位,与神经或其他主要血管走行方向平行,不做经关节区的纵行切口	15		
	d 切开皮肤、皮下组织后,找到深部脓肿的部位,将脓肿壁做一纵行小切口,用止血钳分进脓腔内排出腔液	15		
	e 再用手指伸入脓腔,分开纤维间隔,再扩大脓肿壁切口	10		
	f 按脓肿大小与深度放置凡士林纱布条引流,外面覆盖无菌敷料,胶布固定	10		
整体性 (10分)	严格无菌操作,步骤正确熟练	10		
总分		100		

考核人签名：

十六、脊柱损伤的急救转运

(一) 目的

及时、迅速、安全地将伤员转运,防止发生二次损伤,使伤病员得到进一步的救治。正确的急救转运对提高抢救成功率起着重要的作用。应该避免不视病情而一味强调迅速转运导致严重的不良后果。同时,做好医疗监护运输,能使伤病人安全到达目的地。

(二) 方法与步骤

1. 现场初步检查及处理　到达救护现场后,简单了解病人病史,对病人进行简单快速体检,判断病人生命体征情况,了解受伤部位、受伤性质、受伤程度等,对出血等情况做出初步处理。脊柱损伤病人的搬运。

2. 脊柱损伤病人的搬运

(1) 滚动法搬运:不要用软担架,宜用木板搬运。先使伤员两下肢伸直,两上肢也伸直放在身旁。木板放伤一侧,由 2~3 人扶伤员躯干。骨盆、肢体使成一整体滚动移至木板上。防止躯干扭转或屈曲,禁用搂抱或一人抬头,一人抬腿的方法。对颈椎损伤病员,要托住头部并沿纵轴略加牵引与躯干一致滚动。伤员躯体与木板之间要用软物垫好予以固定。搬动中要观察呼吸道有否阻塞并及时排除,并检查呼吸、心率和血压等变化,予以纠正。

（2）平托法搬运:伤员两下肢伸直,两上肢也伸直放在身旁。木板放伤员一侧,3人蹲在伤员同一侧,2人托躯干,1人托住下肢,一齐起立,将伤员放在硬质担架或木板上。

（3）固定:取三块木板呈"工"字固定,衬垫好后,将横板压住竖板,分别置于两肩后和腰骶部。用三角巾先固定两肩部之横板,并将两边三角巾剩余尾角在胸前打结。如现场无夹板,也可伏卧于硬板上,不予固定,但禁止翻身和随意搬动。

（4）疑有颈椎损伤病人的搬运:采用上述方法,同时应该有1~2人专门托住头部,使头部与身体成一轴线。转运时颈部两侧应该垫沙袋等予以固定。

3. 脊柱损伤病人的转送

（1）常用的转运工具与特点:担架、救护车、卫生列车、卫生船或快艇是我国使用较广的运输工具,我国某些城市已在陆地急救运输的基础上,开展了空中运输与急救。一般应根据不同的病情选用合理的搬运方法,结合运输工具的特点与实际情况选用合适的转运工具。

1）担架转运特点:较舒适平稳,一般不受道路、地形限制,工具不足时可用木板、树枝、竹竿等为代用品来临时制作使用。但由于非机械化、速度慢、人力消耗大,而且受气候条件影响。

2）汽车转运特点:速度快,受气候条件影响小,但在不平的路面上行驶颠簸较严重,途中救护受到影响,而且部分伤病员易发生晕车,出现恶心、呕吐,甚至加重病情。

3）轮船、汽艇转运特点:轮船运送平稳,但速度慢,遇风浪颠簸厉害,极易引起晕船。汽艇运送速度快,一般用于洪涝灾害时的运输工具。

4）飞机转运特点:速度快、效率高、平稳,不受道路、地形的影响。但随飞行高度的上升,空气中的含氧量会下降,会对肺部病变、肺功能不全等病人不利。飞机上升与下降时气压的变化会对开放性气胸、腹部术后的伤病员、外伤致脑脊液漏病人不利;湿度低、气压低会对气管切开病人不利等。

（2）转运中的监测与救护

1）根据不同的运输工具和伤病情摆好伤病员体位,一般病人平卧,恶心、呕吐者应侧卧位。颅脑损伤、昏迷者头侧一边,胸部伤呼吸困难者取半卧位。下肢损伤或术后病人应适当抬高15°~20°,以减轻肿胀及术后出血。颅脑损伤者应垫高头部。

2）担架在行进途中,伤员头部在后,下肢在前,以利于病情观察。注意途中安全,必要时要在担架上捆保险带,并注意防雨、防暑、防寒。

3）脊椎受伤者,应保持脊柱轴线稳定,将其身体固定在硬板担架上搬运,并观察生命体征变化,预防并发症发生。对已确定或疑有颈椎创伤要尽可能用颈托保护颈椎,运送时尽可能避免颠簸,不摇动伤者的身体。

4）救护车在拐弯、上下坡、停车调头中要防颠簸,以免病人病情加重,发生坠落等。

5）空运中,注意保温和湿化呼吸道,这是因为高空中温度、湿度较地面低。一般将伤员横放,休克者头朝向机尾,以免飞行中引起脑缺血。颅脑外伤至颅内高压者应在骨片摘除减压后再空运。脑脊液漏病人因空中气压低会增加漏出液,要用多层纱布加以保护,严防逆行感染。腹部外伤有腹胀者应行胃肠减压术后再空运。气管插管的气囊内注气量要较地面少,因高空低压会使气囊膨胀造成气管黏膜缺血性坏死。

6）途中要加强生命支持性措施,比如输液、吸氧、吸痰、气管插管、气管切开、心肺复苏、深静脉穿刺等措施,注意保持各种管道在位、畅通。

7）用先进的监测、治疗手段加强生命维护,要随时观察监测病人呼吸、体温、脉搏、血压等生命体征以及意识、面色变化、出血等情况;对使用心电监护仪对病人进行持续心电监测,一旦出现病情突变,应在途中进行紧急救护,如采取心电除颤术等。

8）做好抢救、观察、监护等有关医疗文件的记录,并做好伤病员的交接工作。

(三) 注意事项

（1）密切观察伤员的生命体征,保持各种管道的通畅。

（2）对合并其他骨折、脱位、大出血的伤员,应先固定、止血后再搬运。

（3）搬运时应注意伤员的安全,动作要轻稳、敏捷、协调一致、避免震动,不可触及伤员的患部;上下楼梯应保持水平状态,头端稍高;担架上车后应予固定,伤员头部朝前或者横位,根据不同病情安排合理体位并尽可能使伤员舒适。

（4）对病情较重的伤员,运送前应补液。运送途中,应保持静脉通道通畅,防止滑脱,并适时调整输液速度。

（5）重视危重伤员的心理支持,使伤员能面对现实,提高信心,积极配合护送。

（6）在自然条件恶劣时,应注意保暖、遮阳、避风、挡雨雪等。

（7）如有颈椎损伤,搬运是应该有 1~2 人专门托住头部,使头部与身体成一轴线。转运时颈部两侧应该垫沙袋等予以固定。

(四) 脊柱损伤急救转运的考核评分

科室：　　　　　　　　姓名：　　　　　　　　日期：

评分标准		满分	扣分原因	实际得分
现场初步处理(20 分)	a 简单了解病史	5		
	b 快速体检	5		
	c 伤情判断	5		
	d 出血等现场处理	5		
病人搬运(45 分)	a 滚动法操作	15		
	b 平托法操作	15		
	c 疑有颈椎损伤病人的搬运	15		
病人搬运后固定(20 分)	a 病人于木板上的固定	10		
	b 合并颈椎损伤病人的固定	10		
病人的转运(15 分)	a 担架或木板的固定	5		
	b 讲述病人转运的注意事项	10		
总分		100		

备注:用模型考试时,考生应把模型视为真实病人,操作过程态度、语言、动作关爱病人,能够指导病人配合达到有效操作,否则根据程度扣分。最多可在总分扣 5 分。

考核人签名：

十七、骨 折 固 定

(一) 定义

外固定:用于身体外部的固定方法。

内固定:用于身体内部的固定方法。

(二) 目的

为了维持骨折、脱位复位后的良好位置,防止骨折、脱位再移位,保证损伤组织正常愈合,在复位后必须予以固定。固定是治疗损伤的一项重要措施。目前常用的固定方法有外固定与内固定两大类。外固定有夹板、石膏、绷带、牵引、支架等;内固定有接骨钢板、螺丝钉、髓内针、三翼钉、钢丝等。

(三) 骨折固定的标准

(1) 能达到良好的固定作用,对被固定肢体周围的软组织无损伤,保持损伤处正常血运,不影响正常的愈合。

(2) 能有效地固定骨折,消除不利于骨折愈合的旋转、剪切和成角外力,使骨折端相对稳定,为骨折愈合创造有利的条件。

(3) 对伤肢关节约束小,有利于早期功能活动。

(4) 对骨折整复后的残留移位有矫正作用。

(四) 骨折外固定

骨折外固定是指损伤后用于体外的一种固定方法。目前常用的外固定方法有:夹板固定、石膏固定、牵引固定、反外固定器固定等。

1. 夹板外固定 骨折复位后选用不同的材料,如柳木、竹板、杉树皮、纸板等,根据肢体的形态加以塑形,制成适用于各部位的夹板,并用系带扎缚,以固定垫配合保持复位后位置,这种方法称为夹板固定。夹板固定是从肢体功能出发,并充分利用肢体肌肉的收缩活动时所产生的内在动力,克服移位因素,使骨折断端复位后保持稳定。因此,夹板固定是治疗骨折的良好固定方法。

(1) 夹板固定的作用机理:扎带、夹板、压垫的外部作用力:扎带的约束力是局部外固定力的来源,这种作用力通过夹板、压垫和软组织传导到骨折段或骨折端,以对抗骨折发生再移位。肌肉收缩的内在动力:骨折经复位后,夹板只固定骨折的局部和一个关节。一般不超上、下关节,这样既有利于关节屈伸及早期进行功能活动,又不妨碍肌肉纵向收缩活动,使两骨折端产生纵向挤压力,加强骨折端紧密接触,增添稳定性。另一方面,由于肌肉收缩时体积膨大,肢体的周径随之增大,肢体的膨胀力可对压垫、夹板产生一定的挤压作用力,与此同时,骨折端亦承受了由夹板、压垫产生同样大小的反作用力,从而也加强了骨折断端的稳定性,并起到矫正骨折端残余移位的作用。当肌肉舒展放松时,肢体周径恢复原状,夹板也恢复到原来的松紧度。因此,按照骨折不同类型和移位情况,在相应的位置放置恰当压力垫,并保持扎带适当的松紧度,可把肌肉收缩不利因素转化为对骨折愈合的有利因素。但肌肉收缩活动必须在医护人员的指导下进行,否则可引起骨折再移位。为此,必须根据骨折类型、部位、病程的不同阶段和患者不同年龄等进行不同方式的练功活动。伤肢置于与移位倾向相反的位置:肢体骨折后的移位,可由暴力作用的方向、肌肉牵拉和重力等因素引起。即使骨折复位后,这种移位倾向仍然存在,因此应将肢体置于逆损伤机制方向的位置,防止骨折再移位。

(2)夹板固定的适应证和禁忌证

1)适应证:四肢闭合性骨折。如股骨干骨折因肌肉发达收缩力大,须配合牵引。四肢开放性骨折,创面小或经处理闭合伤口者;陈旧性四肢骨折运用手法整复者。

2)禁忌证:较严重的开放性骨折;难以整复的关节内骨折;难以固定的骨折,如髌骨、股骨颈、骨盆骨折等;肿胀严重伴有水疱者;伤肢远端脉搏微弱,末梢血运较差,或伴有动、静脉损伤者。

(3)局部外固定的形式

1)夹板局部外固定:适用于一般骨干骨折。

2)超关节夹板固定:适用于关节面完整的关节内骨折,或接近关节的干骺端骨折。

3)超关节夹板固定合并骨牵引:适用于关节面已遭到破坏的关节内骨折。如肱骨髁间骨折和踝关节粉碎性骨折。

4)木板分骨垫固定:适用掌骨干等骨折。

5)小竹片或木片固定:用于指、趾骨骨折。

6)纸壳或皮革纸压垫固定:用于腕骨骨折。

7)骨盆兜:用于骨盆骨折。

8)各种鞋:用于固定跟骨关节内骨折和防止旋转。

2. 石膏固定

(1)石膏固定的原理:用无水硫酸钙(熟石膏)的细粉末撒布在特制的稀疏纱布绷带上,做成石膏绷带。经水浸泡,无水硫酸钙吸水结晶后,其晶体呈长条形,互相交织,十分坚固。将石膏绷带浸水后,缠绕在肢体上数层,使成管形石膏或做成多层重叠的石膏托,用湿纱布绷带包在肢体上,凝固成坚固的硬壳,对骨折肢体起有效的固定作用。

(2)石膏固定的优缺点:优点是能够根据肢体的形状而塑形,因而固定作用确实可靠。其缺点是无弹性,又不能随时调整松紧度,也不适于使用固定垫,固定范围较大,一般须超上、下关节,使这些关节在骨折固定期限内无法进行活动锻炼。如不注意加强被固定肢体的肌肉舒缩活动,拆除石膏后,可有关节僵硬等后遗症,妨碍患肢功能恢复。

(3)石膏固定的指征

1)小夹板难于固定的某些部位的骨折,如脊柱骨折。

2)开放性骨折经清创缝合术后,创口尚未愈合。软组织不宜受压者。不适于用小夹板固定者。

3)某些骨、关节手术后,例如关节融合术后,须较长时期确实固定关节于特定位置者。

4)畸形矫正后,为了维持矫形后的位置,必须用石膏绷带塑形,才能达到矫形和固定的目的。

5)治疗化脓性骨髓炎、关节炎,用石膏绷带固定患肢,有助于控制炎症。

3. 持续牵引 持续牵引可以克服肌肉的收缩力,矫正重叠移位和肢体挛缩,使各关节处于肌松位置。除有复位作用外,还可防止骨折再发生成角、旋转和缩短等移位,且因骨折周围的肌肉被牵拉紧,形成围绕在骨折四周的力,使碎骨片靠拢,从而达到固定的目的。持续牵引有骨牵引、皮牵引及布托牵引等。

持续牵引的指征:①股骨闭合性骨折。②股骨、胫骨开放性骨折。③已感染的开放性骨折复位时不可采用一次牵引法。因骤然用大力牵引可破坏伤口周围已形成的肉芽组织屏障,使感染扩散。采用持续牵引时,因牵引力较缓和,可无此弊。

4. 外固定器固定 将骨圆针穿过远离损伤区的骨骼,然后利用夹头与钢管组装成骨外固定器。夹头可以在钢管上移动和旋转,因而可以矫正各种移位。由于骨外固定器的架空技术,可以不干扰损伤区域而达到固定目的。因而易于处理创口,易于安排体位,还可以早期开始功能锻炼。

5. 骨折外固定的指征 ①第三度开放性骨折。②超过了 6~8h 第二度开放性骨折。③有广泛软组织挫伤的闭合性骨折。④已感染的骨折和骨折不愈合。⑤截骨矫形术。⑥关节固定术。

(五) 骨折内固定

内固定主要用于切开复位后,采用金属内固定物,如接骨板、螺丝钉、可吸收螺丝钉、髓内钉或带锁髓内钉和加压钢板等,将骨折段于解剖复位的位置予以固定。切开复位有一定的缺点,但有固定确实牢靠、易于保持解剖复位的优点,故对某些复位后需要严格固定的骨折,例如股骨颈内收型骨折,可于手法复位后,在 X 线监视下,从股骨大转子下方,向股骨颈内穿入三刃钉、多颗骨圆针、加压螺纹钉等做内固定,可以取得手法复位和内固定两者的优点,而免去切开复位的缺点和外固定的不足之处。

(六) 骨折固定的考核评分

科室: 　　　　　　　姓名: 　　　　　　　日期:

评分标准		满分	扣分原因	实际得分
夹板固定 (35分)	a 讲述夹板固定的适应证	5		
	b 小夹板固定前臂远端骨折	15		
	c 胫腓骨骨折小夹板固定方法	15		
石膏固定 (30分)	a 讲述石膏固定的原理及优缺点	5		
	b 石膏托的制作	10		
	c 踝关节骨折石膏托固定方法	15		
持续牵引 (25分)	a 讲述持续牵引常用的方法注意事项	5		
	b 胫骨结节骨牵引的操作方法	15		
	c 胫骨结节骨牵引的注意事项	5		
内固定 (10分)	讲述内固定常用的方法	10		
总分		100		

备注:用模型考试时,考生应把模型视为真实病人,检查过程态度、语言、动作关爱病人,能够指导病人配合达到有效检查,否则根据程度扣分。最多可在总分扣5分。

考核人签名:

十八、乳腺检查

（一）目的

乳腺体格检查主要是通过视诊及触诊来检查乳房的形态、乳房皮肤表面的情况、乳头乳晕的情况、乳房肿块、乳头溢液等情况,还应包括引流乳腺部位的淋巴结的检查。

（二）操作方法

1. 乳腺视诊

（1）上半身完全裸露,将双手举起再放下对比观察双侧乳腺,是否对称,大小有无改变,有无肿胀隆起或凹陷,皮肤颜色有无变化。一侧乳腺明显缩小多因发育不全之故。乳腺皮肤发红伴局部肿、热、痛提示局部炎症。还应注意乳腺皮肤有无溃疡、色素沉着和瘢痕等。乳腺局部皮肤呈"橘皮样"改变提示乳腺癌。

（2）注意乳头的位置、大小,两侧是否对称,有无倒置或内翻。乳头出现分泌物提示乳腺导管有病变。

2. 乳腺触诊 患者采取坐位,先两臂下垂,然后再高举过头部或双手叉腰行乳腺触诊。也可采用仰卧位,但必须垫以小枕头抬高肩部。以乳头为中心做一垂直线和水平线,将乳房分为 4 个象限,便于记录病变部位。具体步骤如下:

（1）检查时手掌要平伸四指并拢,用最敏感的示指、中指、环指的指腹接触乳腺,轻施压力,以旋转或来回滑动进行触诊,禁用手捏抓乳房,否则会把抓捏到的乳腺组织误认为肿块。一般右手检查患者左侧乳房,左手检查患者右侧乳房。

（2）检查左侧乳腺时由外上象限开始,然后顺时针方向先后触诊外下、内下、内上象限,最后触诊乳房中间的乳头及乳晕区。以同样的方式检查右侧乳腺,但沿逆时针方向进行。

（3）乳腺触诊后,还应仔细触诊腋窝、锁骨上窝及颈部淋巴结是否肿大或其他异常。

1）颈部淋巴结触诊:检查者站在患者背后,手紧贴检查部位,由浅入深进行滑动触诊。检查时嘱患者头部偏向检查侧,使检查侧皮肤和肌肉松弛,便于更好地触诊。

2）锁骨上淋巴结触诊:患者取坐位或卧位,头部向前屈,双手进行触诊,左手触诊右侧,右手触诊左侧,由浅入深触摸至锁骨后深部。

3）腋窝淋巴结:面对患者,以手扶患者,前臂稍外展,以右手检查左侧,以左手检查右侧,由浅入深触摸至腋窝顶部。

（三）注意事项

（1）向患者强调乳腺体检的重要性,消除患者的心理顾虑。注意保护患者的隐私。

（2）重视乳腺病史。月经婚育史、既往乳房疾病史及乳腺癌家族史等特殊病史对有倾向性的体检及进一步检查具有重要意义。

（3）要注重正常乳腺的对称性,遵照两侧的对比、先健侧后患侧的原则,遵循先视诊后触诊的原则,不要遗漏每一个体征、细节,不要遗漏腋窝等相关淋巴结的检查。

（4）必要时应用一些增强体征的特殊方法,以确认某一重要体征。如乳头凹陷回缩的检查,为确认两侧乳头是否在同一水平线上,可做弯腰试验,即嘱患者上身前倾,两臂向前伸直,使乳房下垂,此时患侧乳头可因纤维组织牵拉而抬高。

(5) 乳腺触诊时,应注意乳腺的硬度和弹性、有无压痛、有无包块等征象。

(四) 乳腺检查考核评分

科室:　　　　　　　　　姓名:　　　　　　　　　日期:

评分标准		满分	扣分原因	实际得分
乳腺视诊 (20分)	a 上半身完全裸露,将双手举起再放下对比观察双侧乳腺,是否对称,大小有无改变,有无肿胀隆起或凹陷,皮肤颜色有无变化	10		
	b 注意乳头的位置、大小,两侧是否对称,有无倒置或内翻,乳头有无分泌物	10		
乳腺触诊 (70分)	a 检查时手掌要平伸四指并拢,用最敏感的示指、中指、环指的指腹接触乳腺,轻施压力,以旋转或来回滑动进行触诊	20		
	b 一般右手检查患者左侧乳房,左手检查患者右侧乳房	10		
	c 检查左侧乳腺时由外上象限开始,然后顺时针方向先后触诊外下、内下、内上象限,最后触诊乳房中间的乳头及乳晕区。以同样的方式检查右侧乳腺,但沿逆时针方向进行	20		
	d 颈部淋巴结触诊	5		
	e 锁骨上淋巴结触诊	5		
	f 腋窝淋巴结	10		
整体性 (10分)	整个乳腺检查遵照两侧的对比、先健侧后患侧的原则,遵循先视诊后触诊的原则	10		
总分		100		

备注:注意乳腺触诊过程中顺序是否错误,最多可扣20分。

考核人签名:

十九、破伤风的急救

(一) 定义

破伤风(tetanus)是破伤风梭菌经过伤口侵入人体后,产生毒素引起全身肌肉强直性痉挛和牙关紧闭、角弓反张等,是种特异性传染病。除了可能发生于各种创伤外,亦可发生在不洁条件下分娩的产妇和新生儿。破伤风梭菌为专性厌氧,革兰染色阳性,存在于人畜的粪便和土壤中。如果创伤伤口较小、内有坏死组织、血块充塞或填塞过紧、局部缺血、同时存在需氧菌感染,易引起破伤风梭菌感染。

（二）目的

破伤风患者行急救处理,通过控制和解除痉挛、中和游离毒素、处理创口、防治并发症及预防等措施,可改善患者症状,避免发生并发症。

（三）基础医学知识

（1）破伤风梭菌可产生外毒素,其中主要由痉挛毒素致病。痉挛毒素吸收至脊髓、脑干等处,与联络神经细胞的突触相结合,抑制突触释放抑制性递质。运动神经元因失去中枢抑制而兴奋性增强,致使随意肌紧张与痉挛。破伤风毒素还可阻断脊髓对交感神经的抑制,引起血压升高、心率增快、体温升高、自汗等。

（2）潜伏期一般为7天左右,个别病人可在伤后1~2天发病。潜伏期越短,预后越差。亦有在伤后数月或数年因清除病灶或异物而发病者。

（3）前驱症状是全身乏力、头痛、头晕、咀嚼无力、局部肌肉发紧、扯痛、反射亢进等。典型症状是在肌紧张性收缩的基础上,阵发性强烈痉挛。可表现为牙关紧闭、苦笑面容、颈、躯干、下肢后侧肌群痉挛,出现腰部上挺,颈项上弓者称"角弓反张"现象。重者遇声、光、响动等刺激时,发生吞咽困难、窒息等。也可发生肌肉撕裂,关节脱臼,骨折和舌咬伤。

（四）急救措施

1. 中和游离毒素 立即应用破伤风抗毒素(TAT)1万~6万国际单位(新生儿注射500国际单位),分别为肌内注射与静脉滴入,静脉滴入应稀释于5%葡萄糖溶液中,缓慢滴入。注射前应做皮内过敏试验。越早注射越能中和游离的痉挛毒素,毒素已与神经组织结合,则难收效。破伤风人体免疫球蛋白在早期应用有效,剂量为3000~6000单位,一般只用一次。

2. 创口处理 凡能找到伤口、伤口内存留坏死组织、引流不畅者,在良好麻醉下进行伤口处理,充分引流。深创口周围先用1万~2万单位破伤风抗毒素封闭注射,再将伤口内的泥土异物、坏死组织、碎骨彻底清理,不缝合,敞开创口,3%双氧水或1:1000高锰酸钾溶液反复冲洗。

3. 控制痉挛

（1）病人入院后,应隔离,室内要温暖,安静,避声、光、风等响动,避免骚扰,专人看护。

（2）交替使用镇静和解痉药物,以减轻病人的痉挛和痛苦。轻症者可用镇静安眠药物:安定10mg,静脉推注,每日3~4次。苯巴比妥0.1~0.2g,肌内注射,每日3次。或10%水合氯醛15ml口服,或20~40ml灌肠,每日3次。

（3）病情较重者,可用冬眠1号合剂(氯丙嗪、异丙嗪各50mg,哌替啶100mg及5%葡萄糖250ml配成)静脉缓慢滴入。

（4）痉挛发作频繁不易控制者,可用2.5%硫喷妥钠缓慢静脉推注,每次0.25~0.5g,用于已做气管切开者比较安全。新生儿破伤风要慎用镇静解痉药物,可酌情用洛贝林、可拉明等。

4. 防治并发症

（1）代谢及营养支持:轻症者给予高热量、富含维生素的流质或半流质饮食;重症者可采用管饲、肠外营养等支持治疗。

（2）使用抗生素:青霉素800万~1000万U分次静脉滴注,或甲硝唑0.2~0.4mg口服,每日3次。

（3）气管切开：痉挛频发、药物不易控制，以及呼吸道分泌物多、排出困难者，宜早做气管切开。床旁应备有吸引器、氧气等急救设备。

5. 预防

（1）尽早妥善处理伤口

（2）自动免疫：破伤风类毒素皮下注射，首次 0.5ml，隔 4~6 周后再注射 1ml，共 2 次，一年后强化注射 1ml。

（3）被动免疫：未行自动免疫者伤后早期肌注破伤风抗毒素（TAT）1500U，伤口污染重或受伤超过 12 小时者，剂量可加倍。破伤风免疫球蛋白 250~500U 肌内注射，效能更强。

（五）破伤风急救考核评分

姓名：　　　　　　　　学号：　　　　　　　　日期：

	评分标准	满分	扣分原因	实际得分
基础医学知识（20分）	a 破伤风的定义	5		
	b 破伤风梭菌的特性及致病原理	7		
	c 破伤风的症状及并发症	8		
破伤风的急救措施（70分）	a 处理创口，清除毒素来源	10		
	b 用破伤风抗毒素中和游离毒素	15		
	c 隔离、避免声、光刺激和骚扰等	10		
	d 控制和解除痉挛	15		
	e 防治并发症	10		
	f 注意补充营养和维持水、电解质平衡	5		
	g 选用抗菌药物	5		
破伤风的预防（10分）	a 自动免疫	5		
	b 被动免疫	5		
总分		100		

考核人签名：

二十、张力性气胸的急救

（一）定义

张力性气胸（tension pneumothorax）：胸壁、肺、支气管或食管上的创口呈单向活瓣，与胸膜腔相通。吸气时活瓣开放，空气进入胸膜腔，呼气时活瓣关闭，空气不能从胸膜腔排出。因此随着呼吸，伤侧胸膜腔内压力不断增高，以致超过大气压，形成张力性气胸，又称压力性气胸或活瓣性气胸。

(二) 目的

张力性气胸是可迅速致死的危急重症,其急救处理的目的是立即排气,降低胸腔内压力。在危急状况下可用一粗针头在伤侧第 2 肋间锁骨中线处刺入胸膜腔,即能收到排气减压效果。

(三) 基础医学知识

(1) 伤侧肺组织高度受压缩,并将纵隔推向健侧,使健侧肺亦受压缩,从而使通气面积减少和产生肺内分流,引起严重呼吸功能不全和低氧血症。同时,纵隔移位使心脏大血管扭曲,再加上胸腔压力增高以及常伴有的纵隔气肿压迫心脏及大静脉和肺血管(心包外心脏压塞),造成回心静脉血流受阻,心排出量减少,引起严重的循环功能障碍甚至休克。

(2) 病人常表现有严重或极度呼吸困难、烦躁、意识障碍、大汗淋漓、发绀。检查时可发现脉搏细弱,血压下降,气管显著向健侧偏移,伤侧胸壁饱满,叩诊为高度鼓音,肋间隙变平,呼吸动度明显减弱,听诊呼吸音消失。并可发现胸部、颈部和上腹部有皮下气肿,扪之有捻发音,严重时皮下气肿可扩展至面部、腹部、阴囊及四肢。

(3) X 线胸片显示胸腔大量积气,肺萎缩成小团,纵隔明显向健侧移位,以及纵隔内、胸大肌内和皮下有气肿表现。

(四) 适应证

张力性气胸。

(五) 术前准备

(1) 大号针头、血管钳、剪刀、胶布、丝线。
(2) 手套一只、剪取其中一指套并于顶端剪开一小口。

(六) 操作方法

1. 院前或院内急救

(1) 原则是迅速使用粗针头穿刺胸膜腔减压,并外接单向活瓣装置。

(2) 用粗针头在第二或第三肋间进入胸腔后,用血管钳紧贴皮肤夹住,并用胶布条将血管钳固定于胸壁上。紧急时可在针柄部外接剪有小口的柔软塑料袋、气球或避孕套等,使胸腔内高压气体易于排出,而外界空气不能进入胸腔(见图 2-4-19)。目前已研制出特制胸腔引流套管针和胸腔闭式引流装置(见图 2-4-20),封袋消毒,随时可用,且适于后送。

2. 进一步处理

(1) 安置胸腔闭式引流,使用抗生素预防感染。在局麻下经锁骨中线第二或第三肋间隙插入口径 0.5~1.0cm 的胶管做闭式胸腔引流。闭式引流装置与外界相通的排气孔连接可适当调节恒定负压的吸引装置,以利加快气体排除,促使肺膨胀。

(2) 待漏气停止 24 小时后,经 X 线检查证实肺已膨胀,可拔除引流管。

(3) 若持续漏气,肺不能复张,疑有严重的肺裂伤或支气管断裂,需考虑进行开胸手术探查或电视胸腔镜手术探查。根据术中所见,施行裂伤缝合、气管修补、肺叶或全肺切除。

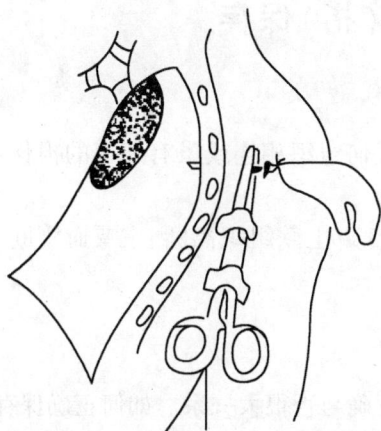

图 2-4-19 活瓣排气针排气　　　　图 2-4-20 特置胸腔闭式引流装置

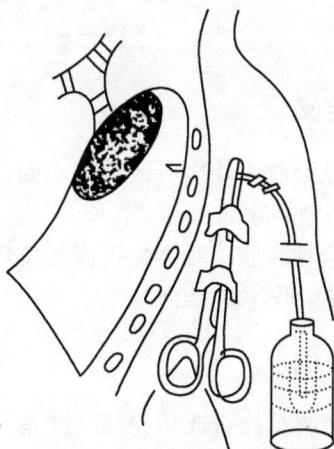

（七）注意事项

（1）不可依赖和等待 X 线检查而致耽误抢救时间，引起不良后果。

（2）如系胸壁创口引起的张力性气胸，创口应立即封闭包扎固定，再行穿刺排气处理。

（八）张力性气胸的急救考核评分

姓名：　　　　　　　　　学号：　　　　　　　　　日期：

	评分标准	满分	扣分原因	实际得分
操作前准备 （20分）	a 根据病史及体检确诊张力性气胸	6		
	b 大号针头、血管钳、剪刀、胶布、丝线	7		
	c 手套一只、剪取其中一指套并于顶端剪开一小口	7		
张力性气胸 急救 （70分）	a 患者依情况取半卧位	10		
	b 用粗针头在第二或第三肋间穿刺入胸腔	15		
	c 用血管钳紧贴皮肤夹住针头	15		
	d 用胶布条将血管钳固定于胸壁上	15		
	e 在针柄部外接顶端剪有一小口的指套，丝线打结固定	15		
整体性 （10分）	穿刺部位正确，操作迅速、熟练	10		
总分		100		

考核人签名：

二十一、断肢(指)保存

(一) 定义

1. 完全性断肢 外伤所致肢体离断,没有任何组织相连或虽有残存的损伤组织相连,但在清创时必须切除的。

2. 不完全性断肢 肢体骨折或脱位伴有 2/3 以上软组织离断、主要血管断裂,不修复肢体远端将发生肢体坏死的。

(二) 目的

断肢(指)再植能否成功,与断肢(指)保存正确与否很大关系。如何正确保存离体的断肢(指),并尽快将断肢(指)随同患者一起转送到有条件的医院,是每个医学生应该掌握的常识。

(三) 基础医学知识

肢体离断后,组织通过有氧代谢和随后的无氧代谢,形成细胞内的中毒,使细胞和细胞膜受损,蛋白质和离子通道通透性障碍,导致组织细胞死亡。虽然各种组织对缺血的耐受性不一,但这种变化随时间延长而加重。特别是肌肉丰富的高位断肢,常温下 6~7 小时,肌组织变性释放出的钾离子、肌红蛋白和肽类有毒物质积聚在断肢的组织液和血液中。正确保存和转运断肢(指),可以适当延长再植时限,提高再植效果。

(四) 步骤

1. 断肢近端的处理

(1) 目的:残端止血,减少创口进一步污染,防止加重组织损伤。

(2) 步骤:①止血:局部加压包扎是最简单而有效的止血方法。必要时可采用橡皮管等止血带止血,有条件可用气囊止血带,压力控制在 250~300mmHg,如时间超过 1 小时,应放松几分钟后再加压,以免引起肢体缺血性肌挛缩或坏死。②创口包扎:用无菌敷料或清洁布类包扎伤口,防止创口进一步污染,创口内不要涂药水或撒敷消炎药类。

2. 断肢(指)的保存

(1) 受伤地点距医院较近,将离断的肢体用无菌敷料或清洁布类包好无需任何其他处理。

(2) 受伤地点距医院远,应该采用干燥冷藏法保存(图2-4-21),即将断肢用无菌或清洁敷料包好,放入塑料袋中再放在加盖的容器内,外周加冰块保存。但不能让断肢与冰块直接接触,以防冻伤,也不能用任何液体浸泡。

(3) 迅速转运,到达医院后,立即检查断肢,用无菌敷料包好,放在无菌盘上,置入 4℃冰箱内。不能放入冰冻层内,以免冻坏肢体。

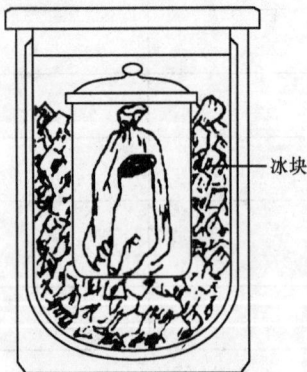
冰块

图 2-4-21　断手的保存法

（五）断肢(指)保存考核评分

科室：　　　　　　　姓名：　　　　　　　日期：

评分标准		满分	扣分原因	实际得分
断肢近端 止血(25分)	a 向患者说明操作的必要性	3		
	b 操作材料准备	2		
	c 橡皮管止血带的应用	5		
	d 气囊止血带的使用	15		
断肢近端 包扎(20分)	a 包扎材料的准备	5		
	b 创口包扎的操作	15		
断肢的保存 （35分）	a 近距离断肢的保存	10		
	b 干燥冷藏法的操作	25		
断肢的转运 （20分）	a 断肢的转运	10		
	b 到达医院后断肢的保存	10		
总分		100		

备注:用模型考试时,考生应把模型视为真实病人,操作过程态度、语言、动作关爱病人,能够指导病人配合达到有效操作,否则根据程度扣分。最多可在总分扣 5 分。

考核人签名:

二十二、外科引流术

（一）目的

外科引流是外科治疗的基本手段之一,其有两大目的:一是预防术后积血、积液,减少伤口感染的机会;二是通过内外引流达到治疗的目的。

（二）适应证

（1）脓腔的引流:使脓腔内脓性分泌物不断流出,促进愈合。
（2）手术创面的引流:防止手术创面积液、积血,同时观察创面渗出情况。
（3）空腔脏器的引流:降低空腔脏器的压力,防止相关并发症的发生。
（4）体腔的引流。

（三）术前准备

1. 自身准备　穿工作服,戴好口罩帽子,洗手。

2. 常用引流物

（1）橡皮片引流：一般应用于浅部切口或渗液较少的引流。

（2）纱布条引流：有干纱布、盐水纱布、凡士林纱布和浸有抗生素的纱布引流条。

（3）凡士林纱布条引流适用于脓肿切开后有渗血时，在引流的同时起压迫止血的效果。

（4）烟卷引流条：用于渗液不多的深部创腔。盐水纱布条较为常用，用于各种感染创口或术后渗液渗血的引流等。

（5）胶管引流：由橡胶管和硅胶管组成，根据部位的不同选择不同形状和直径的引流管。适用于胸腹腔、各种空腔脏器及较大脓腔的引流。

（6）其他引流管：双腔、三腔负压管引流，"T"管等，套装引流管，胸腔闭式引流管等。

（四）操作方法

1. 一般皮肤及软组织脓肿的引流

（1）切口的选择：切口部位应根据脓肿波动最明显处及体位引流最低部位，必要时做对口引流。尽量应按皮纹方向切开，关节附近脓肿宜做横行切口，乳腺脓肿宜做放射状、乳晕旁弧形或乳房下缘弧形切口。切口大小应根据脓腔大小而定，痈切开引流时宜做"+"或"++"，且切口须超过痈边缘炎症范围。

（2）脓腔探查：脓肿切开后，应以手指深入脓腔探查，以了解脓腔大小、脓腔内有无分隔以及切口引流是否通畅。若脓腔内有分隔，应轻柔地分开，使成为一个单一脓腔。若脓腔较大时，可在脓腔最低位加做一对口引流。

（3）脓腔引流物放置：当脓腔内脓液排尽后，一般填入凡士林纱布条，以压迫止血和引流脓液，纱布条留一头外露于切口外。若脓腔较大可放置多侧孔胶管引流脓腔。

（4）一般脓肿经切开引流后 2~3 天脓液排尽，脓腔逐渐缩小，7~9 天即可愈合。

2. 胆总管"T"管引流

（1）取右上腹经腹直肌切口、右侧旁正中切口或右肋缘下斜切口。依次进腹，暴露胆总管，经穿刺抽得胆汁证实为胆总管。

（2）在胆总管前壁切开部位的两侧各缝合一针用作牵引线，用尖刀在两线之间作一纵行小切口，吸尽胆汁。在胆总管探查、取石及冲洗后，取口径合适的"T"形引流管，将引流管的横臂两端剪成斜面，上臂宜短，用血管钳夹住引流管的两臂放入胆总管内。

（3）间断全层缝合"T"管周围之切口，然后用生理盐水做冲水试验无漏水后，在右侧腹壁另戳口引出固定，最后逐层缝合腹壁。

（4）"T"管固定必须牢靠，以防滑脱造成严重后果。术后每天记录胆汁引流量、胆汁颜色等情况。术后 12~14 天，无特殊情况，可以拔出"T"管，拔管前必须行经"T"管胆管造影。

3. 腹腔引流

（1）引流管放置要正确。应遵循捷径、低位的原则，即引流管应尽可能放在较低的部位和邻近需引流的部位，如 Winslow 孔、结肠旁沟和盆腔分别是病人平卧和半卧位时的最低部位。腹腔存在严重感染，有大量积液时，单一引流管通常难以达到充分引流的目的，一般需要双套引流和三腔管引流，甚至多管灌洗引流。

（2）要求在最低位，以保证通畅引流，如胃手术引流应在侧腹壁的腋中线位置引出，而不应是在前腹壁上。引流管戳孔时应注意止血，另外，引流管戳孔大小应与引流管的直径相适应。

（五）注意事项

（1）引流物的类型和大小必须适当,应根据适应证、引流物的性质和引流量决定。引流物取出的时间主要根据引流液的量来决定。

（2）一般脓腔和体腔引流的引流物应尽量放在引流部位的最低位。引流物必须保持通畅,不要扭曲和受压,怀疑堵塞时可轻轻冲洗引流管。

（3）闭合式引流其引流物不从原切口引出,而从切口旁另戳孔引出体表,以免污染整个切口并发感染。

（4）术后应详细观察并记录引流液的数量、颜色、气味,以便判断引流区是否有并发症的发生。

（六）外科引流术考核评分

姓名：　　　　　　学号：　　　　　　日期：

评分标准		满分	扣分原因	实际得分
操作前准备（10分）	a 穿工作服,戴好口罩帽子,洗手	5		
	b 常用引流物(说出任意3种)	5		
一般皮肤及软组织脓肿的引流(30分)	a 切口部位应根据脓肿波动最明显处及体位引流最低部位	10		
	b 脓肿切开后,应以手指深入脓腔探查,若脓腔内有分隔,应轻柔地分开	10		
	c 当脓腔内脓液排尽后,一般填入凡士林纱布条,以压迫止血和引流脓液,纱布条一头外露于切口外	10		
胆总管"T"管引流(30分)	a 在胆总管前壁切开部位的两侧各缝合一针用作牵引线,用尖刀在两线之间做一纵行小切口,吸尽胆汁	5		
	b 取口径合适的"T"形引流管,将引流管的横臂两端剪成斜面,上臂宜短,用血管钳夹住引流管的两臂放入胆总管内	15		
	c 间断全层缝合"T"管周围之胆总管切口,在右侧腹壁另戳口引出固定,最后逐层缝合腹壁	10		
腹腔引流(20分)	a 引流管放置要正确。应遵循捷径、低位的原则	10		
	b 引流管戳孔大小应与引流管的直径相适应	10		
整体性(10分)	外科引流整个过程中,要注意无菌观念	10		
总分		100		

考核人签名：

二十三、外科造口术

（一）目的

造口术有数十种之多，大多数是救命的手术，在诊治各种外科创伤、感染、急救、灾害医疗和外科常见危急疾病的抢救中占有重要地位。外科造口术实用性广，是临床抢救、治疗中的基本技能之一。经过长期的临床实践和技巧的积累总结，各种造口术已经形成了许多共同的特点。本节主要讲述小肠造口术。

（二）适应证

（1）肠内营养的输注途径，通常选择高位造口。
（2）行肠道内减压，多选在梗阻的近端造口。

（三）术前准备

（1）戴好帽子、口罩。
（2）穿无菌手术衣、戴无菌手套。
（3）肠道准备：包括饮食控制、口服泻药及灌肠等措施。
（4）抗生素应用以控制或预防感染。
（5）其他：包括备皮、持续胃肠减压、维持水电解质及酸碱平衡、营养支持等。

（四）操作方法

（1）麻醉成功后，右下腹切口，依次进腹后，提出回肠末端，分离末端回肠系膜，切断、结扎系膜中的动脉弓，用两把 Kocher 钳钳夹肠管，于钳中间切断肠管。回肠远端用细丝线全层内翻缝合，再行浆肌层缝合包埋。近端用橡胶手套包裹，防止肠内容物污染切口或腹腔。

（2）制作造口隧道：回肠近端于右下腹另做切口引出，切口一般选择在右髂前上棘与脐连线中点的内侧为宜。由助手用组织钳提起预定造口处皮肤的中点，做一圆形切口，直径与回肠造口端肠管直径相当，再以电刀垂直切除相应皮肤、皮下层、腹直肌前鞘，沿肌纤维方向钝性分开肌层，切开腹直肌后鞘、腹膜外组织及腹膜进入腹腔，注意造口隧道大小以能容纳二指而不紧为宜。

（3）造口成形：用 4 把血管钳将腹直肌后鞘提起，将近端回肠拉出腹壁皮肤之外，拉出肠管断端长度约 4~5cm，避免肠管扭曲及张力过大。先用丝线将回肠相应水平的浆肌层与腹直肌前鞘、皮下组织做环形一圈间断缝合固定，注意勿损伤回肠的血管，以免影响造口肠管的血运。再将肠管断端的黏膜层外翻，使其反折成高度 3cm 的乳头，用细丝线将肠管断端的黏膜层、浆肌层与皮肤的真皮层做一周环形间断外翻缝合，针距不宜过大。最后缝合腹壁切口。

（五）注意事项

（1）回肠造口排出物较稀，且量较多，内含少量酶对皮肤的刺激性较强，造瘘口周围皮肤应用氧化锌软膏保护，术后 2 周起每日或隔日用手指扩张人工肛门 1 次，以防狭窄。

（2）必须重视对永久性造口患者的社会、心理护理。指导患者亲友、配偶相互配合、理解和鼓励，使造口术患者成为一个能从事正常工作和生活的健康者。

（六）外科造口术考核评分

科室：　　　　　　姓名：　　　　　　日期：

评分标准		满分	扣分原因	实际得分
操作前准备（20分）	a 戴好帽子、口罩	10		
	b 穿无菌手术衣、戴无菌手套	10		
外科造口术（70分）	a 用两把 Kocher 钳钳夹肠管，切断肠管。回肠远端用丝线全层内翻缝合，再行浆肌层缝合包埋。近端用橡胶手套包裹	20		
	b 回肠近端于右下腹另做切口引出，切口一般选择在右髂前上棘与脐连线中点的内侧为宜	10		
	c 将近端回肠拉出腹壁皮肤之外，先用丝线将回肠相应水平的浆肌层与腹直肌前鞘、皮下组织做环形一圈间断缝合固定	20		
	d 再将肠管断端的黏膜层外翻，使其反折成高度3cm的乳头，用细丝线将肠管断端的黏膜层、浆肌层与皮肤的真皮层做一周环形间断外翻缝合	20		
整体性（10分）	使用方法正确、动作协调，整个过程严格遵守无菌原则	10		
总分		100		

考核人签名：

二十四、鼻胃管引流术

（一）目的

留置鼻胃管主要目的是引流胃肠道内容物，如胃液、气体、血液等，降低胃肠道压力，减少腹胀、恶心、呕吐等症状，同时可以通过鼻胃管进行给药或补充营养。

（二）适应证

（1）肠梗阻。
（2）胃十二指肠穿孔的非手术治疗。
（3）急性胰腺炎。
（4）胃肠道手术术前和术后。
（5）昏迷、手术后及极度厌食者插管行肠内营养治疗。

（6）食物中毒治疗。

（三）禁忌证

（1）食管梗阻。

（2）严重食管胃底静脉曲张。

（3）近期有上消化道大出血。

（4）严重呼吸困难。

（四）术前准备

（1）与患者进行良好沟通,训练病人插管时的配合动作,以保证插管顺利进行。

（2）器械准备:备消毒胃管、弯盘、钳子或镊子、30～50ml 注射器、纱布、治疗巾、液状石蜡、棉签、胶布、夹子及听诊器。

（3）检查胃管是否通畅,长度标记是否清晰。

（4）插管前先检查鼻腔通气情况,选择通气顺利一侧鼻孔插管。

（5）穿工作服,戴好口罩帽子,洗手。

（五）体位

视病情协助患者取坐位,斜坡卧位或仰卧位。

（六）操作方法

（1）将治疗巾铺于患者颌下,清洁鼻腔。

（2）用液状石蜡润滑胃管前段,左手持纱布托住胃管,右手持镊子夹住胃管前段,沿一侧鼻孔缓慢插入到咽喉部(14～16cm),清醒患者嘱做吞咽动作,昏迷患者,将头略向前倾,同时将胃管送下,插入深度为 45～55cm(相当于病人鼻尖到剑突的长度)。

（3）检查胃管是否在胃内

1）胃管末端接注射器抽吸,如有胃液抽出,即证明管已至胃中。

2）用注射器向胃管内注入空气,同时置听诊器于剑突下听诊,如听到气过水声,表示胃管在胃中。

3）将胃管末端置于一盛水碗内,若出现连续气泡且与呼吸相一致,表示误入气管内,应立即拔出。

（4）若插管过程中患者出现恶心,应暂停片刻,嘱患者做吞咽动作,然后迅速将胃管插入,以减轻不适。插管过程中如发现呛咳、呼吸困难、发绀等情况,表示误入气管,应立即拔出,休息片刻后再插。插入过程受阻时应检查胃管是否盘在口中。

（5）证实胃管在胃内后,用胶布固定胃管于鼻翼处,将胃管末端折叠用纱布包好,用夹子夹住,置病人枕旁备用。

（七）注意事项

（1）插胃管前应先检查鼻、口腔、食管有无阻塞,有假牙者应先取出,有食管静脉曲张或食管阻塞者不宜插管。

（2）插管动作应轻稳,操作熟练,特别是在通过食管 3 个狭窄处（环状软骨水平处、平气管分叉处、食管通过膈肌处）时，以免损伤食管黏膜。

（3）置管后要做好鼻腔和口腔的护理，妥善固定胃管，避免意外脱落。

（4）观察胃管是否通畅，如有堵塞，用生理盐水冲洗管道。观察引流物的量和性质，并及时、准确的对病情做出判断。

（5）随时观察胃液数量及性状，为临床治疗提供参考。拔管时先关闭负压，必要时可让病人口服液状石蜡 30ml。

（八）鼻胃管引流术考核评分

科室：　　　　　　　　姓名：　　　　　　　　日期：

	评分标准	满分	扣分原因	实际得分
操作前准备（20分）	a 与患者进行良好沟通，训练病人插管时的配合动作	10		
	b 穿工作服，戴好口罩帽子，洗手	10		
鼻胃管引流术（70分）	a 用液状石蜡润滑胃管前段，右手持镊子夹住胃管前段，沿一侧鼻孔缓慢插入到咽喉部	20		
	b 清醒患者嘱做吞咽动作，昏迷患者，将头略向前倾，同时将胃管送下，插入深度为 45~55cm	20		
	c 检查胃管是否在胃内（任选一种方法）	20		
	d 证实胃管在胃内后，用胶布固定胃管于鼻翼处，将胃管末端折叠用纱布包好，用夹子夹住，置病人枕旁备用	10		
整体性（10分）	使用方法正确，动作协调	10		
总分		100		

考核人签名：

二十五、骨 科 检 查

（一）定义

骨科检查法有临床检查（物理学检查或体格检查）、影像学检查、实验室检查、关节镜检查及各种诱发电位、血流图等方法。本节结合骨科特点，主要叙述骨科的临床检查原则和方法以及各部位检查法。

（二）目的

通过物理学检查，对病人的专科情况做出一般判断，必要时再进行影像学检查、实验室检查、关节镜检查及各种诱发电位、血流图等检查，对病人做出确诊，以指导临床治疗。

（三）检查用具

1. 一般用具　同一般体格检查用具,如听诊器、血压计等。

2. 骨科用具

（1）度量用具:金属卷尺、各部位关节量角器等。

（2）神经系统检查用具:叩诊锤、棉签、大头针、音叉、握力器等。

（四）注意事项

1. 环境要求　检查室温度适宜,光线充足。

2. 检查顺序　一般先进行全身检查再重点进行局部检查,但不一定系统进行,也可以先检查有关的重要部分。

3. 显露范围　根据需要脱去上衣或裤,充分显露检查部位,对可能有关但无症状部位也应充分显露,仔细检查。同时显露健侧做对比。

4. 检查体位　一般采取卧位,上肢及颈部有时可采取坐位,检查下肢和腰背部还可采用下蹲位。

5. 检查手法　要求动作规范、轻巧,对创伤病人要注意保护,避免加重损伤。

6. 其他　如患者采用石膏或夹板固定或牵引,应检查肢体位置,血液循环情况,固定部位活动情况,牵引重量,局部皮肤有否破损,石膏、夹板是否完好无损,其松紧度是否合适等。

（五）检查原则

1. 详询细查　详细询问病史,为检查提供线索和方向,往往患者诉说的主要病症即临床检查的重点所在;对重点检查部位要暴露充分,全面细致检查,最大限度地搜集临床资料,不要遗漏;在局部检查时,不要忽略有关的全身检查,有些骨科疾病是全身疾病的局部表现。

2. 检查有序　按照视诊、触诊、叩诊、听诊、动诊、测量和其他特殊检查的顺序进行。

3. 两侧对比　四肢和躯干两侧对称,利于对比检查,以健侧为标准,可检查出另一侧的异常;如两侧同时发病不能自体对比者,则可与正常人对比。

4. 综合分析　临床检查结果应结合病史和其他各项检查进行综合分析,去伪存真,由表及里,透过检查看到疾病本质,最后做出判断。

（六）检查方法

骨科的物理检查方法有视诊、触诊、叩诊、听诊、动诊、测量等。

1. 视诊　观察全身发育、营养状况、精神状态、面部表情、体型和姿态有无畸形和跛行,躯干和肢体的轴线是否异常,两侧是否对称,局部观察有无肿胀、肿块、皮肤色泽改变、有无创面、窦道、瘢痕等。

2. 触诊　包括骨、关节、肌肉、肌腱、韧带、筋膜、血管、神经和皮肤、皮下组织的触诊以及压痛和肿块检查等。疼痛是骨科疾病的主要症状,而压痛是其主要体征。

3. 叩诊　包括直接叩击和纵向叩击,检查局部有无叩击痛及放射痛。

4. 听诊　肢体活动时有无异常声音,骨传导音有无改变,有无血管杂音。

5. 动诊　包括检查主动运动、被动运动和异常活动情况,并注意分析活动与疼痛的关系。

6. 测量　使用软尺和量角器等工具测量肢体长度、周径及活动的范围。肌力测量和应用测压器测量骨内压、关节内压、骨筋膜室内压等。

（1）肢体长度测量法

1）上肢：从肩峰到中指尖或到桡骨茎突部（图2-4-22）。

2）上臂：从肩峰到肱骨外上髁。

3）前臂：从尺骨鹰嘴到尺骨茎突。

4）下肢：从髂前上棘到内踝，或从大转子到内踝下缘（图2-4-23）。

5）大腿：从大转子到膝关节间隙。

6）小腿：从膝关节间隙到外踝下端。

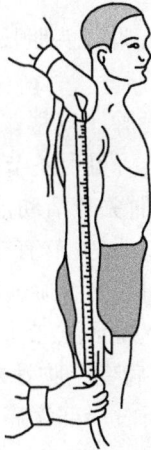

图2-4-22　上臂长度的测量　　图2-4-23　下肢长度的测量

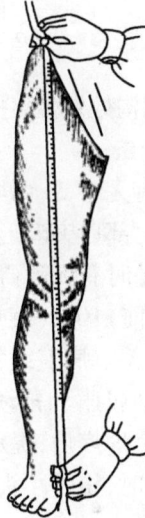

（2）肢腿周径：两侧对比、选择相对称的平面，用软尺测量做好记录。如大腿在两侧髌上10cm处（图2-4-24）。

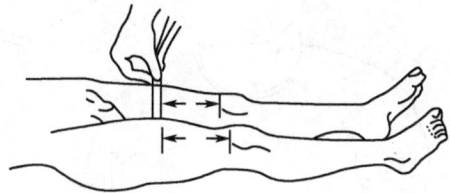

（七）各部位检查法

1. 肩关节检查法

（1）肩部外形：观察肩部外形有无异常、肿胀等。肩关节脱位时呈方肩畸形；先天性高肩胛症时，患侧肩胛骨位置高于对侧。

图2-4-24　大腿周径的测量

（2）活动：肩关节是人体活动范围最大的关节，其中立位（0°）为上肢自然下垂，肘窝向前；活动范围90°（外展）45°（内收），135°（前屈）45°（后伸），135°（内旋）45°（外旋）（图2-4-25）。肩关节有病变时，其活动受限甚至活动障碍。

（3）疼痛和压痛：肩部及颈部疾病时肩关节均有疼痛，肱二头肌腱鞘炎时在结节间沟处压痛；肩部骨折在骨折局部有疼痛和压痛；肩关节周围炎时，肩周软组织多有不同程度的压痛。

（4）体征

1）杜加斯（Dugas）征：肩关节脱位后患侧肘部紧贴胸壁时，手掌搭不到健侧肩部；或手掌搭在健侧肩部时，肘部不能贴靠胸壁，称杜加斯征阳性。

2）肱二头肌长头腱试验：患者屈肘90°，检查者执患者手使其前臂旋前，患者则用力使前

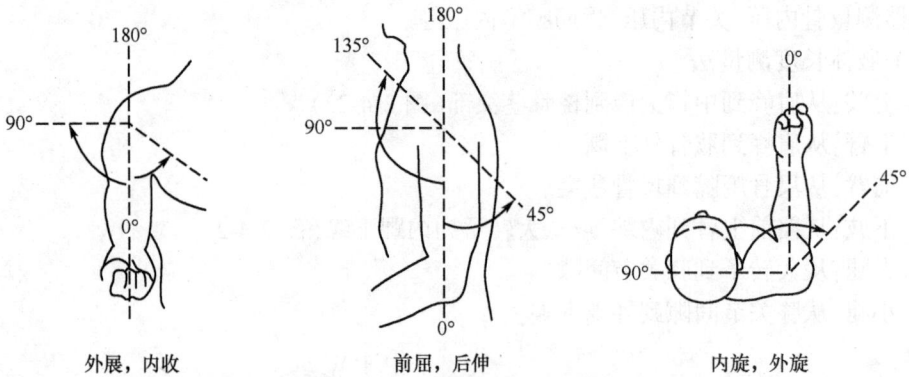

外展，内收　　　　　前屈，后伸　　　　　内旋，外旋

图 2-4-25　肩关节活动范围

臂旋后,此时如肱骨结节间沟处发生疼痛则为阳性。提示肱二头肌长头肌肌腱炎或腱鞘炎。

2. 肘关节及前臂检查法

(1) 外形:观察外形有无改变,两肘是否对称,有无肿胀畸形。如肘关节后脱位及肱骨髁上伸直型骨折时,均见肘部后突畸形;肘关节结核时,可见肘关节呈梭形肿胀等。

(2) 活动:肘关节活动时有无障碍、疼痛及响声。肘关节活动范围为 0°(伸)150°(屈),可有 5°~10°过伸,80°(旋前)100°(旋后)(图 2-4-26)。肘关节有损伤及疾病时,可引起肘关节活动障碍。上下尺桡关节病变或骨桥形成时,可引起前臂旋转功能障碍。

(3) 疼痛和压痛:主动屈压和被动伸肘时均疼痛,提示肱二头等屈肌或肘前关节囊病变;主动伸肘和被动屈肘时均疼痛,提示伸肌肱三头肌病变。肱骨外上髁炎时,外上髁处压痛明显。桡骨小头半脱位时,桡骨小头处有压痛。骨折时局部疼痛和压痛。

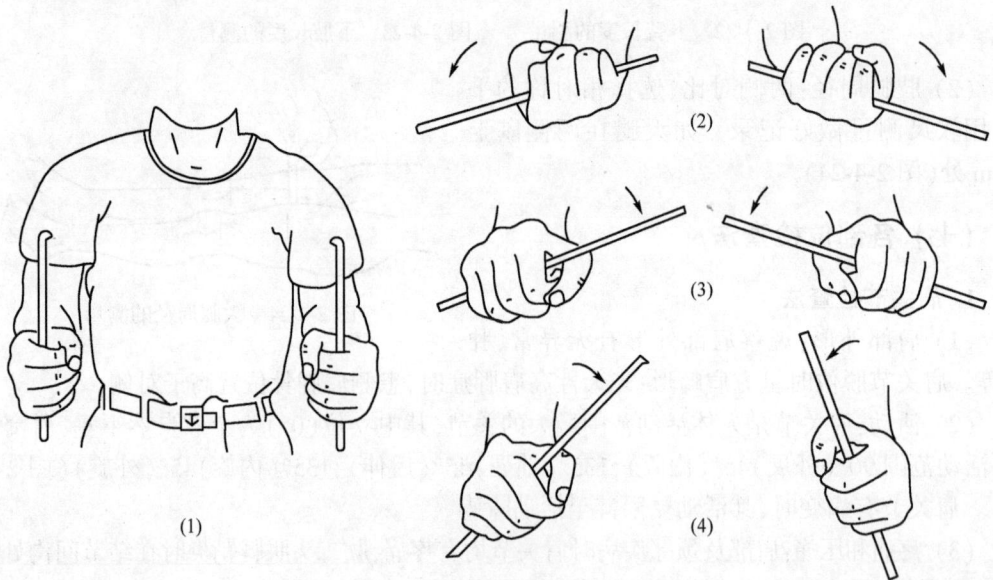

图 2-4-26　肘关节及前臂活动范围

(4) 体征

1) 肘后三角:尺骨鹰嘴与肱骨内、外髁三点,在肘关节伸直时成一直线,在肘关节屈曲时,此三点成一等腰三角形(图 2-4-27)。在任何情况下,使三点位置发生改变,肘后三角就

发生异常。

2）提携角：肘关节正常有外翻角称提携角，为 5°～15°，大于 15°者称肘外翻畸形，小于 5°者称肘内翻畸形（图 2-4-28）。

3）伸肌腱牵拉试验（Mills 征）：让患者伸肘，握拳屈腕，然后将前臂旋前发生肘部疼痛为阳性，见于肱骨外上髁炎。

3. 腕部检查

（1）外形：观察腕关节有无异常，双侧对比。桡骨远端伸直型骨折时，腕部肿胀、畸形，呈"银叉手"和"枪刺手"。腕舟骨骨折时，"鼻咽窝"变浅或肿起。腕背侧有半球形隆起物，且可推动，多见于腕背的腱鞘囊肿。

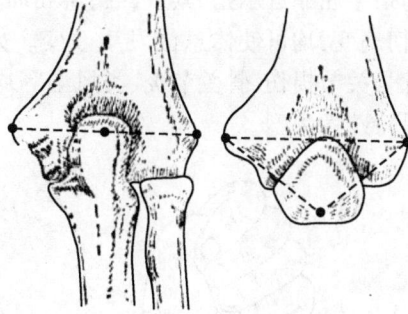

图 2-4-27　肘后三角

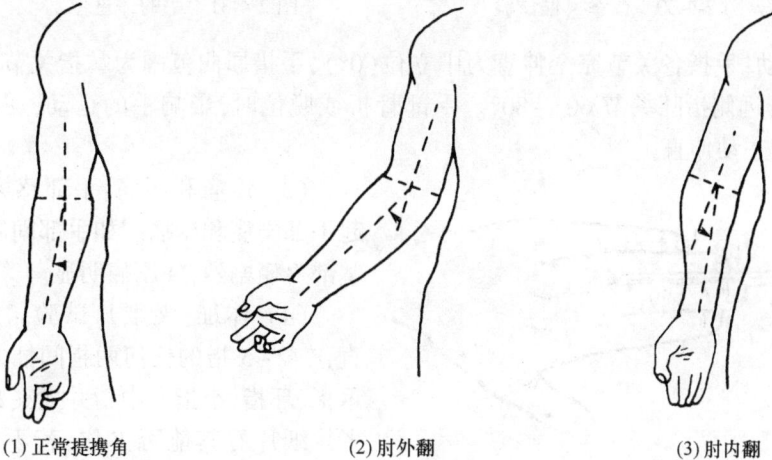

图 2-4-28　肘关节提携角

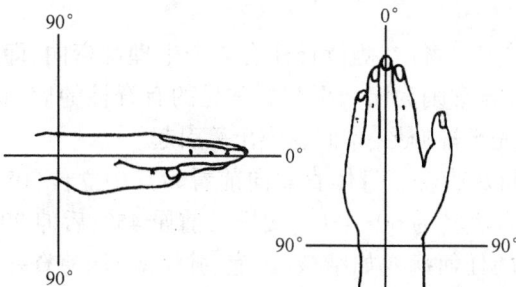

(1) 正常提携角　　(2) 肘外翻　　(3) 肘内翻

图 2-4-29　腕关节活动范围

（2）活动：腕关节的中立位（0°）是第三掌骨纵轴与前臂纵轴成一直线，无背伸或屈曲。活动范围为 70°（背伸）80°（掌屈），25°（桡侧偏）35°（尺侧偏）（图 2-4-29）。腕部的骨折、脱位及软组织损伤，均使腕关节活动受限。

（3）疼痛及压痛：腕舟骨骨折时，"鼻咽窝"处有压痛；桡骨下端骨折时，骨折端处压痛；桡骨茎突狭窄性腱鞘炎时，桡骨茎突处压痛明显。

（4）体征：握拳尺偏试验。患者握拳，将拇指置于掌心内，然后尺偏，桡骨茎突处出现疼痛为阳性，为桡骨茎突狭窄性腱鞘炎的特殊体征（图 2-4-30）。

4. 手部检查

（1）外形：观察手休息位的姿势有无改变。其休息位姿势是腕关节背伸 10°～15°，轻度尺偏,拇指半屈靠近示指,其余四指半屈曲,从示指到小指的屈度依次增大(图 2-4-31)。手部的任何病变,均可使休息位发生改变。如屈指肌腱断裂,患手手指就由屈曲位变为伸直位;手部骨关节损伤、骨关节炎、类风湿等均使手部肿胀畸形、运动障碍;如有神经损伤或压迫,可呈特殊性手型。

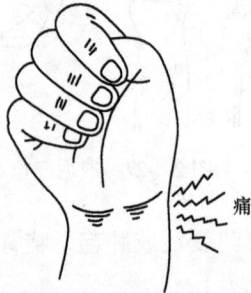

图 2-4-30　握拳尺偏试验

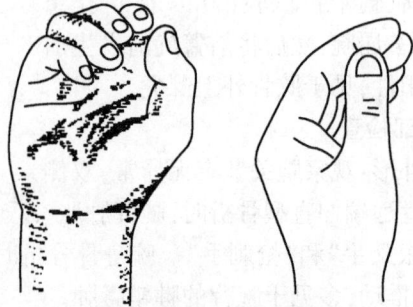

图 2-4-31　手的休息位

(2)活动:手指各关节完全伸直为中立位(0°),手指屈曲范围为掌指关节 90°,近侧指间关节 120°,远侧指间关节 60°~80°。手部骨折或脱位时,影响手的运动,屈指肌腱断裂时,影响手指主动伸直。

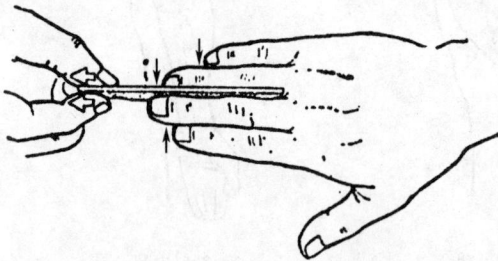

图 2-4-32　指间夹纸片实验

(3)疼痛和压痛:手部感染时,往往引起手部剧痛和压痛。如手部间隙感染时,手掌部疼痛剧烈,并压痛明显。

(4)体征:夹纸片试验。患侧手指伸直,在 2~5 指的任何两指间插入一纸片,嘱示指、环指、小指向中指并拢夹紧纸片,检查者拉纸片看其能否夹住,若不能夹住为阳性,为尺神经损伤引起骨间肌麻痹时的阳性体征(图 2-4-32)。

5. 脊柱检查

(1)外形:整个脊柱棘突是在一直线上并连接臀沟,侧位脊柱有 4 个生理性弯曲,即颈椎前凸、胸椎后凸、腰椎前凸、骶椎后凸,如有异常则为疾病引起。常见的有脊柱的后凸畸形,为骨折、结核、肿瘤等引起;脊柱侧凸常为先天性畸形、椎间盘突出等引起。

(2)活动:脊柱的活动有前屈、后伸、侧屈及旋转。身体直立向前看为其中立位(0°),颈段前屈、后伸各为 35°,左右侧屈为 30°,左右旋转为 60°~80°;腰椎段前屈 45°、后伸 20°,左右侧屈均为 30°,左右旋转均为 30°。脊柱的任何病变如结核、炎症、肿瘤等,均使脊柱活动幅度减小或受限,脊柱周围及髋关节病变亦使其活动幅度减小。

(3)疼痛和压痛:脊椎任何一段受到外伤或被疾病侵犯,均发生疼痛和压痛。另外,棘突的压痛除与该处的关节或损伤有关外,还对一些内脏疾病有一定的临床意义。例如,肺炎时胸椎 5、6 棘突有压痛,胃部疾患时胸部 4~8 棘突有压痛等。

(4)体征

1)屈颈试验:患者仰卧,检查者一手按住患者胸部,使胸部不能抬起,另一手托住枕部,逐渐前屈,此时脊柱的棘上、棘间韧带逐渐被拉紧,发生疼痛者为阳性,表示棘上韧带或棘间韧带损伤。

2）拾物试验：正常人拾物时，弯腰拾取；腰部活动受限者，如腰椎结核患者，则以屈髋、膝、直腰姿势拾取地下物品，称拾物试验阳性（图2-4-33）。

3）直腿抬高试验和加强试验：患者仰卧，两下肢伸直，检查者一手托住患侧足跟，另一手保持膝关节伸直位，徐徐抬起大腿，正常时可抬到80°~90°，在腰椎间盘突出症患者，往往抬高不及80°即出现明显疼痛，为阳性；记录抬高角度，再将伸直的下肢缓缓放下直至疼痛消失，然后被动背屈踝关节，又发现放射疼，即为加强试验阳性，为坐骨神经痛的典型表现（图2-4-34）。

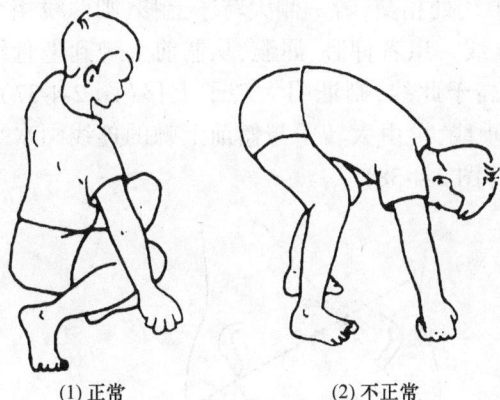

(1) 正常	(2) 不正常

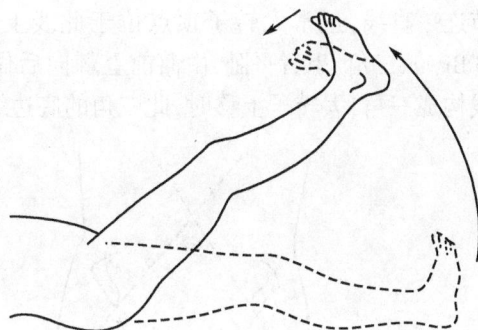

图 2-4-33　拾物试验　　　　　　　图 2-4-34　直腿抬高实验和加强试验

4）骶髂关节扭转试验（Gaenslen 征）患者仰卧床边，健侧髋膝关节屈曲，由患者双手抱住；患者大腿垂于床缘外，检查者一手按健膝，一手按患膝，发现疼痛为阳性，表示骶髂关节有病变（图2-4-35）。

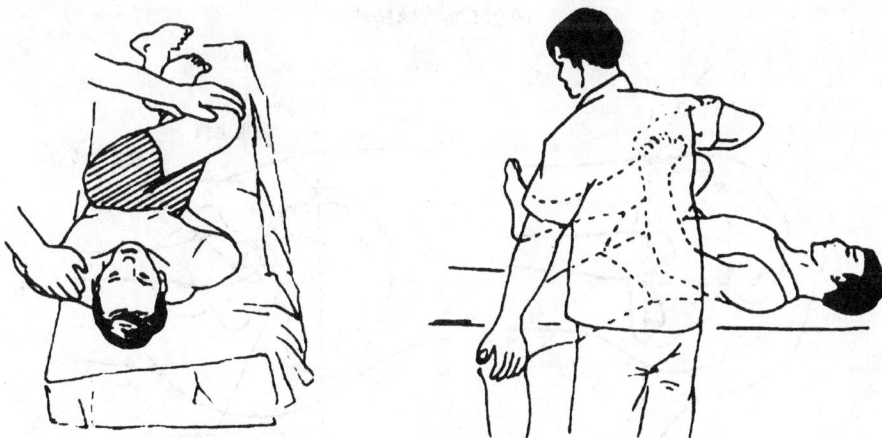

图 2-4-35　骶髂关节扭转试验

6. 髋关节检查

（1）外形：观察髋关节有无肿胀、畸形及站立时的姿势、行走时的步态。髋关节后脱位时髋部呈内收、内旋、屈曲畸形；股骨颈及转子间骨折则呈屈曲、外展、外旋畸形。当髋关节化脓性炎症或结核时，在髋关节前方有肿胀。有髋关节脱位、股骨颈骨折时有大转子位置上移体征。

（2）活动：下肢伸直、髌骨向为髋关节中立位（0°）。活动范围为0°（伸）150°（屈），可有过伸 15°,30°(内收)60°(外展),40°(内旋)60°(外旋)。当其活动受限时,提示髋关节及其周围肌肉有病变。患急性化脓性髋关节炎时,各方向活动均受限。

（3）疼痛和压痛：髋关节有炎症或骨折时,在腹股沟中点外下方有疼痛和压痛,并有纵向叩击痛,即叩击大转子引导起疼痛。闭孔神经感觉支同时分布于髋关节囊和膝关节上方皮肤,当病变侵犯髋关节时,患者常觉膝痛,尤为小儿多见。

（4）体征

1）大转子上移体征：①髂转线：亦称 Shoemaker 征。患者仰卧,各将两侧大转子顶点与髂前上棘做连线,此线的延长线应在人体的正中线处相交,若一侧大转子上移,则两线相交偏向健侧（图 2-4-36）。②髂坐线：又称 Nelaton 线。患者仰卧、屈髋,从髂前上棘到坐骨结节连一直线,正常大转子顶点位于此线上,若高于此线,则证明大转子上移（图 2-4-37）。③Bryant三角：患者平卧,由髂前上棘向后做一垂线,再由大转子与髂前上棘的连线画水平线构成三角,大转子上移时,此三角的底边缩短（图 2-4-38）。

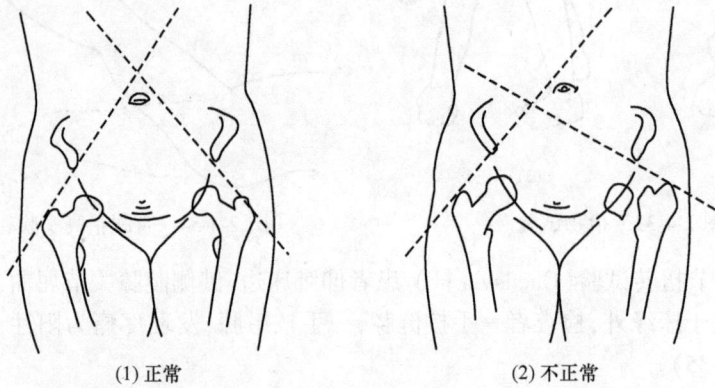

(1) 正常　　　　　　　　　　　(2) 不正常

图 2-4-36　髂转线

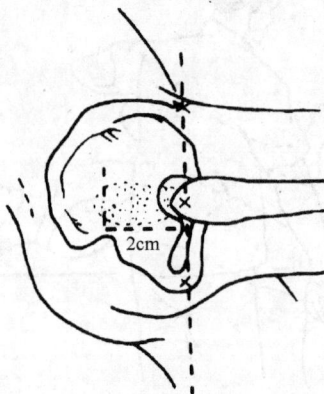

图 2-4-37　髂坐线

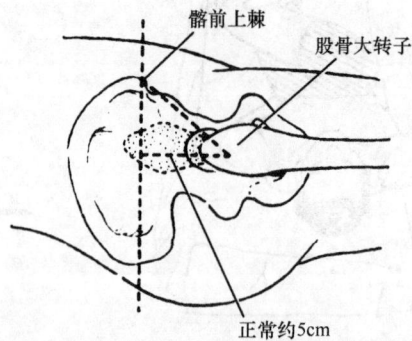

图 2-4-38　Bryant 三角

2）托马斯(Thomas)征：患者仰卧,使两侧髋、膝关节伸直,则腰椎前凸增加,或使患者腰部下贴于床面,患肢自动屈髋、屈膝为本征阳性,提示髋关节有屈曲畸形（图 2-4-39）。

3）"4"字试验：将髋、膝关节屈曲,大腿外展、外旋,将小腿置于对侧大腿上,形成一个"4"字,检查者按压膝部,患侧大腿不能接触到床面则为阳性,说明髋关节病变或内收肌痉挛（图 2-4-40）。

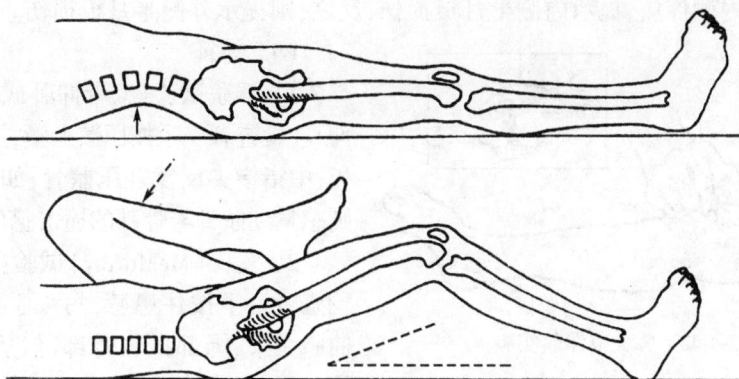

图 2-4-39 托马斯征

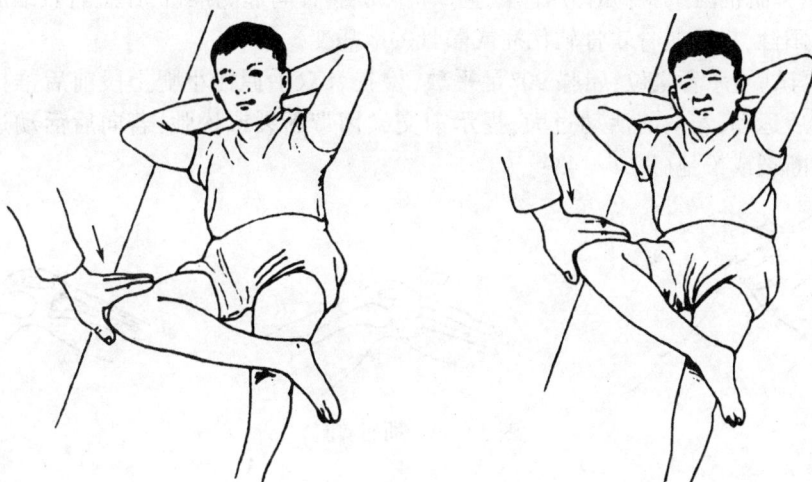

图 2-4-40 "4"字试验

7. 膝关节检查

（1）外形：观察有无内、外翻畸形，正常站立时，两膝、两内踝可同时并拢；若两内踝并拢而两膝不能并拢为膝内翻畸形，若两膝并拢而两内踝不能接触者为膝外翻畸形（图 2-4-41）。两侧对比，观察膝关节有无肿胀、关节积液，如有则髌韧带两侧凹陷变浅或消失。膝关节积液时，浮髌试验阳性。膝关节呈梭形改变时，提示股四头肌萎缩，说明膝关节病变。

（2）活动：膝伸直为中立位（0°），其活动范围为0°（伸）150°（屈），可有过伸 10°左右，无内收、外展和旋转运动。当膝关节内、外有病变时，可使活动受限，受限状况将在相关章节叙述。

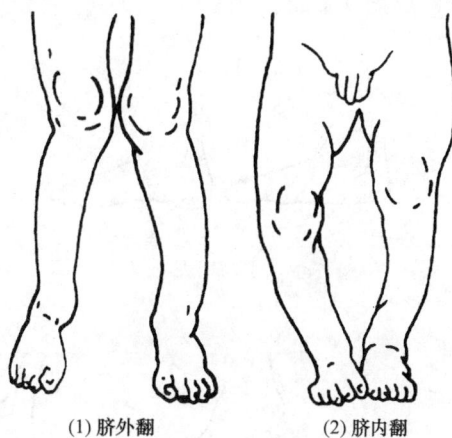

（1）膝外翻　　（2）膝内翻

图 2-4-41 膝关节畸形

（3）疼痛和压痛：膝关节炎症、结核时，膝关节均有疼痛和压痛。膝关节被动内翻时，膝外侧疼痛，可能外侧副韧带病变；反之外翻时疼痛，可能内侧副韧带病变。膝关节内翻做屈伸运动时膝内侧疼痛,提示内侧半月板损伤;反之,则提示外侧半月板损伤。

(4)体征

1)浮髌试验:患者仰卧或坐位,膝关节伸直,检查者一手按压髌上囊,用另一手的示指、中指指尖反复轻压髌骨,如关节积液时,则感觉到髌骨与骨髁的撞击感(图2-4-42)。

2)麦氏(McMurray)试验:病人仰卧位,检查者一手按住患膝,另一手握住踝部,屈曲膝关节,踝部抵住臂部,然后小腿极度外旋外展,或内旋内收,同时逐渐伸直膝关节,

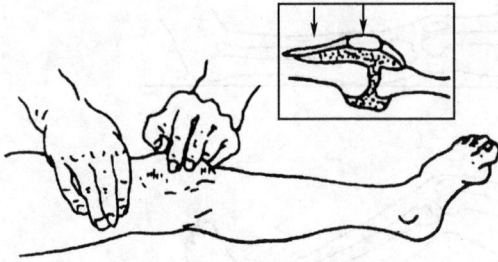

图 2-4-42 膝关节浮髌实验

若出现疼痛或听到"咔嗒"声为阳性,即为半月板破裂。

3)股四头肌抗阻试验:亦称压髌试验。将患侧髌骨向远侧推挤,让患者收缩股四头肌,有剧痛者为阳性,提示髌骨软骨软化症或髌骨关节病变。

4)抽屉试验:患者坐位,屈膝90°足平放,检查者双手握住小腿上段前后推拉,正常时可有轻度前后运动,若向前活动过大,提示前交叉韧带断裂或松弛;若向后活动过大,提示后交叉韧带断裂或松弛(图2-4-43)。

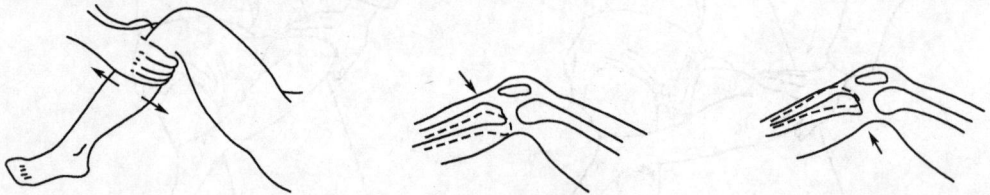

图 2-4-43 抽屉实验

8. 踝关节和足的检查

(1)外形:观察有无肿胀、畸形。足踝部畸形很多,如马蹄内翻足、扁平足、内翻足、蹈外翻等(图2-4-44)。

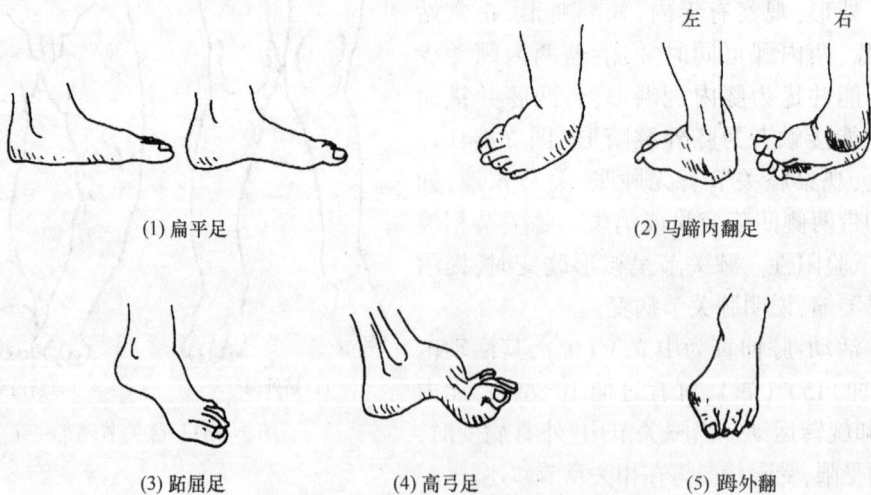

(1)扁平足　　　　　(2)马蹄内翻足

(3)跖屈足　　　(4)高弓足　　　(5)蹈外翻

图 2-4-44 足的常见畸形

（2）运动：踝关节的中立位（0°）是足长轴与小腿成90°角，其活动范围是25°（背屈）45°（跖屈），30°（内翻），30°（外翻）。主动背屈时以检查前肌和伸趾肌功能，跖屈用以检查腓肠肌及屈跖肌功能；内翻用以检查胫后肌功能，外翻用以检查腓骨长、短肌功能。

（3）疼痛与压痛：踝关节病变时疼痛，并在内外踝前后有压痛。距跟关节的病变压痛点在内、外踝下方。跗骨窦综合征者，在足外侧跗骨窦处有明显压痛。

（4）体征：扁平足和高弓足的检查用印足迹法，将两足跖面擦上白粉，在地上行走，观察印在地面的足迹来判断足弓是否正常。正常者内侧呈月牙形缺如；扁平足者，足印无缺损，甚至有内侧凸出；高弓足者足前后断开或仅有少部分相连（图2-4-45）。

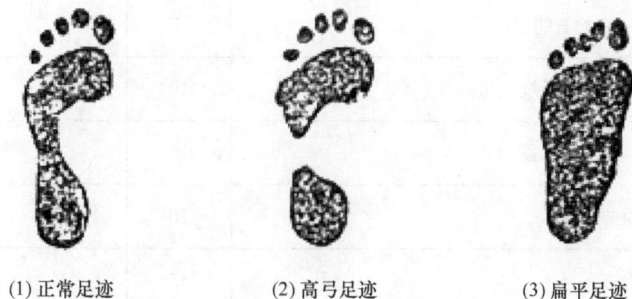

(1) 正常足迹　　　(2) 高弓足迹　　　(3) 扁平足迹

图 2-4-45　印足迹法

（八）骨科影像学检查及其他检查

1. 骨科的影像学检查　影像学检查对骨科损伤、疾病及骨肿瘤的诊断是相当重要的，包括X线、X线造影、CT、MRI、放射性核素骨显像等。这些检查方法各有其优缺点，故应根据不同疾病的特点，有选择地采用，使其达到更有效的诊断。

（1）X线检查：对骨关节损伤、感染、结核、肿瘤、骨质增生、畸形等疾患，具有甚高的诊断价值，一般摄正侧位或平片，还有斜位等其他体位，必要时两侧对照。

（2）X线造影检查：是将不透X线的有机碘或更透X线的空气注入体内某些部位，如关节、腱鞘、脊髓、窦道等，通过摄片以显示X平片难以观察到的疾患。

（3）计算机断层摄影（CT）：是利用X线通过人体的衰减特性，作为诊断疾病的参数，目前临床已广泛应用，对脊柱、脊髓、关节及软组织疾病有很重要的诊断价值。

（4）磁共振成像：是20世纪70年代发展起来的先进且重要的检查技术，对脊柱病变、关节病变、软组织疾病、骨肿瘤等有重要的诊断价值，具很高的分辨力，可作横断面、矢状面、冠状面等多维成像。

（5）放射性核素骨显像：通常是应用骨显像剂^{99m}TC标记的磷酸盐或磷酸化合剂^{113m}In标记的多功能磷酸化合物，通过静脉注射后，在血运丰富、骨代谢活跃、新骨生长多者其显像剂浓聚，形成一定的放射图像在检查机器中显示出来，从而诊断疾病。对骨肿瘤、骨髓炎、骨坏死等具有重要的诊断价值。

2. 其他检查

（1）关节镜检查：关节镜主要用于四肢大关节，以膝关节使用最多。通过关节镜插入关节，直观检查，也可切组织做病理检查，还可进行镜下手术，如半月板修复术和切除术等。

（2）生物电检查：通过肌电图、神经传导速度测定及诱发电位检查，了解脊髓和周围神经损伤病变的部位、程度及预后，对鉴别肌肉疾病抑或神经源性疾病具有重要价值。

（3）其他:关节穿刺术、矿物质量测定、活组织检查等亦用于骨科疾病的检查。

（九）骨科检查考核评分

科室:　　　　　　　　　姓名:　　　　　　　　日期:

评分标准		满分	扣分原因	实际得分
检查用具的准备(7分)	a 一般体格检查用具准备	2		
	b 骨科检查用具准备	5		
体格检查的顺序(3分)	讲述骨科体格检查的顺序	3		
量诊的操作(30分)	a 上肢、上臂、前臂长度测量	10		
	b 下肢、大腿、小腿长度测量	10		
	c 肢体周径的测量	10		
各部位检查(60分)	a 肩关节检查	15		
	b 肘关节检查	15		
	c 髋关节检查	10		
	d 膝关节检查	10		
	e 踝关节检查	10		
总分		100		

备注:用模型考试时,考生应把模型视为真实病人,操作过程态度、语言、动作关爱病人,能够指导病人配合达到有效操作,否则根据程度扣分。最多可在总分扣 5 分。

考核人签名:

二十六、上、下肢神经损伤的判断

（一）应用解剖

周围神经分为脑神经、脊神经和自主神经,遍布全身皮肤、黏膜、肌肉、骨关节、血管和内脏等。它是神经元的细胞突起,又称神经纤维,有轴索、髓鞘和施万鞘组成。轴索构成神经纤维的中轴,内有微丝、微管、线粒体和非颗粒性内质网组成的轴浆,功能是神经元和神经终末结构之间神经冲动的传导。髓鞘由髓磷脂和蛋白组成,包在轴索外,呈若干节段,中断部称郎飞结(Ranvier node),具有防止兴奋扩散作用。施万鞘由 Schwann 细胞组成,是神经再生的通道。

（二）神经损伤的分类

（1）神经传导功能障碍(neuropraxia)。

（2）神经轴索断裂（axonotmesis）。

（3）神经断裂（neurotmesis）。

（三）周围神经损伤的临床表现与诊断

（1）运动功能障碍。

（2）感觉功能障碍。

（3）神经营养性改变。

（4）叩击实验（Tinel 征）。

（5）神经电生理检查。

（四）神经损伤的判断

1. 臂丛神经损伤

（1）全臂丛损伤：全臂丛损伤早期，整个上肢呈缓慢性麻痹，各关节不能主动活动，但被动活动正常。上肢腱反射全部消失，温度略低，肢体远端肿胀。并（或）出现 Horner 征。晚期，上肢肌肉显著萎缩，各关节常因关节囊挛缩而致被动活动受限，尤以肩关节与指关节严重。

（2）臂丛上部损伤较多见，为颈 5、颈 6 神经根在厄氏点损伤所致。该点在肩胛上神经近侧，胸长神经和肩胛背神经远端。前锯肌与菱形肌不受影响。多因外伤使头肩分离、肩部下压或产伤等引起。主要表现为颈 5、颈 6 脊神经根支配区肌群麻痹。由臂丛上干发出的神经有：肩胛上神经、肌皮神经、腋神经和部分桡神经。因三角肌和冈上肌瘫痪，故肩不能外展；冈下肌和小圆肌瘫，则肩关节不能外旋；肩胛下肌和大圆肌瘫，则肩不能内旋；肱二头肌、肱肌等瘫，则肘关节不能屈曲而保持伸直位；旋后肌瘫致前臂于旋前位。另外，肩部、前臂和手外侧感觉丧失。

（3）臂丛下部损伤：主要是颈 8、胸 1 神经根损伤，多因上肢过度上抬或伸展及臀位产时牵拉躯干过重等引起。主要临床表现为尺神经及部分正中神经和桡神经麻痹，即手内肌瘫痪，有爪状畸形。在臂丛下干损伤时，手指屈肌和伸肌瘫痪。手和前臂尺侧麻木，上臂内侧有一小条麻木区。可出现 Horner 综合征。

2. 正中神经损伤　肱骨髁上骨折偶可引起正中神经挤压性损伤，骨折复位后往往能自行恢复。在前臂下部和腕部，正中神经比较表浅，易被锐器损伤。临床上在前臂上部受伤后，受该神经支配的肌肉活动功能和皮肤感觉，除旋前圆肌外全部消失，包括拇指、示指、中指不能屈曲，拇指不能外展和对掌。若在腕部受伤，前臂肌肉功能良好，只有拇指外展和对掌功能障碍。

3. 尺神经损伤　尺神经易在腕部和肘部损伤，腕部损伤主要表现为骨间肌、蚓状肌、拇收肌麻痹所致环、小指爪形及手指内收、外展障碍。以及手部尺侧半和尺侧一个半小手指感觉障碍，特别是小指感觉消失。肘上损伤除以上表现外另有环、小指末节屈曲功能障碍。

4. 桡神经损伤　临床上产生垂腕，垂指，前臂旋前畸形，手背桡侧尤以虎口部皮肤有麻木区。桡骨小头脱位可引起桡神经深支损伤，但由于桡侧腕长伸肌的功能尚存在，故无垂腕畸形，亦无虎口背侧皮肤感觉丧失。

5. 坐骨神经损伤

（1）坐骨神经损伤后机能紊乱的范围和程度，依损伤平面而定。

1）臀部平面损伤：膝关节屈曲障碍，踝关节及足趾运动丧失，足下垂，小腿外侧、后侧及足部感觉消失。跟腱反射和跖反射消失。

2）大腿中部坐骨神经损伤：膝关节功能正常，而膝以下功能障碍(同上)

（2）胫神经损伤：较少见。临床表现为仰趾足。踝关节不能自主跖屈、内收和内翻运动不全，足底、足跟外侧及足外侧缘感觉消失。

（3）腓总神经损伤：由于位置表浅，在下肢神经损伤中最多见，临床表现为足下垂，不能伸蹈指，踝关节不能主动背屈、外翻，小腿外侧、足背及蹈指背侧感觉消失。

6. 股神经损伤 股神经损伤少见，依据伤情况而异，如髂腰肌及股四头肌皆瘫痪，表现为大腿不能屈曲，小腿不能伸直，患肢无力，不能蹬梯和跳跃。如单独股直肌和缝匠肌麻痹，对屈髋无显著影响。股前及小腿内侧感觉障碍。晚期股四头肌萎缩。

（五）周围神经损伤判断考核评分

科室： 姓名： 日期：

	评分标准	满分	扣分原因	实际得分
周围神经损伤诊断（20分）	a 运动功能障碍检查	5		
	b 感觉功能障碍检查	5		
	c 神经营养性改变检查	5		
	d 叩击实验	5		
上肢神经损伤检查（55分）	a 臂丛损伤检查	10		
	b 正中神经损伤检查	15		
	c 尺神经损伤检查	15		
	d 桡神经损伤检查	15		
下肢神经损伤检查（25分）	a 坐骨神经损伤检查	10		
	b 股神经损伤检查	15		
总分		100		

备注：用模型考试时，考生应把模型视为真实病人，操作过程态度、语言、动作关爱病人，能够指导病人配合达到有效操作，否则根据程度扣分。最多可在总分扣5分。

考核人签名：

二十七、体表肿物切除术

（一）相关基础知识

体表肿物切除术的使用范围：临床最常见的是皮脂腺囊肿、脂肪瘤、血管瘤、神经纤维瘤、腱鞘囊肿、表皮样囊肿等。皮脂腺囊肿就是俗称的"粉瘤"，是指因皮脂腺导管阻塞后，腺体内因皮脂腺聚积而形成囊肿，这是最为多见的一种皮肤良性肿物，往往并发感染，造成囊肿破裂而暂时消退，但会形成瘢痕，并且易于复发。脂肪瘤是起源于脂肪组织的一种良性肿瘤，此类肿瘤好发于肩、背、臀部及大腿内侧，头部发病也常见，较小脂肪瘤，发展缓慢，无临床症状者一般无需处理，如果长得很大、感觉疼痛或影响美观时，可考虑手术切除。血管瘤常见有三种情况：①毛细血管瘤多见于婴儿，一般出生时即有，全身各部位的皮肤均可发生，以头面部常见。②海绵状血管瘤多发生在皮肤或黏膜下，常为单发，呈暗红或紫红色，边界不清，柔软，具有压缩性及膨胀性。③蔓状血管瘤呈虫样蜿蜒，皮肤呈紫红色，有动脉搏动，如压迫周围的小动脉则搏动消失，听诊有时可闻及血管杂音。下面以皮脂腺囊肿为例来说明体表肿物切除术的手术方法。

1. 适应证 皮脂腺囊肿无感染时，应手术切除。

2. 禁忌证 如果术前有红肿热痛等炎症表现，则应首先控制炎症，再手术。

（二）操作前准备

无菌小手术包，清洁盘及常规消毒用品。局部皮肤剃去毛发，清洗干净。

（三）基本操作

以囊肿为中心做梭形切口，将皮瓣连同囊肿一并切除；如囊肿较小，可做一直切口。切开皮下组织后，用组织钳翻起一端皮瓣，轻轻提起肿物，再用组织剪（或止血钳）沿囊肿边缘分离，使之完全游离；囊肿底部的纤维条索，用止血钳钳夹、剪断后结扎，即可完整切除囊肿。逐层缝合皮下组织、皮肤，稍微加压包扎。

（四）术中注意事项

（1）在分离囊肿时，应紧靠包膜外面，环绕其周围进行；若仅在一处分离，容易穿破囊壁。

（2）如不慎穿破囊壁，应擦去流出的内容物，用止血钳夹住破口，再行分离。如囊肿分破后无法钳夹，可在排出囊肿内容物后，再将囊壁完全切除，以防复发。

（3）如囊肿壁与周围组织粘连很紧，难以切除，可刮出囊肿内容物，然后用纯苯酚或5%碘酊涂擦囊壁内侧面，将其上皮破坏，使以后肉芽组织生长，减少再发机会。

（4）如囊肿已化脓，切除囊壁后，切口不做缝合，放纱布条引流，换药治疗。凡未切除囊壁者，在炎症消退后，应再次手术切除。

（5）切除标本置于90%乙醇溶液或5%甲醛液中，送病理检查。

(五) 体表肿物切除术考核评分

姓名：　　　　　　　　学号：　　　　　　　　日期：

评分标准		满分	扣分原因	实际得分
操作前准备 (20分)	a 常规消毒治疗盘一套	5		
	b 无菌小手术包、常规消毒用品、无菌手套	10		
	c 1%~2%利多卡因溶液、2~5ml 注射器、围屏、地灯	5		
肿物切除 (70分)	a 病人取有利肿物暴露的舒适体位,皮肤常规消毒,铺无菌洞巾,用利多卡因做局部麻醉	10		
	b 用组织剪(或止血钳)沿囊肿边缘分离,使之完全游离	20		
	c 囊肿底部的纤维条索,用止血钳钳夹、剪断后结扎	15		
	d 逐层缝合皮下组织、皮肤	10		
	e 稍微加压包扎,外用无菌敷料覆盖,胶布固定	15		
整体性 (10分)	整个操作过程连贯,无过多组织损伤,肿块切除完整	10		
总分		100		

备注:应特别注意考生的无菌观念和操作的熟练程度,尽量完整切除肿块,操作不正确最多可扣30分。用模型考试时,学生应把模型视为真实病人,操作过程中关爱病人,否则根据程度扣分,最多可在总分扣5分。

考核人签名：

二十八、烧伤面积的计算、补液,化学烧伤的处理

(一) 定义

由热力所引起的组织损伤统称为烧伤(burn)。

(二) 烧伤面积的计算

1. 人体体表面积按 100% 计,烧伤面积的估算方法有

(1) 手掌法:伤员五指并拢,其手掌面积约为体表面积的1%,用于散在的小面积烧伤(烧伤皮肤取加法)或特大面积烧伤(健康皮肤取减法)很方便,但欠准确。

(2) 中国九分法:

1) 成年男性烧伤面积计算:三三三,五六七(头颈:发部3,面部3,颈部3,双手5,双前臂6,双上臂7)前后十三下面一(躯干:躯干前13,躯干后13,会阴1)屁股捂热得脚气(双臀5,双脚7)小腿十三大二一(双大腿21,双小腿13)。

2) 成年女性烧伤面积计算:除了双臀和双脚都按6%计算以外,其余所占比例和男性相同。

3) 儿童烧伤面积计算

头颈:发部、面部、颈部(3%、3%、3%)9%×1＝9%＋(12-年龄)% 双上肢:双上臂、双前臂、

双手(7%、6%、5%)9%×2＝18%，躯干：躯干前、躯干后(14%、13%) 9%×3＝27%，双下肢：双臀、双大腿、双小腿、双足(5%、21%、13%、7%)9%×5+1%＝46%-(12-年龄)%。

(三) 烧伤深度的估计

按国际通用的三度四分法：

1. 轻度烧伤 10岁到50岁的人群：浅二度以上烧伤占体表总面积小于15%。年龄小于10岁大于50岁的人群：浅二度以上烧伤占体表总面积小于10%。三度或三度以上烧伤占体表总面积小于2%。

以上类型的烧伤病人需要立即就医。

2. 中度烧伤 10岁到50岁的人群：浅二度以上烧伤占体表总面积在15%到25%。年龄小于10岁大于50岁的人群：浅二度以上烧伤占体表总面积在10%到20%。三度或三度以上烧伤占体表总面积在2%到10%。

以上类型的烧伤病人需要立即就医进行烧伤诊治。

3. 重度烧伤 10岁到50岁的人群：浅二度以上烧伤占体表总面积大于25%。年龄小于10岁大于50岁的人群：浅二度以上烧伤占体表总面积大于20%。三度或三度以上烧伤占体表总面积大于10%。任何涉及手部、面部、脚部或会阴部位的烧伤。烧伤覆盖主要的关节部位、围绕四肢任意部位一圈的烧伤、任何伤到呼吸道的烧伤。电烧伤。烧伤伴有骨折或其他外伤叠加的复合伤。婴幼儿烧伤。容易引起并发症的高危人群发生烧伤。

以上类型的烧伤需要将病人尽快送到专业的烧伤科。

(四) 烧伤的补液(二度、三度烧伤的补液量的计算)

第一个24小时补液量＝体重(kg)×烧伤面积×1.5(成人)+基础需水量

1. 补液方法

(1) 前8小时输入总量的一半，以后16小时输入总量的另一半。面积大、症状重者需快速输注，但对原有心肺功能不全者却应避免过快而引起心衰和肺水肿。第二个24小时输液总量除基础需水量不变外，胶体液和电解质溶液量为第一个24小时输注的半量。第3日静脉补液可减少或仅用口服补液，以维持体液平衡为目的。低渗糖不宜过快，重症病人补充碳酸氢钠。

(2) 晶体液首选平衡盐溶液，因可避免高氯血症和纠正部分酸中毒，其次可选用等渗盐水、5%葡萄糖盐水等。胶体液首选血浆以补充渗出丢失的血浆蛋白，如无条件可选用右旋糖酐，羟乙基淀粉等暂时代替。全血因含红细胞，在烧伤后血液浓缩时不适宜，但深度烧伤损害多量红细胞时则适用。

(3) 补液的监测：①成人尿量以维持30ml/h～50ml/h为宜；②心率<120 次/分，收缩压为90mmHg，脉压20mmHg以上；③呼吸平衡；④安静，无烦躁及口渴。

(4) 胶-晶混合公式：胶体液和电解质溶液补液公式(即胶-晶混合公式)是目前国内、外最常用的补液公式。

1) Brooke公式：伤后第1个24小时补液量为胶体液(ml)+乳酸钠林格液(ml)+5%葡萄糖液2000ml(基础水分)。

胶体液(ml)＝Ⅱ、Ⅲ度烧伤面积(%)×体重(kg)×0.5

乳酸钠林格液(ml)＝Ⅱ、Ⅲ度烧伤面积(%)×体重(kg)×1.5

计算所得总补液量的半数在烧伤第 1 个 8 小时内补给,第 2 个和第 3 个 8 小时各补充其总量的 1/4。

伤后第 2 个 24 小时补液量:除基础需水量不变外,胶体液和乳酸钠林格液按第 1 个 24 小时实际补充量的半量补给。

2) 国内常用的公式

伤后第 1 个 24 小时补液量(ml)= Ⅱ、Ⅲ度烧伤面积(%)×体重(kg)×1.5(胶体液和电解质液)+2000ml~3000ml(基础水分)。

胶体液和电解质液一般按 1:2 比例分配;如果 Ⅱ 度烧伤面积超过 70% 或 Ⅲ 度烧伤面积超过 50% 者,可按 1:1 的比例补给。估算补液总量的半量应在伤后 6~8 小时内补给,伤后第 2 和第 3 个 8 小时各补给总量的 1/4 量。

第 2 个 24 小时补液量:胶体液和电解质液量按第 1 个 24 小时实际补液量的半量补充,基础水分不变。

高张溶液补液公式:高张溶液是指含钠浓度为 250mmol/L 或 200mmol/L 的复方乳酸钠溶液或醋酸钠溶液。

伤后第 1 个 48 小时补液量(ml):3(ml)×体重(kg)×Ⅱ、Ⅲ度烧伤面积(%)。在第 1 个 24 小时给予总补液量的 2/3,第 2 个 24 小时给予 1/3 量。在伤后第 1 个 8 小时给含钠浓度 250mmol/L 溶液,以后补给含钠浓度 200mmol/L、150mmol/L 递减的溶液。

本法有利于减轻心肺负担,适用于吸入性损伤和老年病人。但对婴幼儿和特大面积烧伤病人,应避免使用高张溶液以恢复血容量。

待血容量恢复后,若红细胞压积少于 30% 时,应输用浓缩红细胞或新鲜全血,视当时恢复情况而定。所输之血量以达到红细胞压积为 35% 为宜。

2. 平衡盐溶液公式

(1)Parkland 公式:为目前应用较广泛公式之一。

伤后第 1 个 24 小时补液量=乳酸钠林格液 4ml×体重(kg)×Ⅱ、Ⅲ度烧伤面积(%)。

伤后第 1 个 8 小时内补充总估计量的半量,第 2 和第 3 个 8 小时各补给总液体量 1/4 量。由于该溶液含钠离子 130mmol/L,相当于每 1000ml 平衡盐液带入 100ml 水分,故不需要再补充基础水分。

伤后第 2 个 24 小时补液量包括血浆 0.3ml~0.5ml×体重(kg)×烧伤面积(%)和(或)白蛋白 1g/体重(kg),其余为 5% 葡萄糖液,不补充电解质溶液。

(2)Brooke 改良公式:伤后第 1 个 24 小时补液量:补给乳酸钠林格液 3ml×体重(kg)×Ⅱ、Ⅲ度烧伤面积(%),其他同 Parkland 公式。

平衡盐溶液补液公式虽然可以恢复血容量和使循环功能稳定,但因大量补充钠离子,易导致钠负荷加重组织水肿。因此,对烧伤面积超过 80% 的病人和肾脏排泌钠离子功能差的婴幼儿,仍以胶晶混合公式补液为宜。

儿童烧伤补液公式:体重乘以烧伤面积再乘以系数 2 加上基础需要量。

(五)化学烧伤的处理

1. 化学灼伤的急救

(1)眼睛灼伤或掉进异物:一旦眼内溅入任何化学药品,立即用大量清水缓缓彻底冲洗。实验室内应备有专用洗眼水龙头。洗眼时要保持眼皮张开,可由他人帮助翻开眼睑,持续冲洗 15 分钟。忌用稀酸中和溅入眼内的碱性物质,反之亦然。对因溅入碱金属、溴、磷、浓酸、浓碱或其他刺激性物质的眼睛灼伤者,急救后必须迅速送往医院检查治疗。

玻璃屑进入眼睛内是比较危险的。这时要尽量保持平静,绝不可用手揉擦,也不要试图让别人取出碎屑,尽量不要转动眼球,可任其流泪,有时碎屑会随泪水流出。用纱布轻轻包住眼睛后,将伤者急送医院处理。若系木屑、尘粒等异物,可由他人翻开眼睑,用消毒棉签轻轻取出异物,或任其流泪,待异物排出后,再滴入几滴鱼肝油。

（2）皮肤灼伤

1）酸灼伤:先用大量清水冲洗,以免深度受伤,再用稀 $NaHCO_3$ 溶液或稀氨水浸洗,最后再用清水冲洗。氢氟酸能腐烂指甲、骨头,滴在皮肤上,会形成痛苦的、难以治愈的烧伤。皮肤若被灼烧后,应先用大量清水冲洗 20 分钟以上,再用冰冷的饱和硫酸镁溶液或 70% 乙醇溶液浸洗 30 分钟以上;或用大量清水冲洗后,用肥皂水或 2% ~ 5% $NaHCO_3$ 溶液冲洗,用 5% $NaHCO_3$ 溶液湿敷。局部外用可的松软膏或紫草油软膏及硫酸镁糊剂。

2）碱灼伤:先用大量清水冲洗,再用 1% 硼酸或 2% HAc 溶液浸洗,最后用清水洗。

3）溴灼伤:被溴灼伤后的伤口一般不易愈合,必须严加防范。凡用溴时都必须预先配制好适量的 20% $Na_2S_2O_3$ 溶液备用。一旦有溴沾到皮肤上,立即用 $Na_2S_2O_3$ 溶液冲洗,再用大量清水冲洗干净,包上消毒纱布后就医。在受上述灼伤后,若创面起水泡,均不宜把水泡挑破。

（六）化学危险品事故现场急救

一方面要防止烧伤和中毒程度继续加深,另一方面要使患者维持呼吸、循环功能。这是两条最为重要的现场救治原则。

对化学性皮肤烧伤,应立即移离现场,迅速脱去受污染的衣裤、鞋袜等,并用大量流动的清水冲洗创面 20 分钟至 30 分钟(强烈的化学品要更长),以稀释有毒物质,防止继续损伤和通过伤口吸收。新鲜创面上不要任意涂上油膏或红药水、紫药水,不要用脏布包裹。

对化学性眼烧伤,一是要在现场迅速用清水进行冲洗。应使用流动的清水,冲洗时将眼皮瓣开,把裹在眼皮内的化学品彻底冲洗干净。现场若无冲洗设备,可将头埋入清洁盆水中,瓣开眼皮,让眼球来回转动进行洗涤。若电石、生石灰颗粒溅入眼内,应当先蘸液状石蜡或植物油的棉签去除颗粒后,再用清水冲洗。

在现场进行简单的急救后,一般应及时将患者送往医院。护送者应向医院提供烧伤或中毒的原因、化学品的名称;如化学物不明,则要带该物料或呕吐物的样品,以供医院检测。

二十九、局部分层穿刺

（一）定义

局部分层穿刺,是借助穿刺针从皮肤、软组织、骨膜下、骨皮质直到髓腔逐层刺入,边抽吸边深入的一项诊疗技术。

（二）目的

明确抽出液的性质,找出致病菌,进行药物敏感实验,协助早期诊断骨髓炎和选择有效抗生素治疗。

(三) 基础医学知识

1. 急性血源性骨髓炎的好发部位 急性血源性骨髓炎的致病菌系经过血源性播散,细菌进入血循环发生菌血症或诱发脓毒症。菌栓进入骨营养动脉后往往受阻于长骨干髓端的毛细血管内。原因是该处血流缓慢,容易使细菌停滞;儿童骨骺板附近的微小终末动脉与毛细血管往往更为弯曲而成为血管襻,该处血流丰富而流动缓慢,使细菌更易沉积,因此儿童长骨干髓端为好发部位。

2. 急性血源性骨髓炎脓肿的扩散途径 大量的菌栓停滞在长骨的干髓端,阻塞了小血管,迅速发生骨坏死,并有充血、渗出与白细胞浸润。白细胞释放的蛋白溶解酶破坏了细菌、坏死的骨组织与邻近的骨髓组织。渗出物和破坏的碎屑成为小型脓肿并逐渐增大,使容量不能扩张的坚硬骨腔内的压力更高。其他的血管亦受到压迫而形成更多的坏死骨组织。脓肿不断扩大并与邻近的脓肿合并成更大的脓肿。脓腔内高压的脓液可以沿着哈佛管蔓延至骨膜下间隙将骨膜掀起成为骨膜下脓肿。骨膜穿破后脓液便沿着筋膜间隙流注而成为深部脓肿。穿破皮肤,排出体外,成为窦道。

脓液进入邻近关节比较少见,因为骨骺板具有屏障作用。成人骺板已经融合,脓肿可直接进入关节腔形成化脓性关节炎。小儿股骨头骺板位于髋关节囊内,该处骨髓炎可以直接穿破干髓端骨密质而进入关节。

(四) 术前准备

(1) 操作室消毒。

(2) 核对病人姓名,查阅病历、腹部平片及相关辅助检查资料。

(3) 清洁双手(双手喷涂消毒液或洗手)。

(4) 做好病人的思想工作,向患者说明穿刺的目的和大致过程,消除病人顾虑,争取充分合作。

(5) 准备好腹腔穿刺包、无菌手套、口罩、帽子、2%利多卡因溶液、16号或18号带内芯的穿刺针、5ml注射器、20ml注射器、50ml注射器、消毒用品、胶布、无菌试管数只(留取常规、生化、细菌、病理标本)等。

(6) 戴好帽子、口罩。

(7) 引导病人进入操作室。

(五) 体位与穿刺点

(1) 患者可取平卧位。

(2) 选择适宜的穿刺点:在肿胀和压痛最明显处,通常是长骨的干骺端。

(六) 操作方法

(1) 摆好体位,确定穿刺点。

(2) 操作者先戴口罩、帽子,穿刺点周围常规皮肤消毒(范围至少15cm),戴无菌手套,覆盖消毒洞巾。

(3) 自皮肤至骨膜下以2%利多卡因溶液做局部麻醉。

(4) 术者左手固定穿刺部位皮肤,右手持针经麻醉处垂直刺入皮肤,进入皮下软组织内,取出针芯回抽,无脓液则套入针芯依次穿至骨膜下、髓腔内,抽去脓液或血液,标本常规涂片找脓细胞及细菌,并做细菌培养、药敏试验。

（5）抽液后拔出穿刺针,覆盖消毒纱布,再用胶布固定。

（七）局部分层穿刺考核评分

科室：　　　　　　　姓名：　　　　　　　日期：

评分标准		满分	扣分原因	实际得分
术前准备 （10分）	a 向患者说明穿刺的必要性,签手术同意书	5		
	b 操作材料准备	5		
选择体位 （5分）	平卧位	5		
穿刺点选择 （10分）	肿胀和压痛最明显处,通常是长骨的干骺端	10		
穿刺操作 （70分）	a 常规消毒	5		
	b 戴无菌手套	5		
	c 铺消毒洞巾	5		
	d 局部麻醉(2%利多卡因)	10		
	e 左手固定穿刺皮肤,右手持针经麻醉处垂直刺入皮肤,进入皮下软组织内,取出针芯回抽,无脓则套入针芯依次穿至骨膜下、髓腔内,抽去脓液或血液	30		
	f 标本常规涂片找脓细胞及细菌,并做细菌培养、药敏试验	10		
	g 放腹水后拔出穿刺针,盖消毒纱布,用胶布固定	5		
整体性 （5分）	送患者返回病房,交待术后注意事项	5		
总分		100		

备注:用模型考试时,考生应把模型视为真实病人,检查过程态度、语言、动作关爱病人,能够指导病人配合达到有效检查,否则根据程度扣分。最多可在总分扣5分。

考核人签名：

第三章 妇产科临床基本技能操作与考核评分

第一节 肛查及阴道检查

一、肛 查

(一) 目的

肛查即肛门检查,是产科常用的检查方法,医生或助产士通过检查了解孕妇产道有无异常,了解胎方位、胎先露及其下降程度,宫颈软硬程度、厚薄、宫口位置、宫口扩张程度,胎膜是否破裂,从而判断产程的进展,决定能否正常分娩。肛查最好在宫缩时进行。

(二) 相关基础知识

产道是胎儿娩出的通道,分为骨产道(bony birth)和软产道两部分。

1. 骨产道 即骨盆腔。骨盆腔后壁是骶骨和尾骨,两侧是坐骨、坐骨棘、骶棘韧带,前壁是耻骨联合与耻骨支。为了便于理解分娩的机制,人为地将骨产道分为三个平面即入口平面(pelvic inlet plane)、中骨盆平面(mid plane of pelvis)、出口平面(pelvic outlet plane)。

(1) 骨盆入口平面是指前方为耻骨联合上缘,两侧为髂耻缘,后方为骶岬前缘所界定的平面,有 4 条经线反映入口平面的大小,分别是入口前后径、入口横径、入口斜径。①入口前后径:指耻骨联合上缘中点至骶岬前缘中点的距离,平均值为 11cm;②入口横径:指左右髂耻缘间最大的距离,平均值 13cm;③入口斜径左右各一条,指骶髂关节到对侧髂耻隆突间的距离,平均值 12.75 cm。

(2) 中骨盆平面是指前方为耻骨联合下缘、两侧为坐骨棘、后方为骶骨下端所界定的平面,是骨产道最狭窄的平面,有两条经线:前后径、横径。①前后径:指耻骨联合下缘中点经坐骨棘连线中点至骶骨下端的距离,平均值 11.5cm;②横径:指两侧坐骨棘间的距离,平均值 10cm。

(3) 骨盆出口平面由两个不在同一平面的尿生殖三角和肛门三角组成,坐骨结节是两个三角区的共同底边,尿生殖三角的顶耻骨联合下缘,两侧为左右耻骨降支;肛门三角顶为骶尾关节,两侧为左右骶结节韧带,有四条径线:出口前后径、出口横径、出口前矢状径、出口后矢状径。①出口前后径:指耻骨联合下缘至骶尾关节间的距离,平均值为 11.5cm;②出口横径:指两侧坐骨结节内侧缘间的距离,平均值 9cm;③出口前矢状径:耻骨联合下缘中点至两坐骨结节连线中点的距离,平均值 6cm;④出口后矢状径:指骶尾关节至两坐骨结节连线中点的距离,平均值 8.5cm。出口后矢状径比较重要,当出口横经偏小时,而出口横径与出口后矢状径之和>15 cm,则正常大小胎头可通过直肠三角经阴道娩出。

2. 软产道 由子宫下段、宫颈、阴道以及盆底软组织组成。

（1）子宫下段的形成：由子宫峡部伸展而成，非孕时长约 1cm，随妊娠进展而逐渐伸展，孕 12 周时成为子宫腔一部分，后渐被拉长、扩展而形成子宫下段，临产后由于子宫体部肌肉和子宫下段肌肉收缩形式不同，子宫体部肌肉因缩复作用而变厚，子宫下段因长滞现象被牵拉扩张而变长，可达 7~10 cm，因此子宫上下段肌壁肌肉厚薄不一，在两者交界处形成生理性缩复环（physiologic retraction ring），正常情况下，在孕产妇腹壁不能触及。如在临产过程中出现梗阻性难产，因胎先露部下降受阻，宫缩过强，子宫体部肌肉增厚变短，而子宫下段肌肉变薄拉长，在两者间形成病理性缩复环（pathologic retraction ring），该环可逐渐上升达脐部或以上，压痛明显，预示子宫即将破裂。

（2）宫颈管消失与宫口扩张：临产前宫颈管长约 2~3 cm，初产妇较经产妇略长。临产后由于规律的宫缩、胎先露及前羊水囊的支撑，宫颈管渐渐缩短消失，扩张。

（三）禁忌证

怀疑前置胎盘、严重痔疮或脱肛者。

（四）适应证

无禁忌证存在的孕产妇。

（五）操作步骤

孕妇排空膀胱，取仰卧位，两腿屈曲分开，暴露外阴部与肛门，用消毒纸或纱布块覆盖阴道口以免粪便污染，检查者站于孕妇右侧，右手食指戴指套蘸液状石蜡或肥皂水，轻轻按摩肛门，嘱孕妇排便动作同时检查者右手食指顺势进入直肠内，拇指伸直，其余四指屈曲。食指先向后触摸尾骨尖，了解尾骨活动度，再触摸两侧坐骨棘并估计其宽度，判断胎先露及其位置，然后用指端掌侧触摸宫口，估计宫颈管消退程度，了解宫颈软硬度、厚度、位置、宫口扩张程度，判断胎膜是否破裂，如未破裂则可触及水囊感。检查频率：第一产程潜伏期 2~4 小时一次，活跃期 1~2 小时一次。操作示意图见图 3-1-1。

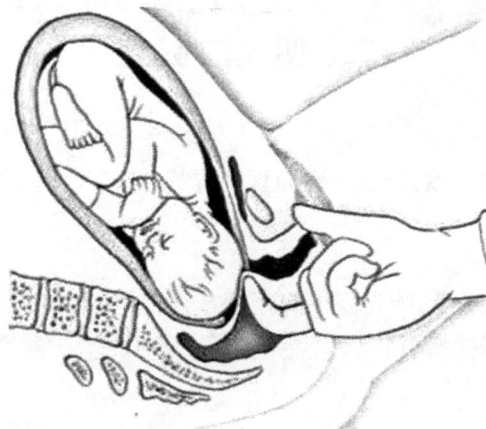

图 3-1-1　肛查示意图

（六）肛查考核评分

姓名：　　　　　　　　学号：　　　　　　　　日期：

评分标准		满分	扣分原因	实际得分
操作前准备（15分）	a 与孕妇沟通，告知检查必要性，排空膀胱	5		
	b 物品准备：指套、润滑剂、消毒纸或纱块、会阴垫	5		
	c 穿工作服、戴口罩、帽子	5		
检查步骤（72分）	a 孕妇仰卧，双腿屈曲分开，暴露外阴及肛门，臀部下方放置会阴垫	5		
	b 检查者站于孕妇右侧	5		
	c 用消毒纸或纱块覆盖阴道口	10		
	d 检查者右手示指戴指套蘸润滑剂，轻柔肛门，伸入直肠，拇指伸直，其余三指屈曲	10		
	e 检查顺序①向后触摸尾骨尖，了解尾骨活动度；②触摸两侧坐骨棘判断其突出程度；③判断胎先露及其位置；④用指端掌侧触摸宫颈，了解宫颈管消退情况，软硬度、厚薄、位置、宫颈口扩张程度；⑤判断胎膜是否破裂；⑥触摸胎先露的指示点判定胎方位；⑦宫口、阴道内是否有血管搏动	42		
整体性（13分）	操作熟练程度、回答问题	13		
总分		100		

备注：应注意考生的无菌观，对孕妇的关爱意识。

考核人签名：

二、阴 道 检 查

（一）检查的目的

阴道检查与肛查目的一致，较肛查更为直接清楚。

（二）适应证

肛查不清、宫口扩张缓慢、胎先露下降延缓或停滞、怀疑脐带先露或脱垂、轻度头盆不称经试产4小时产程进展缓慢者。

（三）禁忌证

怀疑前置胎盘者。

（四）操作步骤

孕妇排空膀胱，仰卧位，双腿屈曲分开，暴露会阴部、臀部下方置会阴垫，用5%聚维酮碘棉球消毒阴蒂、阴道前庭、小阴唇、大阴唇、会阴体,检查者站在孕妇右侧,左手放于子宫底部,右手戴无菌手套,右手示指、中指轻轻伸入阴道内,拇指伸直,其余两指屈曲,依次了解阴道内是否有搏动的条索状物、阴道壁有无异常、尾骨尖端、骶尾关节活动度、两侧坐骨棘突出程度及骶棘宽度、胎先露及位置、胎方位、宫口扩张程度、羊膜囊是否破裂、羊水性状。

(五) 阴道检查考核评分

姓名:　　　　　　学号:　　　　　　日期:

评分标准		满分	扣分原因	实际得分
操作前准备 (12分)	a 与孕妇沟通,告知检查必要性,排空膀胱	5		
	b 物品准备:无菌手套、会阴垫、5%聚维酮碘棉球	5		
	c 穿工作服、戴口罩、帽子	2		
检查步骤 (76分)	a 孕妇仰卧,双腿屈曲分开,暴露会阴部,臀部下方放置会阴垫	5		
	b 检查者站于孕妇右侧	3		
	c 消毒外阴:浸泡消毒液棉球依次消毒阴蒂、阴道前庭、小阴唇、大阴唇、会阴体	10		
	d 检查者右手戴无菌手套,食、中指轻轻伸入阴道内,拇指伸直,其余两指屈曲	10		
	e 检查顺序①外阴、阴道有无异常;②宫颈管消退程度、软硬、厚薄、位置、有无水肿、宫口扩张程度;③判断胎先露及其位置,先露指示点在骨盆位置,如为头先露了解有无产瘤形成;④胎膜是否破裂,如破膜羊水形状;⑤宫口、阴道内是否有索状物及血管搏动;⑥了解骨产道有无异常:耻骨弓角度、对角径、尾骨活动度、骶凹、坐骨棘间径、坐骨切迹宽度	48		
整体性 (12分)	操作熟练程度、回答问题	12		
总分		100		

备注:应注意考生的无菌观,对孕妇的关爱意识。

考核人签名:

第二节　分段诊刮

(一) 定义

诊刮即诊断性刮宫(diagnostic curettage),通常用于诊断宫腔疾病的方法,通过刮取子宫内膜和内膜病灶进行病理组织检查,从而做出病理诊断。如怀疑宫颈管也有病变,则需进行分段诊断性刮宫,简称分段诊刮。

（二）目的

分段诊刮是诊断子宫内膜癌最有价值和最常用的方法，目的是刮取宫颈管内膜、宫腔内膜分别进行病理检查并诊断。

（三）基础医学知识

1. 子宫的形态与组织结构　子宫是具有腔的肌性器官，呈倒置梨形，上部较宽为宫体，下部较窄称为宫颈，成年女性宫体与宫颈比例为 2：1；宫腔上宽下窄，呈倒三角形，两侧同输卵管腔，下通宫颈管。子宫体壁由内向外分为三层，依次为子宫内膜、肌层及浆膜层；宫颈则主要由结缔组织组成。

2. 子宫的位置　子宫依靠子宫韧带及盆底肌和筋膜的支撑作用，位于骨盆腔中央，宫底在骨盆入口平面以下，宫颈外口居坐骨棘水平稍上方。通过双合诊或三合诊可以了解子宫的位置、大小、形状、质地、活动度及有无压痛。成年女性子宫一般呈前倾前屈位。

（四）适应证

子宫异常出血需要确诊子宫内膜有无癌变、宫颈管是否累及。

（五）禁忌证

生殖道炎症急性期、急性严重全身性疾病、体温>37.5℃。

（六）术前准备

（1）准备物品：诊刮包、无菌手套、消毒棉球及纱块、消毒液、标本瓶 2 个、10%甲醛溶液、病理检查申请单。

（2）签手术知情同意书。

（3）术者洗手、戴帽子及口罩。

（4）患者术前排空膀胱。

（5）患者膀胱截石位后、消毒患者外阴及阴道。

（6）术者进行双合诊或三合诊了解患者子宫情况。

（七）操作步骤

消毒外阴，铺无菌孔巾，阴道窥器暴露宫颈，充分消毒阴道壁及宫颈外口，宫颈钳夹持宫颈前唇，宫颈后唇下方放置无菌纱布一块，小刮匙自上而下搔刮宫颈管一周，刮出物置于所垫纱块之上并取出；宫颈后唇下方重置一无菌纱块，探针探测宫腔方向及深度，用另一小刮匙自上而下搔刮宫腔一周，刮出物置于纱块上；将所刮宫颈管与宫腔刮出物分别分装于标本瓶内，10%甲醛液固定，标签注明。操作示意图如图 3-2-1。

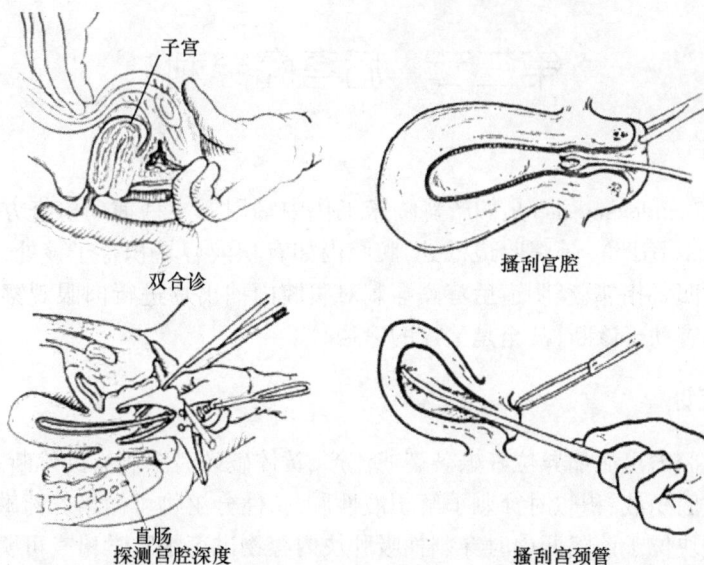

双合诊

搔刮宫腔

直肠
探测宫腔深度

搔刮宫颈管

图 3-2-1　分段诊刮

(八) 分段诊刮考核评分

姓名：　　　　　　　　　学号：　　　　　　　　　日期：

	评分标准	满分	扣分原因	实际得分
操作前准备 （15 分）	a 与患者沟通,说明检查的必要性,签手术知情同意书,嘱患者排空膀胱	5		
	b 物品:诊刮包、消毒棉球及纱块、无菌手套、标本瓶 2 个、10%甲醛溶液、消毒液	5		
	c 洗手、戴口罩、帽子	5		
操作 （75 分）	a 患者取膀胱截石位,暴露外阴,检查者戴无菌手套进行双合诊检查子宫及附件情况,脱去手套	5		
	b 消毒外阴、阴道,铺无菌孔巾,放置窥阴器暴露宫颈,固定,消毒阴道壁及宫颈	8		
	c 于宫颈后唇与窥阴器后叶之间放置一块无菌纱块,纱块顶端达后穹隆顶端,操作者左手持宫颈钳夹持宫颈前唇,右手用小刮匙自宫颈内口至外口顺序搔刮一圈,将刮出物置于所垫纱块上,取出纱块放置一边	20		
	d 于宫颈与窥阴器后叶之间重置一纱块	5		
	e 左手固定宫颈,右手持子宫探针探测子宫方向及宫腔深度,然后更换刮匙进入宫腔,自上而下搔刮宫腔一圈,刮出物置于所垫纱块之上,取出纱块	20		
	f 取下宫颈钳,如宫颈有出血压迫片刻,取出窥阴器	7		
	g 将宫颈管及宫腔刮出物分装标本瓶,10%甲醛溶液固定,贴标签,整理物品,填写病理检查申请单	10		
整体性 （10 分）	操作熟练程度,操作轻柔	10		
总分		100		

备注:应注意考生的无菌观,器械进入宫腔的方向,对患者的关爱意识。

考核人签名：

第三节　后穹窿穿刺

（一）定义

后穹窿穿刺（culdocentesis）是妇产科临床工作中常用的一种辅助检查方法。直肠子宫陷凹（也称 Douglas 陷凹），是腹腔最低处，腹腔内如有积液容易积存于该处，阴道后穹窿顶端与直肠子宫陷凹紧相邻，经阴道后穹窿穿刺对腹腔内抽出物进行肉眼观察、生化检查、培养、病理检查等，有助于诊断，甚至是治疗的途径。

（二）适应证

（1）怀疑盆腔内出血如异位妊娠破裂或流产、黄体破裂时穿刺有助诊断。

（2）怀疑盆腔积液、积脓时穿刺了解积液性质，脓性分泌物可做培养药敏。

（3）盆腔肿块位于该陷凹内时穿刺抽吸肿块内容物进行细胞学检查可明确性质。

（4）可用于治疗途径如 B 超引导下行输卵管妊娠部位注射药物治疗。

（5）B 超引导下经阴道后穹窿穿刺取卵。

（三）禁忌证

（1）盆腔粘连严重，直肠子宫陷凹完全被肿块占据，肿块凸向直肠。

（2）怀疑肠管与子宫后壁粘连。

（3）临床高度怀疑恶性肿瘤。

（4）异位妊娠拟采用非手术治疗。

（四）术前准备

（1）准备物品：消毒穿刺包（孔巾、宫颈钳、窥阴器、棉球、纱块、长镊）、消毒的 22 号穿刺针、一次性 10ml 空注射器、无菌手套、消毒液。

（2）签手术知情同意书。

（3）术者洗手、戴帽子及口罩。

（4）患者术前排空膀胱。

（五）操作步骤

患者取膀胱截石位，常规消毒外阴，铺无菌巾，检查者戴无菌手套经阴道双合诊了解子宫、附件及盆腔内其他情况，用窥阴器暴露宫颈及后穹窿部，充分消毒，宫颈钳夹持宫颈后唇并向前上方稍提拉，充分暴露后穹窿，再次消毒，用 22 号长针头接 10ml 注射器，抽吸检查针头有无堵塞，于后穹窿中央或略偏病侧，在阴道后壁与宫颈后唇交界处下方约 1cm 处进针穿刺，进针方向与宫颈平行，当针穿过阴道后壁及腹膜时有落空感，进针深度大约 2cm，然后抽吸，观察注射器内有无液体，如无液体则可边退针边抽吸。拔出针头，穿刺点如有活动出血，用消毒棉球压迫片刻，观察无出血后取下窥阴器。检查抽出物。操作见图 3-3-1。

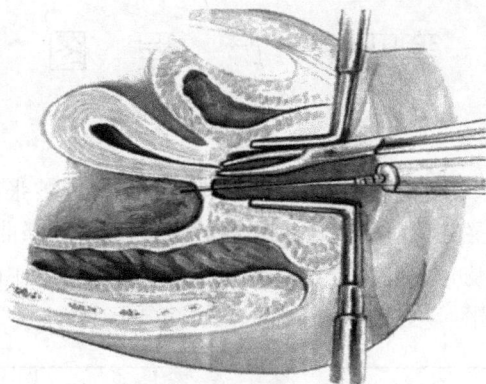

图 3-3-1 后穹窿穿刺

(六) 后穹窿穿刺考核评分

姓名： 学号： 日期：

评分标准		满分	扣分原因	实际得分
操作前准备 (15分)	a 与患者沟通,告知穿刺目的,患者签知情同意书,排空膀胱	5		
	b 准备物品:消毒穿刺包(孔巾、宫颈钳、窥阴器、棉球、纱块、长镊)、22 号穿刺针、10ml 空注射器、无菌手套、消毒液	5		
	c 操作者洗手、戴口罩、帽子	5		
操作 (75分)	a 患者取膀胱截石位,暴露外阴	5		
	b 常规消毒外阴、阴道	5		
	c 窥阴器进入阴道暴露宫颈,消毒宫颈及阴道	15		
	d 操作者左手持宫颈钳钳夹宫颈后唇左侧方,略向前上方牵拉,暴露后穹窿,消毒后穹窿	15		
	e 10ml 空注射器接上穿刺针,检查有无堵塞,于宫颈后唇与阴道后壁交界处下方约 1cm 处进针,方向与宫颈平行,进针深度约 2cm,进针阻力消失抽吸注射器,抽出液体后拔出穿刺针;如做药物注射,回抽注射器无血液后注入药物	15		
	f 如穿刺点出血用棉球压迫片刻,无出血后取下宫颈钳、窥阴器	10		
	g 肉眼观察穿出液,必要时送检	10		
整体性 (10分)	操作熟练程度,回答问题	10		
总分		100		

考核人签名：

第四节 产 程 图

(一) 定义

产程图(Partogram)以临产时间(小时)为横坐标,以宫口扩张程度(cm)为纵坐标在左侧,先露下降速度(cm)在右侧,划出宫口扩张曲线及胎先露下降曲线。动态地表达产程的进展,能作为正确判断和及时处理头位难产的重要依据。产程图由 Friedman 首先提出应用产程图(1952 年),故产程图英文又叫 Friedman curve(图 3-4-1)。

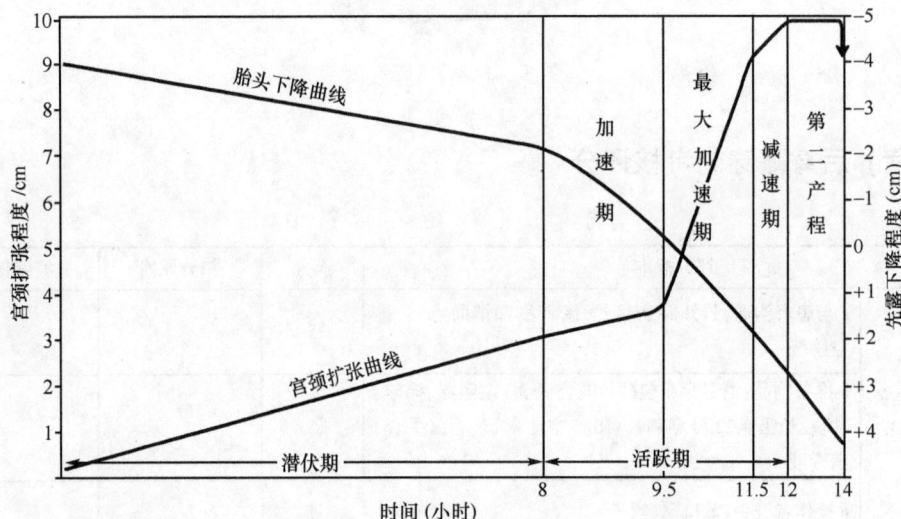

图 3-4-1 产程图

(二) 基础医学知识

1. 产程各期的划分

(1)第一产程(first stage of labor):指宫颈扩张期,临产开始至宫口开全(10cm),分为潜伏期和活跃期。潜伏期指临产出现规律宫缩至宫口开大 3cm,此期宫口扩张较慢,平均 2~3 小时扩张 1cm,需 8 小时,最长不超过 16 小时;活跃期 3cm 后至开大 10cm,需 4 小时,最长不超过 8 小时,活跃期又分为加速期(宫口扩张 3~4cm)、最大加速期(宫口扩张 4~9cm)、减速期(宫口扩张 9~10cm)。初产妇第一产程约 11~12 小时,经产妇为 6~8 小时。

(2)第二产程(second stage of labor):指胎儿娩出期,宫口开全至胎儿娩出,初产妇一般 1~2 小时,经产妇为 1 小时。

(3)第三产程(third stage of labor):指胎盘娩出期,胎儿娩出后至胎盘胎膜娩出,一般 30 分钟。

2. 胎头下降曲线 以胎头颅骨最低点与坐骨棘平面的关系来判断胎头下降的程度。胎头颅骨最低点达坐骨棘平面标记为"0",在此平面以上 1cm 标记为"-1",以此类推,反之达平面以下 1cm 标记为"+1",依次类推。潜伏期胎头下降慢,活跃期下降加快,平均下降速度为 0.85cm/h。

3. 异常产程曲线的诊断

(1) 潜伏期延长(prolonged latent phase):初产妇潜伏期超过 16 小时。

(2) 活跃期延长(prolonged latent phase):宫口扩张速度初产妇<1.2cm/h 或超过 8 小时,经产妇<1.5cm/h。

(3) 活跃期停滞(protracted active phase):进入活跃期后,宫口不再继续扩张达 2 小时以上。

(4) 第二产程延长(prolonged second stage):第二产程初产妇超过 2 小时,经产妇超过 1 小时尚未分娩。

(5) 第二产程停滞(protracted second stage):第二产程达 1 小时胎头下降无进展。

(6) 胎先露下降延缓(prolonged descent):活跃晚期、第二产程胎头下降速度初产妇每小时不超过 1cm,经产妇每小时不超过 2cm。

(7) 胎头下降曲线停滞(protracted descent):活跃晚期胎头不再继续下降达 1 小时以上。

(8) 滞产(prolonged labor):总产程超过 24 小时。

第五节 胎 心 监 护

(一) 胎心监护

胎心监护是胎心胎动宫缩图的简称,是使用胎心电子监护仪连续观察和记录胎心率的动态变化,同时也可以了解胎心率曲线与胎动及宫缩之间的关系,从而评估胎儿宫内是否安危。分外监护和内监护,常用外监护。

(二) 基础医学知识

1. 胎心率基线(FHR-baseline,BFHR) 是无胎动或无宫缩影响时,持续 10 分钟以上的胎心率平均值,包括每分钟心搏次数(beat per minute,bpm)和胎心率变异(FHR variability)。正常 FHR120~160bpm;FHR>160bpm 或<120bpm,持续 10 分钟则称为心动过速或过缓;FHR 变异指小的周期性波动,包括摆动幅度与摆动频率,摆动幅度振幅范围为 10~25bpm,摆动频率是指 1 分钟内波动次数,正常的摆动频率≥6 次(图 3-5-1)。

2. 早期减速(early deceleration,ED) FHR 下降曲线与宫缩上升曲线同时开始,FHR 最低点与宫缩曲线高峰一致,FHR 下降幅度<50bpm,宫缩过后迅速恢复(图 3-5-2)。

3. 晚期减速(late deceleration,LD) FHR 减速在宫缩高峰后开始出现,时间差一般为 30~60 秒,FHR 下降幅度<50bpm,胎心率恢复的时间较长(图 3-5-3)。

4. 变异减速(variable deceleration,VD) 胎心率减速与宫缩无明显的关系,FHR 下降快速且幅度达(>70bpm),持续时间长短不一,但恢复迅速(图 3-5-4)。

(三) 适应证

1. 产前胎心监护

(1) 无激惹试验(non-stress test,NST):指无宫缩、无外界负荷刺激下,对胎儿进行胎心率的动态观察,一般妊娠 28 周以后检查,无创性检查,可反复进行。

(2) 缩宫素激惹试验(oxytocin challenge test,OCT):亦即宫缩应激试验(contraction

stress test,CST)。慢性缺氧的胎儿在宫缩的应力下由于胎儿胎盘储备不足可出现异常图形。缩宫素诱发宫缩,胎心监护仪监测胎心率的变化,了解宫缩时胎盘一过性缺氧的负荷变化,从而判断胎儿的储备能力。

2. 分娩期胎心监护 适用于所有临产的孕妇。

(四) 禁忌证

胎膜早破或先兆早产而胎儿未成熟者、前置胎盘、胎盘早剥者、骨盆狭窄或畸形者、瘢痕子宫、多胎妊娠、臀位及肩先露等不适宜进行缩宫素激惹试验。

(五) 操作步骤

无激惹试验:孕妇半卧位,首先接通监护仪电源,将开关扭开,将胎心探头放置于听诊胎心最响亮处,另一宫缩探头放置于子宫底部,连续监护 20~40 分钟,当孕妇感觉胎动时按下胎动按钮,与此同时打开走纸开关。

缩宫素激惹试验:首先缩宫素 2.5U+5%葡萄糖溶液或 0.9%氯化钠溶液 500ml,静脉滴注,诱发宫缩, 10 分钟内 3 次宫缩,持续 30s 以上,然后进行胎心监护,操作方法同无激惹试验。

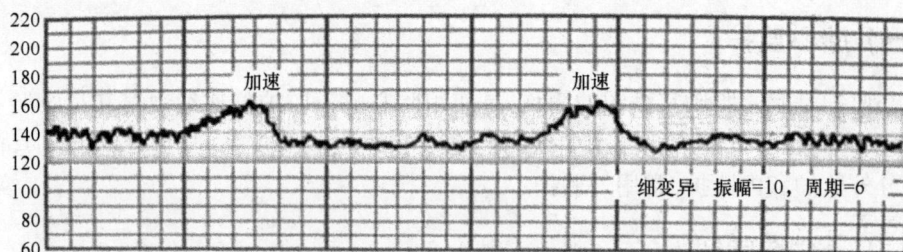

图 3-5-1 胎心基线率

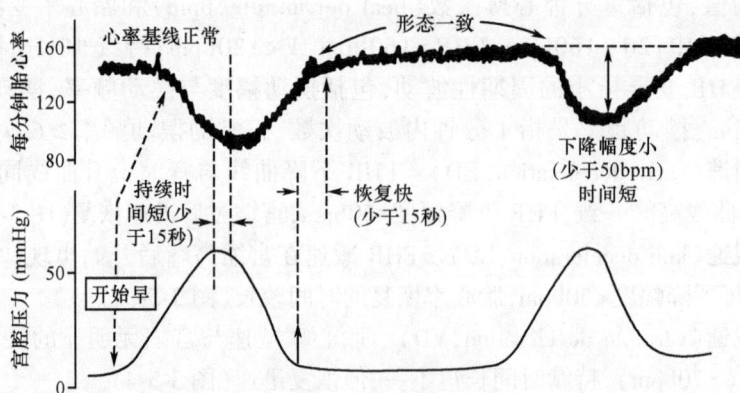

图 3-5-2 早期减速

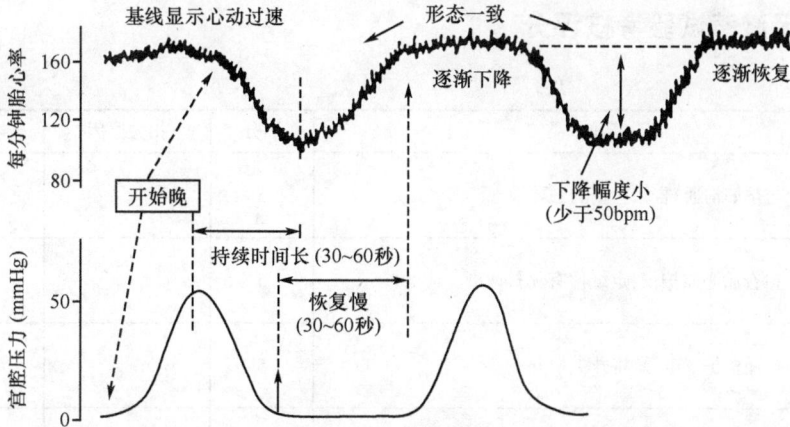

图 3-5-3 晚期减速

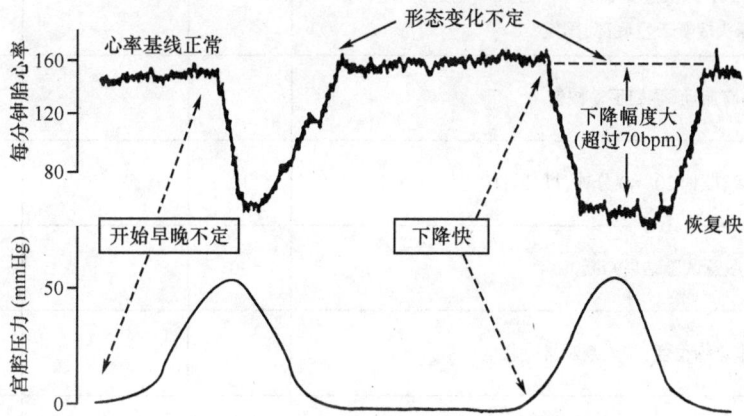

图 3-5-4 变异减速

（六）NST 诊断

1. 反应型（reaction pattern） 监测 20 分钟有≥3 次胎动,同时伴随胎心率加速>15bpm 且持续时间>15 秒。提示胎儿中枢神经系统发育良好,99%以上的胎儿在一周内是较安全 的;但高危妊娠也存在假反应型。建议:①重复 NST 次数,每天 1~2 次。②必要时 OCT 检 测胎儿宫内储备能力。NST 反应型的意义按孕周有差别,24~32 周的胎儿胎心率中枢调节 中心不够成熟,胎动时胎心加速可<15bpm,可有轻微减速,因此孕周<32 周 NST 反应型加速 >10 bpm。

2. 无反应型（non reaction pattern） 监测时如胎动数少于三次,胎动时胎心率加速数< 15bpm,持续时间<15 秒或胎动时无胎心加速。提示胎儿缺氧可能性。无反应型 NST 约有 20%的胎儿预后差。但需排除孕妇使用镇静剂及胎儿睡眠情况。建议:①刺激胎儿重复 NST 次数或延长监护时间。②可行 OCT 检测。

(七) 无激惹试验考核评分

姓名：　　　　　　　　　　学号：　　　　　　　　　日期：

评分标准		满分	扣分原因	实际得分
操作前准备 （10分）	a 与孕妇沟通，告知检查的必要性	5		
	b 检查胎心监护仪，走纸槽有无打印纸	5		
操作 （80分）	a 接通监护仪电源，将开关扭开	5		
	b 孕妇排空膀胱半卧位，暴露腹部，寻找胎心最响处	10		
	c 将胎心探头放置于听诊胎心最响亮处，固定；另一宫缩探头放置于宫底部，固定	15		
	d 如有胎动，孕妇手动按钮	10		
	e 连续监护 20~40 分钟，打开打印	10		
	f 无激惹试验结果判断	30		
整体性 （10分）	操作熟练程度，结果判断准确性	10		
总分		100		

考核人签名：

(八) OCT 结果的诊断

1. **阴性**　监测时无明显晚期减速和变异减速。
2. **阳性**　监测时出现频繁的晚期减速。
3. **可疑阳性**　监测时出现间歇晚期减速或出现明显的变异减速。
4. **可以的过度刺激**　所诱发的宫缩过频，每 2 分钟超过 1 次以上宫缩，或每次宫缩持续时间>90 秒，而且每次宫缩胎心均减慢。
5. **试验不满意**　所诱发的宫缩过稀，10 分钟诱发宫缩<3 次，或出现无法解释的结果。

（九）宫缩激惹试验考核评分

姓名：　　　　　　　　学号：　　　　　　　　　　日期：

评分标准		满分	扣分原因	实际得分
操作前准备 （10分）	a 与孕妇沟通,告知检查的必要性	5		
	b 检查胎心监护仪,走纸槽有无打印纸	5		
操作 （80分）	a 孕妇排空膀胱半卧位,暴露腹部,寻找胎心最响处	10		
	b 缩宫素 2.5U+5% 葡萄糖溶液或 0.9% 氯化钠溶液 500ml,静脉滴注,诱发有效宫缩	20		
	c 将胎心探头放置于听诊胎心最响亮处,固定;另一宫缩探头放置于宫底部,固定	20		
	d 连续监护 20~40 分钟,打开打印	10		
	e 缩宫素激惹试验结果判断	20		
整体性 （10分）	操作熟练程度,结果判断准确性	10		
总分		100		

考核人签名：

第六节　四步触诊

（一）检查目的

子宫大小与孕月是否相符、胎产式、胎先露、胎方位、胎先露是否衔接。

（二）基础医学知识

1. 胎产式（fetal lie）　孕妇子宫内胎儿纵轴与母体纵轴的关系构成胎产式。两者纵轴平行则为纵产式（longitudinal），占足月妊娠分娩总数的 99.75%；两者纵轴垂直则为横产式（transverse lie），占足月妊娠分娩总数的 0.25%；两者交叉为斜产式,分娩过程中绝大多数转为纵产式。

2. 胎先露（fetal presentation）　最先进入母体骨盆入口的胎儿部分即为胎先露。纵产式时胎先露有两种:头先露和臀先露。头先露又分为枕先露、前囟先露、额先露、面先露,其中枕先露最为常见;臀先露包括混合臀先露、单臀先露与足先露。横产式时胎先露为胎儿肩部,足月活胎不能经阴道分娩,如处理不及时可造成子宫破裂,危及孕产妇及胎儿的生命。

3. 胎方位(fetal position)　胎儿先露部的指示点和母体骨盆左、右、前、后、横的关系构成胎方位。枕先露的指示点为枕骨,面先露指示点为颏骨,臀先露指示点为骶骨,肩先露指示点为肩胛骨。头先露、面先露、臀先露分别有 6 种胎方位,肩先露只有 4 种胎方位。

4. 胎头衔接(engagement)　指胎头双顶径进入骨盆入口,胎头颅骨最低点接近或达到两坐骨棘连线平面,初产妇可在预产期前 1~2 周开始衔接,而经产妇大多在临产后开始衔接。

(三) 适应证

适用所有晚期妊娠的孕妇定期检查。

(四) 操作步骤

孕妇取仰卧位,双腿稍曲略分开,检查者站于孕妇右侧,进行前三步检查时面向孕妇头部,进行第四步检查时面向孕妇足端。见图 3-6-1。

1. 第一步　检查者双手置于宫底部,手测宫底高度,有三个标志分别是剑突、脐部、耻骨联合,判断宫底与上述指示点的距离,从而估计子宫大小与孕周是否相符,然后以两手指腹相对交替轻轻推,判断在宫底的胎儿部分,如宫底部为胎臀则先露为胎头,反之则为臀先露,这两种为纵产势,子宫呈纵横椭圆形,胎头与胎臀的区别在于胎头圆而硬,浮球感明显,胎臀则宽、柔软、形状不规则;如触诊时发现胎头与胎臀分别位于腹部两侧,则为横产势,先露是胎儿肩部,此时子宫呈横椭圆形,宫底高度偏低。

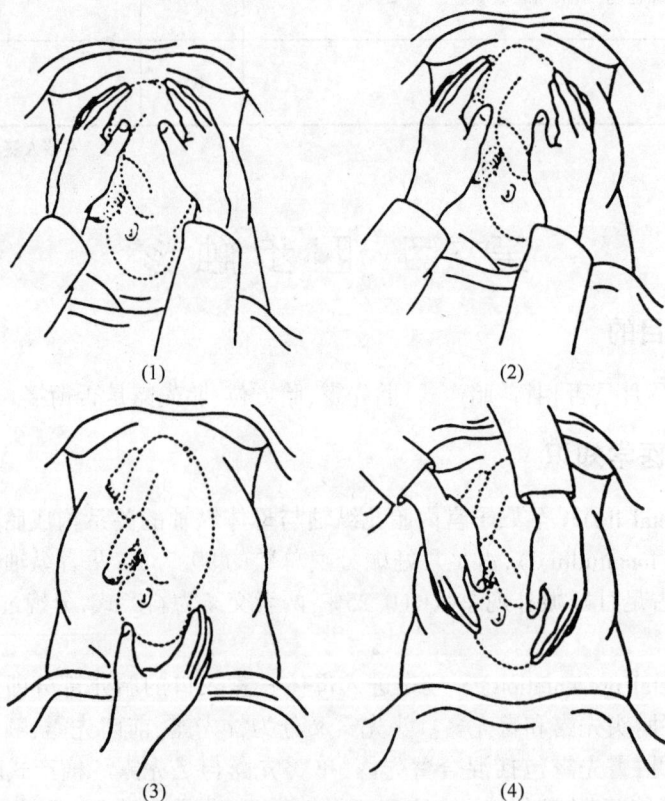

(1)　　　　(2)

(3)　　　　(4)

图 3-6-1　四步触诊

2. 第二步　检查者两手掌分别置于腹部左右两侧,一手固定,另一手轻轻深按进行触摸,两手交替进行,了解胎儿背部与胎儿肢体分别位于孕妇腹部哪一侧,是侧方还是前方,抑或是朝向后方,胎儿背部平坦、饱满,而触摸胎儿肢体时则高低不平可变形,检查者可以感觉到胎儿肢体的活动。

3. 第三步　检查者右手拇指与其余四指分开,置于耻骨联合上方握住胎先露,进一步了解先露部是胎头,还是胎臀,抑或是胎儿肩部,同时左右推动胎先露以判断胎先露是否衔接,如胎先露可以左右推动表示尚未衔接入盆,如不能推动则表示衔接入盆。初产妇大多在38周开始衔接入盆,经产妇往往临产时入盆。

4. 第四步　此时检查者面向孕妇足端,将两手分别置于胎先露两侧,沿骨盆入口方向深按,最后确定胎先露的判断是否准确,并了解胎先露入盆程度。

(五) 四步触诊考核评分

姓名:　　　　　　　学号:　　　　　　　　　　日期:

评分标准		满分	扣分原因	实际得分
操作前准备 (20分)	a 与孕妇沟通,告知检查的目的	4		
	b 孕妇排空膀胱	8		
	c 检查者注意手暖和度	8		
操作 (70分)	a 孕妇取仰卧位,暴露腹部,两腿稍曲外展	5		
	b 检查者站于孕妇右侧,进行前三步触诊时面向孕妇头部,第四步触诊时面向其足端	10		
	c 第一步:检查者先双手置于宫底部,手测宫底高度,判断宫高与孕周是否相符;后以两手指腹相对轻推,交替进行,判断在宫底的胎儿部分,判断胎产式、胎先露	15		
	d 第二步:检查者将两手掌分别置于孕妇腹部左右两侧,一手固定,另一手轻轻深按进行触摸,两手交替进行,判断胎儿背部与胎儿肢体分别位于腹部哪一侧	10		
	e 第三步:检查者右手拇指与其余四指分开,置于耻骨联合上方握住胎先露,进一步判断胎先露,同时左右推动胎先露以判断胎先露是否衔接	10		
	f 第四步:检查者将两手分别置于胎先露两侧,沿骨盆入口方向深按,最后确定胎先露的判断是否准确,并了解胎先露入盆程度	10		
	g 四步触诊完成后判断结果	10		
整体性 (10分)	操作手法准确性、熟练程度	10		
总分		100		

考核人签名:

第七节 基础体温

(一) 定义

基础体温(basal body temperature, BBT)指机体在静息下状态下的体温。一般情况下,卵巢功能正常的育龄女性基础体温呈现特征性变化,月经后卵泡期基础体温较低(36.6℃以下),排卵后由于孕激素的作用,BBT 可上升 0.3～0.5℃,一直持续到下次月经来潮,再恢复到原来的体温水平。将月经周期每日测量的基础体温描画成线即为基础体温曲线。

(二) 基础体温测量的方法

用口表测量体温,每晚将体温表水银柱甩至 36℃ 以下,并放置于伸手可及之处,次日清晨醒来,不说话、不活动,立即将体温表放于舌下测量体温,每天最好在同一时间段测量,将每天测量的体温,记录在表格上,描记连成曲线。

纵轴坐标表示体温的度数,每一小格为 0.1℃。横轴坐标表示日期和月经周期日,每一小格为 1 天。从月经来潮的第 1 天开始,将每天所测量到的体温度数用小点画在相应的体温记录单的格子中,一直到下次月经来潮的前 1 天为止,最后将各个小点用直线按顺序连接起来,就成为 1 个月经周期的基础体温曲线。图中涂红部分表示月经期,如有感冒、发热、腹泻、失眠等情况,往往容易影响基础体温,可在表格的下面加以说明。见图 3-7-1、图 3-7-2、图 3-7-3。

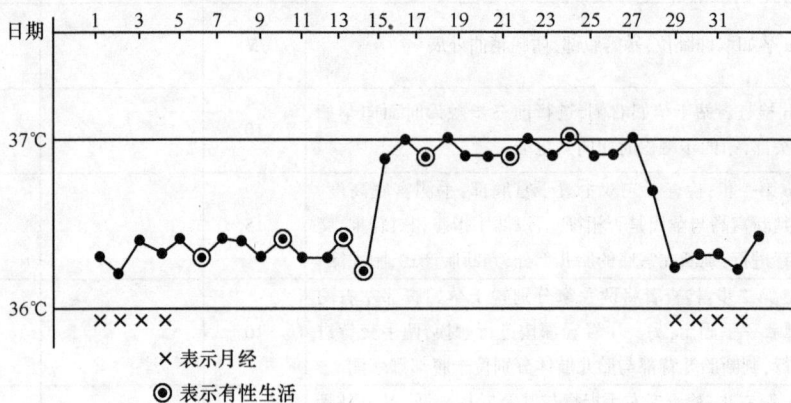

× 表示月经

◎ 表示有性生活

图 3-7-1 基础体温双向型

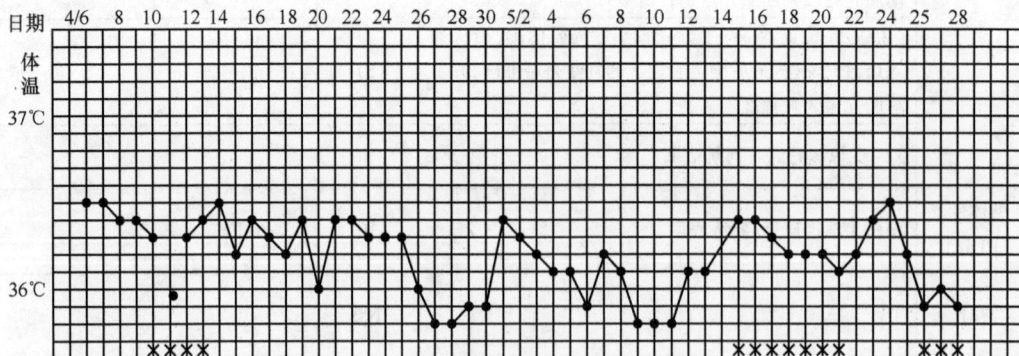

图 3-7-2 基础体温单向型(无排卵型功血)

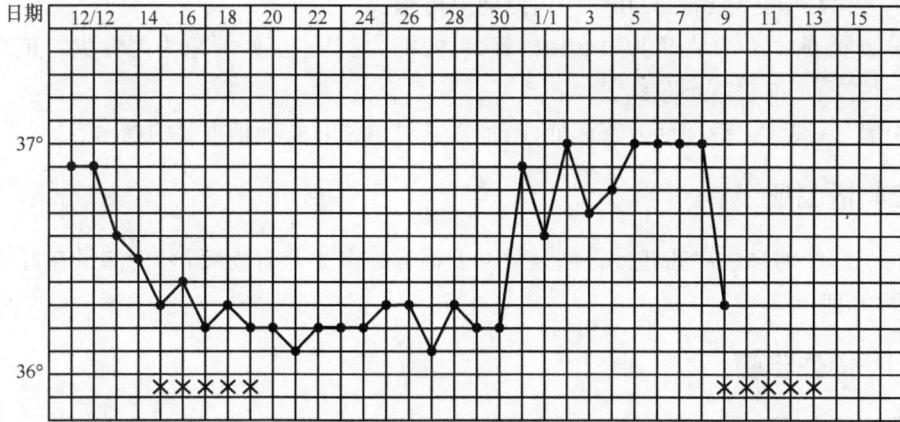

图 3-7-3 基础体温双向型(黄体期短)

(三) 基础体温的意义

1. 检查不孕的原因 通过测量基础体温,可了解卵巢功能,有无排卵以及黄体功能。正常排卵女性,基础体温升高持续 12~14 天,如果持续时间短于 11 天则表示黄体发育不全;如果出现单向型则表示卵巢可能无排卵。

2. 指导避孕、受孕 育龄女性一般每月排卵一次,排卵通常在下次月经前 14 天左右,基础体温上升且持续 4 日可能已有排卵,排卵前后 4~5 天为容易受孕期。

3. 协助诊断早孕 妊娠后因为妊娠黄体的作用,雌、孕激素水平都增高,所以在排卵后基础体温持续升高。如果基础体温上升持续超过 3 周则表示妊娠的可能。

4. 协助诊断月经失调 无排卵型功血基础体温呈单向型;黄体功能不足基础体温高温相持续小于 11 日;黄体萎缩不全基础体温双向,但下降缓慢。

第八节 骨 盆 测 量

(一) 检查目的

了解骨盆大小、形态以诊断骨产道有无异常,分为内测量与外测量。

(二) 基础医学知识

1. 骨盆的组成 骨盆是由后部的骶骨、尾骨和前、侧方两块髋骨及其所属韧带构成的。而每块髋骨则由髂骨、坐骨、耻骨组成;5~6 块骶椎融合成骶骨;尾骨则由 4~5 块尾椎融合成,骶、尾骨之间为骶尾关节,有一定的活动度。骶髂关节连接两髂骨与骶骨,骨盆前方由纤维软骨连接两耻骨。另外,有两对重要的韧带,即骶结节韧带、骶棘韧带;骶棘韧带的宽度是判断中骨盆是否狭窄的指标之一。

2. 骨盆的骨性标志

(1) 髂嵴:指髂骨上缘,沿腹外侧壁向下即可触,两髂嵴最高点连线平第 4 腰椎棘突,第 5 腰椎棘突在此连线下方 1.5cm 处。

(2) 耻骨联合:腹前壁腹中线下方可触及,其外侧骨突是耻骨结节,是腹股沟韧带附着处。

（3）坐骨结节：下肢屈曲，在臀沟内侧向上可触及。

（4）腰骶菱形区：其上角为第5腰椎棘突，两侧为髂后上棘，下角为尾骨尖。正常情况下对称，骨盆畸形时可能不对称。

（5）骶岬：骶骨上缘向前方突起处，测量骨盆对角径时骶岬是重要的指示点。

（三）适应证

所有孕妇产前必须常规进行骨盆测量以了解骨盆大小及有无畸形；内测量在妊娠24~36周进行为宜。

（四）操作步骤

1. 骨盆外测量（external pelvimetry）

（1）髂棘间径（interspinal diameter，IS）：孕妇仰卧两腿伸直并拢，检查者站于其右侧测量两髂前上棘外缘的距离，正常值为23~26cm。见图3-8-1。

（2）髂嵴间径（intercristal diameter，IC）：孕妇仰卧两腿伸直并拢，检查者站于其右侧测量两髂嵴外缘最宽的距离，正常值为25~28cm。见图3-8-2。

（3）骶耻外径（external conjugate，EC）：检查者站于孕妇右侧，孕妇左侧卧位，右腿伸直，左腿屈曲，测量第5腰椎棘突下（或米氏菱形窝上角）与耻骨联合上缘中点的距离，正常值为18~20cm。见图3-8-3。

（4）坐骨结节间径（intertuberal diameter，IT），亦称骨盆出口横经（transverse outlet，TO）。见图3-8-4。

孕妇取仰卧位，双腿向腹部弯曲，两手抱双膝，测量两坐骨结节内侧缘间的距离，正常值为8.5~9.5cm。如IT<8.0cm则需要测量骨盆出口后矢状径。

（5）出口后矢状径（posterior sagittal diameter of outlet）：指坐骨结节间径中点至骶骨尖端的距离。检查者右手戴手套，食指蘸少许润滑剂轻轻伸入肛门触摸骶尾关节部，拇指在体外置于相应部位，骨盆测量器两端分别放置于该处及坐骨结节间径中点，测出值即为出口后矢状径，正常值为8~9cm。坐骨结节间径+出口后矢状径>15cm表示骨盆出口无明显狭窄。见图3-8-5。

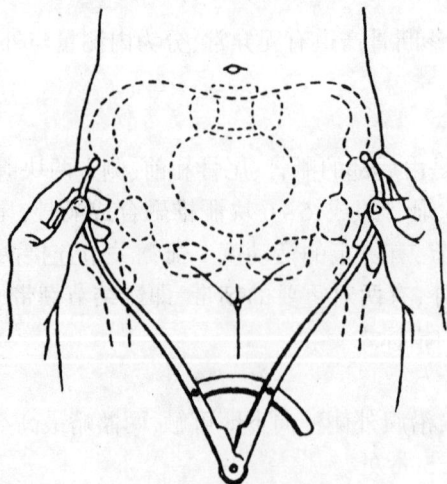

图3-8-1　髂棘间径

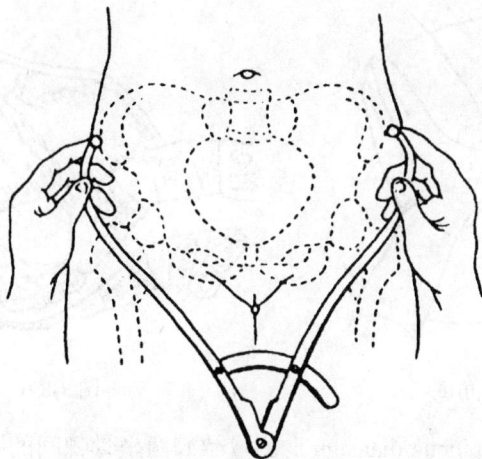

图 3-8-2 髂嵴间径

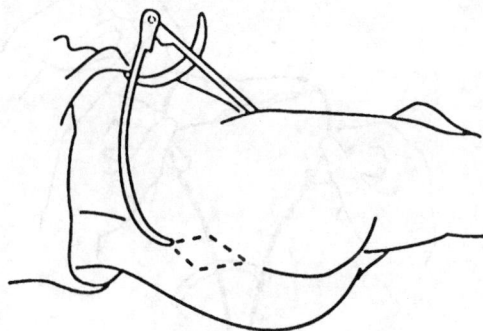

图 3-8-3 骶耻外径

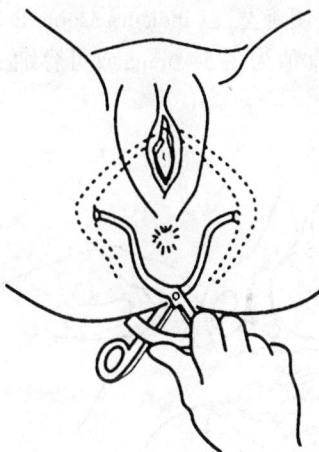

图 3-8-4 坐骨结节间径

（6）耻骨弓角度（angle pubic arch）：孕妇仰卧，两腿屈曲充分分开，两手拇指指尖斜着对拢放置在耻骨联合下缘，左右手两拇指平放于耻骨降支上，测量两拇指间的角度即为耻骨弓角度，正常值为90°，反映骨盆出口横径的宽度。见图3-8-6。

2. 骨盆内测量（internal pelvimetry） 进行内测量一般在妊娠24~36周进行，孕妇取仰卧截石位，臀部下方放置会阴垫，常规消毒，检查者右手戴无菌手套。

（1）对角径（diagonal conjugate，DC）：指骶岬上缘中点与耻骨联合之间距离，正常值为12.5~13cm，该值减去1.5~2.0cm即为骨盆入口前后径（称为真结合径，正常值为11cm）。检查方法：检查者以示、中指两指轻轻伸入阴道，拇指伸直，其余两指屈曲，用中指尖触摸骶岬上缘中点，示指上缘紧贴耻骨联合下缘，左手标记该接触点，检查者抽出右手，测量中指尖与该接触点的距离即为对角径。如检查者伸入阴道内的中指尖不能触及骶岬则表示对角径>12.5cm。见图3-8-7。

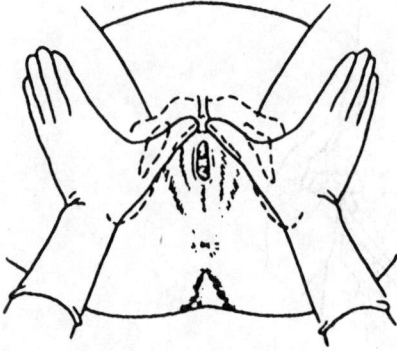

图 3-8-5　耻骨弓角度

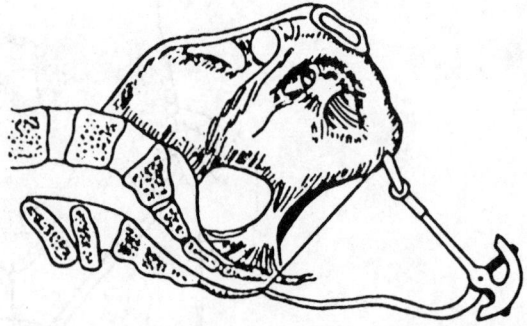

图 3-8-6　后矢状径

（2）坐骨棘间径（bispinous diameter）：测量孕妇两坐骨棘间的距离，正常值为 10cm。检查方法：检查者以右手以示、中指两指轻轻伸入阴道，拇指伸直，其余两指屈曲，触摸孕妇两侧坐骨棘，并估计其距离，或者用中骨盆测量器进行测量（见图 3-8-8）。

（3）坐骨切迹宽度（incisura ischiadica）：指坐骨棘与骶骨下部间的距离，也是指骶棘韧带的宽度，正常值为 3.5~6cm，或可容纳 3 横指（见图 3-8-9）。

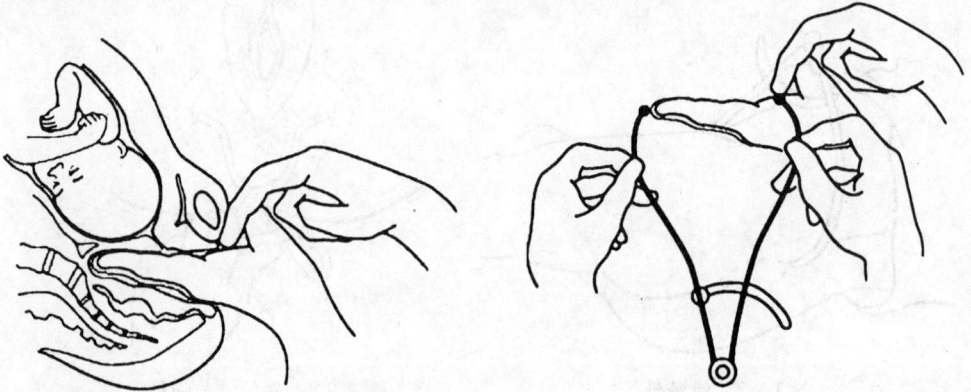

图 3-8-7　对角径

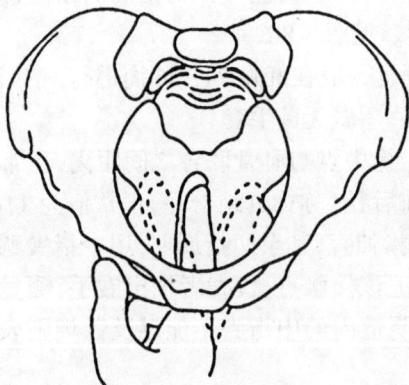

图 3-8-8　坐骨棘间径

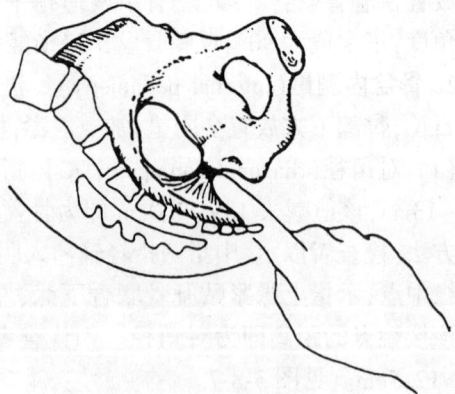

图 3-8-9　骶棘韧带宽度

（五）骨盆外测量考核评分

姓名：　　　　　　　　　学号：　　　　　　　　　日期：

	评分标准	满分	扣分原因	实际得分
操作前准备 （15分）	a 与孕妇交流,告知检查的目的,取得配合,嘱其排空膀胱	5		
	b 检查者暖和双手	5		
	c 准备骨盆外测量器	5		
操作 （75分）	a 髂棘间径的测量:孕妇仰卧两腿伸直并拢,检查者站于其右侧测量两髂前上棘外缘的距离	10		
	b 髂嵴间径的测量:孕妇仰卧两腿伸直并拢,检查者站于其右侧测量两髂嵴外缘最宽的距离	10		
	c 骶耻外径的测量:检查者站于孕妇右侧,孕妇左侧卧位,右腿伸直,左腿屈曲,测量第5腰椎棘突下与耻骨联合上缘中点的距离	10		
	d 坐骨结节间径的测量:孕妇取仰卧位,双腿向腹部弯曲,两手抱双膝,测量两坐骨结节内侧缘间的距离	10		
	e 出口后矢状径的测量:孕妇侧卧,检查者右手戴手套,食指蘸少许润滑剂轻轻伸入肛门触摸骶尾关节部,拇指在体外置于相应部位,骨盆测量器两端分别放置于该处及坐骨结节间径中点,读出测出值	15		
	f 耻骨弓角度的测量:孕妇仰卧,两腿屈曲分开,检查者两手拇指指尖斜着对拢放置在耻骨联合下缘,左右手两拇指平放于耻骨降支上,测量两拇指间的角度	10		
	g 骨盆外测量各项的结果	10		
整体性 （10分）	操作熟练程度,测量准确性	10		
总分		100		

考核人签名：

（六）骨盆内测量考核评分

姓名：　　　　　　　　学号：　　　　　　　　　　日期：

评分标准		满分	扣分原因	实际得分
操作前准备 (15分)	a 与孕妇交流,告知检查的目的,取得配合,嘱其排空膀胱;检查者洗手,戴口罩、帽子	5		
	b 无菌手套、会阴垫、消毒液及棉球	5		
	c 准备测量器	5		
操作(75分)	a 孕妇仰卧两腿屈曲分开,暴露会阴部,臀部下方置会阴垫,常规消毒外阴部	5		
	b 检查者戴无菌手套	5		
	c 测量对角径:检查者以示、中指两指轻轻伸入阴道,拇指伸直,其余两指屈曲,用中指尖触摸骶岬上缘中点,示指上缘紧贴耻骨联合下缘,左手标记该接触点,检查者抽出右手,测量中指尖与该接触点的距离	20		
	d 坐骨棘间径:检查者以右手以示、中指两指轻轻伸入阴道,拇指伸直,其余两指屈曲,触摸孕妇两侧坐骨棘,并估计其距离,或者用中骨盆测量器进行测量	20		
	e 坐骨切迹宽度:检查者以右手以示指轻轻伸入阴道,拇指伸直,其余三指屈曲,以示指置于骶棘韧带上移动	20		
	f 骨盆内测量的各项结果	5		
整体性 (10分)	操作熟练程度,测量准确性	10		
总分		100		

考核人签名：

第四章 儿科临床基本技能操作与考核评分

第一节 儿科病史询问及体格检查特点

一、病史特点

（一）一般项目

一般项目包括患儿姓名、性别、年龄、民族、出生地点、父母或抚养人的姓名、职业、年龄、文化程度、详细家庭住址、联系方式（如电话）、病史叙述者及其与患儿的关系、病史的可靠程度。

关于年龄的说明：新生儿年龄单位用分钟、小时、天表示；婴儿年龄单位用月表示，如 3 月，如果月龄不是整数用带分数表示如年龄是 3 个月 15 天，应写成 $3\frac{15}{30}$ 月，不能写成 $3\frac{1}{2}$ 月，未满一岁的小儿年龄单位不可用岁，即 6 个月小儿不能用 $\frac{6}{12}$ 岁表示，更不能用 $\frac{1}{2}$ 岁表示；一岁以上小儿年龄单位用岁表示，如 1 岁，如果不是整数岁也用带分数表示，如 1 岁 4 个月小儿应写成 $1\frac{4}{12}$ 岁，不可写成 $1\frac{1}{3}$ 岁。

（二）主诉

主诉指患儿就诊的主要症状和时间。尽量简练，用最简短的语言表达最重要的信息。如发热 3 天；咳嗽 5 天。

（三）现病史

现病史为病史的主要部分，包括 5 个方面的内容：①主要症状及其发展经过；②次要症状及其发展经过；③有鉴别意义的阴性表现；④诊治经过（包括在外院所作的辅助检查、诊断、用药情况以及疗效）；⑤一般情况，包括患儿患病以来精神、食欲、睡眠、大小便、体力和体重的变化。注意在描述临床表现时要全面，在描述诊疗经过时应具体。这样才能全面反应患儿的病史，有利于做出正确的诊断。

（四）个人史

1. 出生史 母孕期的身体健康状况、生活及工作环境和精神情况；胎次产次，出生体重；分娩时是足月、早产或过期产；生产方式是顺产还是剖腹产，如果是剖腹产，应该问明其原因，出生时有无窒息或产伤，Apgar 评分结果。

2. 喂养史 出生后开奶时间、喂养方式（母乳喂养、人工喂养、部分母乳喂养）、方法（每天喂哺次数、每次喂哺量）以及断奶时间，添加辅食的时间、种类。年长儿应注意有无挑食、偏食及吃零食的习惯。

3. 生长发育史 包括体格生长和神经心理发育。如体重和身高增长情况、前囟闭合时间、乳牙萌出时间、顺序、乳牙出齐时间、换牙时间、感知觉发育(视、听、味、皮肤等)、运动发育(平衡与大运动、精细动作)、语言发育等。学龄儿童还应询问在校学习成绩和行为表现。

4. 习惯与行为 包括饮食、睡眠、个人卫生、锻炼等习惯,注意有无不良行为。

(五) 既往史

既往史包括以往疾病史和预防接种史。一般无须进行系统回顾,年长儿和病程较长及病情复杂的患儿可进行系统回顾。

1. 既往病史 既往患过的疾病名称、患病时间和治疗结果;小儿常见的传染病史;有无药物或食物过敏史。

2. 预防接种史 根据我国卫生部规定的儿童计划免疫程序逐一询问。何时接种何种疫苗,接种后有无反应。对非计划免疫范畴的意愿性疫苗的接种也要记录。

(六) 家族史

家族成员有无遗传性、过敏性或急慢性传染性疾病;父母是否近亲婚配、既往母亲分娩情况、同胞的健康情况(死亡者应了解原因和死亡年龄)。

(七) 社会史

父母婚姻质量、文化程度、职业、家庭经济情况、居住环境卫生情况、周围是否有传染病流行以及与传染病患者接触的密切程度。

注:病史是医师对患儿客观表现的如实记录,记录的是患儿家属或患儿自己的语言,医生不能用自己的观点加以评价正常与否。

二、体 检 特 点

(一) 一般测量

包括体温、呼吸、脉搏、血压、身长、体重、头围、胸围等。无特殊情况,3 岁以内不量血压,3 岁以上不量身长(高)、头围、胸围。

(二) 一般状况

包括营养、发育、神志、表情、对周围事物的反应、体位、行走姿势、哭声、语言对答情况、检查合作程度等。

(三) 皮肤和皮下组织

皮肤的颜色(红润、苍白、黄染、发绀、潮红)、皮疹(分布部位、形态、颜色、压之是否褪色、是否高出皮面、是否有脱屑)、瘀点(斑)、色素沉着,毛发有无异常,触摸皮肤的弹性、皮下组织及脂肪的厚度、有无水肿及水肿的性质、是否有皮下结节等。

(四) 表浅淋巴结

表浅淋巴结包括耳前、耳后、枕部、颌下、颏下、颈前、颈后、锁骨上、腋窝、滑车上、腹股沟、腘窝等部位的淋巴结。检查和记录均应按上述顺序。注意各部位淋巴结的大小、数目、活动度、质地、压痛、表面是否光滑等。正常情况下在这些部位可触及单个质软的黄豆大小的淋巴结。

（五）头部及其器官

1. 头颅　观察大小、形状，毛发颜色及分布，前囟门大小、有无凹陷或隆起及其紧张度；小婴儿要观察有无枕秃和颅骨软化、血肿或颅骨缺损等。

2. 面部　注意有无特殊面容、眼距宽窄、鼻梁高低、双耳位置和形状。

3. 眼　眼睑（是否有睑内翻，上眼睑下垂，眼睑闭合障碍，眼睑水肿等）、结膜（是否充血、苍白、发黄及出血等，有无颗粒和滤泡，眼分泌物多少、性状等）、眼球（有无突出、凹陷、运动障碍、斜视、震颤等）角膜（是否透明、有无混浊、云翳、白斑、软化、溃疡、新生血管、K-F环等）、巩膜（是否瓷白色、有无黄染）、瞳孔（大小、形状、对光反射、集合反射等）。

4. 耳　耳廓（外形、大小、位置、双侧对称性，是否有畸形、红肿、牵拉痛等）、外耳道（有无畸形、异常分泌物等）、乳突（是否有红肿、压痛，附近是否有瘘管）。

5. 鼻　观察鼻外形（颜色及形状），注意有无鼻翼扇动，鼻中隔是否有偏曲或穿孔，鼻黏膜是否有充血、出血，鼻腔分泌物颜色、性状以及通气情况，鼻窦有无压痛等。

6. 口腔　口唇（色泽有无苍白、发绀、干燥、水肿、口角糜烂、疱疹等）、口腔内颊黏膜、牙龈、上腭（有无充血、出血、肿胀、溃疡、黏膜斑、鹅口疮、腮腺开口处有无红肿及分泌物）、牙齿（数目，色泽，有无龋齿、义齿、残根、缺齿以及数目、部位等）、舌（感觉、运动和形态，舌质、舌苔的颜色，是否有地图舌、裂纹舌、草莓舌、牛肉舌、镜面舌、毛舌等）、咽部及扁桃体（有无充血、出血、疱疹、脓点、脓栓、伪膜、溃疡、滤泡增生、咽后壁脓肿及其分泌物等，扁桃体大小的分度）、口腔的气味。

注意牙齿的表示方法：乳牙用罗马数字，恒牙用阿拉伯数字。

Ⅴ Ⅳ Ⅲ Ⅱ Ⅰ	Ⅰ Ⅱ Ⅲ Ⅳ Ⅴ	8 7 6 5 4 3 2 1	1 2 3 4 5 6 7 8
Ⅴ Ⅳ Ⅲ Ⅱ Ⅰ	Ⅰ Ⅱ Ⅲ Ⅳ Ⅴ	8 7 6 5 4 3 2 1	1 2 3 4 5 6 7 8

乳牙表示法　　　　　　　恒牙表示法

7. 腮腺　是否有肿大，是一侧肿大还是双侧肿大，如肿大应注意其大小、质地、表面、边缘、压痛等。

（六）颈部

外形是否对称，有无斜颈、短颈或颈蹼等畸形，有无包块，活动是否受限，甲状腺有无肿大，气管是否居中，颈静脉充盈及搏动情况。

（七）胸部

1. 胸廓　有无畸形（如鸡胸、漏斗胸、肋骨串珠、肋膈沟等）；两侧是否对称、心前区有无隆起；肋间隙有无饱满、凹陷、增宽或变窄；胸壁有无静脉曲张、皮下气肿、压痛等。

2. 肺

（1）望诊：观察呼吸频率、节律、呼吸幅度、是否有呼吸困难等。（如吸气性呼吸困难表现为"三凹征",即胸骨上窝、肋间隙和剑突下吸气时凹陷,呼气性呼吸困难表现为呼气延长)。

（2）触诊:双侧语颤是否对称,有无增强、减弱的改变,年幼儿利用啼哭时检查,称哭颤。有无胸膜摩擦感。

（3）叩诊:肺部叩诊音(清音、过清音、鼓音、浊音、实音等)、双侧是否对称。叩击小儿胸部手法要轻,也可以用示指、中指两个手指并拢直接叩诊。小儿可以不叩肺下界移动度。

（4）听诊:即正常呼吸音(包括气管呼吸音、支气管呼吸音、支气管肺泡呼吸音、肺泡呼吸音);异常呼吸音(包括异常肺泡呼吸音、异常支气管呼吸音、异常支气管肺泡呼吸音);啰音(包括湿啰音、干啰音);语音共振和胸膜摩擦音的听诊。正常小儿呼吸音较成人响,呈支气管肺泡呼吸音,应注意听腋下、肩胛间区及肩胛下区有无异常,因肺炎时这些部位较易听到湿性啰音。听诊时尽量保持小儿安静,利用小儿啼哭后深吸气时容易闻及细湿啰音。

3. 心

（1）望诊:观察心前区是否隆起,心尖搏动强弱和搏动范围。正常小儿搏动范围在2~3cm之内,肥胖小儿不易看到心尖搏动。

（2）触诊:检查心尖搏动的位置,心前区有无震颤,并应注意震颤出现的部位和时期(收缩期、舒张期或连续性),有无心包摩擦感。

（3）叩诊:3岁以内婴幼儿无特殊情况时一般只叩心脏左右界;叩左界时从心尖搏动点左侧起向右叩,听到浊音改变即为左界,记录为第几肋间左乳线外或内几厘米;叩右界时先叩出肝浊音界,然后在其上一肋间自右向左叩,有浊音改变时即为右界,以右胸骨线(胸骨右缘)外几厘米记录。3岁以上小儿或有心脏病患儿,心脏叩诊方法同成人。各年龄小儿正常心界见表4-1-1。

表4-1-1　各年龄小儿正常心界

年龄	左界	右界
<1岁	左乳线外1~2cm	沿右胸骨旁线
2~5岁	左乳线外1cm	右胸骨旁线与右胸骨线之间
5~12岁	左乳线上或乳线内0.5~1cm	接近右胸骨线
>12岁	左乳线内0.5~1cm	右胸骨线

（4）听诊:包括心率、心律、心音、杂音、心包摩擦音。小婴儿第一心音与第二心音响度几乎相等;随年龄的增长,心尖部第一心音较第二音响,而心底部第二音超过第一音。小儿时期肺动脉瓣区第二音比主动脉瓣区第二音响($P_2 > A_2$)。有时可出现吸气性第二心音分裂。学龄前期和学龄期儿童可于肺动脉瓣区或心尖部听到收缩期杂音或窦性心律不齐,属于生理现象。

血管:脉率、脉律、脉搏强弱、脉波(有无水冲脉、交替脉、奇脉等),有无血管杂音(静脉杂音、动脉杂音)以及周围血管征(包括水冲脉、枪击音、Duroziez双重杂音、毛细血管搏动征)等。

（八）腹部

1. 望诊　腹部外形（膨隆、凹陷）、呼吸运动（腹式呼吸运动是否存在、是否受限）、腹壁静脉、胃肠型和蠕动波以及其他（如皮疹、色素、腹纹、瘢痕、疝、脐部、上腹部搏动）等。在新生儿或消瘦小儿常可见到肠型或肠蠕动波。

2. 触诊　包括腹壁紧张度、压痛、反跳痛、腹腔脏器（肝、脾、胆囊、肾、膀胱、胰腺）、腹部肿块、液波震颤、振水音检查等。检查者的手应温暖、动作要轻柔，如小儿哭闹不止，可利用其吸气时作快速扪诊。检查腹部压痛时要观察小儿表情反应。正常婴幼儿肝脏可在右肋缘下扪及 $1\sim2\mathrm{cm}$，质软无压痛；$6\sim7$ 岁后右肋下不应触及。小婴儿左肋下偶可触及脾脏边缘。

3. 叩诊　包括腹部叩诊音（鼓音、浊音、实音）、肝脏（上、下界及叩击痛）及胆囊（叩击痛）叩诊、胃泡鼓音区及脾叩诊、移动性浊音、肋脊角叩痛、膀胱叩诊。

4. 听诊　包括肠鸣音（频率、音调）、血管杂音（部位、性质、强弱）、摩擦音、搔弹音。

（九）脊柱和四肢

脊柱弯曲度（生理性弯曲、病理性变形）、脊柱活动度、脊柱压痛及叩痛；四肢比例、有无畸形［"O"型或"X"型腿、手镯、脚镯、杵状指、匙状指、多指（趾）畸形］、有无红肿压痛及活动受限等。

（十）肛门和外生殖器

有无畸形（如先天性肛门闭锁、尿道下裂、两性畸形）、肛裂、肛漏；女孩有无阴道畸形、分泌物异常；男孩有无隐睾、包皮过长、包茎、鞘膜积液和腹股沟疝等。

（十一）神经系统

1. 生理反射　浅反射（角膜反射、腹壁反射、提睾反射）、深反射（肱二头肌反射、肱三头肌反射、膝腱反射、跟腱反射）。

2. 病理反射　Babinski 征、Oppenheim 征、Gordon 征。

3. 脑膜刺激征　颈强直、Kernig 征、Brudzinski 征。

新生儿期还应检查原始反射，如觅食反射、吸吮反射、拥抱反射、握持反射等。判断神经反射的临床意义应结合患儿年龄来考虑，如新生儿和小婴儿期提睾反射、腹壁反射较弱或不能引出，但跟腱反射亢进，并可出现踝阵挛；2 岁以下的小儿 Babinski 征可呈阳性反应，但如果是一侧阳性则有临床意义；生后头几个月 Kernig 征和 Brudzinski 征也可呈阳性反应。

注：体格检查是指医师运用自己的感官和借助于传统或简便的检查工具对患儿的身体进行的全面检查。记录结果时一定要全面、具体、客观，无论检查结果正常与否，记录时只要如实客观记录就行，医师不要对结果作任何主观的正常或异常的评价。无论检查时的顺序如何，但记录的顺序只有一个，就是上面的顺序。

第二节 儿童体格发育的测量

一、衡量体格发育常用指标

评价小儿体格发育常用的指标有：体重、身长（身高）、坐高（顶臀长）、指距、头围、胸围、上臂围、皮下脂肪的厚度等。

二、小儿各项发育指标的测量方法及临床意义

（一）体重（weight）

1. 物品准备 婴儿磅秤（载重 15kg 盘式秤）、体重计（载重 50kg 体重秤）。

2. 测量方法及注意事项

（1）清晨空腹排尿后或进食后 2 小时称体量为宜；

（2）脱鞋帽、只穿内衣裤，衣服不能脱去时应准确除去衣服重量；

（3）称体重前须校正体重计的读数；

（4）称体量时应将小儿置于秤的中央，不能靠前也不能靠后，否则读数不准；

（5）婴儿：载重 15kg 盘式称，准确读数至 10g。儿童：载重 50kg 体重秤，准确读数至 50g；

（6）整个过程注意安全保护，防止摔伤、受凉。

3. 正常小儿体重增长的规律

（1）新生儿出生体重：男 3.33kg±0.39kg，女 3.24kg±0.39kg。

注：生理性体重下降：指新生儿出生后由于摄入不足，胎便排出，水分丢失，导致体重出现暂时性下降，一般于生后 3~4 天体重达到最低点，体重下降幅度不超过出生时体重的 10%，7~10 天恢复至出生时体重。

（2）第一个体重增长高峰是婴儿期，生后第一个月体重增长约 1~1.7kg，3~4 个月时体重约等于出生时的 2 倍，前 3 个月体重增长约等于后 9 个月体重增长，12 个月时体重约为出生时的 3 倍（10kg）。

（3）第 2 年体重增长 2.5~3.5kg，2 岁到青春期前每年增长 2kg。

（4）第二个体重增长高峰是青春期。

体重计算公式：12 个月婴儿体重 10kg；2 岁~12 岁儿童体重：年龄×2+8

4. 测量小儿体重的意义

（1）是评价小儿体格发育的指标；

（2）是评价较短时间的营养状态的灵敏指标；

（3）是临床静脉输液的依据；

（4）是临床用药的依据。

5. 体重测量考核评分

姓名： 学号： 日期：

评分标准		满分	扣分原因	实际得分
物品准备 (10分)	婴儿磅秤(载重15公斤)或体重计(载重50公斤)	10		
测量方法及注意事项 (50分)	a 清晨空腹排尿后或进食后2小时称体量	8		
	b 脱鞋帽、只穿内衣裤,衣服不能脱去时应准确除去衣服重量	8		
	c 称体重前须校正体重计的读数	8		
	d 称体量时应将小儿置于秤的中央,不能靠前也不能靠后,否则读数不准	8		
	e 婴儿:载重15kg 盘式称,读数至10g。儿童:载重50kg 称,读数至50g	10		
	f 整个过程注意安全保护,防止摔伤、受凉	8		
意义 (20分)	a 是评价小儿体格发育的指标	5		
	b 是评价较短时间的营养状态的灵敏指标	5		
	c 是临床静脉输液的依据	5		
	d 是临床用药的依据	5		
正常小儿体重增长规律 (20分)	a 新生儿出生体重:男 3.33kg±0.39kg,女 3.24kg±0.39kg	5		
	b 第一个体重增长高峰是婴儿期,生后第一个月体重增长约1~1.7kg,3~4个月时体重约等于出生时的2倍,前3个月体重增长约等于后9个月体重增长,12个月时体重约为出生时的3倍(10kg)	5		
	c 第2年体重增长 2.5~3.5kg,2岁~青春期前每年增长 2kg	5		
	d 第二个体重增长高峰是青春期	5		
总分		100		
备注	体重计算公式:12个月婴儿体重10kg;2岁~12岁儿童体重:年龄×2+8			

考核人签名：

（二）身高(standing height)[身长(recumbent length)]

1. 物品准备 测量床(3岁以下小儿用)、身高计(3岁以上小儿用)。

2. 测量方法及注意事项

（1）<3岁小儿测身长:测量前先要检查头板和移动测量板与测量床面是否垂直。小儿脱去鞋袜帽外衣,仰卧于测量板中线,双眼直视天花板(眼眶下缘与耳屏上缘的连线与测量板垂直),双手平放于身体两侧,全身伸直,双足与测量板垂直,测量头顶至足底的长度。读数时移动测量板两侧读数要一致。精确读数到0.1cm。

（2）>3岁小儿量身高:小儿直立位,脱去鞋袜帽外衣,抬头挺胸,两眼平视,双臂自然下垂,两足跟并拢,脚尖分开60°,背靠身高计的立柱或墙,使足后跟、臀部、肩胛部均接触立柱或墙,测量头顶至足底的高度,读数精确到 0.1cm。

(3) 整个过程注意安全保护,防止摔伤、受凉。

立位与卧位测量值相差 1~2cm。

3. 正常小儿身高(长)增长的规律

(1) 出生时身长约 50cm,第一个增长高峰在婴儿期,生后第一年增长 25cm,即 1 岁时身长约 75cm,生后前 3 个月身长的增长值约等于后 9 个月身长的增长值。

(2) 生后第 2 年身长增长约 10cm,即 2 岁时身长约 85cm,2~12 岁身长(高)增长速度约为 5~7cm/年。2~12 岁身高增长公式:身高(cm) = 年龄×7+70

(3) 第二个身高增长高峰(PHV,peak height velocity)在青春期。女性 9~11 岁开始,男性 11~13 岁开始,1~2 年生长达第二个高峰,女性每年增长 8~9 cm,男性每年增长 9~10 cm,持续 2~3 年。PHV 身高增加值约为最终身高的 15%,一般男孩骨龄 15 岁,女孩骨龄 13 岁时,身高长度达最终身高的 95%。第二个生长高峰提前者,身高的停止增长较早。

身材异常是指身高与正常相差 30% 以上,高于正常 30% 为身材高大,如巨人症;低于正常 30% 为身材矮小,如垂体性侏儒症、先天性甲状腺功能减退症、先天性软骨发育不良等。

4. 测量身高的临床意义

(1) 身高是反映机体骨骼发育的指标;

(2) 身高是反映较长时间的营养状态的指标。

5. 身高测量考核评分

姓名:　　　　　　　学号:　　　　　　　日期:

评分标准			满分	扣分原因	实际得分
物品准备 (10分)	测量床(3 岁以下小儿用)或身高计(3 岁以上小儿用)		10		
测量方法及 注意事项 (50分)	a1 <3 岁 小 儿 测 身 长	a 小儿仰卧于测量板中线	50		
		b 双眼直视天花板(眼眶下缘与耳屏上缘的连线与测量板垂直)			
		c 双手平放于身体两侧			
		d 全身伸直			
		e 双足与测量板垂直			
		f 测量头顶至足底的长度			
	a2 >3 岁 小 儿 量 身 高	小儿直立位,抬头挺胸	50		
		两眼平视			
		双臂自然下垂			
		两足跟并拢,脚尖分开 60°			
		背靠身高计的立柱或墙,使足后跟、臀部、肩胛部均接触立柱或墙			
		测量头顶至足底的高度			
	b 脱去鞋袜帽外衣		5		
	c 精确读数到 0.1cm		5		
	d 整个过程注意安全保护,防止摔伤、受凉		5		

续表

	评分标准	满分	扣分原因	实际得分
意义 (10分)	a 身高是反映机体骨骼发育的指标	5		
	b 身高是反映较长时间的营养状态的指标	5		
正常小儿身长(高)增长规律 (15分)	a 出生时身长约50cm,第一个增长高峰在婴儿期,生后第一年增长25cm,即1岁时身长约75cm,生后前3个月身长的增长值约等于后9个月身长的增长值	5		
	b 生后第2年身长增长约10cm,即2岁时身长约85cm	5		
	c 第二个身高增长高峰(PHV,peak height velocity)在青春期。女性9~11岁开始,男性11~13岁开始,1~2年生长达第二个高峰,女性每年增长8~9cm,男性每年增长9~10cm,持续2~3年	5		
总分		100		
备注	2~12岁身高增长公式:身高(cm)=年龄×7+70			

注:测量方法 a1 或 a2 根据小儿年龄仅选其一。

考核人签名:

(三) 上、下部量

1. 物品准备　测量床(3岁以下小儿用)、身高计(3岁以上小儿用)、直尺。

2. 测量方法

(1) 先测量身长(高),方法同测量身长(高)的测量。

(2) 再用直尺在耻骨联合上缘做一条与身体长轴的垂线,测量这条垂线与足底平面的距离,即为身体的下部量;身长(高)减去下部量即为身体的上部量。

3. 临床意义

(1) 上部量指从头顶至耻骨联合上缘的距离,它代表头和脊椎的生长。下部量指从足底至耻骨联合上缘的距离,它代表下肢长骨的生长。

(2) 正常情况下, 新生儿上部量>下部量,中点在脐上;2岁时上部量>下部量,中点在脐下;6岁时上部量>下部量,中点在脐与耻骨联合上缘之间;12岁时上部量=下部量,中点在耻骨联合上缘。

(3) 下部量特短见于呆小病、软骨发育不良症;下部量过长见于生殖腺功能不全 。

4. 上下部量测量考核评分

姓名：　　　　　　　　学号：　　　　　　　　日期：

评分标准			满分	扣分原因	实际得分
物品准备（10分）	测量床(3岁以下小儿用)或身高计(3岁以上小儿用)		5		
	直尺		5		
测量方法及注意事项（75分）	a1 <3 岁 小 儿 测 身 长	小儿仰卧于测量板中线	60		
		双眼直视天花板(眼眶下缘与耳屏上缘的连线与测量板垂直)			
		双手平放于身体两侧			
		双足与测量板垂直			
		测量头顶至足底的长度			
		再用直尺在耻骨联合上缘做一条与身体长轴的垂线,测量这条垂线与足底平面的距离,即为身体的下部量			
		身长(高)减去下部量即为身体的上部量			
	a2 >3 岁 小 儿 量 身 高	小儿直立位,抬头挺胸	60		
		两眼平视			
		双臂自然下垂			
		两足跟并拢,脚尖分开60°			
		背靠身高计的立柱或墙,使足后跟、臀部、肩胛部均接触立柱或墙			
		测量头顶至足底的高度			
		再用直尺在耻骨联合上缘做一条与身体长轴的垂线,测量这条垂线与足底平面的距离,即为身体的下部量			
		身长(高)减去下部量即为身体的上部量			
	b 脱去鞋袜帽外衣		5		
	c 精确读数到0.1cm		5		
	d 整个过程注意安全保护,防止摔伤、受凉		5		
意义（15分）	a 上部量指从头顶至耻骨联合上缘的距离,它代表头和脊椎的生长。下部量指从足底至耻骨联合上缘的距离,它代表下肢长骨的生长		5		
	b 正常情况下,新生儿上部量>下部量,中点在脐上；2岁时上部量>下部量,中点在脐下；6岁时上部量>下部量,中点在脐与耻骨联合上缘之间；12岁时上部量＝下部量,中点在耻骨联合上缘		5		
	c 下部量特短见于呆小病、软骨发育不良症；下部量过长见于生殖腺功能不全		5		
总分			100		

注:测量方法 a1 或 a2 根据小儿年龄仅选其一。

考核人签名：

（四）坐高[顶臀长（crown to bottom）]

坐高（sitting height）是指从头顶到坐骨结节之间的距离。坐高代表头颅与脊柱的发育。

1. 物品准备　测量床、坐高计。

2. 测量方法

（1）<3岁（顶臀长）：测量头顶到坐骨结节的长度。采用卧式测量床测量。小儿取仰卧位，头顶紧贴测量床头板，双眼直视天花板（方法同测量身长），双手置于身体两侧，双腿并拢并抬起双腿，使髋、膝关节均屈曲90°，滑动尾端测量板，使其紧贴小儿臀部并读数，读数精确到0.1cm。（注意：测量板两侧的读数要一致）

（2）>3岁（坐高）：测量头顶到坐骨结节的高度。采用坐高计测量。小儿取坐位，双上肢自然下垂，双下肢髋关节、膝关节均屈曲90°，躯体伸直，使骶部、肩胛部、枕部呈一直线紧靠测量柱，向下滑动头顶侧的滑动板，准确读数至0.1cm。

3. 临床意义　坐高与身高之比（坐高/身高）反映下肢的增长情况。

（1）正常值：出生时：坐高/身高约等于0.67，

4岁：坐高/身高约等于0.6

14岁：坐高/身高约等于0.53

（2）坐高/身高>正常值：说明下肢短，见于克汀病，软骨发育不良症等。

4. 坐高测量考核评分

姓名：　　　　　　　　学号：　　　　　　　　　日期：

评分标准			满分	扣分原因	实际得分
物品准备 (10分)	测量床(3岁以下小儿用)或坐高计(3岁以上小儿用)		10		
测量方法及注意事项 (50分)	a1 <3 岁 小 儿 测 顶 臀 长	小儿仰卧于测量板中线	50		
		头顶紧贴测量床头板			
		双眼直视天花板(眼眶下缘与耳屏上缘的连线与测量板垂直)			
		双手平放于身体两侧,双腿并拢并抬起,双腿,使髋、膝关节均屈曲90°			
		滑动尾端测量板,使其紧贴小儿臀部并读数			
	a2 >3 岁 小 儿 量 坐 高	小儿取坐位,抬头挺胸	50		
		两眼平视			
		双臂自然下垂			
		双下肢髋关节、膝关节均屈曲90°			
		躯体伸直,使骶部、肩胛部、枕部呈一直线紧靠测量柱			
		向下滑动头顶侧的滑动板			
	b 脱去帽子、外衣		5		
	c 精确读数到0.1cm,(注意:测量板两侧的读数要一致)		5		
	d 整个过程注意安全保护,防止摔伤、受凉		5		

续表

评分标准		满分	扣分原因	实际得分
意义 (10分)	a 坐高与身高之比(坐高/身高)反映下肢的增长情况	5		
	b 坐高/身高>正常值:说明下肢短,见于克汀病,软骨发育不良症等	5		
正常小儿顶臀长(坐高)增长规律 (15分)	a 出生时:坐高/身高约等于0.67	5		
	b 4岁:坐高/身高约等于0.6	5		
	c 14岁:坐高/身高约等于0.53	5		
总分		100		

注:测量方法 a1 或 a2 根据小儿年龄仅选其一。

考核人签名:

(五) 指距

指距(span)是指两上肢平举,测量两中指之间的距离,它代表上肢长骨的发育。

1. 物品准备 软尺。

2. 测量方法 小儿直立靠墙,两眼平视,双手平举,测量两中指之间的距离。读数精确到0.1cm。

3. 临床意义

(1) 正常人指距略<身高。

(2) 若指距>身高1~2cm,说明上肢长骨发育异常,如蜘蛛样指(趾)(马凡综合征)。

4. 指距测量考核评分

姓名: 学号: 日期:

评分标准		满分	扣分原因	实际得分
物品准备 (10分)	软尺	10		
测量方法及注意事项 (75分)	小儿直立靠墙,两眼平视,双手平举,测量两中指之间的距离。读数精确到0.1cm	75		
临床意义 (15分)	a 代表上肢长骨的发育	5		
	b 正常人指距略<身高	5		
	c 若指距>身高1~2cm,说明上肢长骨发育异常,如蜘蛛样指(趾)(马凡综合征)	5		
总分		100		

考核人签名:

(六) 头围

头围(head circumference,HC)与脑和颅骨的发育有关。

1. 物品准备 软尺。

2. 测量方法　小儿取坐位或立位,检查者面对小儿前方,先将软尺的零点固定于小儿右侧齐眉弓上缘的中点,然后将软尺经右侧绕经枕骨结节最高点、左侧眉弓上缘,再回至右侧齐眉弓上缘的中点。长头发女孩应将头发沿测量部位上下分开。读数至 0.1cm。

3. 临床意义　反映大脑与颅骨的发育。

（1）头围增长的规律:出生时头围 33~34cm,生后前 3 个月增长 6cm,后 9 个月再增长 6cm,至 1 岁时头围 46cm,2 岁时 48cm,5 岁时 50cm,15 岁时同成人,头围约 54~58cm。

（2）头围增长异常

①小头畸形　指头围$<\overline{X}-2s$;出生时头围<32cm;>3 岁时头围<42~45cm,提示大脑发育不良。

②头围增长过速,提示脑积水。

4. 头围测量考核评分

姓名:　　　　　　学号:　　　　　　日期:

评分标准			满分	扣分原因	实际得分
物品准备 （10 分）	软尺		10		
测量方法及 注意事项 （70 分）	小儿取坐位或立位,检查者面对小儿前方,先将软尺的零点固定于小儿右侧齐眉弓上缘的中点,然后将软尺经右侧绕经枕骨结节最高点、左侧眉弓上缘,再回至右侧齐眉弓上缘的中点。读数至 0.1cm		70		
临床意义 （20 分）	a 反映大脑与颅骨的发育		5		
	b 头围增长规律	出生时头围 33~34cm,生后前 3 个月增长 6cm,后 9 个月再增长 6cm,至 1 岁时头围 46cm,2 岁时 48cm,5 岁时 50cm,15 岁时同成人,头围约 54~58cm	5		
	c 头围增长异常	头围过小:提示小头畸形,指头围$<\overline{X}-2s$;出生时头围<32cm;>3 岁时头围<42~45cm,见于大脑发育不良	5		
		头围过大:提示头围增长过速,如脑积水	5		
总分			100		

考核人签名:

（七）胸围

胸围（chest circumference,CC）代表肺、胸廓、胸背肌肉及皮下脂肪的发育。

1. 物品准备　软尺。

2. 测量方法　<3 岁小儿取仰卧位,>3 岁小儿取立位,两上肢置于身体两侧平放或自然下垂,软尺零点固定于小儿右侧乳头下缘(乳腺已发育者,固定于胸骨中线第四肋间),然后软尺经胸部右侧绕过两肩胛骨下缘,再经左侧乳头下缘回到零点处,取平静呼气、吸气时的读数,然后取其平均值,读数精确到0.1cm。

3. 临床意义 反映肺与胸廓的发育。

(1) 小儿胸围增长的规律:出生时胸围32.4cm(比头围小1~2cm),1岁时胸围=头围=46cm,1岁后胸围=头围+岁数-1(cm)。

(2) 胸围异常:胸围过小提示营养不良;胸围过大提示肥胖症、气胸、胸腔积液等。

4. 胸围测量考核评分

姓名:　　　　　　　　　学号:　　　　　　　　　日期:

评分标准			满分	扣分原因	实际得分
物品准备(10分)	软尺		10		
测量方法及注意事项(70分)	<3岁小儿取仰卧位,>3岁小儿取立位,两上肢置于身体两侧平放或自然下垂,软尺零点固定于小儿右侧乳头下缘(乳腺已发育者,固定于胸骨中线第四肋间),然后软尺经胸部右侧绕过两肩胛骨下缘,再经左侧乳头下缘回到零点处,取平静呼气、吸气时的读数,然后取其平均值,读数精确到0.1cm		70		
临床意义(20分)	a 反映肺与胸廓的发育		5		
	b 胸围增长规律	出生时胸围32.4cm(比头围小1~2cm),1岁时胸围=头围=46cm,1岁后胸围=头围+岁数-1(cm)	5		
	c 头围增长异常	胸围过小:提示营养不良	5		
		胸围过大:提示肥胖症、气胸、胸腔积液等	5		
总分			100		

考核人签名:

(八) 上臂围

上臂围(upper arm circumference)代表上臂肌肉、骨骼、皮下脂肪和皮肤的发育水平。

1. 物品准备 软尺。

2. 测量方法 左臂自然放松下垂,软尺于肩峰与鹰嘴连线的中点,绕上臂一周,软尺应与上肢长轴垂直。测量两次,取其平均值。读数精确到0.1cm。

3. 临床意义　代表肌肉、骨骼、皮下脂肪和皮肤的生长。1 岁内小儿上臂围增长迅速，1~5 岁增长缓慢，约 1~2cm。测量上臂围可筛查 5 岁以内小儿营养状况。当上臂围 >13.5cm，提示营养良好，12.5~13.5cm 提示营养中等，<12.5cm 提示营养不良。

4. 上臂围测量考核评分

姓名：　　　　　　　　学号：　　　　　　　　日期：

评分标准		满分	扣分原因	实际得分
物品准备 （10 分）	软尺	10		
测量方法及 注意事项 （75 分）	左臂自然放松下垂，软尺于肩峰与鹰嘴连线的中点，绕上臂一周，软尺应与上肢长轴垂直。测量两次，取其平均值。读数精确到 0.1cm	75		
临床意义 （15 分）	a 代表肌肉、骨骼、皮下脂肪和皮肤的生长	5		
	b 测量上臂围可筛查 5 岁以内小儿营养状况	5		
	c 上臂围>13.5cm，提示营养良好 12.5~13.5cm 提示营养中等 <12.5cm 提示营养不良	5		
总分		100		

考核人签名：

第三节　儿童心肺复苏术

（一）定义

心肺复苏术（cardiopulmonary resuscitation，CPR）是指使已经中断的呼吸及循环功能得以恢复的一系列技术和方法。包括基本生命支持（basic life support），高级生命支持（advanced life support），和稳定及复苏后的监护等三个方面。本节重点探讨与现场抢救（first aid）儿童生命相关的一系列建立有效的通气或循环功能的基本生命支持技术。

（二）目的

1. 呼吸复苏　支持或恢复已经中断的呼吸功能，恢复患儿的自主呼吸。

2. 心脏复苏　支持或恢复已经中断的循环功能，恢复患儿的自主心律。

（三）基础医学知识

1. 儿童心跳呼吸骤停的特点

（1）儿童年龄愈小，心肺功能愈不成熟，心跳呼吸骤停发生率愈高。

（2）儿童呼吸中枢神经元较大脑皮质有较强的耐受缺氧的能力，心搏停止后，短时间保留叹息样呼吸动作，再出现呼吸停止。

（3）儿童脑组织对缺氧耐受性较强，影响心肺功能的慢性疾病也较少，复苏成功率较成人高。

2. 儿童胸廓心肺的解剖特点

（1）胸廓：胸廓借关节和韧带将胸骨、肋骨和胸椎连接而成。胸廓和膈围成胸腔，内含心脏、大血管、气管、肺、食管等重要结构。儿童胸廓的弹性较大，顺应性好，临床易于通过外力作用于胸廓，支持和维护心脏、大血管、气管和肺的功能，以达到心肺复苏的目的。

（2）心脏的位置与功能：心脏位于胸腔的纵隔内。心脏前方大部分被肺和胸膜遮盖，只有左肺心切迹以内的部分直接与胸骨体下部的左半及左侧第4~5肋软骨相邻。婴儿心脏在胸腔的位置较低，心脏按压的区域应在胸骨与两乳房间连线交点以下一指处。儿童心脏按压的区域在胸骨的中、下1/3。

通过心肌有节律的舒缩活动，造成心腔内压力和容积有规律的变化，将静脉回心的血液搏入动脉，推动血液的循环。

（3）胸廓肺的发育与呼吸运动：胸廓借胸膜的壁层和脏层与肺紧贴在一起，出生后胸廓的发育速度大于肺的发育速度，胸廓的容积显著大于肺的容积。正常情况下，胸廓趋于向外扩大，肺趋于向内缩小，从而形成了胸膜腔的负压。肋间内、外肌、膈肌等呼吸肌肉，以及腹肌和颈肌等与呼吸有关的辅助肌的舒缩活动，引起胸廓的运动，改变胸廓的容积，胸膜腔的负压和肺的容积，以产生呼吸运动。

3. 人工心肺复苏的作用

（1）口对口鼻的人工呼吸，术者呼出气的平均氧浓度可达为16%（20 kPa，150mmHg）能迅速提高患儿肺泡内气压，使其 PaO_2 达 10.0~11.3kPa（75~85mmHg），$PaCO_2$ 4.0~5.3kPa（30~40mmHg），是现场进行呼吸复苏的首选方法。

（2）托背式人工呼吸法，术者通过举放新生儿的背部，利用其腹腔内脏的重力，推动横膈大幅度升降，改变胸腔的上下径，使得胸腔的容积、胸膜腔负压和肺的容积发生变化，产生呼吸运动。

（3）双手压胸人工呼吸法，术者通过按压，改变胸廓的容积，引起胸膜腔负压和肺的容积发生变化，进行人工呼吸。

（4）胸外心脏按压，是通过外力挤压心肌，支持和维护心脏的泵血功能，推动血液的循环。

4. 儿童心跳呼吸骤停的临床诊断

（1）呼吸功能不良或停止：突然呼吸抑制、叹息样呼吸、呼吸停止，或者自主呼吸在挣扎一两次后，随即停止。

（2）心脏功能不良或停搏：摸不到肱动脉、颈动脉和股动脉等大动脉搏动，听不到心音，测不到血压，面色苍白或灰白。心电图检查可见等电位线、电机械分离或心室颤动等。

（3）突然昏迷，神志丧失。部分患儿昏迷前有一过性抽搐。

（4）瞳孔散大，固定，对光反射消失。

（四）适应证

（1）发现患儿无反应，无呼吸或仅有无效喘息（呼吸浅弱，缓慢，或叹气样呼吸），有经验的医务人员在10秒内未检测到脉搏，即开始实施心肺复苏。（无有经验的医务人员在场时，不用检测到脉搏，以免因为反复触摸脉搏，延误抢救时机）。

（2）发现患儿出现无效心搏：心音极微弱；心率缓慢，年长儿 HR<30 次/分，新生儿

<60 次/分,是胸外心脏按压的指征。

(3) 新生儿无自主呼吸或为无效喘息;或有自主呼吸,但 HR<100 次/分,用 80%氧仍有中心性发绀,是正压通气复苏的指征。

心跳呼吸骤停的现场抢救应争分夺秒地进行,以保持呼吸道通畅、建立呼吸及建立人工循环的顺序进行,以保证心、脑等重要脏器的血液灌流及氧供应。切记不要等待是否检测触及脉搏,听到心音和呼吸音,不要等待心电图证实心跳停止等诊断心跳呼吸骤停的各项临床依据出现才开始抢救,创伤所致者更不能等待静脉或动脉输血后再开始抢救。

(五) 禁忌证

(1) 气胸,血胸,肋骨骨折,胸壁开放性损伤。

(2) 胸廓畸形,脊柱畸形。

(3) 心包填塞。

(4) 停止和不进行 CPR 的标准

1) 极早产(胎龄<23 周,出生体重<400g)。无脑儿。

2) 患儿有不可逆死亡征象(有明确的尸斑,断头,腐尸)。

3) 尽了最大努力的治疗,脏器功能恶化,没有任何生理好转标志。

4) 复苏无效:经过 30 分钟 CPR 处理,瞳孔扩大,固定,无自主呼吸,EKG 无心肌电活动。

5) 脑死亡。

(六) 儿童心跳呼吸骤停的现场抢救的程序

1. 单人施救者的操作程序

(1) 开放气道,检查呼吸,对于无呼吸者给予 2 次人工呼吸。

(2) 在两分钟内,给予 CPR:30 次胸外按压,2 次人工呼吸,反复五个循环。

(3) 在发生心脏骤停的现场有 AED 或除颤器的情况下,尽快给予一次电击除颤。继续给予 CPR。

(4) 打 120 电话,(或者呼唤他人帮助打 120 电话)召唤急诊反应系统。

2. 两个施救者的操作程序

(1) 一人打 120 电话,召唤急诊反应系统。取体外自动除颤仪返回患者身边,进行除颤。

(2) 另一人给予 2 次人工呼吸 ,五个循环的 CPR。(一人胸外按压,另一人做人工呼吸,按压与通气的比率为 15:2。每 2 分钟改变一下按压者,更换时间<5 秒)。

3. 施救者团队的操作程序 由一个人指挥,其他的施救者分别同时进行胸外按压,提供通气或找到气囊面罩以进行人工呼吸,找到并准备好除颤器除颤。抢救新生儿的操作程序为 A-B-CD。其他年龄小儿 CD-A-B,即单次电击后,进行心肺复苏。

(七) 术前用物准备和体位

术前用物准备视复苏现场的条件而定。患儿的体位因现场心肺复苏的具体操作方法而异。

(八) 儿童心跳呼吸骤停现场心肺复苏的操作方法

1. 通畅气道(airway, A)

(1) 打开气道:采用以下任一方法,向前移动下颌骨,将附着在上面的舌抬起,离开喉头,打开气道。

1) 托颈仰头法:患儿取仰卧位。复苏者站在患儿侧,左手托住和抬起患儿后颈部,右手将患儿的头部后仰 25°~45°(图 4-3-1)。此法禁用于头颈部外伤者。

2) 仰头抬颏法:患儿取仰卧位。复苏者站在患儿头侧,右手将患儿头部后仰,左手的第 2、3 指抬起患儿的颏部(图 4-3-2)。

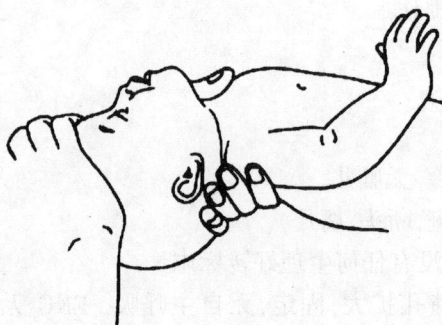

图 4-3-1 托颈仰头法   图 4-3-2 仰头抬颏法

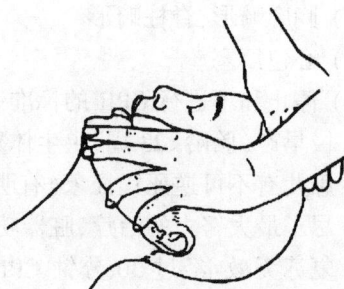

3) 抬下颌开口法:患儿取仰卧位。复苏者双手第 2、3 及 4 指放在患儿下颌角后方,向前抬起下颌,同时用双拇指推开患儿的口唇,用手掌根部及腕部使患儿的头后仰(图 4-3-3)。

4) 抬舌托颌法:适用于牙关紧闭者。患儿取仰卧位。复苏者左手的拇指伸入患儿口腔内,食指放在下颌骨的颏部,将舌和下颌一起上抬。有颈外伤者,后仰头部,可能造成颈椎脱位和高位截瘫,可令助手将头部固定于正中位,用此法来开通气道(图 4-3-4)。

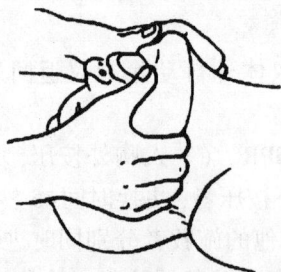

图 4-3-3 托下颌开口法   图 4-3-4 抬舌托颌法

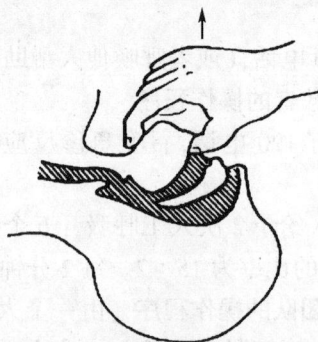

(2) 清除口鼻咽及气管内的分泌物、异物或呕吐物 临床患儿出现喘鸣,呼吸困难,鼻翼扇动,发绀等症状,提示气道梗阻,应及时清除口鼻咽及气管内的分泌物、异物或呕吐物。常用的方法有 5 种。

1) 手指清除法:患儿取半卧位。复苏者用打开气道的方法打开患儿的口,直视下,将示指顺着颊的内部插入口腔,钩出口腔的异物。

如果食物在喉部以下,可采用以下方法,诱发患者咳嗽清除异物。

2) 背部拍击法:如果患者是婴儿。将患者的两脚叉开俯于复苏者的左手的手臂上,用手支撑患儿的颈胸部,使其头低于躯干,用右手掌根部拍击婴儿背部两肩胛骨间,连拍4次,有助于异物松动,诱发患者咳嗽,将梗阻物逐出。

如果患者是较大的儿童,将患者的两脚叉开俯于复苏者的腿上,或患儿取俯卧位,复苏者用左手支撑患儿的头面部,使其头低于躯干,用右手掌根部连续4次拍击患儿的背部两肩胛骨间。

3) 下胸部推压法:患儿取仰卧位。复苏者面对患儿,左手掌根部放在患儿的双侧乳头连线和剑突之间,右手重叠在左手上,迅速向内向上连续猛推4次。诱发患者咳嗽,将梗阻物逐出。注意要避开剑突和肋缘,以免肋骨骨折和内脏损伤。

4) 腹部推压法:患儿取仰卧位。复苏者面对患儿,左手掌根部放在患儿上腹部,右手重叠在左手上,迅速向内向上连续猛推腹部4次。也可以交替使用背部拍击法和下胸部、腹部推压法,用背部拍击法使得异物松动,推压法产生的高速脉冲气流,将梗阻物逐出。

5) 吸引法:有条件时,应该采用麦氏插管钳,气管支气管镜等器械,夹出和吸出梗阻物,通畅气道。

2. 建立呼吸(breathing,B)　当呼吸道通畅后,仍无自主呼吸时应采用人工辅助通气,维持气体交换功能。临床以患儿出现呼吸动作:气促,三凹征,喘鸣,呻吟,呼吸音:作为评价的产生自主呼吸的标志。

(1) 人工呼吸法

1) 口对口人工呼吸法:复苏者站在患儿右侧,左手拇指和示指紧捏住患儿的鼻子,用掌根部使其头后倾,并张开口腔。深吸一口气,用口含住患儿的口,将气吹入,持续吹气>1秒,使患儿的胸廓抬起。停止吹气,放开患儿的鼻孔,待其胸廓靠弹性自然回位,排出肺内气体。吹气与排气时间之比为1:2,以观察到胸廓明显起伏和听到肺泡呼吸音为有效呼吸的标志。重复上述操作,新生儿40~60次/分,婴幼儿20~30次/分,婴儿30~40次/分,儿童18~20次/分。

2) 口对鼻人工呼吸法:对于牙关紧闭的患儿,复苏者用口对患儿的鼻进行人工呼吸。

3) 口对鼻和口人工呼吸法:对于小婴儿,复苏者用口对患儿的鼻和口进行人工呼吸。

4) 口对面罩人工呼吸法:为防止交叉感染,可用面罩罩住患儿的面部,复苏者隔面罩,用口对患儿的口或鼻口进行人工呼吸。

5) 双手压胸法:适用于儿童。患者取仰卧位,头偏向一侧。术者在患者一侧,两手拇指相对,其余四指分开握住患者的两季肋部和背部,拇指与其余四指相对按压患儿的胸部,将肺内空气排出,然后双手放松,使患者胸廓靠其弹性自然回位,空气随之吸入。

6) 托背式人工呼吸法:适用于新生儿。患者取平卧位。术者位于患儿右侧,右手掌面朝上横插到患儿背部下面,向上托患儿的背,托起高度以患儿头部及双脚跟不离开抢救台为度,使其胸部向前挺出,脊柱伸展,然后缓缓放平。利用新生儿腹腔内脏的重力,推动横膈大幅度升降,以扩张和压缩肺部,增大了肺部通气量,进行人工呼吸。

(2) 复苏器人工呼吸法:应用复苏气囊,自膨胀气囊,带有贮氧装置的气囊等复苏器,通过连接于复苏皮囊的面罩覆盖于患儿的口鼻,对患儿进行人工间歇正压呼吸。在氧流量10L/min 时,自膨胀气囊送氧浓度为30%~40%,带有贮氧装置的气囊可以提供60%~95%

浓度的氧气。

患儿取仰卧位,复苏者用左手将面罩固定在患儿脸上,并将头或下颌向上翘起。对于婴幼儿,复苏者用左手4、5指钩住患儿下颌角向上抬,第3指根部抵住下颌,保证面罩与面部紧密接触,同时保持气道通畅。右手挤压和放松气囊进行人工呼吸(图4-3-5)。

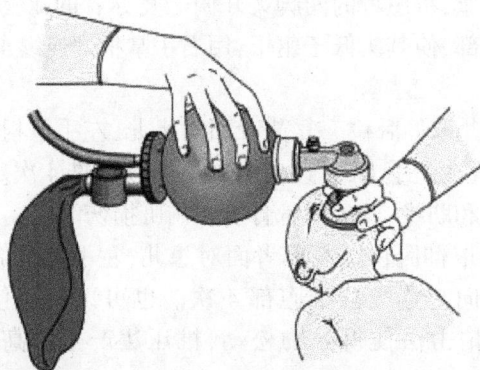

图4-3-5 复苏器人工呼吸法

3. 支持循环(Circulation,C) 当气道通畅,呼吸建立后复苏仍不理想时应做胸外心脏按压。

(1)儿童胸外心脏按压的要点

1)按压部位:婴儿的按压部位在胸骨上两乳头连线与胸骨正中线交界点下一横指。其他年龄儿童为胸骨中、下1/3处。

2)按压深度:因患儿年龄和发育情况而异,新生儿按压深度约为其胸部厚度的1/3,婴儿按压深度约为4cm,儿童约5cm。

3)压胸时间200~250ms。每次按压与放松的时间比例1∶1,待患儿胸廓完全恢复原来位置,有利于血流返回心脏,再继续按压。

4)按压频率100次/分。多人轮流复苏时,按压换人间歇尽量要<10秒。

5)按压时用力要适度,防骨折或心肺肝胃损伤。

6)有效按压的临床标志:按压时触及患儿颈动脉、股动脉等大动脉的搏动,听到心音,心电监护测得血压,心率,经皮血氧饱和度上升,皮肤颜色转红,瞳孔出现回缩等自发运动。

(2)儿童常用的胸外心脏按压方法。

1)双指法:适用于新生儿。术者左手托住患儿背部,右手示指和中指在患儿两乳头连线与胸骨正中线交界点下一横指处,向后背方向垂直按压。

2)单掌环抱法:适用于新生儿,术者右手拇指置于患儿两乳头连线与胸骨正中线交界点下一横指处,其余四指置于后背,握住患儿胸部,双手拇指向后背方向垂直按压。

3)双掌环抱法:适用于新生儿或小婴儿,术者双拇指重叠于或并排于患儿两乳头连线与胸骨正中线交界点下一横指处,其他手指围绕胸廓握住后背,拇指压向后背,进行胸外心脏按压。

4)单手掌根按压法:适用于1~8岁儿童。患者取仰卧位。术者立于患者的右侧,右手掌根部置于患儿胸骨中下1/3处(避开剑突),借助术者肩臂部和躯干的力量,垂直向脊柱方向施加压力。

5)双手掌根部按压法:适用于8岁以上的儿童。患者取仰卧位。术者立于患者的右侧,右手掌根部置于患儿胸骨中下1/3处(避开剑突),将左手掌重叠于右手的手背上,借助术者肩臂部和躯干的力量,垂直向脊柱方向施加压力。

4. 胸外除颤(defibrillation,D)　对儿童室颤/无脉搏室颤,应该立即除颤。

(1) 除颤器的选择:可使用单相波或双相波除颤器。婴儿首选手动除颤器,1~8 岁儿童首选儿科型剂量衰减自动体外除颤器,8 岁以上,体重≥25kg 的儿童,使用标准自动体外除颤器。

(2) 电极的选择:婴儿电极直径 4.5cm,儿童 8cm。

(3) 电极的位置:一只电极置于右锁骨下,相当于胸骨右缘第 2~3 肋间。另一只电极置于心尖部,相当于左乳头外侧腋中线处。

(4) 能量的选择:首剂量 2 J/kg。第二次及后续的剂量是 4 J/kg。考虑使用 2 J/kg 的首剂量。对于后续电击,能量级别应至少为 4 J/kg 并可以考虑使用更高能量级别,但不超过 10 J/kg 或成人最大剂量。

(5) 操作方法

1) 手动除颤:①关闭除颤器同步开关,打开电源开关。②充电至所需电能,首剂量 2 J/kg,后续的剂量是 4 J/kg。③接通电极板。④在电极板涂导电胶。⑤右手持负极压在胸骨右缘第 2 肋间胸壁,左手持正极压在第五肋间心尖部。⑥按压电击键,单次除颤。

2) 自动体外除颤:采用自动体外除颤器(automated external defibrillator,AED) 除颤,①连接电极:将一次性使用的除颤的前电极贴在患者胸廓的胸骨右侧锁骨下区,侧电极贴在患者左乳头外侧腋中线处。②启动仪器的开关按钮,③按压分析按钮,仪器提示正在分析,显示建议电击除颤时,术者离开患者身体。④按压电击键,进行单次除颤。

(6) 连续除颤:除颤后,检查脉搏,如无脉搏,作 CPR 1 分钟,仍然无脉搏,再次除颤。可以重复进行 3 次除颤。

(九) 注意事项

(1) 患者应卧于硬板床上,以保证心肺复苏的效果。

(2) 打开气道时,头不可过度后仰,以免压迫气道,颈静脉,椎动脉和引起颈椎脱位。有颈外伤者,令助手将患儿头部固定于正中位,移动头部,可能引起脊髓损伤,导致高位截瘫。

(3) 及时清除呼吸道或口腔内分泌物和其他堵塞物。

(4) 口对口、鼻人工呼吸时,第一次吹气要缓慢,感觉通气无障碍,再均匀用力吹气。吹毕可轻压胸部,以助呼气。吹气数次,看缓压上腹部 1 次,排除胃积气。不可吹气过猛,以免引起肺泡破裂,抑制肺反射,不利自主呼吸恢复。

(5) 胸外按压的位置要准确,按压时手指尖不可触及患儿胸壁,放松时手掌不要离开患儿的胸壁,以免偏离按压点。要待胸廓完全恢复原来位置,血流返回心脏再继续按压,如果胸廓回复不完全,胸内压升高可能减少冠状动脉和脑灌注,影响复苏的效果。按压的力度要适当,过轻则达不到治疗目的;过猛、过重可致肋骨骨折、心包积血、肺部损伤、肝破裂、胃破裂等并发症。

(6) 心跳呼吸骤停的基本生命支持技术对于现场抢救儿童生命是重要的,但又是有限的。现场积极抢救的同时,一定要尽快拨打 120 电话,召唤急诊反应系统,使患儿得到由专业医疗救护人员提供的高级生命支持和后续治疗。

（十）儿童心肺复苏术考核评分

姓名：　　　　　　　　学号：　　　　　　　　日期：

评分标准		满分	扣分原因	实际得分
心肺复苏的临床依据（15分）	a 判断患儿的反应,检查呼吸、脉搏、瞳孔	5		
	b 口述为该患儿进行心肺复苏的临床依据(适应证,禁忌证)	10		
现场抢救的程序(5分)	根据当场施救者的人数,决定现场抢救的程序	5		
术前准备（10分）	根据复苏现场的条件,准备操作材料（复苏器,除颤器的选择）	10		
心肺复苏的操作(60分)	a 患儿的体位	5		
	b 术者的操作准确,有效	30		
	c 助手的配置与作用	5		
	d 召唤急诊反应系统,使患儿得到更好的救治条件	10		
	e 注意必要的医疗隔离和自身的保护	10		
整体性(10分)	护送和转运患儿	10		
总分		100		

备注:用模型考试时,考生应把模型视为真实病人,检查过程态度、语言、动作关爱病人,能够指导病人配合达到有效检查,否则根据程度扣分。最多可在总分扣5分。

考核人签名:

第四节　儿童腰椎穿刺术

（一）定义

腰椎穿刺术（lumbar puncture）简称腰穿,是借助腰椎穿刺针,从腰椎棘突间隙刺入蛛网膜下腔,对神经系统疾病进行诊断和治疗的一项临床常用技术。

（二）目的

（1）检查脑脊液性质,找出病因,协助诊断中枢神经系统疾病。

（2）测定颅内压,了解蛛网膜下腔有无梗阻,协助诊断。

（3）椎管内注入造影剂,进行脑和脊髓造影,协助诊断。

（4）放出脑脊液,引流炎性分泌物、血性脑脊液或造影剂,以改善临床症状。

（5）鞘内注射药物,达到局部治疗的目的。

（三）基础医学知识

1. 脊髓的发育与形态　脊髓位于椎管的中央,是中枢神经系统的一部分。胚胎前3个月,脊髓占据整个椎管,下端达骶骨下缘。此后脊髓生长速度较椎管慢,脊髓下端逐渐上移,至出生时脊髓末端相当于第3腰椎水平,1岁至青春期相当于第2腰椎上1/3处,成年期相当于第1腰椎椎体的下缘,或第2腰椎椎体的上缘。偶有变异,有些人脊髓末端可高至第 12 胸椎,或低达第 3 腰椎。

脊髓呈扁圆柱状,横径较前后径为大,上下粗细不匀。有颈膨大和腰膨大两个膨大部分。上端与延髓相续,腰膨大以下脊髓迅速变细,末端变尖形成脊髓圆锥,以下成为细长的终丝,经骶管止于第 2 骶椎下缘的硬膜囊底。起自腰膨大部的腰、骶、尾神经根围绕终丝形成马尾。马尾神经根的神经束在蛛网膜下腔中由脊膜包裹,漂浮在脑脊液中,不易受到损伤,即使被累及,也多为部分性损伤。临床上作腰椎穿刺或腰椎麻醉时,多在第 3、4 或第 4、5 腰椎棘突间隙穿刺,不会损伤脊髓。

2. 脊髓的被膜　脊髓由外向内依次覆盖着硬脊膜、蛛网膜及软脊膜三层被膜,具有保护和支持脊髓的作用。硬脊膜为致密的结缔组织形成,呈囊状,其下端可达第 2 或第 3 骶椎,并形成终丝的外膜,附于尾骨骨膜。硬脊膜与脊椎骨膜之间为硬膜外腔,分布有静脉丛与松弛的脂肪组织。蛛网膜为半透明膜。硬脊膜与蛛网膜之间为硬膜下腔。蛛网膜与软脊膜之间为脊髓蛛网膜下隙,内含脑脊液。蛛网膜在跨越脊髓的沟裂时,在脊髓末端与第二骶椎水平之间形成较大的腔隙,称为终池,是临床抽取脑脊液的理想部位。软脊膜为富有血管的薄膜,紧贴于脊髓的表面,在脊髓的两侧,软脊膜穿越蛛网膜,附在硬脊膜内面,成为齿状韧带,对脊髓有固定作用。

3. 脑脊液的产生与循环　脑脊液主要在脑室脉络丛产生,脑内血管间隙、脑的室管膜上皮以及软脑膜也参与脑脊液的形成。侧脑室脉络丛产生的脑脊液,经左、右室间孔流入第三脑室,与第三脑室脉络丛产生的脑脊液汇集,经中脑水管流入第四脑室,再与第四脑室脉络丛产生的脑脊液汇集,经第四脑室正中孔和两个外侧孔流入小脑延髓池。至此,脑脊液分两路流动:大部分在颅内流动,向前上方流经脑桥池、脚间池和视交叉池,直到大脑半球表面,再向后上方流经小脑和枕叶表面;小部分流入椎管的蛛网膜下腔和终池。脑脊液的大部分最后经蛛网膜颗粒渗入上矢状窦;小部分则经脑、脊神经根的周围淋巴间隙流入静脉。脑脊液为无色透明液体,每分钟约生成 0.4ml,每天约生成 500ml,每天约更新 3 次。脑脊液的总体积因年龄而异,新生儿约 5~60ml,儿童约 100~150ml。

4. 腰椎穿刺的解剖层次与进针深度　穿刺针从腰椎棘突间隙正中刺入,由浅到深依次穿过皮肤、皮下组织、棘上韧带、棘间韧带、黄韧带、硬脊膜、蛛网膜,进入蛛网膜下腔。小儿腰穿深度(cm)= 0.77+2.56×体表面积(m^2),一般约 2~4cm。

5. 脑脊液的病理

(1) 脑脊液为无色透明的液体,流动于脑室及蛛网膜下腔内,具有减缓外力对脑的冲击、调节颅内压等作用。在中枢神经系统炎症、肿瘤、缺血缺氧、水肿、出血、梗死和损伤等病理情况下,脑脊液的颜色、性状和成分发生变化,临床可抽取脑脊液进行检验,以助诊断。

(2) 脑脊液的产生与吸收保持着动态平衡,当这种动态平衡遭到破坏时,如脑脊液分泌过多、吸收不良、循环受阻等,可出现脑脊液增多,发生脑积水及颅内压升高。

(四) 适应证

(1) 脑膜炎、脑炎、出血性脑血管病、颅内肿瘤、寄生虫病等神经系统疾病,行腰穿抽取脑脊液化验检查,以了解其性质,辅助诊断。

(2) 蛛网膜下腔梗阻,颅内压增高或减低者,行腰穿了解颅内压力的变化,辅助诊断。

(3) 中枢神经系统先天性畸形、感染、肿瘤等疾病,腰穿注入造影剂或核素等介质,行神经影像学检查,协助诊断。

（4）蛛网膜下腔出血、脑膜炎、脑炎、脑积水和椎管内注入造影剂后，腰穿引流血性脑脊液、炎性分泌物或造影剂等，以降低颅内压和缓解头痛等临床症状。

（5）中枢神经系统炎症，肿瘤和麻醉时，鞘内注入药物，进行抗感染，脑膜白血病的化疗和施行蛛网膜下腔神经根阻滞麻醉。

（五）禁忌证

（1）病情危重，生命体征不稳定的患儿。

（2）颅凹占位性病变，特别是有严重颅内压增高或已出现脑疝迹象的患儿。

（3）高颈段脊髓肿瘤，高位颈椎外伤，脊髓外伤的急性期的患儿。

（4）穿刺部位脊柱结核，腰椎严重畸形，局部皮肤、皮下软组织、脊柱有感染病灶的患儿。

（5）有明显出血倾向的患儿。

（6）躁动不能合作的患儿。

（六）术前准备

（1）操作室消毒，环境清洁，舒适，光线明亮。

（2）核对病人姓名，查阅病历及相关辅助检查资料。评估患儿合作程度。

（3）清洁双手（双手喷涂消毒液或洗手）。

（4）向患儿和家长说明向患者说明穿刺的目的和大致过程，消除病人顾虑，争取充分合作和签同意书。

（5）穿刺前协助患儿排大小便，或为患儿更换尿裤。测量血压。用普鲁卡因局麻前，做普鲁卡因过敏试验。

（6）用物准备

1）腰穿针的选择：22 号腰穿针，新生儿和小婴儿可用 6 号半普通注射针头或头皮注射针头。

2）常规治疗车的摆放

A. 治疗车上层：放置①治疗盘：内置 2.5%碘酒，75%乙醇溶液，2%利多卡因溶液或 2%普鲁卡因溶液。棉纤，胶布，剪刀。需培养时备培养管，酒精灯和打火机。②无菌腰椎穿刺包：带针芯的 22 号腰穿针，镊子，无菌瓶数个，洞巾，棉球，纱布，5ml 注射器。（采用一次性腰穿包，要核对包内容物，不够的物品需要另行准备。要检查腰穿包密封情况和核对有效日期。）③无菌测压管。④口罩，帽子，无菌手套 2 副。

B. 治疗车下层：放置中单或棉垫，消毒液，穿刺过程中用过的物品。

（7）戴帽子、口罩。清洁双手（双手喷涂消毒液或洗手）。

（8）引导病人进入操作室。

（七）体位与穿刺点

1. 体位　一般采取左侧卧位。嘱患儿左侧卧于治疗台边，背部与治疗台面垂直，头向前胸屈曲，双手抱膝，膝髋屈曲，膝部尽量紧贴腹部，充分低头弯腰。婴幼儿和不能合作者可由助手协助：助手面对患儿，右手置患儿颈后，左手挽腘窝，使其头向前屈，双膝向腹部屈曲，使脊柱后弯，以增大腰椎间隙，利于穿刺。但不可过度屈曲颈部，以免影响呼吸。

2. 选择与标记穿刺点　术者立于患儿背后，左手在患儿的头侧。用双手示指、中指摸两侧髂骨嵴最高点的连线与后正中线交会处，即为第 3~4 腰椎椎间隙，是临床常用的穿刺点。也可在其上或下一个椎间隙进行。婴儿及新生儿脊髓相对较长,脊髓下端止于第 2~3 腰椎水平,穿刺部位可选择第 4~5 腰椎椎间隙。用紫药水划"X",或用右手拇指指甲按压"X",标记穿刺点。

(八) 操作方法

(1) 操作者戴好帽子、口罩。

(2) 助手面对患儿,协助保护和固定患儿的体位。

(3) 常规消毒:用 2% 碘伏消毒穿刺点周围皮肤 2 次,范围>15cm,或超过洞巾的孔洞的直径。

(4) 戴无菌手套。打开腰穿包。铺无菌洞巾。

(5) 局部浸润麻醉:用左手拇指固定穿刺点的上一个腰椎棘突,沿棘突下方用 2% 利多卡因或 2% 普鲁卡因,从皮肤至椎间韧带逐层浸润麻醉,边进针边推药,推药前要回抽,没有回血再推药。拔针,用消毒纱布压迫片刻。

(6) 穿刺:检查腰穿针针头有无毛刺或倒钩,针尖、针体的力度,针芯拔出通畅否,针芯是否洁净。确定针尖与针尾缺口的对应关系。左手拇指固定穿刺点的上一个腰椎棘突,拇指指尖压于穿刺点旁,右手的拇指和中指、示指持插入针芯的腰穿针,针尖斜面向上,沿左手拇指尖的下方,以垂直背部方向垂直刺入,进皮稍快,进入棘突间隙后,针头稍向头侧倾斜,缓慢匀速进针,当穿过黄韧带与硬脊膜时有 2 个突破感,缓慢拔出针芯(以防脑脊液迅速流出,造成脑疝),有脑脊液流出,说明穿刺成功。若脑脊液流出速度快,用针芯插入针体减慢滴速,以防诱发脑疝。如脑脊液流出不畅,可让病人做深呼吸,或者由助手轻压患儿一侧颈静脉,或轻轻转动针尾,使针头斜面正对患儿头侧,或将针芯插入后,略调进针的深浅。

新生儿和小婴儿可用 6 号半普通注射针头或头皮注射针头进行腰穿,可以不做局麻。

(7) 脑脊液压力测量:需要测量脑脊液压力的患儿,要先测脑脊液的初压。穿刺成功后,放松对于患儿的约束,使其颈部及下肢缓慢伸直,将测压管与穿刺针相连,测定脑脊液压力,准确读数并记录,亦可计数脑脊液滴数估计压力 [正常侧卧位脑脊液压力为 0.69~1.96kPa(70~200mmH$_2$O),新生儿 0.29~0.78 kPa(30~80mmH$_2$O),或 20~30 滴/min]。移去测压管,收集脑脊液标本。[若初压超过 300 mmH$_2$O (2.94kPa)时则不宜放液,仅取测压管内的脑脊液送细胞计数及蛋白定量即可]。再接上测压管,测定脑脊液的终压。

需要作脑脊液动力学检查,应在测定初压后进行。若脑脊液压力不高,令助手压迫一侧颈静脉约 10 秒,然后再压另一侧,最后同时按压双侧颈静脉。若压迫颈静脉后,脑脊液压力迅速升高 1 倍左右,解除压迫后 10~20 秒,降至原来的水平,表示蛛网膜下腔通畅;若压迫颈静脉后压力不升高,表示蛛网膜下腔完全阻塞;若压迫颈静脉后,压力缓慢上升,放松后又缓慢下降,表示蛛网膜下腔不完全阻塞。颅内压增高者,禁作此检查。

(8) 收集脑脊液:以无菌标本瓶收集脑脊液,每瓶接 1~2ml 脑脊液,分别做常规、生化、细胞学、免疫学和细菌学等检查。测压管内的脑脊液也可送检。

(9) 脑脊液细菌培养:将无菌试管口在酒精灯上火焰消毒后,接流出的脑脊液,再以上法消毒试管口后,盖好无菌塞,立即送检。

(10) 鞘内注药:先放出与注药量相等的脑脊液,后缓慢地边推边回抽,用脑脊液稀释药物,通常在 10 分钟内注射完毕。进行脑和脊髓的造影时,也用此等量置换的方法,向蛛网膜下腔注入空气,氧气,造影剂和核素等。

（11）术毕，插上针芯，用无菌纱布压迫穿刺点，拔针，2%碘伏消毒，覆盖消毒纱布，用右手拇指压迫穿刺点数分钟，见无活动性出血，胶布固定。

（12）去枕平卧24小时，至少平卧4~6小时，以免引起术后低颅压头痛。

（13）洗手。记录穿刺过程。

（九）注意事项

（1）穿刺应在硬板治疗床上进行。

（2）严格无菌操作。

（3）爱伤意识强，操作要熟练，动作要轻稳。

（4）当患儿有颅内压增高，视乳头水肿，又必须取脑脊液检查时，应先用20%甘露醇等脱水剂，降颅压后再穿刺。在放脑脊液时，应用部分针芯堵在针口上，以减慢滴出速度，预防发生脑疝。

（5）腰穿时见脑脊液有血时，应加以鉴别。若随着脑脊液滴出，血量减少，脑脊液转为无色，多为穿刺损伤入蛛网膜下腔前的诸层次的组织的小血管所致。脑脊液含血多，影响检查结果时，可换另一棘突间隙重新穿刺。若脑脊液呈鲜红色，且持续不断流出，放置后见凝血块，为穿刺损伤椎管后壁血管丛所致。提示穿刺失败，应停止操作。于2天后重新穿刺。若脑脊液呈血样，放置后不自凝，离心后上清液微黄，红细胞是皱缩的；或脑脊液呈陈旧性血样，提示患儿原来存在蛛网膜下腔出血，而不是由穿刺损伤引起的。

（6）穿刺过程中，注意观察患者面色、意识、瞳孔、脉搏、呼吸的改变。如发现患儿突然呼吸、脉搏、面色异常，应停止操作。分析是否发生麻醉意外，药物反应，心跳呼吸骤停等，并作相应急救处理。

（7）术后患者有恶心、呕吐、头晕、头痛者，可给予镇静止吐、止痛剂。

（8）术后出现头痛且有体温升高者，应严密观察有无脑膜炎发生。

（十）小儿腰椎穿刺术考核评分

科室：　　　　　　　　　姓名：　　　　　　　　　日期：

评分标准		满分	扣分原因	实际得分
术前准备 （15分）	a 向患儿和家长说明向患者说明穿刺的目的和大致过程，争取充分合作，签同意书	3		
	b 操作材料准备，治疗车的摆放	4		
	c 协助患儿排大小便，或为患儿更换尿裤	4		
	d 测血压、做普鲁卡因过敏试验	4		
选择腰穿体位（5分）	左侧卧位	5		
穿刺点的定位与标记 （10分）	a 两侧髂骨嵴最高点的连线与后正中线交会处，即为第3~4腰椎椎间隙。也可在其上或下1个椎间隙进行	10		
	b 婴儿及新生儿采用第4~5腰椎椎间隙			
	c 用紫药水划"X"，或用右手拇指指甲按压"X"，标记穿刺点			

续表

评分标准		满分	扣分原因	实际得分
操作方法 (60分)	a 戴帽子，口罩。清洁双手	5		
	b 助手协助保护和固定患儿的体位	5		
	c 常规消毒(范围>15cm)，戴无菌手套，铺消毒洞巾	10		
	d 2%利多卡因溶液做皮肤至椎间韧带的局部麻醉	5		
	e 检查腰穿针 左手拇指固定穿刺点的上一个腰椎棘突，拇指指尖压于穿刺点旁，右手的拇指和中指、示指持插入针芯的腰穿针，针尖斜面向上，沿左手拇指指尖的下方，以垂直背部方向垂直刺入，进皮稍快，进入棘突间隙后，针头稍向头侧倾斜，缓慢匀速进针，当穿过黄韧带与硬脊膜时有2个突破感，缓慢拔出针芯，有脑脊液流出，说明穿刺成功 测量脑脊液压力。作脑脊液动力学检查。收集脑脊液。鞘内注射	30		
	f 插上针芯，用无菌纱布压迫穿刺点，拔针，2%碘伏消毒，覆盖消毒纱布，用右手拇指压迫穿刺点数分钟，见无活动性出血，胶布固定	5		
整体性 (10分)	送患者返回病房 检查血压、脉搏 去枕平卧24小时，至少平卧4~6小时 洗手。记录穿刺过程	10		
总分		100		

备注：用模型考试时，考生应把模型视为真实病人，检查过程态度、语言、动作关爱病人，能够指导病人配合达到有效检查，否则根据程度扣分。最多可在总分扣5分。

考核人签名：

第五节　儿童骨髓穿刺术

(一) 定义

骨髓穿刺术(bone marrow puncture)简称骨穿，是借助骨髓穿刺针，刺入骨髓腔，采取骨髓和建立骨髓通道的一项临床常用诊疗技术。

(二) 目的

(1) 抽取骨髓，做骨髓细胞学检查，协助诊断血液系统疾病和导致骨髓受累的其他疾病，以及观察其临床疗效。

(2) 骨髓涂片，细菌培养和药物敏感试验，寻找某些感染性疾病和寄生虫病的病原体，以及观察其临床疗效。

(3) 骨髓染色体分析和细胞免疫分型，协助诊断。

(4) 提供骨髓，造血干细胞，用于骨髓移植，干细胞培养和干细胞移植。

(5) 建立骨髓通道，输液、输血，达到治疗的目的。

（三）基础医学知识

1. 骨髓及其发育 骨髓是骨腔内的软组织,能够产生多能干细胞,经分化生成红细胞、白细胞、血小板和淋巴细胞等,是人体的造血器官和中枢免疫器官。胚胎第6周开始出现骨髓,至胎儿4个月时骨髓开始造血活动,至出生2~5周后,骨髓成为唯一的造血器官。在胎儿和婴幼儿期,全部骨髓腔和骨松质内都是具有造血机能的红骨髓,5~7岁以后,长骨骨髓腔的红骨髓逐渐被脂肪组织所代替而成为黄骨髓,失去造血功能。但在大量失血或贫血等病理情况下,黄骨髓可转化为红骨髓而恢复造血功能。成人红骨髓仅限于长骨骺、短骨和扁骨的骨松质内。临床作骨髓象检查,了解骨髓的造血功能,必须选择有红骨髓的部位进行骨髓穿刺。小儿红骨髓分布广泛,适合作骨髓穿刺的部位较成人多。

2. 小儿骨髓穿刺部位的解剖特点 小儿骨组织含固体物质和无机盐成分较少。婴儿期基本的骨组织是编织骨,至2~3岁才见到较成形的板层组织。小儿骨皮质较薄,骨髓丰富,易于穿刺。临床常用的有胸骨、椎骨、髂骨和胫骨等。

（1）胸骨:位于胸前壁的正中,分为胸骨柄、胸骨体和剑突三部分。胸骨柄和胸骨体的上部较厚,是骨髓穿刺的适宜部位。胸骨骨面平坦,骨质较薄,骨髓丰富,易于穿刺,适用于各年龄阶段的小儿。但穿刺动作宜稳而慢,切忌用力过猛,穿透胸骨,伤及纵隔内重要器官而发生意外。胸骨穿刺时,患者可看到穿刺过程,易感到恐惧。

（2）椎骨:腰椎棘突为长方形的骨板,呈水平位伸向后方,其上下缘略肥厚,后缘钝圆骨面较宽。幼儿期的第2、3、4腰椎棘突较大,且骨质疏松,骨髓丰富,是较为适宜的骨穿部位。

（3）髂骨:位于髋骨的后上部,分为髂骨体和髂骨翼两部。髂骨体参与构成髋臼后上部。髂骨翼的上缘肥厚且呈弓形向上凸弯,称为髂嵴。髂骨翼的前缘有上、下两个骨突,分别称为髂前上棘和髂前下棘,其后缘也有上、下两个骨突,分别称为髂后上棘和髂后下棘。从髂前上棘向后约1~3cm处的髂嵴较宽且向外突出,叫做髂嵴结节,其骨皮质较薄,含红骨髓多,是骨穿常用的部位。髂后上棘的中点骨面较宽,骨皮质较薄,含红骨髓多,也是骨穿的常用部位。俯卧位时,髂后上棘的表面可见位于骶椎两侧,臀部上方的皮肤呈现的一对凹窝,是骨穿的定位标志。髂后上棘穿刺是在患儿背面进行,患者不易发生恐惧感。

（4）胫骨:是位于小腿内侧的粗大的长骨,其上端两侧膨大形成内、外侧髁,而上端前面的粗糙骨突称胫骨粗隆。胫骨体呈三棱柱状,有前缘(即前嵴)、内侧缘和外侧缘(即骨间嵴)三个缘,以及内侧面、外侧面和后面三个面。其内侧面界于内侧缘和前缘之间,朝向前内方,且内侧面上部骨面较宽,皮下无重要的血管和神经,是适于作骨髓穿刺的部位。2岁以下的小儿骨质比较疏松,易于穿刺。胫骨的骨髓腔较大,也是临床常用于输液、输血的通道。

3. 临床骨髓穿刺部位的选择 根据小儿的年龄及其发育的特点,新生儿和2岁以下的小儿多选择胫骨穿刺,也可以选择腰椎棘突穿刺。2岁以上的小儿多选择髂后上棘穿刺。年长儿常用髂前上棘穿刺。胸骨穿刺适用于各年龄阶段的小儿。也可以根据医生对于各个骨穿部位的熟练程度和习惯进行选择。

4. 骨髓穿刺的解剖层次 无论在哪个部位穿刺,骨髓穿刺针由浅到深依次穿过皮肤、皮下组织、骨膜、骨质,进入骨髓腔。

(四) 适应证

(1) 各种原因所致的贫血、各类型的白血病、血小板减少性紫癜、多发性骨髓瘤、骨髓转移瘤、骨髓发育异常综合征、骨髓纤维化、恶性组织细胞病和导致骨髓受累的代谢病,以及长期发热,肝、脾、淋巴结肿大等,行骨穿做骨髓细胞学检查,染色体分析和细胞免疫分型,以协助诊断,分型,以及观察其临床疗效。

(2) 伤寒等急性传染病和疟疾、黑热病寄生虫病等,行骨穿,骨髓涂片找病原体,细菌培养和药物敏感试验,以明确诊断以及观察其临床疗效。

(3) 提供骨髓,用于骨髓培养,骨髓移植和干细胞移植。

(4) 建立骨髓通道,用于输液、输血。

(五) 禁忌证

(1) 血友病和其他有明显出血倾向者。

(2) 穿刺部位有感染、肿瘤时,不可穿刺。

(3) 躁动不能合作者。

(六) 术前准备

(1) 操作室消毒,环境清洁,舒适,光线明亮。

(2) 核对病人姓名,查阅病历及相关辅助检查资料。评估患儿合作程度。

(3) 清洁双手(双手喷涂消毒液或洗手)。

(4) 向患儿和家长说明向患者说明穿刺的目的和大致过程,消除病人顾虑,争取充分合作,签同意书。

(5) 穿刺前协助患儿排大小便,或为患儿更换尿裤。测量脉搏、血压。用普鲁卡因局麻前,做普鲁卡因过敏试验。

(6) 用物准备

1) 骨穿针的选择:根据患儿的年龄、骨穿的目的不同,选用16、18号骨穿针,也可以采用7~9号普通注射针头或头皮针,或一次性5ml灭菌注射器进行骨穿。

2) 常规治疗车的摆放

A. 治疗车上层:放置①治疗盘:内置2.5%碘酒,75%乙醇溶液,2%利多卡因溶液或2%普鲁卡因溶液。无菌棉签,纱布,胶布,剪刀。玻片10块。需培养时备培养管,酒精灯,打火机。②无菌骨髓穿刺包:适宜的骨穿针、2ml及5ml注射器、孔巾、镊子,干棉球和纱布。收集骨髓的无菌瓶。(采用一次性骨穿包,要核对包内容物,不够的物品需要另行准备。要检查骨穿包密封情况和核对有效日期。)③口罩,帽子,无菌手套2副。

B. 治疗车下层:放中单或棉垫,消毒小桶及穿刺过程中用过的物品。

(7) 戴帽子、口罩。清洁双手(双手喷涂消毒液或洗手)。

(8) 引导病人进入操作室。

(七) 体位与穿刺点

根据小儿的年龄及其发育的特点,选择穿刺部位。患儿的体位与穿刺点因穿刺部位而异。

1. 胸骨穿刺 患儿取仰卧位。助手协助将患儿双臂上抬超过头部,用小枕头将其背部稍垫高使前胸凸起,使患儿头向后仰转向一侧,以充分暴露胸部。术者立于右侧,取胸骨正中线第二肋骨水平,胸骨柄体交界处中点的胸骨角上、下 0.5～1.0 cm 骨面平坦处作为穿刺点。

2. 棘突穿刺 患儿取左侧卧位。助手协助患儿左侧卧于治疗台边,背部与治疗台面垂直,使其头向前屈,双膝向腹部屈曲,背部后凸,使棘突更为明显。术者立于患儿背后,在其第 2～4 腰椎棘突中,选择较宽大的棘突作为穿刺点。

3. 髂前上棘穿刺 患儿取仰卧位。术者立于穿刺侧,取该侧的髂前上嵴后 1～2cm 的髂嵴最宽处作为穿刺点。

4. 髂后上棘穿刺 患儿取左侧卧位。术者立于患儿背后,左手在患儿的头侧。取骶椎两侧,臀部上方的软组织窝处的一对髂后上棘的任一个较宽大的部位作为穿刺点。

5. 胫骨穿刺 患儿取仰卧位,助手将其穿刺侧小腿稍向外展,腘窝处用枕头稍垫高,固定两腿。(助手固定外展的小腿不可用力过猛,以免损伤膝关节和髋关节)。术者立于穿刺侧,取胫骨前内方的内侧面,胫骨粗隆下 1cm 之骨面较宽处作为穿刺点。

(八) 操作方法

(1) 戴口罩、帽子。

(2) 助手根据穿刺的部位,协助患儿摆好适宜的体位。操作者确定和用紫药水划"X",或用右手拇指指甲按压"X",标记穿刺点。

(3) 常规消毒:用 2%碘伏消毒穿刺点周围皮肤 2 次,范围>15cm,或超过洞巾的孔洞的直径。

(4) 戴无菌手套。打开骨穿包。铺无菌洞巾。

(5) 局部浸润麻醉:用注射器抽取 2%利多卡因溶液或 2%普鲁卡因溶液 2ml。用左手拇指和示指固定和绷紧穿刺点周围的皮肤,右手持注射器用 2%利多卡因或 2%普鲁卡因,从皮肤至骨膜逐层浸润麻醉,边进针边推药,推药前要回抽,没有回血再推药。拔针,用消毒纱布压迫片刻。简易穿刺法不需麻醉。

(6) 检查穿刺针和注射器:检查骨穿针针头有无毛刺或倒钩,针尖、针体的力度,针芯拔出通畅如否,针管是否洁净干燥。根据患儿的穿刺部位及其皮下脂肪的厚度不同,将骨穿针固定器固定在距针尖 1～1.5cm 处。检查抽吸骨髓的注射器针头有无毛刺或倒钩,针栓拔出通畅如否,针管是否洁净干燥。检查其他用于骨穿的穿刺针和注射器。

(7) 穿刺:术者用左手拇指和示指固定和绷紧穿刺点周围的皮肤,右手持带针芯的骨穿针,针尖斜面向上,斜行刺入穿刺点皮肤,再垂直刺入,触及骨膜时,适度用力缓慢旋转进针穿过骨质,有阻力消失感,且骨穿刺针可固定时,表示已达骨髓腔,可再进入 1～2mm。胫骨穿刺触及骨膜时,穿刺针头与骨干长径成 60°角缓慢旋转进针。胸骨穿刺触及骨膜时,穿刺针头与胸骨呈 45°～60°角,向患儿头侧旋转刺入。棘突穿刺触及骨膜时,穿刺针头沿棘突的纵轴旋转进针。

目前临床常用简易穿刺法,用 7～9 号头皮针针头带 10 ml 注射器,或 5ml 一次性注射器,(不需麻醉)直接刺入皮肤,皮下组织,骨膜和骨质,(不用旋转进针,防止针孔被骨屑堵塞而抽不出骨髓液)有突破且穿刺针已固定时,直接抽吸骨髓液 0.1～0.2ml,(头皮针的塑料管 10cm 容骨髓液 0.1ml)涂片,然后接上注射器乳头直接抽取所需量,最后将注射器及针头一起拔出。

（8）抽取骨髓：抽出针芯，接上无菌干注射器抽吸骨髓，注射器乳头见红色的骨髓液（相当于骨髓液 0.1~0.2ml），拔出注射器，将骨髓液推于玻片上，见有脂肪小滴确定是骨髓液，说明穿刺成功。如抽不出骨髓液，应该放回针芯，小心前进或后退 1~2mm，调整进针的深度后再抽吸。抽取的骨髓要立即推片。防止骨髓凝固，影响检查结果。骨髓培养时，再吸取骨髓液 1~2ml 注入培养瓶。按照临床的需要吸取骨髓，用于骨髓移植和干细胞移植。

（9）连接输液管，用于输液、输血等其他医疗活动。

（10）术毕，插上针芯，用无菌纱布压迫穿刺点，连同注射器一同拔出穿刺针，2%碘伏消毒，覆盖消毒纱布，用右手拇指压迫穿刺点数分钟，见无活动性出血，胶布固定。

（11）送患儿回病房。洗手。记录穿刺过程。

（九）注意事项

（1）穿刺应在硬板治疗床上进行。

（2）严格无菌操作。

（3）爱伤意识强，操作要熟练，动作要轻稳。

（4）穿刺部位皮肤要绷紧，避免穿刺针滑出，引起骨外组织损伤。胸骨穿刺不可用力过猛，以防穿透内侧骨板，造成损伤。穿刺针进入骨质后避免摆动过大，以免折断。

（5）穿刺针，注射器必须干燥，以免发生溶血。

（6）抽吸骨髓液时，患儿有疼痛感，应该逐渐加大负压。

（7）取骨髓量 0.2~0.5ml 为宜，过多使骨髓液稀释，影响细胞形态学检查的结果。拔针时连同针头一起拔，取针腔内骨髓液涂片效果较好。

（8）骨髓液抽取后应立即推片，以防凝固，使涂片失败。

（9）多次干抽时，应进行骨髓活检。

（10）穿刺过程中，注意观察患者面色、意识、瞳孔、脉搏、呼吸的改变。发现异常应立即停止操作，进行抢救。

（十）小儿骨髓穿刺术考核评分

科室：　　　　　　　　姓名：　　　　　　　　日期：

	评分标准	满分	扣分原因	实际得分
术前准备 （15分）	a 向患儿和家长说明向患者说明穿刺的目的和大致过程，争取充分合作，签同意书	3		
	b 操作材料准备，治疗车的摆放	4		
	c 协助患儿排大小便，或为患儿更换尿裤	4		
	d 测量脉搏、血压。做普鲁卡因过敏试验	4		
选择骨穿 体位（5分）	根据小儿的年龄及其发育的特点，确定穿刺部位，选择适宜的体位：取仰卧位，左侧卧位	5		
穿刺点的定 位与标记 （10分）	a 正确选择胫骨穿刺，腰椎棘突穿刺，髂前上棘穿刺，髂后上棘穿刺和胸骨穿刺的穿刺点	10		
	b 用紫药水划"X"，或用右手拇指指甲按压"X"，标记穿刺点			

续表

评分标准		满分	扣分原因	实际得分
操作方法 （60分）	a 戴帽子，口罩。清洁双手	5		
	b 助手协助保护和固定患儿的体位	5		
	c 常规消毒（范围>15cm） 戴无菌手套 铺消毒洞巾	10		
	d 2%利多卡因做皮肤至骨膜的局部麻醉	5		
	e 检查穿刺针和注射器 穿刺：术者用左手拇指和示指固定和绷紧穿刺点周围的皮肤，右手持带针芯的骨穿针，针尖斜面向上，斜行刺入穿刺点皮肤，再垂直刺入，触及骨膜时，适度用力缓慢旋转进针穿过骨质，有阻力消失感，且骨穿刺针可固定时，表示已达骨髓腔。拔出针芯，抽出针芯，接上无菌干注射器抽吸骨髓，拔出注射器，将骨髓液推于玻片上，见有脂肪小滴确定是骨髓液，说明穿刺成功	30		
	f 插上针芯，用无菌纱布压迫穿刺点，连同注射器一同拔出穿刺针，2%碘伏消毒，覆盖消毒纱布，用右手拇指压迫穿刺点数分钟，见无活动性出血，胶布固定	5		
整体性 （10分）	送患者返回病房 检查血压、脉搏 洗手。记录穿刺过程	10		
总分		100		

备注：用模型考试时，考生应把模型视为真实病人，检查过程态度、语言、动作关爱病人，能够指导病人配合达到有效检查，否则根据程度扣分。最多可在总分扣5分。

考核人签名：

第六节　儿童鼻胃插管术

（一）定义

鼻胃插管术（nasogastric intubation），是将胃管经鼻腔插入胃腔的一项儿科常用诊疗技术。

（二）目的

（1）鼻饲喂养。

（2）鼻饲给药。

（3）抽吸胃内容物，分析检验，以协助诊断。

（4）抽空胃内容物，洗胃，胃肠减压，以减轻临床症状。

（三）基础医学知识

1. 鼻胃插管术的解剖途径　鼻胃插管经过鼻前孔，鼻腔，咽腔，喉，食管，胃的贲门，达到胃腔。

2. 鼻胃插管途径的解剖特点与临床操作的关系

（1）从鼻前孔插入到胃腔的途径中，除鼻前庭为皮肤覆盖外，通过的管道内壁均为黏膜，易损伤出血。

（2）凡有鼻部疾患，如鼻前庭炎、鼻中隔偏曲、鼻甲肥大、鼻息肉等应选健侧鼻孔插管。插管时，要沿鼻腔底部的下鼻道轻柔送入，以免损伤下鼻甲、鼻中隔和鼻腔黏膜。

（3）咽是一垂直的肌性管道，位于鼻腔、口腔和喉的后方，分别称为鼻咽部、口咽部和喉咽部。鼻咽部为鼻腔向后方的直接延续，吞咽时软腭抵达咽后壁，使鼻咽部与口咽部隔开，以防食物反流至鼻咽部与鼻腔。口咽部是口腔向后的延续部，喉咽部较狭窄，向前正对喉口和喉。咽壁肌层由斜行的咽缩肌和纵行的咽提肌交织而成。当吞咽食物时，各咽缩肌纤维束自上而下依次收缩，压挤食团入食管内。咽提肌位于咽缩肌内面，收缩时，能提咽向上协调吞咽动作，可上提喉头封闭喉口。咽壁分布着由舌咽，迷走神经的咽支和交感神经分支组成咽神经丛，司咽壁的感觉和咽肌的运动。吞咽动作是一种复杂的神经反射活动。由口腔到咽的反射活动称为口咽期。此期受意识支配，为随意性的动作。由咽到食管上端的咽期和由食管下行至胃的食管期为反射性活动。插管的关键在口咽期，管端触及咽后壁，可能引起恶心，呕吐，使得鼻胃管盘曲在口腔内，影响插管。

插管到达鼻咽部时，略有阻力感，可将患儿头部托起向前屈，使其下颌靠近胸骨柄，以增大咽喉部通道的弧度，或嘱咐患儿做深呼吸或吞咽动作使咽缩肌开放，以利于插管。通过口咽部要快，避免触及咽后壁，引起恶心，呕吐。若插入不畅时应检查鼻胃管是否盘在口中。如患儿出现呛咳、屏气呼吸困难、青紫，表明可能误入气管，应拔出，休息片刻后重新插入。

（4）食管是一前后扁窄的管状器官，其上端接咽，经气管后方下行，通过胸腔的上纵隔和后纵隔，至第 10 胸椎水平经膈的食管裂孔进入腹腔，并与胃的贲门相延续。由于周围器官压迫，食道在环状软骨水平处、平气管分叉处和食管通过膈肌处有三个生理性狭窄部。插管在通过食的狭窄处遇到阻力时，可让患儿做吞咽动作以配合插管。

食管黏膜下层内有丰富的静脉丛，胃冠状静脉在贲门处与食管静脉丛吻合。当门静脉高压时，门静脉血可经胃冠状静脉或胃短静脉逆流入食管静脉丛，而胃短静脉不能顺利地流入脾静脉，造成食管静脉丛和胃短静脉曲张，插管可能造成血管破裂而引起大出血，因此门脉高压作为鼻胃插管术的禁忌证。

3. 小儿鼻胃管插入长度的测量方法　插入鼻饲管过短，未到胃部，易起患儿恶心、呕吐；插入过深，易对胃黏膜造成刺激。临床应该根据小儿生理解剖特点确定插管的长度，采用如下测量方法。

（1）传统的体表测量方法：婴儿测其鼻尖至剑突与脐中点的长度，即为其鼻胃管插入的深度。其他年龄的患儿测得小儿鼻尖至耳垂，耳垂至剑突的距离之和，或者从前发际到剑突的距离，即为其鼻胃管插入的深度。

（2）改良体表测量方法：测得小儿前发际正中至脐的长度，为其鼻胃管插入的深度。此时鼻胃管顶端达到胃窦部，能畅通的抽出胃液和气体，可减少推注流质时食管反流出现的呕吐。

（四）适应证

（1）经鼻胃管向胃腔内注入食物和可以肠道内应用的营养液，适用于缺乏适当的咽反射和吸吮、吞咽能力的未成熟儿和危重症患儿，以及拒食、牙关紧闭、接受冬眠治疗的患儿，口腔手术后不能由口腔进食的患儿。

（2）经鼻胃管向胃腔内注入诊断或治疗性药物，如钡剂，和可以经过口服给药的药物。

（3）抽空胃内容物，洗胃，胃肠减压，清除潴留食物、刺激物，有害物质和毒物，以减轻临床症状。适用于胃潴留，幽门梗阻，中毒的患儿。以及作为胃切除、胃肠吻合等手术前的准备，以减少手术的并发症。

（4）抽吸胃内容物，分析检验，以协助诊断胃肠道疾病，分析中毒的毒物。

（五）禁忌证

（1）鼻前庭炎、鼻中隔偏曲、鼻甲肥大、鼻息肉，急性喉炎，食管梗阻，食道憩室，食管或贲门狭窄，上消化道出血，门脉高压食管及胃底静脉曲张，严重心脏病。

（2）鼻咽喉和食管手术后的病人。

（3）吞食强腐蚀剂（强酸或强碱）者，昏迷及危重病儿不宜洗胃。

（4）躁动不能合作者。

（六）术前准备

（1）操作室消毒，环境清洁，舒适，光线明亮。

（2）核对病人姓名，查阅病历等相关辅助检查资料。评估患儿合作程度。

（3）清洁双手（双手喷涂消毒液或洗手）。

（4）向患儿和家长说明插管的目的和大致过程，消除其顾虑，争取充分合作。签同意书。

（5）插管前协助患儿排大小便，或为患儿更换尿裤。

（6）用物准备

1）鼻胃管的选择：根据患儿的年龄，病情程度和活动的需要，插管的目的和持续的时间等，选择合适的鼻胃管，一般选用 5Fr 或 8Fr 鼻胃管，早产儿需备特制的软胃管。

2）常规治疗车的摆放

A. 治疗车上层：①治疗盘：内置合适型号的一次性或者消毒的鼻胃管 1 只，10ml 或 20ml 注射器 1 支，治疗巾 1 块，镊子 1 把，压舌板 1 块，止血钳 1 把，剪刀 1 把，液状石蜡或者其他润滑油 1 瓶，夹子 1 个，弯盘 1 个，听诊器 1 只。纱布，棉签，胶布若干。（采用一次性鼻饲包，要核对包内容物，不够的物品需要另行准备。要检查鼻饲包密封情况和核对有效日期。）②温开水（38~40℃），温流质饮食 200ml，或者洗胃液（特效洗胃液，1%苏打水、生理盐水）。持续鼻胃管滴注喂养时，需备输液瓶和微量输液泵等。③帽子，口罩和一次性手套。手消毒液。

B. 治疗车下层：污物袋、污物桶、锐器盒。

（7）戴帽子、口罩。清洁双手（双手喷涂消毒液或洗手）。

（8）引导病人进入操作室。

（七）体位

患儿取仰卧位,也可以根据患儿年龄和病情,选择坐位、斜坡卧位。

（八）操作方法

（1）测量和标记插入鼻胃管的长度:根据患儿年龄和病情,选择传统的体表测量方法或者改良体表测量方法测量鼻胃管插入的深度,并用胶布在鼻胃管缠绕一周作为标记。

（2）选择适宜的插入点:检查患儿双侧鼻孔,避开有鼻中隔偏曲、鼻甲肥大、鼻息肉的鼻孔。

（3）操作者戴好帽子、口罩和无菌手套。

（4）将患儿头偏向一侧,在其颌下铺治疗巾。

（5）操作者面对患儿,检查并清洁患儿鼻腔。

（6）插管:用液状石蜡润滑鼻胃管前端。助手将病人头后仰,操作者左手用纱布裹着托住鼻胃管,右手持镊子夹住鼻胃管前端,沿鼻腔底部轻柔送入。达鼻咽部时略有阻力感,应嘱咐患儿做深呼吸或吞咽动作使环咽肌开放,或嘱助手将患儿头部头部托起向前屈,使下颌靠近胸骨柄,以增大咽喉部通道的弧度,操作者同时迅速将管通过咽部,然后缓慢通过食管在环状软骨水平处、平气管分叉处、食管通过膈肌处的三个狭窄处,进入胃腔。若插入不畅时应检查鼻胃管是否盘在口中。如患儿出现呛咳、屏气呼吸困难、青紫,表明可能误入气管,应拔出,休息片刻后重新插入。

（7）判断插管成功与否:将鼻胃管外端浸入有生理盐水的弯盘中,若有气泡持续逸出,提示误入气管,应拔出重新插入。若有胃液流出,或用无菌注射器接上鼻胃管,抽出胃液,证明插管成功;若无胃液流出,或用无菌注射器接上鼻胃管未抽出胃液,可以将 $5\sim10ml$ 空气注入胃中,用听诊器在上腹部听到气过水声,也证明插管成功。

（8）进行胃内容物送检,鼻饲,洗胃,胃肠减压等医疗活动。

（9）封管:将胃管末端反折,用纱布包好夹紧,封闭导管末端。用胶布将鼻胃管固定于鼻翼及面颊部和病人的枕旁。

（10）将患儿送回病房,协助患儿取舒卧位。必要时予以适当约束。整理患儿床单。

（11）洗手。记录鼻胃管插入的时间。签名。

（12）拔管:将弯盘置于病人颌下。将胃管折返,用夹子夹闭胃管末端(避免拔管时,由于大气压强的正压和存液本身重力向下的作用,使液体流入呼吸道,引起患儿窒息或发生吸入性肺炎)。轻轻揭去固定的胶布。用纱布包裹近鼻孔处的胃管,边拔边将胃管盘绕在纱布中,全部拔出后,将胃管放入弯盘内。清洁病人口鼻面部。

（九）注意事项

（1）爱伤意识强。插管和拔管动作要轻稳,防止发生鼻腔、咽部和食管损伤、出血,诱发心跳呼吸骤停,和折断鼻胃管。

（2）胃管必须完好通畅。每次进行经过鼻胃管实施的医疗操作时,必须证实鼻胃管在胃内,操作完毕时,鼻胃管外口要夹闭,严防管内液体流入气管。

（3）鼻胃管插入成功后,先抽取胃液,送检。误服毒物者在插入胃管尽量吸取胃内残余毒物后,再行洗胃。

（4）洗胃和胃肠减压应选用较粗的鼻胃管,以防堵塞。昏迷及危重病儿,吞食腐蚀性物质(强酸或强碱)者和近期有上消化道出血史或门脉高压者不宜洗胃。

（5）与鼻联结的吊瓶及管道,应每8~12小时更换1次。

（6）长期插管者,每2~3天换管一次,早产儿软胃管可放置1周左右。重插时应从另一侧鼻孔插入。

（7）每日进行口腔护理,给予雾化吸入。

（十）小儿鼻胃插管术考核评分

科室：　　　　　　　姓名：　　　　　　　日期：

	评分标准	满分	扣分原因	实际得分
术前准备 (15分)	a 向患儿和家长说明插管的目的和大致过程,争取充分合作。签同意书	3		
	b 操作材料准备:选择合适型号的鼻胃管,治疗车的摆放	4		
	c 嘱患儿排大小便,或为患儿更换尿裤	4		
	d 戴好帽子、口罩。清洁双手	4		
选择体位 (5分)	仰卧位,或坐位、斜坡卧位。(采用全身约束法,或者由助手协助)	5		
插入点的 定位(10分)	a 检查患儿双侧鼻孔 b 避开有鼻中隔偏曲、鼻甲肥大、鼻息肉的鼻孔	10		
操作方法 (60分)	a 戴无菌手套	5		
	b 清洁患儿鼻腔。将患儿头偏向一侧,在其颌下铺治疗巾	5		
	c 测量和标记插入鼻胃管的长度。用液状石蜡润滑鼻胃管前端	10		
	d 助手将病人头后仰,操作者左手用纱布裹着托住鼻胃管,右手持镊子夹住鼻胃管前端,沿鼻孔轻柔送入	10		
	e 将鼻胃管外端浸入有生理盐水的弯盘中,无气泡逸出,用无菌注射器接上鼻胃管,抽出胃液,或将5~10ml空气注入胃中,用听诊器在上腹部听到气过水声,证明插管成功。将胃管末端反折,用纱布包好夹闭。用胶布将鼻胃管固定于鼻翼及面颊部和病人的枕旁	20		
	f 拔管:将弯盘置于病人颌下。将胃管折返,夹闭。揭去固定的胶布。用纱布包裹近鼻孔处的胃管,边拔边将胃管盘绕在纱布中,全部拔出后,将胃管放入弯盘内。清洁病人口鼻面部	10		
整体性 (10分)	a 将患儿送回病房,协助患儿取舒卧位。必要时予以适当约束。交代术后注意事项 b 洗手。记录鼻胃管插入的时间。签名	10		
总分		100		

备注:用模型考试时,考生应把模型视为真实病人,检查过程态度、语言、动作关爱病人,能够指导病人配合达到有效检查,否则根据程度扣分。最多可在总分扣5分。

考核人签名：

第七节　头皮静脉穿刺

(一) 定义

头皮静脉穿刺(Scalp vein puncture),是借助头皮针刺入头皮浅静脉,以建立静脉通道的一项儿科采用诊疗技术。

(二) 目的

(1) 输入药物。

(2) 补充水分、电解质,纠正水和电解质失调,维持酸碱平衡。

(3) 纠正血容量不足,维持有效的血液循环。

(4) 补充机体所需的能量及营养物质。

(5) 输注各种血液成分,换血。

(6) 采取血标本。

(三) 基础医学知识

1. 头皮浅静脉的解剖特点　用于输液的是头皮的浅静脉。头皮浅静脉分布于颅外的皮下组织内,表浅易见。浅静脉数目较多,在额部及颞区吻合成静脉网,血液通过侧支回流于颈内静脉和颈外静脉,再回流于心脏。头皮静脉没有瓣膜,顺行和逆行进针均不影响静脉回流。头皮静脉无动脉伴行,误入动脉造成损伤机会小。头皮静脉管壁被固定在皮下组织的纤维间隔内,不易滑动,易于固定。但管壁血流差,故穿刺完毕后需压迫局部,以免出血形成皮下血肿。头皮静脉管壁薄,平滑肌和弹性纤维较少,收缩性和弹性差,当血容量明显减少时,静脉管壁发生塌陷,造成穿刺困难。头皮静脉血流缓慢,尤以近心端受到压迫或压力增高时常出现静脉充盈,临床可利用患儿哭闹,头皮静脉压力增高静脉充盈时,选择所需要的穿刺血管。

临床采用于穿刺的头皮浅静脉主要静脉有:位于前额部的正中静脉,滑车上静脉和眶上静脉,位于颞部的颞浅静脉和耳后静脉,以及位于枕部的枕静脉。

2. 头皮静脉穿刺的解剖层次　从外到内依次为皮肤、皮下组织和静脉壁。

3. 头皮静脉穿刺的临床应用　婴幼儿头部皮下脂肪少,静脉表浅易见,宜选用头皮静脉穿刺。3岁以上的小儿头皮皮下脂肪增厚,头发厚密,头皮静脉渐隐退,宜改用四肢静脉穿刺。而对3岁以上肥胖、水肿的患儿,其四肢血管不易看清时,也可以选用头皮静脉输液。

前额发际下方的正中静脉是头皮静脉中较大的一支,此静脉直、管径较粗、是快速输液的理想通道。但该部位受额肌和眼轮匝肌活动的影响,输液易外渗,一旦出现损伤,可能毁容,此静脉输液要多加小心监管,逆行进针可克服外渗的缺点。前额发际上方的一段滑车上静脉管径较粗,不滑动、易固定,是理想的静脉穿刺部位。颞浅静脉及属支管径较粗直、不滑动、易固定、不易外渗,且与颞浅动脉和耳颞神经远段伴行不紧密,是头皮静脉穿刺中最佳的选择部位。静脉输液耗时长,患儿多要静卧,从体位舒适、不影响其他治疗和护理工作,以及便于保暖等方面考虑,临床多采用卧位时易于长期固定的正中静脉,滑车上静脉,和颞浅静脉。而耳后静脉和枕静脉较弯曲、周围组织较疏松,不易掌握深浅度,加上卧位时小儿头的移动,使得针尾部与枕头摩擦,针头易于滑出血管外,通常不作为头皮静脉穿刺的首选部位。

临床常常采用二次进针法。由于患儿皮肤脂肪厚度、护士进针角度和操作习惯的不同,头皮针快速刺入皮肤后,沿血管平行移动一段距离后,再进入血管,皮肤和血管的进针点有一定的距离,最长的距离约为 2.5cm。因此,静脉输液拔针后,要同时按压皮肤和血管的进针点,防止穿刺局部出血。

(四) 适应证

(1) 补充水和电解质,以预防和纠正水和电解质紊乱,维持酸碱平衡。常用于各种原因的失水,电解质紊乱和酸碱失衡。

(2) 纠正血容量不足,维持血压及微循环的灌注量,常用于救治循环不良和休克的患儿。

(3) 供给营养物质,促进组织修复。常用于纳差,不能进食,胃肠道吸收障碍,和慢性消耗性疾病。

(4) 输入药液,常用于各种感染、中毒等疾病的药物治疗。

(5) 新生儿和婴幼儿采取血标本和换血疗法的静脉通道。

(五) 禁忌证

(1) 躁动不能合作者。

(2) 穿刺部位存在感染、渗漏、血肿、坏死或硬化等病变时,其附近和远端区域的静脉不能进行穿刺。

(3) 避免用于输注禁止在头皮静脉输注的药物,如钙剂、甘露醇、血管活性药等,以免发生不良后果。

(六) 操作前准备

(1) 操作室消毒,环境清洁,舒适,光线明亮。

(2) 核对病人姓名。评估患儿观察患儿病情变化,详细了解穿刺部位皮肤、血管状况和药物对血管的影响程度,选择适宜的穿刺部位,评估患儿自理、合作程度。

(3) 向患儿和家长说明穿刺的目的和大致过程,消除其顾虑,争取充分合作。沟通时语言规范,态度和蔼。

(4) 穿刺前协助患儿排尿或为患儿更换尿裤。

(5) 用物准备

1) 头皮针的选择:根据患儿的年龄和活动的需要、穿刺的头皮静脉的大小,部位的深浅,输液的目的和种类、治疗时限等,选择合适的头皮针针头,一般选用 4.5~5.5 号头皮静脉穿刺针头,留置针选用 22~24G。

2) 常规治疗车的摆放

A. 治疗车上层:①治疗盘:内置 4.5~5.5 号头皮静脉穿刺针和无菌输液器各 1 套,配好的药物,5ml 注射器和 0.9% 生理盐水 10ml 各 1 支,2% 碘伏(2% 碘酒,75% 乙醇),消毒棉签,输液贴,胶布,头部绷带,备皮刀一把,治疗碗、弯盘各 1 个等。(留置针穿刺时,备 22~24G 留置针、肝素帽和封管液。采血时,备无菌试管数只)。②输液卡,医嘱单,手消毒液,帽子,口罩和一次性手套。

B. 治疗车下层:网袋、固定板、污物袋、污物盘、锐器盒。

(6) 戴好帽子、口罩。清洁双手(双手喷涂消毒液或洗手)。

(7) 引导病人进入操作室。

(七) 体位与穿刺点

1. 体位 患儿仰卧位或侧卧位,采用全身约束法,或者由助手协助妥善约束患儿肢体及头部。

2. 穿刺点 选择适宜的头皮静脉血管,寻找较粗、直、分叉少的头皮静脉作为穿刺点。

(八) 操作方法

(1) 认真核对患儿及所输液体。

(2) 操作者戴口罩、帽子,立于患儿头侧。

(3) 备皮:剃净穿刺部位的毛发,以清晰暴露血管,擦净备皮区皮肤。

(4) 常规消毒:用2%碘伏消毒穿刺部位皮肤(范围5~10cm)。

(5) 套上头皮针,输液管排气,关闭调节器。

(6) 穿刺:去除头皮针针套,检查针尖有无毛刺或倒钩。操作者左手拇指、示指分别固定静脉两端和绷紧皮肤,右手持针柄在距离静脉刺入点后退0.3cm处,针头斜面向上,沿静脉向心方向与皮肤呈15°~30°角度快速插入皮肤,然后平行刺入静脉,当针头刺入静脉时有落空感,见回血后压低角度,继续进针1~2mm。若有突破感但无回血时,停止进针,轻轻挤压输液管前端,有回血即证明穿刺成功。脱水和循环不良的患儿头皮静脉回血慢或不回血时,可打开输液调节器,可滴入少量液体,如滴注畅通,局部无隆起也证明穿刺成功;也可用5ml无菌注射器吸取少量生理盐水,轻回抽,若有回血,或缓慢推注后局部无肿胀也说明穿刺成功。

(7) 固定:用4条胶布,分别固定针柄,贴一无菌棉球固定针眼,通过针柄下交叉固定以免活动时针体脱出血管,将塑料管回旋半圈固定,防外力牵动针头。或者用无菌棉球保护针眼,输液贴固定局部,再将塑料管回旋半圈固定。必要时采用头部弹性绷带加固,连同输液管前端固定于穿刺部位同侧耳廓上。

(8) 调整输液速度。根据医嘱或者根据患儿年龄、病情、年龄和药物性质调节输液速度,儿童一般20~40滴/min。

(9) 将患儿送回病房,协助患儿取舒服卧位。必要时予以适当约束。整理患儿床单。

(10) 观察输液后有无渗出或堵塞、脱管,局部皮肤有无红肿、疼痛,有无输液反应,防止空气栓塞,发现问题应及时上报医生,进行处理。

(11) 再次核对、整理用物。

(12) 洗手。记录输液药物及时间,签名。

(13) 拔针:关闭调节器,用无菌干棉签,以示指、中指和环指3指并排横向按压,示指用力按压在皮肤穿刺点,中指按压在静脉穿刺点,环指靠拢中指横向按压3~5分钟,止血后,贴胶布保护穿刺点。

(九) 注意事项

(1) 严格无菌操作,严格执行核对制度。输液中需加药时,注意药物的配伍禁忌。

(2) 爱伤意识强,备皮时动作轻柔,防止割伤皮肤。

（3）正确区分头皮静脉和动脉：在体表看见静脉血管一般是蓝色的，触之没有搏动。动脉血管颜色浅红，触之感觉血管稍硬，有搏动。误入动脉时，回血速度快，除严重缺氧患儿外，血色呈鲜红色。推药有阻力，输液调节器打开后液体不滴或滴速慢，挤压输液管或者用注射器推入部分生理盐水可见血管周围变白色，有反应的患儿会出现痛苦的哭叫。一旦误入动脉，应立即拔针，停止输液，穿刺点局部按压，防止血肿形成。

（4）穿刺及输液过程严防空气进入静脉：输液前必须排空输液管内的气体，输液中及时更换输液瓶（袋）或添加药液，输完后及时拔出针头。

（5）加强巡视：观察输液是否通畅，注意输液速度。针头是否脱出、阻塞、移位，输液管有无扭曲、受压。穿刺部位有无红肿或皮肤变白、变紫或出现水疱或有明显坏死，患儿有无输液反应等全身不良反应等，发现异常及时上报医生处理。

（6）普通静脉穿刺针输液，最长可维持 24~48h。使用套管针可保留 3~5 天，最长不超过 7 天。超过时间应换部位，以免发生静脉炎。

（十）头皮静脉穿刺考核评分

科室：　　　　　　　　姓名：　　　　　　　　日期：

评分标准		满分	扣分原因	实际得分
术前准备 （15分）	a 核对病人姓名，向患儿和家长说明穿刺的目的和大致过程，消除其顾虑，争取充分合作	3		
	b 操作材料准备：选择合适型号的头皮针，治疗车的摆放	4		
	c 协助患儿排尿或为患儿更换尿裤	4		
	d 戴好帽子、口罩。清洁双手	4		
患儿体位 （5分）	仰卧位或侧卧位。（采用全身约束法，或者由助手协助）	5		
穿刺血管的 选择（10分）	a 选择适宜的头皮静脉	10		
	b 粗、直、分叉少			
操作方法 （60分）	a 备皮	10		
	b 常规消毒（范围 5~10cm）	5		
	c 套上头皮针，输液管排气，关闭调节器	5		
	d 去除头皮针针套，检查针尖有无毛刺或倒钩	10		
	e 左手拇指、示指分别固定静脉两端和绷紧皮肤，右手持针柄在距离静脉刺入点后退 0.3cm 处，针头斜面向上，沿静脉向心方向与皮肤呈 15°~30° 角度快速刺入皮肤，平行缓慢刺入静脉，见回血为穿刺成功	20		
	f 固定，调整输液速度，观察输液过程	10		
整体性 （10分）	送患者返回病房，协助患儿取舒服卧位 整理用物。洗手。记录。签名	10		
总分		100		

备注：用模型考试时，考生应把模型视为真实病人，检查过程态度、语言、动作关爱病人，能够指导病人配合达到有效检查，否则根据程度扣分。最多可在总分扣 5 分。

考核人签名：

第八节　婴儿喂养

一、正常小儿每日营养素的需要量

营养素有:①能量;②宏量营养素:包括蛋白质、脂类、碳水化合物;③微量营养素:包括矿物质(常量元素和微量元素)和维生素;④其他膳食成分:包括膳食纤维和水。

(一)能量代谢

人体能量代谢的最佳状态是保持能量消耗与能量摄取的平衡,能量过剩或能量缺乏都不利于身体健康。儿童所需能量主要来自食物中的宏量营养素。儿童总能量消耗量包括基础代谢率、食物的热力作用、生长、活动和排泄过程的能量所需。能量单位以千卡(kcal)或千焦耳(kJ)表示,1kcal=4.184kJ,或1kJ=0.239kcal。

1. 基础代谢率(BMR)　小儿基础代谢的能量需要量较成人高,并随年龄增长基础代谢率逐渐减少。基础代谢所需热能,在婴儿约为55kcal(230.12kJ)/(kg·d),7岁时为44kcal(184.10kJ)/(kg·d),12岁时每日约需30kcal(125.52kJ)/(kg·d),成人时为25kcal(104.6kJ)~30kcal(125.52kJ)/(kg·d)。

2. 食物的热力作用(thermic effect of food,TEF)　食物在消化、吸收过程中出现能量消耗额外增加的现象,称为食物的热力作用。食物的热力作用与食物成分有关。蛋白质的热力作用最高,其热力作用相当于摄入蛋白质产能的30%。脂肪的热力作用为4%,碳水化合物为6%。婴儿食物含蛋白质多,食物热力作用占总能量的7%~8%,年长儿的膳食为混合食物其热力作用为5%。

3. 活动消耗(physical activity)　儿童活动所需能量与身体大小、活动强度、活动持续时间、活动类型有关。故活动所需能量波动较大,并随年龄增加而增加。

4. 排泄消耗(excreta)　正常情况下未经消化吸收的食物的能量损失约占总能量的10%。

5. 生长所需(growth)　为儿童所特有,生长所需能量与儿童生长的速度呈正比。

一般认为基础代谢占能量的50%,排泄消耗占能量的10%,生长和运动所需能量占32%~35%,食物的特殊动力作用占7%~8%。

婴儿能量需要量约为110kcal(460kJ)/(kg·d),1岁后年龄每增长3岁其所需能量约减少10kcal(42kJ)/(kg·d),15岁时约为60kcal(250kJ)/(kg·d)。

(二)宏量营养素

1. 碳水化合物　为供能的主要来源。婴儿出生后数月能消化果糖、葡萄糖、乳糖、蔗糖等单糖和双糖。2岁以上儿童膳食中,碳水化合物所产的能量应占总能量的50%~60%。如碳水化合物产能>80%或<40%都不利于身体健康。

2. 脂类　为脂肪和类脂的总称,是机体的第二大供能营养素。脂肪所提供的能量占婴儿所需总能量的35%~50%,随着年龄的增长,脂肪所供能量占总能量比例下降,年长儿所需为25%~30%。

3. 蛋白质   主要作用是构成人体细胞和组织的基本成分。它不是主要供能物质,它提供的能量仅占总能量的 8%~15%。婴儿蛋白质的需要量为 2~4g/(kg·d)[由于母乳蛋白质生物学价值高,吸收率高达 90%,所以母乳喂养儿蛋白质仅需 2g/(kg·d),牛乳蛋白质需 3.5g/(kg·d),植物蛋白质需要 4g/(kg·d)]。

(三) 微量营养素和其他膳食成分

除上述蛋白质、脂类、碳水化合物等宏量营养素是人体必需的营养素外,还有一些微量营养素也是机体生命活动必不可少的营养物质。如常量元素(钙、磷、镁、钠、氯、钾、硫)、微量元素(碘、锌、硒、铜、钼、铬、钴、铁、锰、硅、硼、矾、镍、氟、镉、汞、砷、铝、锂、锡)和维生素 A、维生素 D、维生素 C、维生素 B 等,其中铁、碘、锌、维生素 D 等容易缺乏,需要及时补充。

另外,膳食纤维可软化大便、促进肠蠕动、改善肝功能、预防肠萎缩,可从谷物、蔬菜、水果中摄取。水是人体维持生命最重要的物质,水的需要量为:婴儿 150ml/(kg·d),以后每增长 3 岁需要量减少 25ml/(kg·d),9 岁时约 75 ml/(kg·d),成人约 50ml/(kg·d)。水主要由饮用水和食物中获得,组织代谢和食物在体内氧化过程也可产生一部分水。

二、婴儿喂养方法

婴儿喂养的方法有三种,母乳喂养、部分母乳喂养和人工喂养。

(一) 母乳喂养

在母乳充足的情况下,完全用母乳来喂养婴儿的方法称母乳喂养。母乳是婴儿最理想的食品,母乳喂养是自人类以来就存在的一种天然喂养方式。

1. 人乳的特点   人乳的成分随产后时期的不同而有不同,所以按产后的时间把人乳分成初乳、过渡乳、成熟乳和晚乳四个阶段。初乳是指分娩后 5 日以内分泌的乳汁,初乳量少,每天约 10~40ml,色黄而稠,比重较高,含脂肪较少而蛋白质较多,蛋白质是成熟乳的 2 倍以上,SIgA、乳铁蛋白、补体、维生素 A、牛磺酸、矿物质和初乳小球(充满脂肪颗粒的巨噬细胞及其他免疫活性细胞)等含量亦非常丰富,对新生儿的生长发育和抗感染能力十分重要。过渡乳是指生后 6~10 日分泌的乳汁,成熟乳是指分娩后 10 日~9 个月分泌的乳汁;晚乳是指分娩 10 个月以后分泌的乳汁。此外,每一次哺乳过程中分泌乳汁的成分亦随时间的延长而发生变化,如果将每一次哺乳过程分为三个阶段,那么第一阶段分泌的乳汁脂肪低而蛋白质高,第二阶段分泌的乳汁脂肪含量逐渐增加而蛋白质含量逐渐降低,第三阶段分泌的乳汁中脂肪含量最高。

(1) 蛋白质:人乳中蛋白质的含量(成熟乳 10.6g/L)比牛乳(32.46 g/L)少,仅是牛乳的 1/3,但质量比牛乳蛋白好。人乳所含白蛋白为乳清蛋白,酪蛋白较少,乳清蛋白与酪蛋白的比例约为 4:1,乳清蛋白在胃内形成的凝块小,适于婴儿消化吸收;人乳中牛磺酸含量较高,是牛乳的 10~30 倍,初乳中含量更高,有利于婴儿脑的发育;人乳含乳铁蛋白、α-乳白蛋白、免疫球蛋白 A 和溶菌酶,有强的抗菌作用。

(2) 脂肪:人乳的脂肪含量约为 35~45 g/L,与牛乳(38 g/L)相似。人乳能量的 50% 来源于脂肪;人乳含较多的脂肪酶,有利于脂肪的消化吸收;人乳含长链不饱和脂肪酸为主,占 51%,初乳中更高,有利于婴儿大脑的发育;人乳中胆固醇含量为 0.2~0.3 g/L,是牛乳的 2~3 倍,有利于婴儿中枢神经系统髓鞘磷酯化。

（3）碳水化合物：人乳碳水化合物主要是乳糖，约 70 g/L，且 90% 为乙型乳糖，有利于脑的发育，也能促进双歧杆菌、乳酸杆菌生长，产生 B 族维生素，促进钙、镁、氨基酸的吸收。

（4）矿物质和维生素：人乳中钙的含量（0.3~0.4 g/L）明显低于牛乳（1.4g/L），但钙磷比例（2∶1）有利于钙的吸收，其钙的吸收率约 50%~70%，明显高于牛乳（20%）；人乳中铁、锌的含量与牛乳相似，但其吸收率明显高于牛乳，人乳铁的吸收率约为 50%，而牛乳铁吸收率仅 10%。人乳维生素 K 含量很低，仅是牛乳的 1/4，纯母乳喂养儿出生时应及时补充 $VitK_1$。人乳中维生素 D 含量较低，故婴儿应多晒太阳，及时补充维生素 D。

（5）免疫成分：人乳免疫球蛋白、乳铁蛋白含量多，尤其是初乳中 SIgA 和乳铁蛋白的含量最高；溶菌酶的含量约为牛乳的 3000 倍；还有大量免疫活性细胞、乳过氧化氢酶、抗葡萄球菌因子、免疫球蛋白 IgM、IgG、补体和双歧因子等，有明显抗感染作用。

（6）其他：人乳缓冲力小，人乳 pH 为 3.6（牛奶 pH5.3），对酸碱的缓冲力小，不影响胃液酸度（胃酸 pH0.9~pH1.6），利于酶发挥作用。人乳经济、方便、温度适宜、有利于婴儿心理健康。母亲哺乳可加快乳母产后子宫复原，减少再受孕的机会。

2. 母乳喂养方法及注意事项

（1）尽早开奶：婴儿出生后，在母婴健康情况下尽量在 15 分钟到 1 小时内以母乳开奶。

（2）按需哺喂：哺喂婴儿不应严格规定时间和次数，以吃饱为度。

（3）两侧乳房应先后交替进行哺喂：若一侧乳房奶量已能满足婴儿需要，则可每次轮流哺喂一侧乳房，并将另一侧的乳汁用吸奶器吸出，每次哺乳应让乳汁排空，以促进乳汁分泌。

（4）哺乳姿势要正确：除分娩后头几天乳母可采用半卧位外，一般应采用坐姿，哺喂时应将整个乳头和大部分乳晕置入婴儿口中，哺乳完毕将婴儿竖起，头部紧靠在母亲肩上，用手掌轻拍婴儿背部，以帮助其胃内空气呃出。

（5）不宜哺乳的情况：①母亲感染 HIV；②母患有慢性严重疾病：如慢性肾炎、活动性结核、糖尿病、恶性肿瘤、精神病、癫痫和心功能不全等；③乳母患急性传染病需用药时，暂停哺乳；④乙型肝炎病毒携带者并非绝对哺乳的禁忌证，但婴儿应在 24 小时内用特异性高效乙肝免疫球蛋白，继之接受乙肝基因疫苗接种；⑤巨细胞包涵体病毒（CMV）感染母亲，最好停止哺乳，除非母血 CMV 阴性。

（6）断乳：断奶时间没统一规定，一般主张断奶最适时间是生后 8~12 个月。

（二）部分母乳喂养

在母乳不足的情况下，同时采用母乳与配方奶或兽乳喂养婴儿的方法为部分母乳喂养。具体方法有两种。

（1）母乳哺喂次数不变，每次先哺母乳，将两侧乳房吸空后再以配方奶或兽乳补足母乳不足的部分，称补授法。这样有利于刺激母乳分泌。

（2）代授法：减少母乳哺喂的次数，被减的次数用配方奶或兽乳替代母乳喂养的方法称为代授法。代授法建议哺喂母乳的次数每天不少于 3 次。

（三）人工喂养

4 个月以内的婴儿由于各种原因不能进行母乳喂养时，完全采用配方奶或其他兽乳（牛乳、羊乳、马乳）喂哺婴儿的方法，称为人工喂养。

1. 牛乳 是最常用的代乳品。

(1) 特点:①乳糖含量低,主要为甲型乳糖,有利于大肠杆菌的生长。②蛋白质含量较人乳为高,且以酪蛋白为主,酪蛋白易在胃中形成较大的凝块,不利于吸收。③氨基酸比例不当。④脂肪颗滴大,而且缺乏脂肪酶,较难消化。⑤牛乳不饱和脂肪酸(亚麻酸)(2%)低于人乳(8%)。⑥牛乳含磷高,磷易与酪蛋白结合,影响钙的吸收。⑦含矿物质比人乳多3~3.5倍,增加婴儿肾脏的溶质负荷,对婴儿肾脏有潜在的损害。⑧缺乏各种免疫因子,这是牛乳与人乳的最大区别,故牛乳喂养的婴儿患感染性疾病的机会较多。

(2) 牛乳的改造:由于种类的差异,牛乳不适合婴儿直接食用,必须加以改造。

1) 稀释:加水稀释降低牛奶矿物质、蛋白质浓度,减轻婴儿消化道、肾脏负荷。稀释奶仅用于新生儿,生后不满 2 周者可采用 2:1 奶(即 2 份牛奶加 1 份水);以后逐渐过渡到3:1或4:1奶;满月后即可用全奶。

2) 加糖:加糖不是为了补充牛奶能量的不足(牛乳与人乳能量相似),是因为牛乳中糖的含量比母乳少,应加糖来改变其三大产能物质的比例,一般每 100ml 牛奶中可加蔗糖5~8 克。

3) 煮沸:煮沸既可灭菌,又能使奶中的蛋白质变性、凝块变小以利消化。但煮沸时间不宜过长,否则酶和维生素受到破坏,短链脂肪酸挥发。

(3) 每日奶量的计算:100ml 全牛奶供能约 67kcal(280.33kJ),8g 糖供能约 32 kcal(133.89kJ),故含 8% 糖的牛乳 100ml 供能约 100kcal(418.4kJ)。婴儿的能量需要量为100~110kcal/(kg·d)(418.4~460.24kJ)/(kg·d),水的需要量是150ml/(kg·d)。

奶方计算举例:5kg 体重小儿,牛奶喂养,如何配制奶方?

每天需热量:110kcal/kg×5kg=550kcal。

因为含 8% 糖的牛奶 100ml 供能约 100kcal,所以每天需含 8% 糖的牛奶约 550ml。

550ml 牛奶加糖量:8%×550ml=44g

每天喂水量:150ml/kg×5kg=750ml

除牛奶外,应额外加水量:750ml-550ml=200ml

2. 配方奶粉 在全脂牛乳里添加一些重要的营养素,如乳清蛋白、不饱和脂肪酸、乳糖、核苷酸、维生素 A、维生素 D、β 胡萝卜素和微量元素铁、锌等。使其各种营养素尽量接近人乳,适合于婴儿的消化能力和肾功能。

其配制方法:一般市售配方奶粉配有统一规格的专用小勺,重量比均为 1:7,如盛 4.4g奶粉的专用小勺,一勺宜加入 30ml 温开水即可。

3. 其他 羊乳的营养价值与牛乳大致相同,蛋白质凝块较牛奶细而软,脂肪颗粒大小与人乳相仿,但羊乳中叶酸含量很少,长期哺给羊乳易致巨幼红细胞性贫血。马乳的蛋白质和脂肪含量少,能量亦低,故不宜长期哺用。

三、辅助食品添加

婴儿期的主要食品尽管是乳类,但随着月龄的增长,单靠乳类喂养其营养素已不能满足婴儿生长发育的需要,所以应该添加主食以外的食品,并为将来的断奶做准备。

1. 辅助食品添加的原则 应该根据婴儿机体的需要量和消化系统发育的特点循序渐进慢慢进行。其原则是:从少到多,比如添加米粉,先由一勺→二勺→三勺→……→多勺,一次一次慢慢增加;从稀到稠,从流质→半流质→固体,一次一次慢慢过渡;从细到粗,从菜汁→菜泥→碎菜过渡;从一种到多种,先加一种,3、4 天后婴儿消化道适应了再加另一种,这样慢慢增加食品的种类。

2. 辅食添加的方法 见表 4-8-1。

表 4-8-1 辅食添加方法

月龄	食物性状	种类
4~6 月	泥状食物	菜泥、水果泥、含铁配方米粉、配方奶
7~9 月	末状食物	软饭(面)、肉末、菜末、蛋、鱼泥、豆腐、配方米粉、水果
10~12 月	碎食物	软饭(面)、碎肉、碎菜、蛋、鱼肉、豆制品、水果

第九节 新生儿黄疸

一、定 义

新生儿时期无论何种原因导致血中胆红素浓度升高,当超过 85~120μmol/L(成人超过 34.2μmol/L)时,其皮肤、黏膜、巩膜可出现肉眼可见的黄染,这种现象称之为新生儿黄疸,亦称新生儿高胆红素血症。若未结合胆红素浓度过高而透过血脑屏障损伤脑组织引起一系列的临床表现,称之为胆红素脑病(核黄疸),其病死率高,幸存者可留下严重的后遗症。

二、新生儿胆红素代谢特点

1. 胆红素生成过多 新生儿胆红素约 80% 来源于血红蛋白,约 20% 来源于肝脏、肌红蛋白及骨髓中红细胞前体(旁路胆红素)。新生儿每日生成的胆红素为 8.8mg/kg,成人则为 3.8mg/kg,其原因是:①胎儿的氧来源于母体,其血氧分压低,红细胞数量代偿性增加,出生后氧直接从大气中吸入,血氧分压升高,过多的红细胞被破坏而产生更多的胆红素;②新生儿红细胞寿命短(早产儿低于 70 天,足月儿约 80 天,成人为 120 天),且血红蛋白的分解速度是成人的 2 倍,故生成的胆红素亦多;③肝脏和其他组织中的血红素及骨髓中红细胞前体较多,旁路胆红素产生也多。

2. 胆红素与白蛋白联结转运的能力差 胆红素进入血循环,与白蛋白联结后运送到肝脏进行代谢。胆红素与白蛋白的联结受血 pH 和血清白蛋白的影响,当血 pH 偏低、血清白蛋白浓度偏低时,胆红素不易与白蛋白联结。刚出生的新生儿常有不同程度的酸中毒,pH 偏低,并且由于肝脏发育不完善,血清白蛋白亦低,这样就不利于胆红素与白蛋白的联结。早产儿胎龄越小,白蛋白含量越低,其联结胆红素的量也越少。与白蛋白联结的胆红素,不能透过细胞膜及血脑屏障引起细胞和脑组织损伤。

3. 肝细胞摄取结合胆红素能力差 未结合胆红素(unconjugated bilirubin)进入肝细胞后,与 Y、Z 蛋白结合,在光面内质网,主要通过尿苷二磷酸葡萄糖醛酸基转移酶(UDPGT)的催化,形成水溶性、不能透过半透膜的结合胆红素(conjugated bilirubin),经胆汁排泄至肠腔。新生儿出生时肝细胞内 Y、Z 蛋白含量极微(生后 5~10 天达成人水平),UDPGT 含量也低(生后 1 周接近成人水平)且活性亦差(仅为成人的 0~30%),所以,生成结合胆红素的量较少。由于肝脏发育不完善,肝内胆管系统发育也差,故出生时肝细胞将结合胆红素排泄到肠道的能力暂时也差,可出现暂时性肝内胆汁淤积,早产儿更为明显。

4. 肠肝循环(enterohepatic circulation)增多 在成人,肠道内的结合胆红素,被细菌还原成尿胆原及其氧化产物,大部分随粪便排泄,小部分被结肠吸收后,由肾脏排泄和经门静脉至肝脏重新转变为结合胆红素,再经胆道排泄,这样胆红素由肝脏→胆道→肠腔→门静脉→肝脏的循环过程称之为胆红素的"肠肝循环"。新生儿出生时肠腔内具有 β-葡萄糖醛酸苷酶,它可将结合胆红素转变成未结合胆红素,这样肠腔内未结合胆红素增加,加之肠道内缺乏细菌不利于胆红素的排泄,所以导致未结合胆红素在肠腔内增加且吸收增多,增加了肠肝循环。此外,胎粪约含胆红素 80~200mg,如排泄延迟,可使胆红素吸收增加。

由于以上特点,导致正常新生儿血清胆红素可比成人高,当高出一定含量其皮肤、黏膜、巩膜就可以出现肉眼可见的黄染,这种现象称之为生理性黄疸。约 50%~60% 的足月儿和 80% 的早产儿可以出现生理性黄疸。

三、分 类

新生儿黄疸可分为生理性黄疸(physiologic jaundice)和病理性黄疸(pathologic jaundice)两大类。其特点见表 4-9-1。

表 4-9-1 生理性黄疸与病理性黄疸的鉴别

临床特点	生理性黄疸	病理性黄疸
黄疸出现时间	生后 2~5 天	生后 24 小时内
高峰时间	足月儿 4~5 天	
	早产儿 5~7 天	
消退时间	足月儿 5~7 天,最迟不超过 2 周	足月儿超过 2 周
	早产儿 7~9 天,最迟不超过 4 周	早产儿超过 4 周
每天胆红素上升值	$<85\mu mol/L$	$>85\mu mol/L$
血清胆红素最高值	足月儿$<221\mu mol/L$	足月儿$>221\mu mol/L$
	早产儿$<257\mu mol/L$	早产儿$>257\mu mol/L$
上升胆红素类型	未结合胆红素升高	结合、未结合胆红素均可升高,结合胆红素$>34.2\mu mol/L$
黄疸波动情况	高峰后逐渐消退	可波动,或退而复现或逐渐加重
其他临床表现	一般情况正常	可出现相应表现
治疗情况	无须治疗	应及时治疗
预后	好	依病因而异

生理性黄疸的特点,血清胆红素最高值仅作参考,因为有报道早产儿血清胆红素<171μmol/L(10mg/dl)亦可发生胆红素脑病。因此,早产儿生理性黄疸的血清胆红素水平尚需进一步研究。应强调的是生理性黄疸始终是一排除性诊断,必须排除引起病理性黄疸的各种疾病后才能确定。

病理性黄疸的特点,只需具备其中任何一项即可诊断为病理性黄疸。

四、引起病理性黄疸的病因

病因很多,为了便于描述将其分为三大类。

1. 胆红素生成过多

(1) 红细胞破坏多:①红细胞增多症(母-胎或胎-胎间输血、脐带结扎延迟、先天性青紫型心脏病及糖尿病母亲所生婴儿等)。②血管外溶血(较大的头颅血肿、皮下血肿、颅内出血、肺出血和其他部位出血等)。③同族免疫性溶血(母婴血型不合如 ABO 或 Rh 血型不合)。④血红蛋白病(地中海贫血)。⑤红细胞膜异常[葡萄糖-6-磷酸脱氢酶(G-6-PD)缺乏、丙酮酸激酶缺陷、己糖激酶缺陷、遗传性球形红细胞增多症、遗传性椭圆形细胞增多症、遗传性口形红细胞增多症、婴儿固缩红细胞增多症、维生素 E 缺乏和低锌血症等]。⑥感染(细菌、病毒、螺旋体、衣原体、支原体和原虫等)。

(2) 肠肝循环增加:先天性肠道闭锁、先天性幽门肥厚、巨结肠、饥饿和喂养延迟等均可使胎粪排泄延迟,使胆红素吸收增加;母乳性黄疸,病因不清,可能与母乳中的 β-葡萄糖醛酸苷酶进入患儿肠内,促使肠道内结合胆红素分解成未结合胆红素,后者可以通过肠黏膜吸收,增加了胆红素的肠肝循环,其特点为:见于母乳喂养儿,一般情况良好,黄疸于生后3~8天出现,1~3周达高峰,6~12周消退,停喂母乳3~5天,黄疸明显减轻或消退可帮助诊断。

2. 肝脏摄取和(或)结合胆红素功能低下　如缺氧、Crigler-Najjar 综合征(即先天性 UDPGT 缺乏)、Gilbert 综合征、Lucey-Driscoll 综合征、药物(如磺胺、水杨酸盐、维生素 K_3、吲哚美辛、毛花苷 C 等)及其他(先天性甲状腺功能低下、脑垂体功能低下和先天愚型等)等均可影响肝脏摄取结合胆红素的能力,使血胆红素升高或黄疸消退延迟。

3. 胆汁排泄障碍　如新生儿肝炎(TORCH 感染)、先天性代谢缺陷病($α_1$—抗胰蛋白酶缺乏症、半乳糖血症、果糖不耐受症、酪氨酸血症、糖原累积病Ⅳ型、尼曼匹克病、戈谢)、Dubin-Johnson 综合征、胆道阻塞(先天性胆道闭锁、先天性胆总管囊肿、胆汁黏稠综合征、肝和胆道的肿瘤等)等均可引起胆汁排泄障碍。

附:新生儿溶血病

新生儿溶血病(hemolytic disease of newborn,HDN)系指母、子血型不合引起的同族免疫性溶血。一般以 ABO 血型不合所致溶血较常见,有报道占新生儿溶血病的85.3%,临床表现往往较轻,预后较好。而以 Rh 血型不合所致的溶血病次之,约占14.6%,临床表现往往较重。另外 MN 溶血病约占0.1%。

(一) 病因和发病机制

1. ABO 溶血病　见于母亲血型为 O 型,胎儿血型为 A 型或 B 型。O 型血的母亲体内无 A 或 B 血型物质(抗原),当怀有 A 或 B 型血的子体时,在妊娠晚期或分娩期,含 A 或 B 抗原的胎儿红细胞可进入母体,刺激母体产生相应的抗 A 或抗 B 的抗体(此抗体为 IgG,是免疫性抗体,分子量小,可通过胎盘),当母亲再次怀有与上一胎相同 ABO 血型的胎儿时,这种免疫性抗体(1gG)可通过胎盘进入下一胎儿的血液,抗体与红细胞相应的抗原结合,形成致敏红细胞,被单核-吞噬细胞系统破坏而引起溶血。一般第一胎不发病,只相同血型的下一胎可以发病。

但由于自然界中有些植物、寄生虫、伤寒疫苗、破伤风及白喉类毒素等也存在 A 或 B 血型物质,O 型血母亲在第一次妊娠前,可能已接受过这些 A 或 B 血型物质的刺激,体内早已产生相应的抗体,且血中抗 A 或抗 B(1gG)效价较高,因此怀孕第一胎时该抗体亦可通过胎盘进入胎儿血循环,第一胎有可能也会发生溶血。

2. Rh 溶血病 Rh 血型系统有 6 种抗原成分,即 C、c、D、d、E、e,其抗原性最强的是 D,其余抗原性较弱,通常以抗原性最强的 D 作为标准,具有 D 抗原者称为 Rh 阳性,中国人绝大多数为 Rh 阳性。无 D 抗原者统统称为 Rh 阴性。

Rh 溶血发生于母亲为 Rh 阴性而胎儿为 Rh 阳性者。首次妊娠末期或胎盘剥离时,Rh 阳性的胎儿血(>0.5~1ml)进入 Rh 阴性母体中,约经过 8~9 周产生 IgM 抗体(初发免疫反应),此抗体分子量较大,不能通过胎盘,以后虽可产生少量 IgG 抗体,但胎儿已经娩出,所以对第一胎无影响。但如果母亲再次妊娠且胎儿 Rh 血型与上一胎相同,也是 Rh 阳性时,在整个孕期即使仅有少量胎儿血(0.05~0.1ml)进入母体血循环,仅几天便可产生大量抗 D 的 IgG 抗体(次发免疫反应),该抗体可通过胎盘进入胎儿体内,导致胎儿红细胞溶血。

由于自然界无 Rh 血型物质存在,故 Rh 溶血病一般不发生在第一胎。但如果 Rh 阴性母亲既往接受过 Rh 阳性的血或有流产或人工流产史或其母亲为 Rh 阳性,在怀孕前机体已被致敏,这样第一胎亦可发病。

(二) 临床表现

黄疸和贫血为新生儿溶血病的两大主要表现。

1. 黄疸 多数 ABO 溶血病的黄疸在生后第 2~3 天出现,而 Rh 溶血病一般在出生后 24 小时内出现并迅速加重,血清胆红素以未结合型为主。如溶血严重可造成胆汁淤积,结合胆红素亦可升高。

2. 贫血 贫血程度不一,由于贫血可引起髓外造血而导致继发肝脾肿大。严重者可因贫血而致心力衰竭,甚至死胎死产的发生。

(三) 并发症

胆红素脑病(亦称核黄疸)为新生儿溶血病最严重的并发症,早产儿多见。其临床表现分为四期。

1. 警告期 表现为黄疸突然加重,出现嗜睡、反应低下、原始反射减弱,肌张力减低等。持续约 12~24 小时。

2. 痉挛期 出现凝视、抽搐、肌张力增高、角弓反张、发热(多于抽搐同时发生)、呼吸抑制、生命体征异常等。此期约持续 12~48 小时。

3. 恢复期 生命体征逐渐稳定,吃奶、反应好转,痉挛期表现逐渐减轻至消失,此期约持续 2 周。

4. 后遗症期 可出现核黄疸四联症:如手足徐动、眼球运动障碍、听觉障碍、牙釉质发育不良等。此外,也可留有脑瘫、智能落后、癫痫等后遗症。

(四) 实验室检查

1. 血型 检查母、子 ABO 血型和 Rh 血型。

2. 贫血、溶血指标的检测 血常规结果显示,红细胞和血红蛋白减少,早期新生儿血红蛋白<145g/L 可诊断为贫血;网织红细胞增高(第 1 天>6%);外周血涂片有核红细胞增多(>10/100 个白细胞);血清总胆红素和未结合胆红素明显增加。

3. 致敏红细胞和血型抗体测定　通过改良直接抗人球蛋白试验(即改良 Coombs 试验)、抗体释放试验两项检测可测定患儿红细胞膜上结合的血型抗体,阳性可确诊。游离抗体试验可测定患儿血清中来自母体的血型抗体,阳性对诊断有参考价值。

五、诊　　断

1. 产前诊断　①对于既往生产过有严重黄疸并贫血的新生儿的孕妇和有过不明原因的流产、死产、死胎的孕妇及其丈夫均应进行 ABO 血型和 Rh 血型的检测。②对于可能会发生 ABO 血型不合者,测定孕妇血清抗 A 或抗 B 的抗体 IgG,当该抗体滴度>1∶64 时提示可能会发生 ABO 溶血病。③对于可能会发生 Rh 血型不合者,孕妇在妊娠 16 周时应检测血中 Rh 血型抗体作为基础值,以后每 2~4 周检测一次,当抗体效价逐渐升高时,提示可能发生 Rh 溶血病。

2. 生后诊断　根据新生儿有严重黄疸和贫血的临床表现和实验室检查的依据,加上母、子血型符合新生儿溶血病的特点,再加上新生儿血致敏红细胞和血型抗体测定阳性,即可确定诊断。

六、治　　疗

(一) 产前治疗

如能提前分娩尽量提前分娩,前提是新生儿出生后能存活。如提前分娩胎儿不能存活,可对孕妇进行血浆置换以换出抗体或对胎儿进行宫内输血。

(二) 新生儿治疗

1. 蓝光照射疗法(phototherapy)　针对血清未结合胆红素明显增高者,此方法简单、有效、安全。其原理是:脂溶性未结合胆红素在波长 425~475nm 蓝光的作用下(波长 510~530nm 的绿光也有效),转变成水溶性异构体,后者经胆汁和尿液排出,达到降低血清胆红素的目的。

蓝光照射指征:①一般患儿血清总胆红素>205μmol/L,极低出生体重儿(VLBW)>103μmol/L ,超低出生体重儿(ELBW)>85μmol/L;②新生儿溶血病患儿,生后血清总胆红素>85μmol。

副作用:可出现发热、腹泻和皮疹,但多不严重,不需特殊处理,可继续光疗;蓝光光疗超过 24 小时可引起核黄素减少,可适量补充;当血清结合胆红素>68μmol/L 时,光疗可使皮肤呈青铜色即青铜症,此时应停止光疗,青铜症可自行消退;光疗时不显性失水增多,应适当补充水分。

2. 药物治疗　①白蛋白或血浆:输血浆每次 10~20ml/kg 或白蛋白 1g/kg,以增加白蛋白与未结合胆红素的联结,减少胆红素脑病的发生。②纠正代谢性酸中毒:应用 5% 碳酸氢钠提高血 pH,以利于未结合胆红素与白蛋白联结。③肝酶诱导剂:苯巴比妥 5mg/(kg·d),尼可刹米 100mg/(kg·d),分别分 2~3 次口服,共 4~5 日,可增加 UDPGT 的生成和肝脏摄取未结合胆红素能力。④静脉用免疫球蛋白:1g/kg,于 6~8 小时内静脉滴入,可抑制吞噬细胞破坏致敏红细胞,早期应用临床效果较好。

3. 换血疗法(exchange transfusion)

(1) 作用:换出部分血中游离抗体和致敏红细胞,减轻溶血,减少胆红素的生成,同时换出血中大量血清胆红素,防止发生胆红素脑病;纠正贫血,改善携氧,防止心力衰竭。

(2) 指征:①产前已明确诊断,出生时脐血总胆红素>68μmol/L,血红蛋白低于120g/L,伴水肿、肝脾肿大和心力衰竭者;②生后12小时内胆红素每小时上升>12μmol/L者;③血清总胆红素已达到342μmol/L者;④已有胆红素脑病的早期表现者。小早产儿、合并缺氧和酸中毒者或上一胎溶血严重者,应适当放宽指征。

(3) 血源选择:Rh溶血病应选用Rh血型与母亲同型,ABO血型与患儿同型的血液;ABO溶血病应选用AB型血血浆和O型血红细胞的混合血。换血量一般为患儿血量的2倍。

4. 其他治疗 防止低血糖、低体温,纠正缺氧、贫血、水肿和心力衰竭等。

七、预　防

Rh阴性妇女在流产或分娩Rh阳性胎儿后,应尽早(72小时内)肌内注射抗D免疫球蛋白300μg。以预防将来所生子女Rh溶血病的发生。

第十节　新生儿窒息

一、定　义

新生儿窒息(asphyxia of newborn)是指婴儿出生后无自主呼吸或呼吸抑制而导致其机体发生低氧血症、高碳酸血症和代谢性酸中毒。国内发病率大约为5%~10%,是引起新生儿死亡和儿童伤残的重要原因之一。

窒息的本质是缺氧,引起窒息的原因很多,凡是影响胎盘或肺气体交换的因素均可引起窒息。如孕母患有心、肺功能不全、严重贫血、糖尿病、高血压、妊娠高血压综合征、吸毒、吸烟、年龄≥35岁或<16岁、多胎妊娠、前置胎盘、胎盘早剥、胎盘老化、脐带脱垂、绕颈、打结、早产儿、巨大儿、食管闭锁、肺发育不全、先天性心脏病、宫内感染、羊水或胎粪吸入、难产等。

二、临床评分标准及意义

1. 胎儿宫内窒息 早期有胎动增加,胎心率≥160次/分;晚期则胎动减少,甚至消失,胎心率<100次/份;羊水胎粪污染。

2. Apgar评分标准(表4-10-1)

表4-10-1　Apgar评分标准

临床表现	评分标准			评分时间	
	0	1	2	生后1分钟	生后5分钟
皮肤颜色(appearance)	青紫或苍白	躯干红,四肢青紫	全身红润		
心率(次/分)(pulse)	无	<100次/分	>100次/分		
弹足底或插鼻管反应(grimace)	无反应	有些动作,如皱眉	哭,打喷嚏		
肌张力(activity)	松弛	四肢略屈曲	四肢活动好		
呼吸(respiration)	无	慢,不规则	正常,哭声响亮		

3. Apgar 评分的意义　Apgar 评分是评价刚出生婴儿有无窒息及其严重程度的方法，评分越低病情越重。5 个项目总评分为 10 分，8~10 分为正常，4~7 分为轻度窒息，0~3 分为重度窒息；分别于生后 1 分钟、5 分钟和 10 分钟进行评分，如婴儿窒息需复苏，于 15、20 分钟仍需评分。1 分钟评分仅是窒息诊断和分度的依据，5 分钟及 10 分钟评分有助于判断复苏效果及预后。

4. 新生儿窒息可造成患儿多系统多器官损害　①中枢神经系统：缺氧缺血性脑病和颅内出血等；②呼吸系统：羊水或胎粪吸入综合征、持续性肺动脉高压、肺出血等；③心血管系统：心律失常、心力衰竭、心源性休克等；④泌尿系统：肾功能不全、肾静脉血栓形成等；⑤消化系统：应激性溃疡、坏死性小肠结肠炎、黄疸加重或持续时间延长等；⑥代谢方面：低血糖、高血糖、低钙血症、低钠血症等。

三、治　疗

新生儿窒息的抢救应分秒必争，并由产科和儿科医生共同完成。

1. ABCDE 复苏方案　这是国际公认的复苏方案。A(airway)清理呼吸道，保持呼吸道通畅；B(breathing)建立呼吸；C(circulation)维持正常循环；D(drugs)药物治疗；E(evaluation and environment)评估和环境(保温)。评估和保温贯穿于整个复苏过程中。执行每一步复苏前后都应进行评估，根据评估结果决定下一步复苏，即：评估→决定→复苏操作→再评估→再决定→再复苏操作，如此循环，直至完全复苏。复苏过程中严格执行 A→B→C→D 顺序，程序不能颠倒。大多数经过 A 和 B 步骤即可复苏。

2. 复苏方法

(1) 清理呼吸道：最初的复苏要求在出生后 15~20 秒钟内进行。新生儿娩出后应立即置于预热好的开放式抢救台上，设置腹壁温度为 36.5℃，用温热干毛巾揩干头部及全身皮肤，再摆好体位，肩部用布卷垫高 2~3cm，使颈部轻微伸仰。立即清理呼吸道，先吸净口腔、再吸鼻腔的黏液，每次吸引时间不应超过 10 秒。如羊水混有较多胎粪，应于肩娩出前即吸净口腔和鼻腔，肩娩出后、第一次呼吸前，应气管插管吸净气道内的胎粪，经上述处理后婴儿仍无呼吸，可拍打足底 1~2 次，或沿长轴快速摩擦腰背皮肤刺激呼吸。

(2) 建立呼吸：经上述刺激后如出现正常呼吸，再评估心率，如心率>100 次/分，再评估肤色，如皮肤红润或仅手足青紫可继续观察。如无规律呼吸或心率<100 次/分，应立即用复苏气囊进行面罩正压通气，通气频率 40~60 次/分，吸呼比 1:2，压力 20~30cmH$_2$O(2.0~3.0kPa)，以可见胸动和听诊呼吸音正常为宜，经观察 15~30 秒后，再评估心率，如心率>100 次/分，出现自主呼吸可评估肤色，吸氧或继续观察。如无规律性呼吸或心率<100 次/分，需进行气管插管正压通气。

(3) 维持正常循环：如气管插管正压通气 30 秒后，心率<60 次/分或心率在 60~80 次/分不再增加，应同时进行胸外心脏按压。用中示指或双拇指按压胸骨体下 1/3 处，频率为 100~120 次/分(胸外心脏按压次数与通气之比为 3:1，即每胸外按压 3 次，正压通气 1 次)，按压深度为 2~3cm 或胸廓前后径的一半。

(4) 药物治疗：①肾上腺素：经胸外心脏按压 30 秒后，心率仍<80 次/分或心率为 0，应立即给予 1:10000 肾上腺素 0.1~0.3ml/kg，脐静脉导管内推入或气管内注入，如有必要 5 分钟后可重复一次。②扩容剂：给药 30 秒后，如心率仍<100 次/分，并有急性失血或有血容量不足表现，应给予全血、血浆、5%白蛋白或生理盐水等扩容剂，每次 10ml/kg，于 5~10 分

钟以上静脉输注。③碳酸氢钠：一般不用，如经上述处理效果不明显，并且确定有代谢性酸中毒，可给予5%碳酸氢钠溶液3~5ml/kg，加等量5%葡萄糖液，缓慢静脉推注，10分钟以上推完。④纳洛酮(naloxone)：用于其母产前4~6小时用过吗啡类麻醉或镇痛药所致新生儿呼吸抑制者，每次0.1mg/kg，静脉或气管内注入，间隔0.5~1小时可重复1~2次。

3. 复苏后监护与转运 复苏后仍需监测患儿的体温、呼吸、心率、血压、尿量、肤色以及由窒息引起的多器官功能损伤的各项指标。如并发症严重，需转运到NICU治疗，转运中需注意保温、监护生命指标和予以必要的治疗。

第五章 眼科临床基本技能操作与考核评分

第一节 眼科常见的症状体征

一、视功能障碍

(一) 定义

视功能障碍(visual dysfunction)包括视力、视野、色觉、立体视、对比敏感度等功能异常。

(二) 相关基础知识

1. 视力障碍

(1) 无眼痛性突然视力下降:常见于玻璃体积血、视网膜动脉或静脉阻塞、缺血性视神经病变、视网膜脱离、视神经炎等。

(2) 眼痛性突然视力下降:常见于葡萄膜炎、急性闭角型青光眼、角膜炎症等。

(3) 慢性逐渐性视力下降:常见于屈光不正、白内障、慢性视网膜疾病、开角型青光眼、慢性球后视神经炎、弱视、视交叉病变等。

(4) 一过性或阵发性视力下降:常见于视网膜中央动脉痉挛、慢性充血性青光眼间歇发作期、偏头痛、癔症等。

(5) 视力下降而眼底正常者:常见于球后视神经炎、中毒性或肿瘤所致的神经病变、视锥细胞变性、视杆细胞性全色盲、癔症、弱视等。

2. 色觉异常 常见于色弱、色盲及某些后天性眼病,如烟酒中毒、视神经病、颅脑损伤等。

3. 夜盲

(1) 先天性夜盲:常见于视网膜色素变性、白点状视网膜变性、先天性静止夜盲、无脉络膜等。

(2) 后天性夜盲:常见于维生素 A 缺乏、青光眼、屈光间质混浊、视神经或眼底病变、与夜盲有关的综合征等。

4. 昼盲

(1) 先天性昼盲:常见于视网膜锥细胞营养不良、黄斑中心区发育不良、全色盲等。

(2) 获得性昼盲:常见于角膜、晶状体中央混浊、黄斑区病变、轴性视神经炎等。

5. 视野缺损

(1) 向心性视野缩小:常见于青光眼、视网膜色素变性或视网膜萎缩、视神经萎缩或炎症、视网膜中央动脉阻塞、奎宁中毒或癔症。

(2) 扇形视野缺损:常见于青光眼、视网膜静脉分支阻塞及视放射病变。

(3) 象限缺损:见于 Meyer 损害、视放射损害、距状裂损害,也可见于视神经、视交叉或视束损害。

（4）偏盲：①同侧偏盲 病变多在视束；②双颞侧或鼻侧偏盲，病变多在视交叉处；③水平偏盲，双侧者多为中枢病变，单侧者可为视网膜脱离或血管分支阻塞。

（5）中心性暗点：常见于视神经炎、视网膜或脉络膜中央病变。

（6）旁中心暗点：常见于视网膜、脉络膜病变、青光眼、屈光性暗点。

（7）弓形暗点：常见于青光眼、前部缺血性视神经病变。

（8）环形暗点：常见于青光眼和早期视网膜色素变性。

（9）生理盲点扩大：常见于视盘水肿、高度近视、视盘视网膜炎、肿瘤、有髓鞘纤维或青光眼。

6. 视物变形 常见于中心性浆液性脉络膜视网膜病变、后极部扁平视网膜脱离、黄斑囊样水肿、后极部玻璃体增生牵引、视网膜前膜及网脱术后等。

7. 闪光视觉 常见于玻璃体后脱离、视网膜脱离前驱期、视网膜脉络膜炎、眼外伤、颅脑外伤等。

8. 视疲劳 常见于屈光不正、斜视、慢性结膜炎或精神神经综合征等。

9. 立体视觉异常 常见于斜视、弱视、单眼抑制、异常视网膜对应等。

10. 对比敏感度异常 常见于屈光间质异常、视网膜及视神经系统疾病等。

二、眼 前 黑 影

（一）固定黑影和视野缺损

眼前黑影（eye shadow）常见于角膜混浊、晶状体混浊、黄斑病变及视神经病变等。如果在视野的某一方向出现大片黑影，则有可能是相对方位的视网膜脱离。

（二）飘动黑影

飘动黑影可随眼球的转动而飘动，并且当眼球运动停止时仍然飘动，若数量和浓度不变，玻璃体无病变者称为飞蚊症，也可由玻璃体变性、炎症、积血引起，则短期内黑影数目突然增多。

三、眼 分 泌 物

（一）原因

眼分泌物（eye secretions）增多常见于细菌、病毒感染性结膜炎、角膜炎、眼外伤、物理化学刺激、过敏反应、寄生虫感染等。

（二）常见的分泌物类型

1. 黏液性或脓性分泌物 多见于细菌性结膜炎。

2. 水样或浆液性分泌物 多见于病毒性结膜炎。

3. 白色泡沫状分泌物 多见于眼角处，见于睑板腺分泌旺盛者。

四、眼部疼痛

(一) 眼睑痛

眼睑痛常见于睑腺炎、睑极腺囊肿化脓感染、眼睑炎症、外伤、急性泪囊炎或泪腺炎。

(二) 眼眶痛

眼眶痛常见于眶骨膜炎或蜂窝组织炎、鼻窦炎、眶上神经痛。

(三) 眼球痛

1. 刺痛　常见于角膜擦伤、电光性眼炎、急性睑缘炎、眼内炎。
2. 钝痛　常见于青光眼眼压高,屈光不正引起的视疲劳。
3. 球后痛　常见于急性视神经炎,眼球运动时疼痛明显,另外眼眶肿瘤也可引起球后痛。
4. 伴有头痛的眼痛　见于急性充血性青光眼、急性虹膜睫状体炎、交感性眼炎、全眼球炎、眼球穿孔伤、眶蜂窝织炎及血管神经性头痛等。

五、流　　泪

(一) 泪液分泌过多

泪液分泌过多常见于角结膜炎、虹膜睫状体炎、急性青光眼、泪腺炎症、强光照射刺激、腭神经节受刺激、感情冲动等。

(二) 泪液排泄障碍

泪液排泄障碍常见于泪道狭窄或阻塞、下睑外翻、泪点移位或封闭、慢性泪囊炎等。

六、眼 球 充 血

(一) 球结膜充血

从穹窿部开始越近角巩膜缘越明显,可以移动,多见于急慢性结膜炎。

(二) 睫状充血

从角膜缘开始,越近穹窿部越明显,不可移动,提示角膜深层病变、虹膜睫状体炎、青光眼、眼外伤等。

(三) 混合充血

混合充血指以上两种充血同时并存。见于重度的结膜炎、虹膜睫状体炎、眼外伤角膜实质炎或青光眼。

(四) 结膜下出血

结膜下出血可见于外伤、小儿剧烈咳嗽、某些结膜炎症、高血压、动脉硬化、肾炎、血液病、某些传染病等。

七、眼 干

(一) 泪液分泌不足

泪液分泌不足常见于 sjögren 综合征、眼科术后泪液分泌不足,也可见于干燥性角膜结膜炎、慢性结膜炎、沙眼时杯状细胞破坏过多。

(二) 泪液排泄受限

泪液排泄受限常见于沙眼、慢性结膜炎、结膜天疱疮、烧伤等引起结膜囊瘢痕、阻塞泪腺排泄管。

(三) 泪液丢失过多

泪液丢失过多常由于眼睑位置异常使眼睑不能正常闭合,泪液蒸发过多,如睑外翻等。

八、眼 痒

眼痒常见于眼睑的过敏性炎症、睑缘炎、春季结膜炎、过敏性结膜炎、慢性结膜炎或沙眼。

九、畏 光

1. 三叉神经刺激症状 常见于结膜炎、角膜炎、眼睑炎、先天性青光眼等。

2. 眼底接受光线过强 如白化病、瞳孔散大。

十、复 视

1. 单眼性复视 遮盖一眼时复视不消失,可见于双瞳、瞳孔虹膜根部离断、晶状体不全脱位及初发期白内障等。

2. 双眼性复视 遮盖一眼后复视消失,多见于麻痹性斜视、眼肌病及眼眶疾病所致的眼球移位。

第二节 视野检查

(一) 定义

视野(visual field)是指眼向前固视一点时所能看见的空间范围,又称为周边视力,也就是黄斑中央凹以外的视力。

(二) 相关基础知识

1. 正常视野两个点

(1) 视野范围:以白色光视标为例,单眼上方约至 60°,下方略超过 70°,鼻侧约至 70°,颞侧可达 100°。

(2) 视野光敏感度:全视野范围内各部位的光敏感度均正常,即除生理盲点外,正常视野内不应有光敏感度下降区或暗点。正常视野光敏感度以中心固视点最高,随偏心度增加而逐渐下降。

2. 视野检查的基本原理　指在单眼固视的情况下,测定在均匀照明背景中所呈现的动态或静态视标(光斑)的光阈值,所谓光阈值指的是视野范围内某一点刚刚能被看见的最弱光刺激;而同一阈值的相邻点的连线便组成了该光标的等视线,等视线是某一光标在视野中可见和不可见的分界线。

3. 视野检查的种类

(1) 动态视野检查法:指用不同大小的光标从视野周边不可见区向中心可见区移动以探测该光标刚好可见的位置,将从不同方向探测到的这些点连线即是该光标的等视线。

(2) 静态阈值检查法:指在光标不动的情况下,通过逐渐增加该光标的亮度来确定视野中某一点从不可见到刚刚可见的光阈值的方法。

(3) 超阈值静点检查法:指在某一等视线内用超阈值光标刺激静态呈现的方法来探查暗点的方法。

(三) 视野检查的方法

1. 对照法

(1) 定义:是以检查者的正常视野与受检者的视野作比较,以确定受检得的视野是否正常。

(2) 检查方法:令受检者与检查者对坐或对立,并且受检者双眼要与检查者双眼在同一水平,彼此相距 40~60cm。嘱受检者在整个检查过程中要注视检查者双眼,告诉受检者你将从不同的方向把视标移近他的视线范围内并要求他一看到视标马上报告。让受检者用眼罩遮盖左眼,检查者把视标定位于受检者视野外,然后慢慢地移动视标进入其视线之内,直至受检者报告"看到"为止。分别从八个不同方位移动视标,并以检查者本人的正常视野作比较记录受检者的视野范围。让受检者用眼罩遮盖右眼,重复以上操作检查左眼。在操作过程中检查者一定要注意提醒受检者双眼注视检查者。

2. Amsler 方格表检查法

(1) 定义:Amsler 方格表是用于对中心注视区(约 10°范围)的视野进行检查的。方格表是边长 10cm 的黑纸板,用白线条划分为 5mm 宽的 400 个正方格,板中央的白色小圆点为注视目标。

(2) 检查步骤

1) 检查距离为 30cm ,每方格相当于 1°视野。

2) 要求受检者戴矫正眼镜,注视中心白色固视点,并回答:

A. 是否看见黑色纸板中央的白色小圆点。如果看不清或看不见中央小圆点,则说明有相对性或绝对性中心暗点,并令受检者指出看不清或看不见的区域范围。

B. 是否看见整个 Amsler 方格表,包括 4 个角和 4 条边。如果看不见则令其指出哪一部分看不见。

C. 是否有某处某方格模糊或消失。如果有,同样令其指出模糊或消失的部分。

D. 所有小方格是否都为正方形,是否有某处的线条弯曲或变得不规则,如果有,同样令其指出变形部位。

3. 视野计检查法

（1）定义：视野计是专门用来检查视野的仪器设备，其品种繁多，大致可以分为手动视野计和计算机自动视野计两大类。前者以 Goldman 视野计为代表，检查全靠视野检查者操作，而且检查结果往往因视野检查者的不同而存在差异。而后者则全靠计算机程序完成检查工作，检查者只需要根据临床初诊意见，选择所需的专用检查程序，机器就能自动监测并且记录分析结果，提示诊断。

（2）检查步骤

1）受检者坐在视野计前，头部固定于颌托上，先查右眼再查左眼。如果受检者是第一次做视野检查，可先检查视力较好的一眼。对于第一次进行视野计检查的患者还应做一些必要的示范检查，以使其熟悉整个检查程序。

2）嘱其固视前方半球形背景的中央的注视点。有屈光不正者应戴矫正眼镜，但在最后进行结果分析时检查者应考虑镜框边缘可能对结果的影响。

3）告诉受检者光标将以短暂闪光方式出现在背景的不同位置上，要求受检者看到光标就应尽快按钮回答示意。

4）检查者选择并启动相关的检查程序，光标将在半球形的背景上自动出现。

5）当选用的程序全部做完后，视野计就出现铃声，并且把视野检查结果记录成数字图及灰度图等形式。

6）一眼检查完毕，休息 5~15 分钟再进行另一眼检查。

（四）视野计检查考核评分

姓名： 　　　　　学号： 　　　　　日期：

评分标准		满分	扣分原因	实际得分
检查前准备（20分）	a 测量被测者裸眼及矫正视力、眼压，观察瞳孔大小	5		
	b 输入被测者姓名、出生年月日、眼别，选择相应检测程序、采用模式、视标大小和背景光亮度	5		
	c 向被测者解释和指导操作方法	10		
检查过程（80分）	a 被检查者端坐，头部固定于颌托架上	5		
	b 双眼分别进行，先查视力较好眼，眼罩盖住另一眼	5		
	c 有屈光不正者配戴矫正眼镜	5		
	d 嘱被测者注视正前方的亮点，余光看到周围出现的闪烁亮点，即按下应答按钮	10		
	e 检查时注意监测被测者固视状态	10		
	f 一眼检查完毕，休息 5~15 分钟再进行另一眼检查	10		
	g 判断检查结果的可靠性，排除可能的影响因素，必要时重复检查	15		
	h 阅读视野检查结果，分析原因	20		
总分		100		

考核人签名：

第三节　视力检查

(一) 定义

视力(visual acuity)又称视锐度,是眼分辨两物点间最小距离的能力,以视角来衡量。

(二) 相关基础知识

1. 视力检查包括　单眼视力、双眼视力;裸眼视力、矫正视力;远视力、近视力

2. 常用视力表

(1) 常用远用视力表包括对数视力表、国标标准视力表、ETDRS(早期治疗糖尿病性视网膜病变研究)视力表等。

(2) 常用近用视力表包括徐广弟E字近视力表、Jaeger近视力表、对数近视力表等。

3. 视力的表示方法

(1) 计算公式为$V=d/D$,V为视力,d为实际看见某试标的距离,D为正常眼应当看见该试标的距离。

(2) 记录方法包括小数记录法、5分记录法、Snellen记录法等。

(三) 视力检查法

1. 远视力检查法

(1) 一般检查距离为5米,视力表的1.0行与受检者的眼睛位于同一高度。

(2) 视力表的照明应均匀无眩光,可采用自然照明,如用人工照明,照度为300~500lux。

(3) 两眼分别检查,常规先查右眼,后查左眼。检查时用遮眼板遮盖一眼,如受检者戴镜应先查裸眼视力,后查戴镜视力。

(4) 检查时,让被检者先看清最大一行标记,如能辨认,则自上而下,由大至小,逐级将较小标记指给被检者看,直至查出能清楚辨认的最小一行标记。受检者读出每个视标的时间不得超过5秒。

(5) 如被检者在5米距离不能辨认出表上任何字标时,可让被检者走近视力表,直到能辨认表上"0.1"行标记为止。此时的计算方法为:视力=0.1×被检者所在距离(米)/5(米)。

(6) 如被检者在1米处尚不能看清"0.1"行标记,则检查指数(counting finger,CF)。嘱受检者背光而坐,检查者伸手指让被检者辨认手指数目,记录其能辨认指数的最远距离,例如在30cm处能看清指数,则记录为指数/30cm或CF/30cm。如果在眼前5cm处仍不能辨认指数,则检查者在受试者前摆手,记录能辨认手动(hand motions,HM)的最远距离,如手动/30cm或HM/30cm。

(7) 对于不能辨认眼前手动的被检者,应在暗室中检查光感(light perception,LP)及光定位(light projection)。检查光感时,将患者一眼完全遮盖,检查者一手持烛光或手电在被检眼前5m处开始检查,如受检者不能看见烛光则将烛光向受检者移近,直至受检者能辨认。记录受检者能看见烛光的最远距离。检查光定位时将烛光置于患者前1m处,嘱受检者向正前方注视,不要转动眼球和头部,分别将烛光置于左上、左中、左下、正上、正中、正下、右上、右中、右下,问受检者是否能看见烛光。如应答正确记录为"+",应答错误记录为

"–"。如患者全无光感，记录为"无光感"（no light perception，NLP）。

2. 近视力检查法

（1）近视力表的照明不易固定，可采用自然弥散光，也可采用人工照明，但注意眩光产生。

（2）两眼分别检查，常规先查右眼，后查左眼。检查时用挡眼板遮盖一眼。

（3）检查距离一般为30cm。对于屈光不正者，要改变检查距离或配戴矫正眼镜才能测得最佳近视力。

（4）鼓励被测者尽量辨认直至一行中有一半的视标辨认错误，该行的上一行即为被测者的视力。

3. 婴幼儿视力检查法

（1）视动性眼球震颤检查法：可测定6个月内的婴幼儿视力。将带有黑白相间条纹的转鼓放在婴儿眼前30厘米处，使其转动。观察婴儿的眼部反应。如果眼球出现震颤为有视力，反之无视力。检查者可观察婴幼儿双眼球对不同宽窄光栅条纹的反应，记录引起眼球震颤的最细条纹。所用的转鼓条纹越细，表示婴儿的视力越好。

（2）对于婴儿至2周岁的幼儿，可检查视功能，但尚无法应用视力表检查视力。可以交替遮盖双眼，注意幼儿的反应。若一眼被遮盖，另一眼视力好，则可保持中心注视，而且头位基本不动。若健眼被遮盖，另一眼视力差，幼儿就会发出反抗声音，或移动头位。

（3）选择性观看检查法：适用6个月至2周岁的幼儿。在暗室中检查，距离为50cm，检查者随机调换条纹及灰板的方向，观察婴幼儿是否随条纹转动头位。如对某一条纹的反应率达到75%时为通过。可根据所用条纹的宽窄换算成Snellen视力表视力。

（4）幼儿视力检测卡：适用2~3岁儿童。检测距离5米，自然光下双眼分别测。令小儿用手指或语言回答条纹走形的方向。可随机转换方向。从1号，2号……逐一检查，直到不能辨认为止。可换算成Snellen视力表视力。

（5）点状视力表：是近视力检测法。1~5岁儿童均可适用。双眼分别检查，测试距离为25cm。从最大的视标开始辨认。令患儿指出黑点的位置，逐一更换小视标直到不能辨认为止。

（6）儿童图形视力卡：适用4~5岁儿童。室内自然光线下，检查距离为5米。双眼分别检查。测试前向儿童解释图形。

（7）图形视觉诱发电位（VEP）视力：适用于4~6个月儿童。图形视觉诱发电位是用翻转棋盘格或翻转黑白条栅作为刺激源。随棋盘格逐渐变小，其P波也变小。直至能测出最小波幅的VEP为止，根据这时的空间频率推测视力。

（四）视力检查考核评分

姓名：　　　　　　　学号：　　　　　　　日期：

评分标准		满分	扣分原因	实际得分
检查前准备 （15分）	a 视力表需有充足的光线照明	5		
	b 远视力检查距离为5m，近视力检查距离为30cm	5		
	c 视力表灯箱1.0行试标与被检眼睑裂大致同一水平	5		

续表

评分标准		满分	扣分原因	实际得分
检查过程 (85分)	a 病人端坐或站立	5		
	b 双眼分别进行,先右后左,可用手或小板遮盖另眼,但不要压迫眼球	10		
	c 检查者用杆指着视力表试标,杆放在试标下方,不要遮挡试标	10		
	d 嘱受试者说出或用手势表示该试标的缺口方向	5		
	e 逐行进行检查	5		
	f 找出受试者的最佳辨认行	5		
	g 如在 5m 处最大的试标也不能识别,嘱患者逐步向视力表走近,直到识别为止	5		
	h 如受试者视力低于 1.0,须加针孔板检查	5		
	i 如走到视力表 1m 处仍不能识别最大试标,则检查指数,检查距离从 1m 开始,逐渐移近,直到能正确辨认为止,并记录该距离,如指数在 5cm 处仍不能辨认,则检查手动	5		
	j 如眼前手动不能识别,则检查光感	5		
	k 在暗室用手电筒照射受试眼,另眼须严密遮盖不透光	5		
	l 测试患者眼前能否感觉光亮,记录"光感"或"无光感",并记录看到光亮的距离	5		
	m 如有光感还要检查光源定位,嘱患者向前方注视不动,检查者在受试眼 1m 处,上、下、左、右、左上、左下、右上、右下变换光源位置,用"+"、"-"表示光源定位的"阳性"、"阴性"	5		
	n 检查近视力,注意检查距离	10		
总分		100		

考核人签名:

第四节 瞳孔对光反射检查

(一) 定义

正常人眼受到光线刺激后瞳孔立即缩小,光线亮度减弱或移开后瞳孔又逐渐扩大,这种瞳孔随光线强弱而变化的反应称为瞳孔对光反射(pupillary light reflex)。

(二) 检查目的

瞳孔对光反射是一种神经反射,可以相对客观地评价视网膜、视神经和视路(视交叉、视束、中脑通路)的视觉传入功能。此外还有助于视觉传出系统疾病的诊断和监测;相比其他视功能检查,可反映疾病更早期阶段的损害。

(三) 相关基础知识

1. 传导通路 瞳孔对光反射传导通路为 视网膜→视神经→视交叉→视束→中脑顶盖前区→Edingger-Westphal 核→动眼神经→睫状神经→瞳孔括约肌

2. 分类 瞳孔对光反射分为直接对光反射和间接对光反射。

(四) 检查方法

1. 直接对光反射 用手电筒直接照射一侧瞳孔时,可观察到该侧瞳孔受到光线刺激时立即缩小,此时移开光源可观察到瞳孔立即复原。用同样的方法再观察对侧瞳孔。

2. 间接对光反射 用一手竖直放于两眼之间,以挡住手电筒的光线照到对侧。此时用手电筒照射一侧瞳孔,可观察到另一侧瞳孔立即缩小,移开光线瞳孔立即复原。以同样的方法检查对侧瞳孔,表现同上即为正常。

3. 其他 若用手电筒照射瞳孔时,其变化很小,而移去光源后瞳孔增大不明显,此种情况称为瞳孔对光反射迟钝。当瞳孔对光毫无反应时,称为对光反射消失。此两种情况常见于昏迷的患者。

(五) 检查结果记录

1. 瞳孔改变的幅度 0=瞳孔完全没有缩小;1=瞳孔轻度缩小;2=瞳孔中度缩小;3=瞳孔明显缩小。

2. 瞳孔改变的速度 缓慢缩小记为"−";迅速缩小记为"+"。

(六) 瞳孔对光反射检查考核评分

姓名: 学号: 日期:

	评分标准	满分	扣分原因	实际得分
检查前准备 (15分)	a 室内照明尽量昏暗,但能看清被测者瞳孔	5		
	b 准备手电筒和远距视标	5		
	c 向被测者解释操作目的	5		
检查过程 (85分)	a 被检查者端坐或平躺,指导其注视远距视标,戴镜者嘱其摘掉眼镜	10		
	b 检查者位于一侧,但不能阻挡被测者视线	10		
	c 双眼分别进行,用手电筒直接照射一侧瞳孔,观察该侧瞳孔改变的幅度及速度,重复两次	20		
	d 用一手竖直放于两眼之间,以挡住手电筒的光线照到对侧,再用手电筒照射一侧瞳孔,观察另一侧瞳孔改变的幅度及速度,重复两次	30		
	e 记录检查结果	15		
总分		100		

考核人签名:

第五节　眼球运动检查

(一) 定义

眼球运动检查(eye movement examination)包括单眼运动:水平、垂直、旋转;双眼同向运动(注视运动);双眼异向运动(辐辏运动)。

(二) 相关基础知识

1. 单眼运动的幅度　以正常、不足、亢进表示肌力。

(1) 内直肌:内转时瞳孔内缘和上下泪点呈一条直线为正常,超过为亢进,达不到为不足。

(2) 外直肌:外转时颞侧角膜缘达到外眦角为正常,达不到为不足,记录离外眦角差几毫米。超过外眦角为功能亢进。

(3) 上直肌:上转时角膜下缘达内外眦连线。

(4) 下直肌:下转时角膜上缘达内外眦连线。

(5) 娃娃头试验:婴幼儿不合作外转时可能不到位,为了和外直肌麻痹相鉴别,采用此方法。检查者两手固定患儿头部,突然使其左右转动,随着头的运动眼球必然随之左右运动,观察外转能否到达正常位置,如外转到位则说明外转"受限"不存在。如外转不能到位,则提示存在运动限制。

2. 双眼同向运动　双眼同向共同运动又叫注视运动,主要是 6 个主要诊断眼位:包括颞上方、颞下方、鼻上方、鼻下方、水平左、水平右。检查 A、V 征时加正上、正下两个方位,再加上原在位,称之为 9 个诊断眼位。每个运动方位都是两只眼的一对配偶肌参与完成的,例如两只眼向右上方看时,是右眼的上直肌和左眼的下斜肌共同完成的。让患者分别注视上述几个方位的点光源,根据光点在两只眼上的位置,了解每个方位上的一对配偶肌作用是正常、亢进、还是不足,为诊断提供依据。合并内眦赘皮的患者应除外假性的上、下斜肌亢进。

3. 双眼异向运动

(1) 双眼异向运动主要包括集合和分开运动。集合是很强的自主性运动,同时含有非自主性成分,在眼外肌功能检查中具有重要意义。

(2) 集合近点检查:被检查者注视正前方一个调节视标,视标逐渐向鼻根部移近,至患者出现复视或一眼偏离集合位,此时视标距鼻根的距离即为集合近点,正常值为 3cm±4cm。随年龄增长,集合近点逐渐后退。

(三) 检查结果记录

(1) 眼球运动各方向正常,可记录为:SAFE(S:Smooth;A:Accurate;F:Full;E:Extensive)。

(2) 若有异常,应作文字记录,如眼球震颤,肌肉麻痹等。

(3) 记录集合近点距离。

（四）眼球运动检查考核评分

姓名：　　　　　　　　　学号：　　　　　　　　　　　日期：

	评分标准	满分	扣分原因	实际得分
检查前准备 （10分）	a 准备手电筒	5		
	b 向被测者解释检查过程	5		
检查过程 （90分）	a 被检查者与检查者相对而坐或站立,嘱其头位不动,眼球跟随灯光运动	10		
	b 检查单眼运动,遮蔽一眼后,观察另一眼在各方向眼球运动是否到位	20		
	c 检查双眼运动,可用角膜映光法在各方诊断眼位上,比较两眼的映光点变化,以判断配偶肌的强弱	30		
	d 检查集合近点:嘱被检查者注视正前方一个调节视标,视标逐渐向鼻根部移近,直至被测者出现复视或一眼偏离集合位,记录此时视标距鼻根的距离	20		
	e 记录检查结果	10		
总分		100		

考核人签名：

第六节　眼底检查

（一）定义

　　眼底检查是检查玻璃体、视网膜、脉络膜和视神经疾病的重要方法,此外还可以评估注视性质和屈光状态及斜视筛查等。

（二）相关基础知识

　　1. 常用仪器　直接检眼镜、间接检眼镜、前置镜、三面镜、眼底照相机、视神经乳头分析仪、光学相干断层扫描仪等。

　　2. 直接检眼镜的构成

　　（1）照明系统:电源、灯泡。

　　（2）观测系统:由一组不同屈光度小镜片组成的转盘有一窥孔,经此孔观察被照明的眼底。

　　（3）观察物象比实际物象约放大 14~16 倍。

（三）直接检验镜的检查步骤

　　（1）检查宜在暗室中进行,病人多取坐位,检查者坐位或立位均可。检查右眼时,检查者位于患者的右侧,用右手持镜,右眼观察;检查左眼时,则位于患者左侧,左手持镜,用左眼观察。

　　（2）正式检查眼底前,先用彻照法检查眼的屈光间质是否混浊。用手指将检眼镜盘拨到+8 ~ +10(黑色)屈光度处,距受检眼 10~20cm,将检眼镜光线射入受检眼的瞳孔,正常时呈橘红色反光。如角膜、房水、晶体或玻璃体混浊,则在橘红反光中见有黑影。此时令病人转动眼球,如黑影与眼球的转动方向一致,则混浊位于晶体前方,如方向相反,则位于玻璃体;位置不动,则混浊在晶体。

　　（3）检查眼底:嘱患者向正前方直视,将镜盘拨回到"0",同时将检眼镜移近到受检眼前约2cm处观察眼底。如检查者与患者都是正视眼,便可看到眼底的正像,看不清时,可拨动镜盘至看清为止。检查时先查视神经乳头,再按视网膜动静脉分支,分别检查各象限,最后检查黄斑部。检查视神经乳头时,光线自颞侧约15°处射入;检查黄斑时,因病人注视检眼镜光源;检查眼底周边部时,嘱病人向上、下、左、右各方向注视、转动眼球,或将检眼镜角度变动。

(4) 观察视乳头的形状、大小、色泽,盘沿,边缘及视杯的大小和深度。观察视网膜动、静脉,注意血管的粗细、行径、管壁反光、分支角度及动、静脉交叉处有无压迫或拱桥现象。观察黄斑部,注意其大小、中心凹反射是否存在,有无水肿、出血、渗出及色素紊乱等。观察视网膜,注意有无水肿、渗出、出血、剥离及新生血管等。

(四) 眼底检查结果记录

为说明和记录眼底病变的部位及其大小范围,通常以视神经乳头,视网膜中央动、静脉行径,黄斑部为标志,表明病变部与这些标志的位置距离和方向关系。距离和范围大小一般以视神经乳头直径 PD(1PD≈1.5mm)为标准计算。记录病变隆起或凹陷程度,是以看清病变区周围视网膜面与看清病变隆起最高处或凹陷最低处的屈光度(D)差来计算,每差3个屈光度(3D)约等于1mm。

(五) 直接检眼镜检查考核评分

姓名:　　　　　　　学号:　　　　　　　日期:

	评分标准	满分	扣分原因	实际得分
检查前准备 (10分)	a 检查检眼镜光源亮度和聚光性能	5		
	b 检查镜片转盘	5		
检查过程 (90分)	a 被检查者端坐,双眼正视前方	5		
	b 双眼分别进行	5		
	c 如检查右眼,站在被检查者右侧,右手持镜,右眼观察;如检查左眼,站在被检查者左侧,左手持镜,左眼观察	10		
	d 检查者示指放在镜片转盘上,其余四指握住检眼镜手柄	5		
	e 首先用彻照法检查,用于观察眼的屈光间质有无混浊	5		
	f 将镜片转盘拨到+8~+10D(黑色),距受检眼20cm,光线从瞳孔射入	10		
	g 正常时瞳孔区呈橘红反光,如果屈光间质有混浊,红色反光中出现黑影,此时嘱受检者转动眼球	5		
	h 再检查眼底,将转盘拨到"0"处,距受检眼2cm处,拨动转盘至看清眼底为止	10		
	i 嘱被检者向正前方注视,检眼镜光源经瞳孔偏鼻侧约15°检查视盘	10		
	j 再沿血管走向观察视网膜周边部	10		
	k 最后嘱被检查者注视检眼镜灯光,以检查黄斑部	10		
	l 记录结果或画图表示	5		
总分		100		

考核人签名:

第六章　耳鼻咽喉科临床基本技能操作与考核评分

第一节　耳鼻咽喉头颈外科基本检查

（一）定义

耳鼻咽喉及其相关头颈区域器官位于颅面深处,腔洞狭小曲折,难以直接观察,需要相关特殊检查设备才能完成。检查时,必须借助专门光源、额镜、特殊器械及设备将光线反射到欲检查的部位,才能进行符合临床要求的规范检查,并且根据需要随时调整检查者和被检者的位置。

（二）基本操作

1. 检查者与患者的位置　光源定位在被检患者耳后上方约 15cm 处,患者坐在专用诊查椅上,检查者面对患者,距离 25~40cm 为宜。进行耳部检查时,检查者和患者的头位应在同一平面上,检查过程中根据需要调整患者头位,对于检查不合作的小儿,应耐心、轻柔,将患儿双腿夹紧,一手固定其上肢和身体,另一手固定头部(图 6-1-1)。

2. 额镜与检查器械

（1）额镜的使用:额镜是圆形聚光凹面镜,直径直般为 8cm,焦距约 25cm,中央窥视孔约 1.4cm;特殊情况下使用的额镜可备有头灯(图 6-1-2)。光源投射到额镜镜面,经对光反射聚焦到检查部位,检查者通过镜孔,看到反射光束焦点。

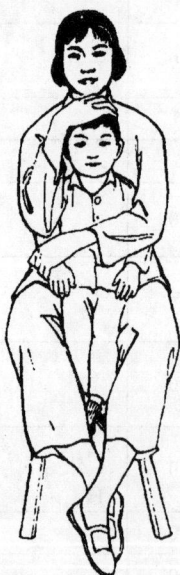

图 6-1-1　小儿受检时的体位

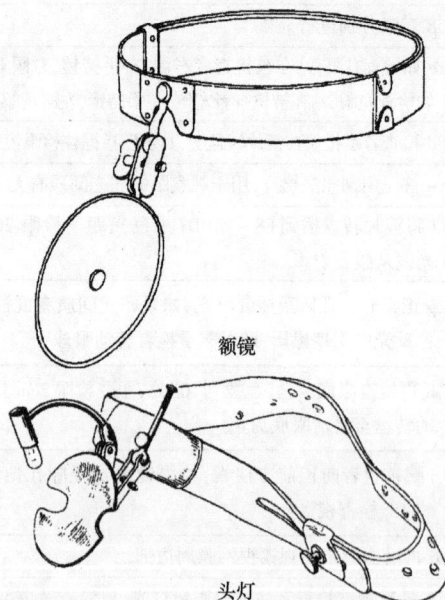

额镜

头灯

图 6-1-2　额镜及头灯

使用额镜时须注意:①保持瞳孔、镜孔、反光焦点和检查部位成一直线;②保持检查姿势端正,不可弯腰、扭颈而迁就光源;③单目视线向正前方通过镜孔观察反射光束焦点区被检部位,但另眼不闭(图6-1-3)。

(2)常用检查器械:在耳鼻咽喉头颈外科临床诊疗中,传统上常用的检查器械有耳镜、手持式电耳镜、鼓气耳镜、前鼻镜、后鼻镜(间接鼻咽镜)、间接喉镜、音叉、耵聍钩、膝状镊、枪状镊、角形压舌板、简易喷雾器、卷棉子等(图6-1-4)。近年来,条件较好的医院已逐步使用照明更好、清晰度更高的壁挂式电耳镜取代手持式电耳镜,使用综合诊疗台喷枪取代简易喷雾器,提高了工作质量。

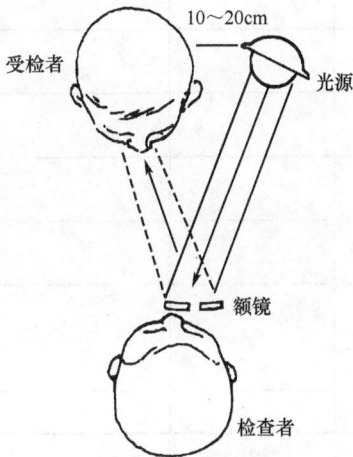

图6-1-3　对光

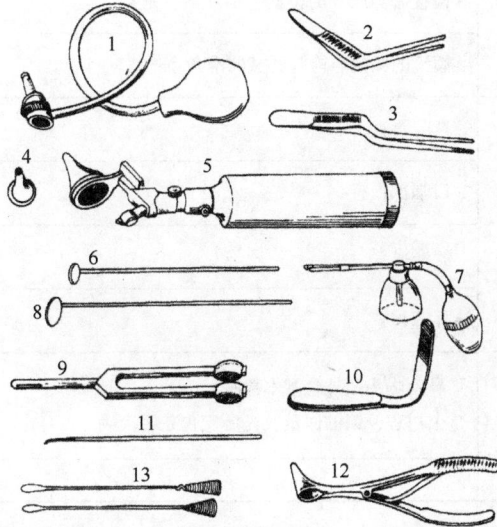

图6-1-4　耳鼻咽喉头颈外科常用检查器械
1. 鼓气耳镜;2. 膝状镊;3. 枪状镊;4. 耳镜;5. 电耳镜;6. 后鼻镜;
7. 喷壶;8. 间接喉镜;9. 音叉;10. 角形压舌板;11. 耵聍钩;12. 前鼻

(3)综合治疗工作台:耳鼻咽喉部颈外科诊查治疗综合工作台将常用器械、基本设备集中于一体,并可根据需要配置耳鼻咽喉内镜系统、图像显示及处理系统。由工作台主体、电动检查椅或治疗椅组成(图6-1-5)。

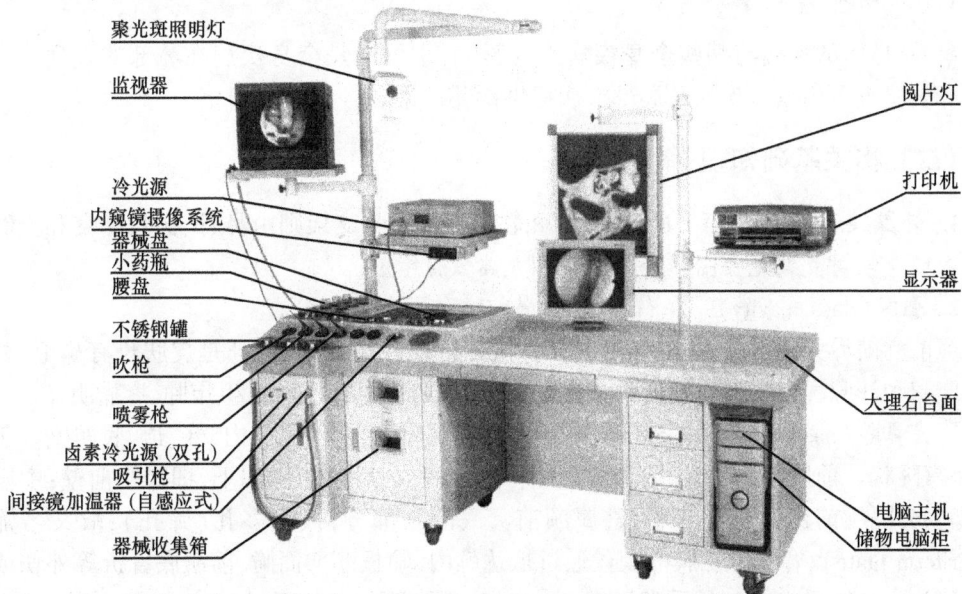

图6-1-5　耳鼻咽喉头颈外科诊疗综合工作台的基本结构

（三）耳鼻咽喉头颈外科基本检查考核评分

姓名：　　　　　　　　学号：　　　　　　　　日期：

	评分标准	满分	扣分原因	实际得分
操作前准备 （30分）	a 光源定位	10		
	b 检查者与患者的位置	10		
	c 额镜的佩戴与检查器械的准备	10		
检查方法 （60分）	a 鼻腔检查	10		
	b 口咽部检查	20		
	c 喉部检查	20		
	d 耳部检查	10		
整体性 （10分）	耳鼻咽喉头颈外科基本检查 整个过程额镜的佩戴及光源定位是否准确	10		
总分		100		

考核人签名：

第二节　鼻腔鼻窦检查

一、外鼻及鼻腔的检查

（一）目的

鼻腔、鼻窦的疾病与某些全身疾病互为影响，常可能是全身疾病在鼻部的表现。进行鼻腔鼻窦检查可为全身疾病及局部疾病提供诊断依据。

（二）相关基础知识

1. 外鼻（external nose）　由皮肤、骨和软骨构成。骨支架则由鼻骨、额骨鼻突和上颌骨额突组成。软骨支架主要由鼻外侧软骨和大翼软骨组成。

2. 鼻腔（nasal cavity）　左右各一，由鼻前庭和固有鼻腔组成。

鼻前庭前界为前鼻孔，后界为鼻内孔。该处有皮肤覆盖，其特征是皮肤长有鼻毛，并富含皮脂腺和汗腺，故易发生疖肿，由于皮肤与软骨紧密连接，一旦发生疖肿，疼痛明显。

固有鼻腔（nasal fossa proper）前界为鼻内孔，后界为后鼻孔，有内、外、顶、底四壁。①顶壁：呈穹隆状。前段倾斜上升，为鼻骨和额骨鼻突构成；后段倾斜向下，即蝶窦前壁；中段水平，即为分隔颅前窝的筛骨水平板，属颅前窝底的一部分，板上多孔（筛孔），故又名筛板（cribriform plate），容嗅区黏膜的嗅丝通过抵达颅内，筛板菲薄而脆，前颅底骨折等外伤或在该部位施行鼻腔手术时容易受到损伤。②底壁：即硬腭的鼻腔面，与口腔相隔。前3/4由上颌骨腭突(palatine process of maxilla)、后1/4由腭骨水平部(horizontal process of palate bone)构成。③内侧壁:即鼻中隔(nasal septum),由鼻中隔软骨、筛骨正中板(又称筛骨垂直板,perpendicular plate of ethmoid bone)、犁骨(vomer)和上颌骨腭突组成。④后鼻孔(posterior nares 或 choanae)主要由蝶骨体(上)、蝶骨翼突内侧板(外)、腭骨水平部后缘(底)、梨骨后缘(内,即左右后鼻孔分界)围绕而成,双侧后鼻孔经鼻咽部交通。⑤外侧壁:分别由上颌骨、泪骨、鼻甲骨、筛骨(内壁)、腭骨垂直板及蝶骨翼突构成。鼻腔外侧壁从下向上有三个呈阶梯状排列的长条骨片,分别称为上、中、下鼻甲,其大小依次缩小约1/3,其前端的位置则依次后移约1/3。每个鼻甲的下方与鼻腔外侧壁均形成一个间隙,分别称为下、中、上鼻道。以中鼻甲前部下方游离缘水平为界,其上方鼻甲与鼻中隔之间的间隙称为嗅沟(olfactory sulus)或嗅裂;在该水平以下,鼻甲与鼻中隔之间的不规则腔隙则称总鼻道(common meatus)。

(三) 基本操作

1. 外鼻检查 观察外鼻的形态、颜色、活动等。同时做必要的触诊,还需注意患者有无开放性或闭塞性鼻音等。

2. 鼻腔检查

(1) 徒手检查法:以拇指将鼻尖抬起并左右活动,利用反射的光线观察鼻前庭的情况。

(2) 前鼻镜检查法:先将前鼻镜的两叶合拢,与鼻腔底平行伸入鼻前庭,勿超过鼻阈,然后将前鼻镜的两叶轻轻上下张开,抬起鼻翼,扩大前鼻孔,按三种头位顺序检查(图6-2-1)。

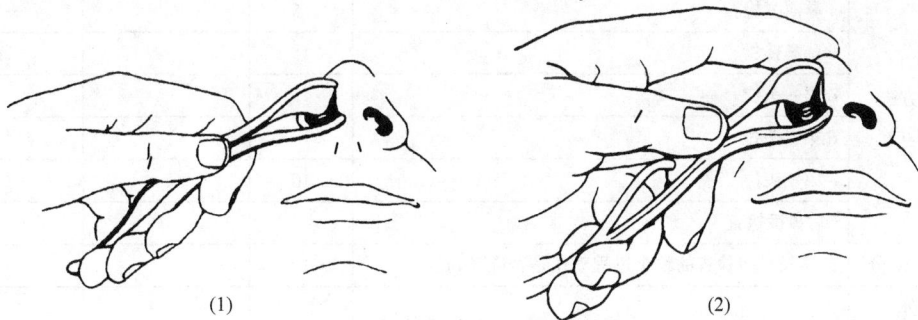

(1)　　　　　　　　　　　　(2)

图 6-2-1　前鼻镜使用法

第一头位:患者头面部呈垂直位或头部稍低,观察鼻腔底、下鼻甲、下鼻道、鼻中隔前下部分及总鼻道的下段。

第二头位:患者头稍后仰,与鼻底成30°,检查鼻中隔的中段以及中鼻甲、中鼻道和嗅裂的一部分。

第三头位:头部继续后仰30°,检查鼻中隔的上部、中鼻甲前端、鼻丘、嗅裂和中鼻道的前下部(图6-2-2)。

(3) 后鼻镜检查法:后鼻镜检查可弥补前鼻镜检查的不足,利用间接鼻咽镜、纤维鼻咽镜分别经口及鼻腔,检查后鼻孔、鼻甲和鼻道的形态、颜色、分泌物等。

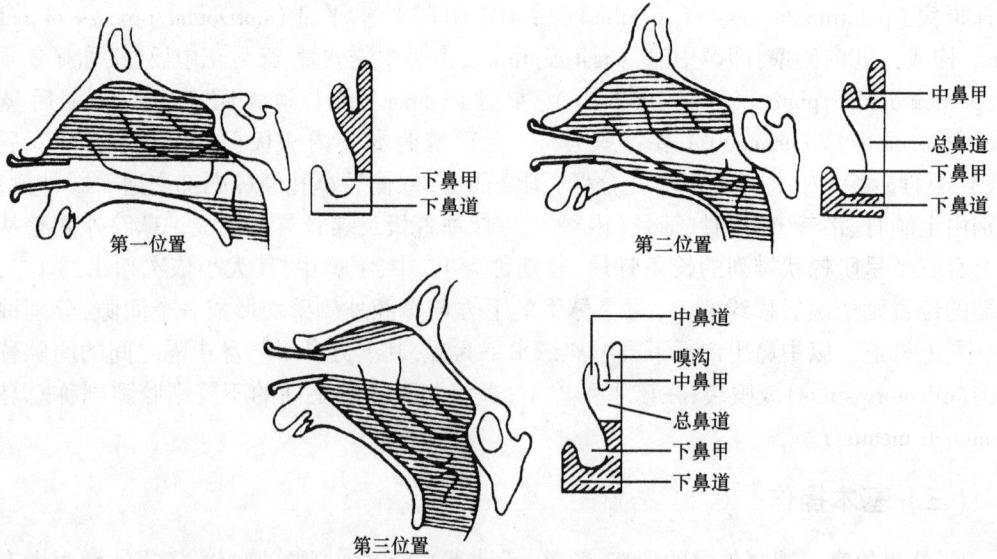

图 6-2-2　前鼻镜检查的三种位置

（四）外鼻及鼻腔的检查考核评分

姓名：　　　　　　　　　　学号：　　　　　　　　　　日期：

评分标准		满分	扣分原因	实际得分
操作前准备 （10分）	a 光源、额镜	5		
	b 前后鼻镜备用	5		
检查方法 （80分）	a 鼻前庭检查	15		
	b 前鼻镜检查	15		
	c 第一头位	15		
	d 第二头位	10		
	e 第三头位	10		
	f 后鼻镜检查	15		
整体性(10分)	外鼻及鼻腔检查的整个过程动作是否准确到位	10		
总分		100		

考核人签名：

二、鼻窦检查

（一）定义

鼻窦位置深在而隐蔽,常规前鼻镜和后鼻镜检查,配合体位引流、上颌窦穿刺、X 线片、CT 及 MRI 等,可以直接或间接发现病变。

（二）相关基础知识

鼻窦(accessory nasal sinuses)左右成对,共 4 对,分别是上颌窦、筛窦、额窦和蝶窦。鼻窦主要在出生后发育,依照窦口(ostium)引流的位置和方向以及各个鼻窦的位置,将鼻窦分为前、后两组。前组鼻窦包括上颌窦、前组筛窦和额窦,窦口均位于中鼻道;后组鼻窦包括后组筛窦和蝶窦,前者窦口位于上鼻道,后者窦口位于上鼻道后上方的蝶筛隐窝。

（三）基本操作

1. 前鼻镜及后鼻镜检查法:同前

2. 体位引流法（通过判断鼻腔脓性分泌物的来源,确定患者是否有鼻窦炎及发病部位）:以 1% 麻黄碱收敛鼻黏膜,使各窦口畅通,嘱咐患者固定于所要求的位置 15 分钟,然后进行检查。若疑为上颌窦积脓,则头前倾 90°,患侧向上,检查中鼻道后部分泌物引流情况;如疑为额窦积脓,则头位直立;如疑为前组筛窦积脓,则头位稍向后仰,如疑为后组筛窦积脓,则头位稍向前俯;如疑为蝶窦,则须低头,面向下将额部或鼻尖抑在某一平面。另有头低位引流法:患者取坐位,下肢分开,上身下俯,头下垂近膝,约 10 分钟后坐起检查鼻腔,视有无脓液流入鼻道(图 6-2-3)。

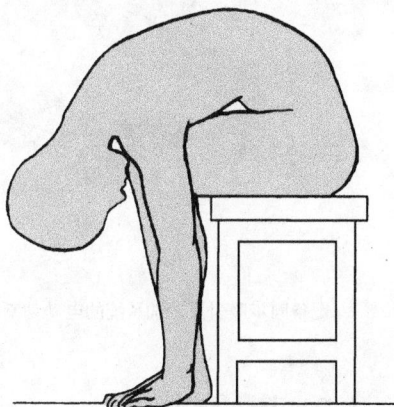

图 6-2-3　头低位引流法

3. 上颌窦穿刺冲洗法　具有诊断和治疗的双重作用。

4. 鼻窦 X 线片、CT 及 MRI 等影响学检查

（四）鼻窦检查考核评分

姓名:　　　　　　　学号:　　　　　　　日期:

评分标准		满分	扣分原因	实际得分
操作前准备（20分）	a 光源、额镜	5		
	b 前后鼻镜备用	5		
	c 1%麻黄碱、1%~2%丁卡因溶液简易喷雾器	5		
	d 上颌窦穿刺针	5		
检查方法（70分）	a 前后鼻镜检查	20		
	b 体位引流法头及低位引流法	20		
	c 上颌窦穿刺冲洗前 1%麻黄碱溶液收敛鼻黏膜、1%~2%丁卡因溶液鼻黏膜表面麻醉	10		
	d 穿刺点的定位、操作	20		
整体性(10分)	检查方法正确、动作协调	10		
总分		100		

考核人签名:

三、鼻腔、鼻窦内镜检查

（一）鼻内镜准备

硬性鼻内镜检查法:一套完整的鼻内镜检查系统包括 0° 和侧斜 30°、70° 及 120° 的 4 种视角镜,镜长 20~23cm,外径 2.7mm 和 4.0mm,同时配有冲洗及吸引系统,视频编辑系统、微型电动切割器等,使用时先用 1% 丁卡因溶液及麻黄碱液收缩并麻醉鼻黏膜,按顺序逐一部位检查(图 6-2-4)。

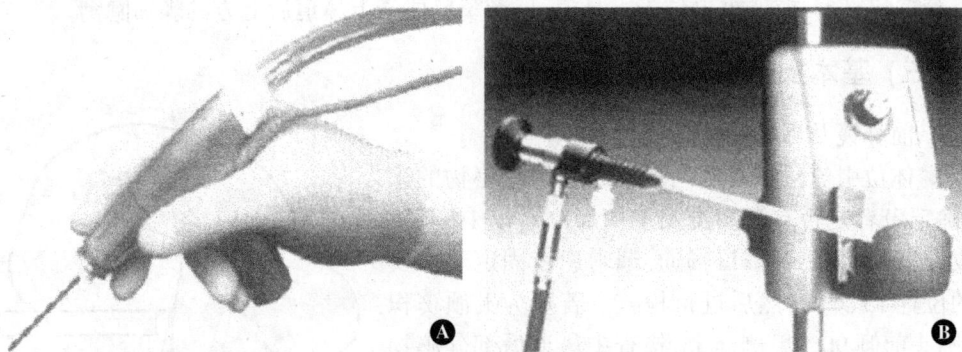

图 6-2-4 硬性鼻内镜

A. 配备同步吸引及冲洗系统的电动切割器；B. 鼻内镜及其附属的冲洗和吸引泵。通过内镜外套可以随时冲洗镜面和术野

（二）基本步骤

1. 鼻腔内镜检查法 第一步：观察下鼻甲前端、下鼻甲全表面、下鼻道和鼻中隔。通常使用0°内镜从鼻底和下鼻道进镜，从前向后逐步观察。第二步：观察中鼻甲、中鼻道、鼻咽侧壁及咽鼓管口、咽隐窝、蝶筛隐窝，可使用0°、30°或70°镜。从鼻底直达后鼻孔，观察鼻咽侧壁及咽鼓管口、咽隐窝；然后退镜，以下鼻甲上表面为依托观察中鼻甲前端和下缘，徐徐进镜观察中鼻道和额窦、前中组筛窦、上颌窦的开口。继续进镜到中鼻甲后端，即可观察蝶筛隐窝、蝶窦开口和后组鼻窦的开口。第三步：观察鼻咽顶、嗅裂、上鼻甲、上鼻道，可使用70°镜。检查鼻咽顶时，先进镜至后鼻孔观察鼻咽顶；于中鼻甲和鼻中隔之间进镜观察上鼻甲与上鼻道；也可从中鼻甲后端观察上鼻甲及上鼻道。第四步：观察后鼻孔。鼻内镜检查可以发现鼻腔深部出血部位及早期肿瘤，确定颅底骨折及脑脊液鼻漏的瘘孔部位，还可以在直视下取活组织检查，行电凝固止血等。

2. 鼻窦内镜检查法 ①上颌窦内镜检查法；②蝶窦内镜检查法；③额窦内镜检查法。

（三）鼻腔及鼻窦检查考核评分

姓名： 学号： 日期：

评分标准		满分	扣分原因	实际得分
操作前准备（10分）	a 一套完整的鼻内镜检查系统	5		
	b 1%麻黄碱、1%~2%丁卡因溶液简易喷雾器	5		
检查方法（80分）	a 鼻腔内镜检查法使用0°内镜从鼻底和下鼻道进镜，从前向后逐步观察	20		
	b 观察下鼻甲前端、下鼻甲全表面、下鼻道和鼻中隔	20		
	c 观察中鼻甲、中鼻道、鼻咽侧壁及咽鼓管口、咽隐窝、蝶筛隐窝	20		
	d 鼻窦内镜检查法	20		
整体性(10分)	检查方法正确、动作协调	10		
总分		100		

考核人签名：

第三节　间接喉镜检查

(一)定义

应用物理光反射折射原理进行喉部检查的一种方法,已有一百多年历史,至今仍是喉部最常用而且又是最简便的方法。

(二)基本操作

(1)检查时患者端坐、张口、伸舌;

(2)检查者坐患者对面,先将额镜反射光的焦点调节到患者腭垂处,然后用纱布裹住舌前1/3,用左手拇指和中指捏住舌前部,并将其拉向前下方,示指抵住上唇,以求固定。

(3)右手持间接喉镜,将间接在酒精灯上稍加热,防止检查时起雾。加热后先在检查者手背上试温,确认不烫时,将间接喉镜放入患者口咽部。

(4)检查时镜面朝前下方,镜背将腭垂和软腭推向后上方。

(5)先检查舌根、会厌谷、会厌舌面、喉咽后壁及侧壁。然后再嘱患者发"衣"声,使会厌抬起暴露声门,此时检查会厌喉面、杓区、攀间区、杓会厌皱襞、室带、声带、声门下,有时还可见到气管上段的部分气管软骨环。发声时可见两侧声带内收,吸气时两侧声带外展(图6-3-1~图6-3-4)。

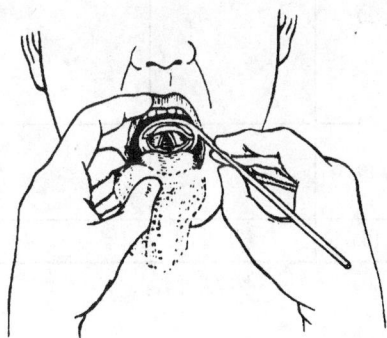

图 6-3-1　间接喉镜检查法

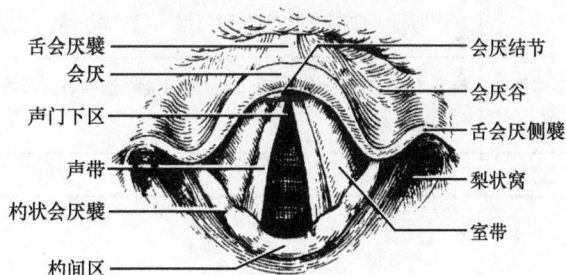

舌会厌襞　　会厌结节
会厌　　会厌谷
声门下区　　舌会厌侧襞
声带　　梨状窝
杓状会厌襞　　室带
杓间区

图 6-3-2　间接喉镜检查所见正常喉像

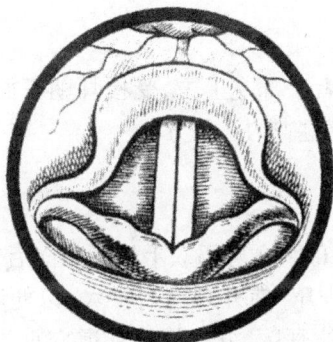

图 6-3-3　发声时声带内收

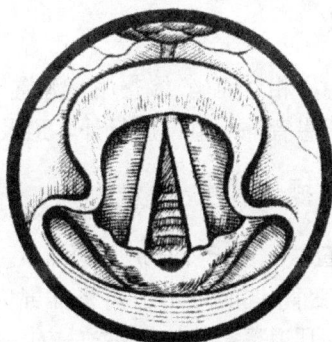

图 6-3-4　吸气时声带外展

（三）间接喉镜检查考核评分

姓名：　　　　　　　　学号：　　　　　　　　日期：

评分标准		满分	扣分原因	实际得分
操作前准备 （10分）	a 额镜及光源的准备	5		
	b 间接喉镜及纱布、酒精灯的准备	5		
基本操作 （80分）	a 检查时患者端坐、张口、伸舌	10		
	b 检查者坐患者对面,先将额镜反射光的焦点调节到患者腭垂处,然后用纱布裹住舌前1/3,用左手拇指和中指捏住舌前部,并将其拉向前下方,食指抵住上唇,以求固定	20		
	c 右手持间接喉镜,将镜面在酒精灯上稍加热,防止检查时起雾。加热后先在检查者手背上试温,确认不烫时将间接喉镜放入患者口咽部	20		
	d 检查时镜面朝前下方,镜背将腭垂和软腭推向后上方	10		
	e 先检查舌根、会厌谷、会厌舌面、喉咽后壁及侧壁。然后再嘱患者发"衣"声,使会厌抬起暴露声门,此时检查会厌喉面、杓区、杓间区、杓会厌皱襞、室带、声带、声门下,有时还可见到气管上段的部分气管软骨环。发声时可见两侧声带内收,吸气时两侧声带外展	20		
整体性 （10分）	检查方法正确、动作协调,能通过间接喉镜检查进行喉部检查	10		
总分		100		

考核人签名：

第四节　外耳道及鼓膜检查

（一）定义

检查者与患者相对而坐,检查用光源置于患者头部左上方,受检耳朝正面,调整额镜的反光焦点投照于患者外耳道口进行外耳道及鼓膜检查的一种方法。

（二）基本操作

1. 徒手检查法　由于外耳道呈弯曲状,应用单手亦可用双手将耳廓向后、上、外方轻轻牵拉,使外耳道变直;同时可用示指将耳屏向前推压,使外耳道口扩大,以便看清外耳道及鼓膜。婴幼儿外耳道呈裂隙状,检查时应向下牵拉耳廓,方能使外耳道变直。①徒手、双手检查法(图6-4-1);②徒手、单手检查法(图6-4-2)。

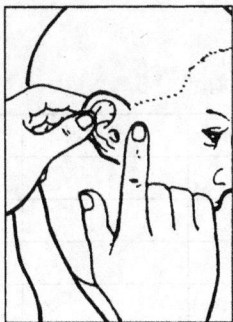

图 6-4-1　徒手、双手检耳法

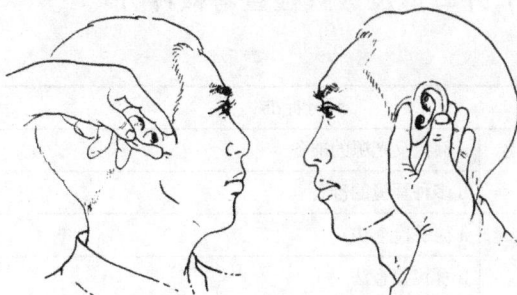

图 6-4-2　徒手、单手检耳法

2. 耳镜检查法

（1）漏斗状耳镜：当耳道狭小或炎症肿胀时，用漏斗状的耳镜撑开狭窄弯曲的耳道，避开耳道软骨部耳毛，保证光源照入，耳镜管轴方向与外耳道长轴一致，以便窥见鼓膜（图 6-4-3，图 6-4-4）。

（2）鼓气耳镜：鼓气耳镜是在漏斗耳镜后端安装一放大镜，在耳镜的一侧通过细橡皮管与橡皮球连接。检查时，将鼓气耳镜与外耳道皮肤贴紧，然后通过反复挤压放松橡皮球，使外耳道交替产生正、负压，引起鼓膜内、外相运动（图 6-4-5）。

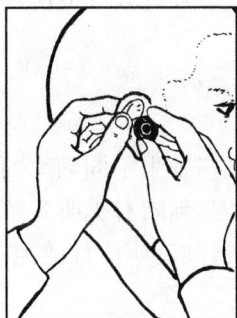

图 6-4-3　双手耳镜检查法

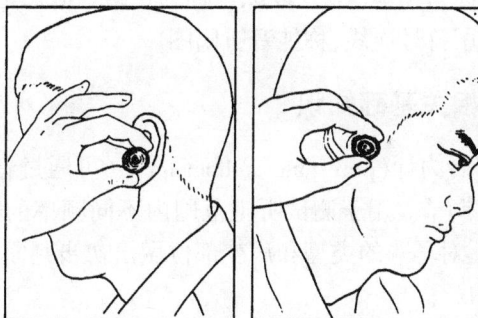

图 6-4-4　单手耳镜检查法

（3）电耳镜：自带光源和放大镜。

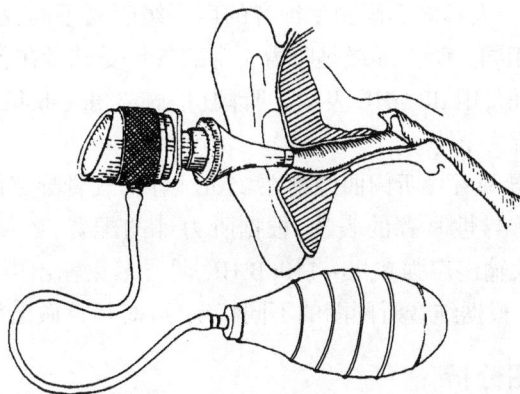

图 6-4-5　鼓气耳镜检查法

(三) 外耳道及鼓膜检查考核评分

姓名：　　　　　　　　学号：　　　　　　　　日期：

评分标准		满分	扣分原因	实际得分
操作前准备 （20分）	a 额镜及光源的准备	10		
	b 多种耳镜的准备	10		
检查方法 （70分）	a 徒手检查法	30		
	b 耳镜检查法	40		
整体性(10分)	检查方法正确、动作协调，能描绘外耳道及鼓膜正常结构	10		
总分		100		

考核人签名：

第五节　纯音测听图

(一) 定义

以横坐标为频率(Hz)、以纵坐标为声级(dB)，记录受试耳各频率的听阈，气导和骨导各频率听阈用符号连线，称纯音听阈图。

(二) 相关基础知识

1. 纯音听力计(pure tone audiometer)　可通过音频振荡发生不同频率的纯音，其强度(声级)可以调节。用于测试听觉范围内不同频率的听敏度，判断有无听觉障碍，估计听觉损害的程度，对耳聋的类型和病变部位做出初步判断。普通纯音听力计的纯音频率范围为125~10000Hz。

2. 声音的强度以分贝(dB)为单位。声压级 dB SPL(sound pressure level, SPL)是声强级客观的物理量；感觉级 dB SL(sensation level, SL)是每个人受试耳的阈上分贝值；听力级 dB HL(hearing level, HL)，是参照听力零级计算出的声级。因此，感觉级和听力级都是在声压级基础上的相对量。人耳对不同频率纯音的声压级听阈不同，故各频率听力零级的物理量的 dB SPL 值并不相同。听力零级是听力正常的青年受试者在各频率的声压级 dB SPL 条件下测出的平均听阈值，用 dB nHL 表示。听阈(hearing threshold)是足以引起听觉的最小声强，听阈提高即为听力下降。

3. 正常情况下，气导和骨导听阈曲线都在 25dB 以内，气骨导之间差距小于 10dB，气导听阈大于骨导听阈，是传导性耳聋的表现，根据听力计的配置，各频率的最大声强输出不一，一般听力计气导最大输出声强在 90~110dB HL，骨导最大输出声强在 60dB，低频的最大输出声强常低于 60dB。根据纯音听阈图的不同特点，可对耳聋做出初步诊断。

(三) 纯音测听图分析

1. 传导性聋　各频率骨导听阈正常或接近正常；气导听阈提高；气骨导间距大于10dB；气导听阈提高以低频为主，呈上升型曲线，气骨导差以低频区明显。严重传导性耳聋气导曲线平坦,各频率气骨导差基本相同。对鼓膜穿孔,平坦型听力曲线,气骨导差达到40dB,应考虑为听骨链中断。鼓膜穿孔时气骨导差大于45dB要考虑有无测试误差。鼓膜完整的传导性聋气骨链中断。鼓膜穿孔时气骨导差大于45dB要考虑有无测试误差。鼓膜完整的传导性聋气骨导差可达到60dB,提示听骨链完全固定或中断,如耳硬化症或听骨畸形(图6-5-1)。

2. 感音神经性聋　由于气导和骨导的传导路径最终都进入内耳,感音神经性聋患者的气、骨导听力曲线呈一致性下降,通常高频听力损失较重,故听力曲线呈渐降型或陡降型。严重感音神经性聋低频听阈也提高,其曲线呈平坦型。仅个别频率有听力者;称岛状听力。感音神经性聋如突发性耳聋经治疗,听力恢复的趋势一般是低频先恢复,中高频恢复较慢。以低频听力损失为主的感音神经性聋多见于梅尼埃病的早期,目前注意到这种上升型听力曲线最高峰在2000Hz,其后的频率阈值略有下降,早期梅尼埃病的听力曲线有波动倾向,随病程发展而出现平坦型听力曲线。听神经病的纯音听力曲线也以低频感音神经聋为特征(图6-5-2)。

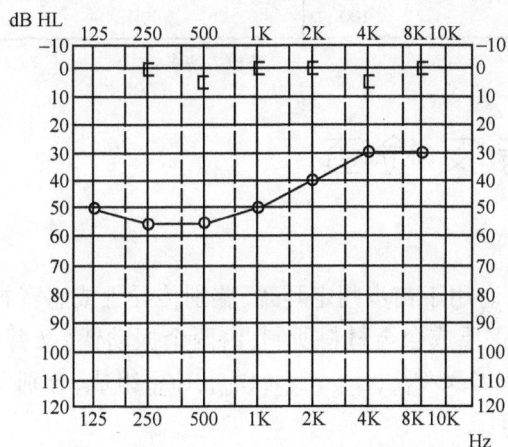

图6-5-1　传导性聋(右耳)

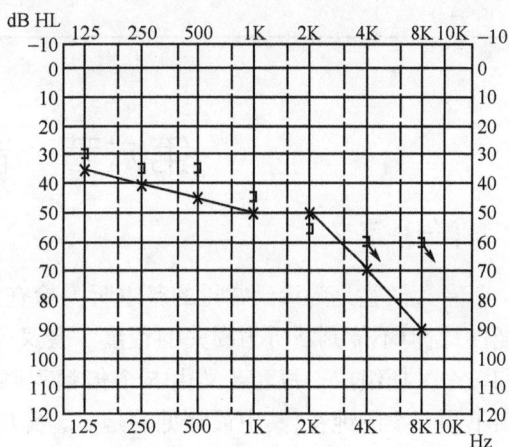

图6-5-2　感音神经性聋(左耳)

3. 混合性聋　兼有传导性聋与感音神经性聋的听力曲线特点,特征是气导和骨导听阈都提高,即气骨导听力都下降,但有气、骨导差存在。部分可表现以低频传导性聋的特点为主,而高频的气、骨导曲线呈一致性下降。亦有全频率气、骨导曲线均下降,但存在一定气骨导间距者,此时应注意和重度感音神经性聋相鉴别。听骨链固定或耳硬化者,听骨链的共振频率2000Hz骨导听阈提高15dB左右,称Carhart切迹。此时伴气骨导差,不是混合性聋,仍属专导性耳聋曲线(图6-5-3)。

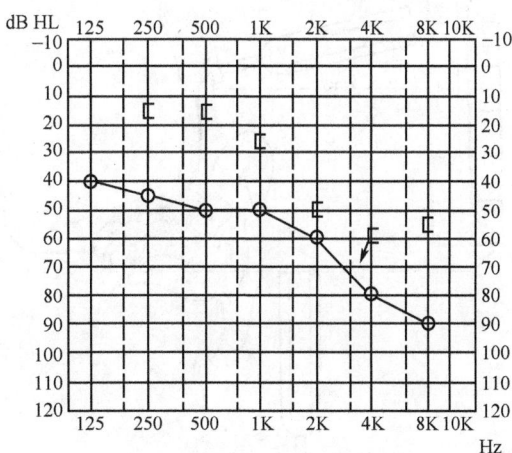

图6-5-3　混合性聋(右耳)

（四）纯音测听检查考核评分

		评分标准	满分	扣分原因	实际得分
操作前准备 （10分）	a 标准的纯音测听室		5		
	b 有关基础知识的掌握		5		
检查方法 （80分）	a 纯音测听气骨导的测定		20		
	b 纯音测听图的分析		15		
	c 传导性聋纯音测听图		15		
	d 感音神经性聋纯音测听图		15		
	e 混合性聋纯音测听图		15		
整体性(10分)	能分析各种类型耳聋纯音测听图		10		
总分			100		

考核人签名：

第六节 音叉检查

（一）定义

音叉试验是门诊最常见的基本听力检查法。用于初步判定耳聋,鉴别传导性或感音神经性聋,但不能判断听力损失的程度。音叉是钢质或合金材料所制,由两个振动臂（叉臂）和一个叉柄组成。每套音叉由 5 个倍频程频率音叉 C_{128},C_{256}、C_{512},C_{1024},C_{2048} 组成,分别发出不同频率的纯音,其中最常见的是 C_{256} 及 C_{512}。

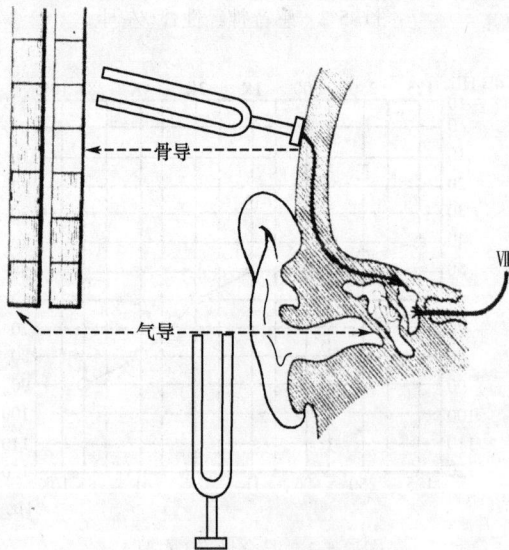

图 6-6-1 林纳试验
阳性（AC>BO）;正常或感音神经聋

（二）基本步骤

检查气导（air conduction，AC）听力时,检查者手持叉柄,用叉臂敲击另一手掌的鱼际肌(不要敲击过响以免产生泛音)。将振动的两叉臂末端置于耳道口 1cm 处,呈三点一线。检查骨导（bone conduction BC)时,应将叉柄末端的底部压置于颅面骨或乳突部。

1. 林纳试验（Rinne test，RT）**气骨导比较试验** 通过比较同侧耳气导和骨导听觉时间判断耳聋的性质（图 6-6-1）。先测试骨导听力,当听不到音叉声时,立即测同侧气导听力。也可先测同侧气导听力,再测同耳骨导听力。气导听力时间大于骨导时间(气导>骨导或 AC>BC),为阳性（+）。

骨导时间大于气导时间(骨导>气导 BC>AC),为阴性(-)。气导与骨导相等(AC=BC),以"(±)"表示。听力正常者,气导>骨导,C_{256}音叉测试时,气导较骨导长2倍左右。(+)为正常或感音神经性聋,(-)为传导性聋,(+)为中度传导性聋或混合性聋。

2. 韦伯试验(Weber test,WT)骨导偏向试验 用于比较受试者两耳的骨导听力(图6-6-2)。方法:取 C_{256} 或 C_{512} 音叉,敲击后将叉柄底部紧压于颅面中线上任何一点(多为前额或额部),以"→"标明受试者判断的骨导声偏向侧,而以"="示两则相等。结果评价:"="示听力正常或两耳听力损失相等;偏向耳聋侧,示患耳为传导性聋;偏向健侧示患耳为感音神经性聋。

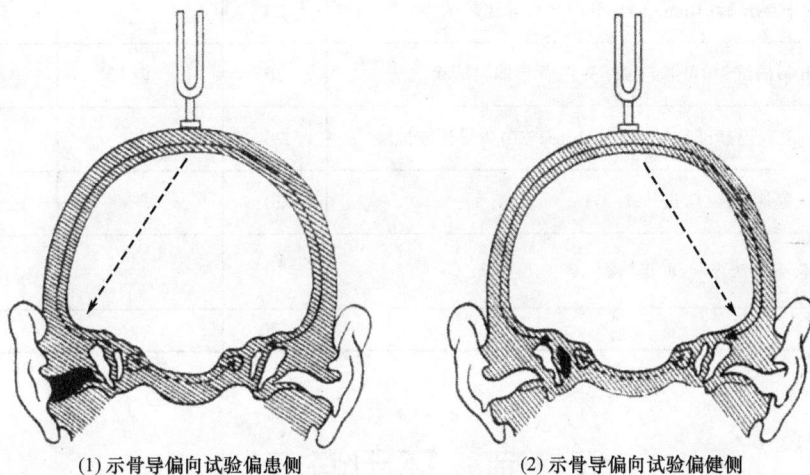

(1)示骨导偏向试验偏患侧　　　　　　　(2)示骨导偏向试验偏健侧

图 6-6-2　韦伯试验

3. 施瓦巴赫试验(Schwabach test ST)骨导比较试验 用于比较受试者与正常人(一般是检查者本人)的骨导听力(图6-6-2)。方法:当正常人骨导消失后,迅速测受试者同侧骨导听力,再按反向测试。受试者骨导较正常人延长为(+),缩短为(-),(±)示两者相似。结果评价:(+)为传导性聋,(-)为感音神经性聋,(±)为正常。传导性聋和感音神经性聋的音叉试验结果比较见表6-6-1。

表 6-6-1　音叉试验结果比较

试验方法	传导性聋	感音神经性聋
林纳试验(RT)	(-),(±)	(+)
韦伯试验(WT)	→病耳	→健耳
施瓦巴赫试验(ST)	(+)	(-)

4. 盖莱试验(Gelle test,GT) 用于检查其镫骨底板是否活动。鼓气耳镜贴紧外耳道壁,用橡皮球向外耳道内交替加、减压力的同时,将振动音叉的叉柄底部置于乳突部。若镫骨活动正常,受试者感觉到随耳道压力变化一致的音叉声音强弱变化,为阳性(+),反之为阴性(-)。耳硬化或听骨链固定者为阴性。

(三) 音叉检查考核评分

姓名：　　　　　　　　学号：　　　　　　　　日期：

	评分标准	满分	扣分原因	实际得分
操作前准备 (10分)	a C$_{256}$及C$_{512}$音叉的准备	5		
	b 向患者说明检查气骨导操作方法	5		
检查步骤 (80分)	a 林纳试验 (Rinne test, RT) 气骨导比较试验	20		
	b 韦伯试验 (Weber test, WT) 骨导偏向试验	20		
	c 施瓦巴赫试验 (Schwabach test ST) 骨导比较试验	20		
	d 盖莱试验 (Gelle test, GT)	20		
整体性 (10分)	检查方法正确,动作协调	10		
总分		100		

考核人签名：

第七节　环甲膜穿刺

(一) 定义

环甲膜穿刺是用于需紧急抢救的喉阻塞的患者,来不及或不具备气管插管、气管切开术的暂时性急救方法。

(二) 基本操作

(1) 摸清甲状软骨和环状软骨的位置,于甲状软骨、环状软骨间隙做一长约 3~4cm 横行皮肤切口(图 6-7-1)。

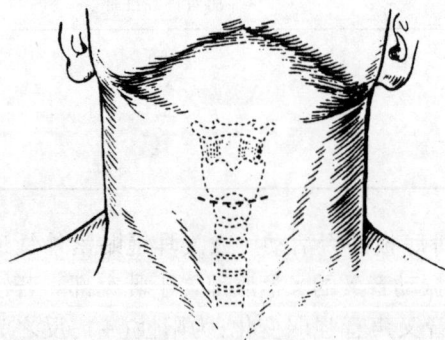

图 6-7-1　环甲膜切开术之切口

(2) 分离颈前肌层,迅速行环甲膜处横切口,长约 1cm 直至喉腔完全切通。

(3) 用止血钳撑开,插入气管套管。

(4) 插管时间不宜超过 48 小时,待呼吸困难缓解后,应尽快转做常规气管切开术,以免环状软骨压迫受损并发喉狭窄。

(5) 情况十分紧急,来不及切开时,可用一根粗注射直头或快速环甲膜穿刺器,或就地取材如水果刀、锐器等,经环甲膜直接刺入喉腔,暂时缓解呼吸困难。随后,可行气管插管,并转做常规气管切开术。

（三）环甲膜穿刺检查考核评分

姓名：　　　　　　　　学号：　　　　　　　　日期：

评分标准		满分	扣分原因	实际得分
操作前准备 （20分）	a 向患者说明穿刺的必要性签手术同意书	10		
	b 操作材料准备	5		
	c 气管套管的选择	5		
基本操作 （70分）	a 常规消毒	20		
	b 戴无菌手套	10		
	c 摸清甲状软骨和环状软骨的位置，于甲状软骨、环状软骨间隙做一长约 3~4cm 横行皮肤切口	20		
	d 分离颈前肌层，迅速行环甲膜处横切口，长约 1cm 直至喉腔完全切通，用止血钳撑开，插入气管套管	20		
整体性 （10分）	整个操作过程动作是否快速准确	10		
总分		100		

考核人签名：

第七章　其他临床技能操作与考核评分

第一节　医务人员防护用品的使用及常见传染病的隔离预防

一、医务人员防护用品的使用

（一）定义

个人防护用品(personal protective equipment ,PPE)指用于保护医务人员免受感染性因子侵袭的各种屏障用品。包括帽子、口罩、手套、护目镜、防护面罩、防水围裙、鞋套、隔离衣、防护服等。

1. 帽子(hat)　分布制帽子和一次性帽子。

2. 口罩(mask)

（1）纱布口罩(mask)：用多层纱布制作的防护用品,可保护呼吸道免受有害粉尘、气溶胶、微生物及灰尘的伤害。

（2）外科口罩(surgical mask)：医护人员在有创操作过程中佩带的能阻止血液、体液和飞溅物传播的口罩。

（3）医用防护口罩(respirator)：能阻止经空气传播的直径≤5μm感染因子或1米以内的近距离接触经飞沫传播的疾病而发生感染的口罩,如N95口罩等。

3. 手套(gloves)　阻止病原体经过医务人员的手传播疾病和污染环境的用品。

4. 护目镜(protective glass)　保护医务人员眼部的用品,可防止患者具有感染性的物质如体液、血液等溅入眼部。

5. 全面型防护面罩(防护面屏)(face shield)　保护医务人员面部的用品,可防止患者的血液、体液等具有感染性的物质溅到人体面部。

6. 鞋套(shoe covers)

7. 胶靴(rubber boots)

8. 防水围裙(waterproof apron)　分为重复使用的围裙和一次性使用的围裙。

9. 隔离衣(isolation gowns)　用于保护医务人员或患者避免受到血液、体液和其他感染性物质污染,加穿在工作服外面的防护用品。有重复使用的布制隔离衣与一次性医用隔离衣之分。

10. 防护服(disposable gowns)　医务人员在接触甲类或按甲类传染病管理的传染病患者时所穿的一次性防护用品,具有良好的防水、过滤效果。有联体防护服与分体防护服之分。

（二）医务人员防护用品的使用

医务人员使用的防护用品必须符合国家相关标准,一定要在有效期内使用。

1. 帽子的使用

（1）进入污染区和洁净环境前、进行无菌操作等时应戴帽子,要求将全部头发罩在帽内。

（2）布制帽子应保持清洁，最好每天更换、消毒。

（3）一次性帽子应一次性使用。

（4）发现有破损或被患者血液、体液污染时，应立即更换。

2. 口罩的使用

（1）口罩的选择：应根据不同的操作要求选用不同种类的口罩：进行一般诊疗活动时可佩戴纱布口罩或外科口罩；在手术室里工作或护理免疫功能低下患者、进行有创操作时应戴外科口罩；接触经空气或飞沫传播的呼吸道传染病患者时，应戴医用防护口罩。

（2）口罩的正确佩戴与摘取方法

1）外科口罩佩戴法：取口罩有颜色或深色的一面向外，金属鼻夹向上；下带系于颈后，上带系于头顶中部，或将橡皮筋绕在双耳上，使口罩紧贴面部；双手指尖置于鼻夹上从中间开始向内按压，并逐步向两侧移动，根据鼻梁形状塑造鼻夹，必要时调整系带的松紧度。

2）医用防护口罩佩戴法：左手托住防护口罩，有鼻夹的一面背向外向上；右手将下带拉过头顶置于颈后双耳下；左手将防护口罩罩住鼻、口及下巴，使其紧贴面部；右手再将上带拉至头顶中部；双手指尖放在鼻夹上从中间开始向内按压，并逐步向两侧移动，根据鼻梁形状塑造鼻夹；进行密合性检查，即将双手完全盖住防护口罩，快速呼气，若有漏气应调校头带或鼻夹直到不漏气为止。

3）摘口罩方法：先解开下面的系带，再解开上面的系带，只能用手捏住口罩的系带或橡皮筋将口罩丢至医疗废物容器内。

（3）注意事项

1）戴口罩前及脱下口罩后都必须洗手；

2）口罩应完全覆盖口、鼻和下巴，戴口罩后避免触摸以防降低保护作用；

3）口罩应每4小时更换一次，或感潮湿、破损或污染时应随时更换；

4）摘口罩时不要接触口罩前面即污染面。

3. 手套的使用

（1）手套的选择：接触患者的体液、血液、分泌物、呕吐物、排泄物及污染物品时，应戴清洁手套；进行手术等无菌操作、接触患者破损皮肤或黏膜时，应戴无菌手套。

（2）无菌手套的戴脱方法

1）戴无菌手套方法：打开手套包，一手捏住手套翻折部分（手套内面）取出手套，对准五指戴上一只手套，以戴着手套的手指插入另一只手套的翻边内面，戴上另一只手套，然后将手套的翻转处套在工作衣袖外面。

2）脱手套的方法：用戴着手套的手捏住另一只手套污染面的边缘脱下手套并握住，用脱下手套的手捏住另一只手套清洁面（手套内面）的边缘，将手套脱下，丢至医疗废物容器内。

（3）注意事项

1）选择合适型号的手套，避免过大或过小；

2）戴无菌手套时应防止手套污染，操作时发现手套破损应及时更换；

3）诊疗护理不同的患者之间应更换手套，一次性手套应一次性使用；

4）戴手套不能替代洗手，脱去手套后应正确洗手，必要时进行手消毒。

4. 护目镜、防护面罩的使用

（1）应使用护目镜或防护面罩的情形

1）进行气管切开、气管插管等近距离诊疗或护理操作时，可能发生患者血液、体液、分

泌物等喷溅;

2) 近距离接触经飞沫传播的传染病患者时。

(2) 护目镜、防护面罩的戴摘方法

1) 戴上护目镜或防护面罩,调节舒适度;

2) 摘护目镜或面罩时,捏住靠近头部或耳朵的一边摘掉,放入回收或医疗废物容器内。

(3) 注意事项:佩戴前应检查有无破损,佩戴装置有无松懈;每次使用后应清洁、消毒。

5. 鞋套或胶靴的使用

(1) 穿鞋套或胶靴的情形:从潜在污染区进入污染区时;从缓冲间进入负压病室时。

(2) 注意事项

1) 应在规定区域内穿着,离开该区域时应及时脱掉,鞋套应一次性应用;

2) 鞋套或胶靴应具有良好的防水性能,发现破损及时更换。

6. 防水围裙的使用

(1) 穿防水围裙的情形

1) 可能受到患者的血液、体液、分泌物及其他污染物质喷溅时;

2) 进行复用医疗器械的清洗时。

(2) 注意事项

1) 一次性围裙应一次性使用,重复使用的围裙用后应及时清洗与消毒;

2) 遇有破损、渗透或受到明显污染时,应及时更换。

7. 隔离衣与防护服的使用　自制布类隔离衣需要经常清洗消毒,故必须选用牢固的布料制成,要求宽松,背后中央开口,应能够充分遮盖工作服以防污染;防护服应具有良好的防水、抗静电、过滤效率,无皮肤刺激性,穿脱方便,结合部严密,袖口、脚踝口应为弹性收口。使用方法详见第十四节穿脱隔离衣与防护服。

二、常见传染病的隔离预防

(一) 基础知识

1. 隔离(isolation)　指采用各种方法与技术,防止病原体从患者及携带者传播给他人的医疗措施。隔离原则是"四分开",即将患者与健康人严格分开;将传染病患者与非传染病患者严格分开;将确诊患者与疑似患者严格分开;将清洁物品与污染物品严格分开。

2. 标准预防(standard protection)　指针对医院所有医务人员和患者采取的一组预防感染的措施。包括手卫生以及安全注射,也包括根据预期可能的暴露穿戴合适的防护用品进行诊疗操作或处理患者环境中污染的物品与医疗器械。

标准预防基于患者的血液、体液、分泌物(汗液除外)、破损的皮肤和黏膜均可能含有感染性因子的原则,强调双向保护,即保护医务人员的同时保护患者。

3. 三区、两缓冲间、两通道　指隔离单位的建筑规划布局,如感染性疾病科门诊与病区应设置的三个区域(清洁区、潜在污染区和污染区)、两缓冲间和两通道。

(1) 清洁区(clean area):不易受到患者血液、体液和病原微生物等污染以及传染病患者不应进入的区域。包括医务人员的值班休息室、更衣室、卫生间、浴室、储物间及配餐间等。

(2) 潜在污染区(potentially contaminated area):位于清洁区与污染区之间,有可能被患者血液、体液和病原微生物等污染的区域。包括内走廊、医师办公室、护士站、治疗室、患者用后的物品及医疗器械的处理室等。

（3）污染区（contaminated area）：传染病患者和疑似传染病患者接受诊疗的区域，包括被其体液、血液、分泌物及排泄物所污染的物品暂存和处理的场所。包括病室、处置室、污物间以及患者入院、出院处理室等。

（4）缓冲间（buffer room）：隔离单位中清洁区与潜在污染区之间、潜在污染区与污染区之间设立的两侧均有门的小室，为医务人员的准备间，分别称为第一缓冲间和第二缓冲间。

（5）两通道（two passages）：隔离单位中的医务人员通道和患者通道。医务人员通道、出入口设在清洁区一端，患者通道、出入口设在污染区一端。

4. 医务人员的分级防护

（1）一级防护：适用于发热门（急）诊的医务人员。具体要求：

1）严格遵守标准预防的原则和消毒、隔离的各项规章制度；

2）工作时应穿工作服、隔离衣、戴工作帽和防护口罩，必要时戴乳胶手套；

3）严格执行洗手与手消毒制度；

4）下班时进行个人卫生处置，并注意呼吸道与黏膜的防护。

（2）二级防护：适用于进入传染性非典型肺炎、人感染高致病性禽流感、肺炭疽等患者的留观室与专门病区的医务人员，从病人身上采集标本的医务人员，处理病人分泌物、排泄物、使用过的物品和死亡病人尸体的工作人员，转运病人的医务人员和司机。具体要求：

1）严格遵守标准预防的原则与消毒、隔离的各项规章制度；

2）根据隔离病种的传播途径，采取飞沫隔离、接触隔离与空气隔离；

3）按照规定的程序正确穿戴和脱摘防护用品，必须戴工作帽、防护口罩、护目镜、手套、鞋套，穿工作服、防护服或隔离衣；

4）下班前应进行个人卫生处置，并注意呼吸道与黏膜的防护。

（3）三级防护：适用于为病人实施吸痰、气管插管和气管切开的医务人员。具体要求：工作时除二级防护外，还应加戴防护面罩或全面型呼吸防护器。

5. 传播途径（route of transmission）　病原体从感染源传播到易感者的路径，常常分为接触传播、飞沫传播、空气传播和其他途径传播。

（1）接触传播（contact transmission）：指病原体通过手、玩具或用具等媒介物直接或间接接触导致的传播。

（2）空气传播（airborne transmission）：指带有病原微生物的微粒子（≤5μm）通过空气流动导致的传播。

（3）飞沫传播（droplet transmission）：指带有病原微生物的飞沫核（>5μm），在空气中以1米内的短距离移动到易感者的鼻黏膜、口腔黏膜或眼结膜等导致的传播。

6. 手卫生（hand hygiene）　是医务人员洗手、卫生手消毒和外科手消毒的总称。

（1）洗手（hand washing）：指医务人员用肥皂（皂液）和流动水洗手，去除手部皮肤污垢、碎屑和部分致病菌的过程。正确的洗手方法为六步洗手法，强调用肥皂（皂液）认真揉搓双手所有皮肤的时间不得少于15秒钟。

（2）卫生手消毒（antiseptic hand rubbing）：指医务人员用含有醇类和护肤成分的速干手消毒剂揉搓双手，以减少手部暂居菌的过程。

（3）外科手消毒（surgical hand antisepsis）：指医务人员在外科手术前用肥皂（皂液）和流动水洗手，再用具有持续抗菌活性的手消毒剂清除或杀灭手部暂居菌，并减少常居菌的过程。

(二) 常见传染病的隔离预防

不同的传染病有各自不同的传播途径,有的传染病(如伤寒)只有一种传播途径,而有些传染病(霍乱、手足口病、流感等)则有多种传播途径。

不同传染病的传染性强弱、传染期长短不一,同种传染病在不同的个体所表现出来的传染性强弱、传染期长短也不尽相同。

隔离期依据传染期而设定。

临床工作中应根据疾病的传播途径与传染性,结合当地的实际情况,在标准预防的基础上,采取相应传播途径的隔离预防措施。

1. 接触传播传染病的隔离预防 接触经过接触传播传染病如霍乱、痢疾、甲型/戊型病毒性肝炎、手足口病、水痘、多重耐药菌感染等患者时,在标准预防的基础上,还应采取以下措施:

(1) 患者的管理

1) 隔离病室应有蓝色隔离标志,疑似患者应单间隔离,确诊患者可同室隔离;

2) 应限制患者的活动范围,减少转运,确需转运时应采取有效措施,尽可能地减少对其他人员和周围环境的污染。

(2) 医务人员的防护

1) 接触隔离患者的血液、体液、分泌物及排泄物时应戴手套,手上有伤口时应戴双层手套;离开隔离病室前、接触污染物品后应摘除手套,洗手和(或)手消毒;

2) 进入隔离病室从事可能污染工作服的操作时,应穿隔离衣;离开病室前应脱下隔离衣,按要求悬挂,每天更换清洗与消毒;一次性隔离衣使用后,卷成包裹状,丢至医疗废物袋中送焚化炉焚烧;接触甲类传染病应按要求穿脱防护服,离开病室前脱去防护服,卷成包裹状,丢至医疗废物袋中送焚化炉焚烧。

2. 空气传播传染病的隔离预防 接触经过空气传播的传染病如传染性非典型肺炎、肺结核、麻疹、白喉等患者时,在标准预防的基础上,还应采取以下措施:

(1) 患者的管理

1) 无收治条件时,应尽快转送至有收治条件的医疗机构进行诊治,转运过程中医务人员应注意防护;

2) 患者按指定路线进入病区,将患者安置于有效通风的隔离病房或隔离区域内,必要时隔离于负压病房中;

3) 隔离病室应有黄色隔离标志,疑似患者应单间隔离,确诊患者可同室隔离;

4) 当患者病情容许时,应戴外科口罩并定期更换,限制其活动范围,确需离开隔离病房或隔离区域时,应戴外科口罩;

5) 严格探视制度,原则上不设陪护、不得探视,如确需探视时,探视者应正确穿戴个人防护用品,并遵守手卫生规定;

6) 患者进入病区即更换患服,个人物品及换下的衣服集中消毒处理后,存放于指定地点由医院统一保管,病人出院时方可带出;

7) 患者出院、转院时必须沐浴、更衣后方可离开病房;患者死亡时,对尸体应及时进行处理(用 3000 mg/L 的含氯消毒剂或 0.5% 过氧乙酸棉球或纱布填塞病人口、鼻、耳、肛门等所有开放通道;用双层布单包裹尸体,装入双层尸体袋中),由专用车辆直接送至指定地点火化;

8）应遵循《消毒技术规范》严格进行空气与物体表面的消毒。

（2）医务人员的防护

1）医务人员必须经过专门的培训,掌握正确的防护技术,方可进入隔离病区工作;

2）应严格按照区域流程与要求,在不同的区域穿戴或摘脱不同的防护用品,如进入确诊或疑似患者房间时,应戴帽子、医用防护口罩;进行可能产生喷溅的诊疗操作(如吸痰、气管切开、气管插管等)时,应穿防护服、戴防护目镜/防护面罩/全面型呼吸防护器;当接触患者及其血液、体液、分泌物、排泄物等物质时应戴手套;

3）规范使用防护用品,并正确处理用后物品;

4）在隔离区工作的医务人员应每日监测体温两次,体温超过37.5℃及时就诊;

5）医务人员防护用品穿脱程序

A. 穿戴防护用品应遵循的程序

从清洁区进入潜在污染区：洗手→戴帽子→戴医用防护口罩→穿工作衣裤→换工作鞋→进入潜在污染区。

注意：手部皮肤已有破损者应戴乳胶手套。

从潜在污染区进入污染区：穿隔离衣/防护服→戴护目镜/防护面罩→戴手套→穿鞋套→进入污染区。

注意：为患者进行可能被其分泌物及体内物质喷溅的高感染风险诊疗护理操作前,应戴防护面罩/全面型呼吸防护器。

B. 脱防护用品应遵循的程序

离开污染区进入潜在污染区前：摘手套→消毒双手→摘护目镜/防护面屏→脱隔离衣/防护服→脱鞋套→洗手和(或)手消毒→进入潜在污染区;用后物品分别放置于专用污物容器内。

从潜在污染区进入清洁区前：洗手和(或)手消毒→脱工作服→摘医用防护口罩→摘帽子→洗手和(或)手消毒→进入清洁区。

注意：离开清洁区前应沐浴、更衣,对佩戴的眼镜进行消毒。

3. 飞沫传播传染病的隔离预防 接触经飞沫传播的传染病如传染性非典型肺炎、人感染高致病性禽流感、肺鼠疫、百日咳、白喉、流行性感冒、流行性脑脊髓膜炎、流行性腮腺炎、麻疹等,在标准预防的基础上,还应采取以下措施：

（1）患者的管理

1）应减少转运,但无条件收治时,应尽快转送至有条件收治的医疗机构进行收治,并注意转运过程中医务人员的防护;

2）患者按指定路线进入病区,将患者安置于有效通风的隔离病房或隔离区域内,必要时隔离于负压病房中;

3）隔离病室应有粉色隔离标志,疑似患者应单间隔离,确诊患者可同室隔离;

4）当患者病情容许时,应戴外科口罩并定期更换,并限制其活动范围,离开隔离病房或隔离区域时,应戴外科口罩;

5）严格探视制度,原则上不设陪护、不得探视,如确需探视时,探视者应正确穿戴个人防护用品,并遵守手卫生规定,患者之间、患者与探视者之间相隔距离在1米以上;

6）患者进入病区即更换患服,个人物品及换下的衣服集中消毒处理后,存放于指定地点由医院统一保管,随病人出院时带出;

7）患者出院、转院时必须沐浴、更衣后方可离开病房；患者死亡时，对尸体应及时进行处理（用 3000 mg/L 的含氯消毒剂或 0.5%过氧乙酸棉球或纱布填塞病人口、鼻、耳、肛门等所有开放通道；用双层布单包裹尸体，装入双层尸体袋中），由专用车辆直接送至指定地点火化；

8）应遵循《消毒技术规范》，加强通风，严格进行空气与物体表面的消毒。

（2）医务人员的防护

1）医务人员必须经过专门的培训，掌握正确的防护技术，方可进入隔离病区工作；

2）应严格按照区域流程，在不同的区域，穿戴不同的防护用品，离开时按要求摘脱，具体流程与操作参见空气传播传染病的隔离预防；

3）规范使用防护用品，与患者近距离（1m 以内）接触时应戴帽子、医用防护口罩；进行可能产生喷溅的诊疗操作时，应戴护目镜或防护面罩，穿防护服；当接触患者及其血液、体液、分泌物、排泄物等物质时应戴手套；

4）正确处理使用后物品；

5）隔离区工作的医务人员应每日监测体温两次，体温超过 37.5℃及时就诊。

4. 其他传播途径传染病的隔离预防　应根据疾病的特性，采取相应的隔离与防护措施。

5. 常见多重耐药菌感染患者的隔离预防　目前由多重耐药菌（MDRO）引起的医院感染问题日益严重。常见的多重耐药菌为耐甲氧西林金黄色葡萄球菌（MRSA）、耐万古霉素肠球菌（VRE）、耐万古霉素葡萄球菌（VRSA）、产超广谱 β-内酰胺酶（ESBLs）的细菌、多重耐药铜绿假单胞菌（MDR-PA）、泛耐药不动杆菌（PDR-AB）、多重耐药结核杆菌（XTB）和多重耐药的鲍曼不动杆菌等。

接触多重耐药菌感染患者时，在标准预防的基础上，参照接触传播传染病的隔离预防，采取以下措施：

（1）患者的管理

1）单间隔离患者，或同种病原感染者同室隔离；

2）对患者经常接触的物体表面、设备设施表面，应当每天使用专用物品进行清洁和擦拭消毒，做好床单位消毒和终末消毒；

3）临床症状好转或治愈，连续两次细菌培养阴性方可解除隔离。

（2）医务人员的防护

1）规范穿戴防护用品，如工作帽、口罩、手套、隔离衣，近距离操作（吸痰、插管等）时应戴护目镜，使用后的防护用品按相关规定正确处理；

2）严格限制或尽量减少人员出入，医务人员相对固定；

3）使用防渗漏的密闭容器运送标本和医疗废物，利器应放入利器盒，先消毒再作毁形处理；

4）仪器设备及消毒物品最好专人或专室专用，用后及时清洁、消毒和（或）灭菌；

5）对患者实施诊疗护理活动过程中，严格遵循《医务人员手卫生规范》进行手部卫生处理。手上有明显污染时，应当洗手；无明显污染时，可以使用速干手消毒剂进行手部消毒；在直接接触患者前后、对患者实施诊疗护理操作前后、接触患者体液或者分泌物后、摘掉手套后、接触患者使用过的物品后以及从患者的污染部位转到清洁部位实施操作时，都应当实施手卫生；

6）加强对医务人员的教育和培训，严格遵守无菌技术操作规程，特别是实施中心静脉置管、气管切开、气管插管、留置尿管、放置引流管等操作时，应当避免污染；

7）严格执行抗菌药物临床应用的基本原则，减少或者延缓多重耐药菌的产生。

第二节　吸　氧　术

（一）定义

吸氧术（oxygen administration）是常用的改善呼吸的技术之一，通过给氧，可提高动脉血氧分压（PaO_2）和动脉血氧饱和度（SaO_2），增加动脉血氧含量（CaO_2），从而纠正由各种原因造成的缺氧状态，促进组织的新陈代谢，维持机体生命活动。

（二）目的

供给病人氧气，改善由缺氧引起的各种症状，维持机体生命活动。

（三）适应证

1. 呼吸系统　肺源性心脏病、哮喘、重症肺炎、肺水肿、气胸等。

2. 心血管系统　心源性休克、心力衰竭、心肌梗死、严重心律失常等。

3. 中枢神经系统　颅脑外伤、各种原因引起的昏迷等。

4. 其他　严重的贫血、出血性休克、一氧化碳中毒、麻醉药物及氰化物中毒、大手术后、产程过长等。

（四）相关基础知识

1. 缺氧的分类

（1）低张性缺氧：吸入气体中氧分压过低；肺泡通气不足气体弥散障碍；静脉血分流入动脉而引起。常见于慢性阻塞性肺疾病、先天性心脏病等。氧疗效果最好。

（2）血液性缺氧：由于血中血红蛋白数量减少或性质改变而引起的缺氧。常见于贫血、一氧化碳中毒、高铁血红蛋白血症、输入大量库存血液等。

（3）循环性缺氧：由于动脉血灌注不足、静脉回流障碍引起的缺氧。常见于休克、心衰、心梗、脑血管意外等。

（4）组织性缺氧：由于组织细胞不能充分利用氧而导致的用氧障碍性缺氧。常见于氰化物、硫化物、磷等引起的中毒，大量放射线照射，维生素的严重缺乏等。

2. 缺氧的症状及程度判断　缺氧的主要临床症状有：发绀、呼吸困难、脉搏增快、神志改变等。根据缺氧的程度不同可分为：轻度缺氧、中度缺氧和重度缺氧。见表7-2-1。

表7-2-1　缺氧的程度判断

程度	发绀	呼吸困难	神志	血气分析（PaO_2，SaO_2）
轻度	轻	不明显	清楚	$PaO_2 > 50mmHg$，$SaO_2 > 80\%$
中度	明显	明显	正常或烦躁不安	PaO_2 30~50mmHg，SaO_2 60%~80%
重度	显著	严重、"三凹征"明显	昏迷或半昏迷	$PaO_2 < 30mmHg$，$SaO_2 < 60\%$

3. 氧气的浓度及用量　氧气浓度与流量的关系：吸入氧浓度（%）= 21+4×氧流量（L/min）

氧气的浓度及用量应依据患者的病情和缺氧程度而定。一般分为低浓度给氧（<30%），中浓度给氧（30%~60%），高浓度给氧（>60%）。成人轻度缺氧者，给氧一般1~2L/min；中度缺氧者，2~4 L/min；重度缺氧者，4~6 L/min。小儿给氧一般 1~2 L/min。

对于缺氧并伴有二氧化碳潴留的患者,应给予低浓度、低流量(1~2 L/min)吸氧;对于重度缺氧,不伴有二氧化碳潴留的患者,吸入氧浓度不需加以控制。

4. 氧疗副作用及其防治 当氧浓度高于60%、持续时间超过24h,可能出现氧疗副作用。常见的副作用有:

(1)氧中毒:其特点是肺实质的改变。表现为胸骨后疼痛、灼热感,继而出现呼吸增快、恶心、呕吐、干咳等症状。预防措施是避免长时间、高浓度吸氧,经常做血气分析,动态观察氧疗的效果。

(2)肺不张:发生机制是吸入高浓度氧气后,肺泡内的氮气被大量置换,一旦支气管有阻塞时,其所属肺泡内的氧气被肺循环血液迅速吸收,引起吸入性肺不张。表现为烦躁,呼吸、心率增快,血压上升,继而出现呼吸困难、发绀、昏迷等症状。预防措施是鼓励病人做深呼吸、多咳嗽和经常改变卧位,防止分泌物阻塞。

(3)呼吸道分泌物干燥:应加强湿化和雾化吸入,否则可导致呼吸道黏膜干燥,分泌物黏稠,不易咳出,且有损纤毛运动。

(4)呼吸抑制:见于Ⅱ型呼吸衰竭者(PaO_2降低,$PaCO_2$增高),此时,呼吸的调节主要依靠缺氧对外周化学感受器的刺激来维持,如吸入高浓度氧,就解除了缺氧对呼吸的刺激作用,使呼吸中枢抑制加重,甚至呼吸停止。因此,应给予低浓度、低流量(1~2 L/min)吸氧。

(5)晶状体后纤维组织增生:仅见于新生儿,以早产儿多见。由于视网膜血管收缩、视网膜纤维化,最后出现不可逆转的失明,因此应控制氧浓度和吸氧时间。

(五)供氧装置介绍

1. 氧气筒给氧装置 包括氧气筒、氧气表两部分(图7-2-1)。

(1)氧气筒:氧气筒为柱形无缝钢筒,筒内可耐受的压力达14.7 mPa(150kg/cm^2),容纳氧气量约为6000L。总开关在筒的顶部,控制氧气的进出。在氧气筒颈部的侧面,有一气门与氧气表相连,是氧气自筒中输出的途径。

(2)氧气表:由压力表、减压器、流量表、湿化瓶及安全阀组成。压力表上的指针能测知筒内氧气的压力,以mPa(kg/cm^2)表示。减压器是一种弹簧自动减压装置,将来自氧气筒内的压力减至2~3 kg/cm^2,使氧流量平稳,保证安全。流量表用以测量每分钟氧气流出量,流量表内有浮标,从浮标上端平面所指刻度,可以测知每分钟氧气流出量。湿化瓶内装入1/3~1/2湿化液(常用冷开水或蒸馏水),用以湿润氧气,通气管浸于湿化液中,出气橡胶管和鼻导管相连。安全阀的作用是当氧气流量过大、压力过高时,安全阀的内部活塞即自行上推,使过多的氧气由四周小孔流出,以保证安全。

2. 中心供氧装置(管道氧气装置) 医院的氧气供给可集中由中心供氧站供给,该管道通至各病区床单位、门诊和急诊室。供应站有总开关进行管理,各用氧单位配有氧气表。病人需用氧时将流量表插入快速插座与中心供氧系统相连即可(图7-2-2)。

(六)氧疗方法

1. 鼻导管给氧

(1)单侧鼻导管给氧法:将一根细氧气鼻导管插入一侧鼻孔,经鼻腔到达鼻咽部,末端连接氧气的供氧方法。鼻导管插入长度为鼻尖至耳垂的2/3。由于鼻导管为橡胶管或塑料制品,对鼻黏膜有刺激作用,患者不易耐受且易被分泌物阻塞,所以近年来鼻咽部吸氧逐渐被鼻前庭吸氧法所代替。

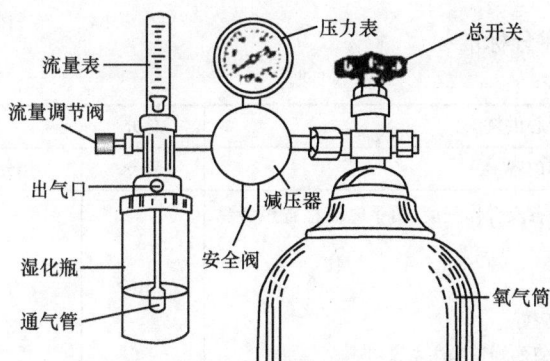

图 7-2-1 氧气筒供氧装置

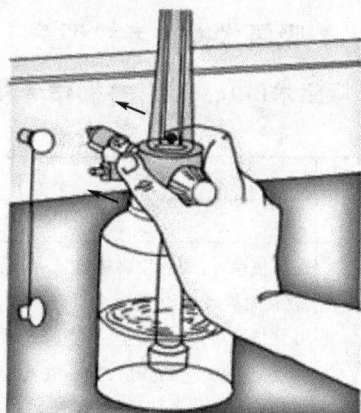

图 7-2-2 中心供氧装置

（2）双侧鼻导管给氧法：将双侧鼻导管插入鼻孔内约 1cm，导管环固定稳妥即可。此法简单，患者感觉舒适，是目前临床上常用的给氧方法之一。

2. 鼻塞法 鼻塞为塑料制成的球状物，将鼻塞塞于一侧鼻孔鼻前庭内给氧。特点是操作简便易掌握，局部刺激小，病人易接受，且两侧鼻孔可交替使用。

3. 面罩法 将面罩置于患者的口鼻部供氧，氧气自下端输入，呼出的气体从面罩两侧孔排出。给氧时氧流量要求是 6~8L/min，可用于病情较重，氧分压明显下降者。

4. 氧气头罩法 主要用于小儿氧疗。方法简便，无导管刺激黏膜，易于观察病情变化。将患者头部置于头罩里，罩面上有多个孔，可以保持罩内一定的氧浓度、温度和湿度。

5. 氧气枕法 是一种长方形橡胶枕，枕的一角有一橡胶管，上有调节器可调节氧流量，氧气枕充入氧气接上湿化瓶即可使用。可用于家庭氧疗、危重病人的抢救等以代替氧气装置。

（七）操作注意事项

（1）严格遵守操作规程，注意用氧安全，切实做好"四防"，即防火、防震，防油、防热。氧气瓶搬运时要避免倾倒撞击。氧气筒应放置阴凉处，周围严禁烟火及易燃品。氧气表及螺旋口勿上油，也不用带油的手装卸。

（2）病人用氧时，应先调节好氧流量后应用。用氧过程中需调节流量或停用氧气时，均应先分离或拔出鼻导管，再调节流量或关闭氧气开关，以免关错开关，大量氧气突然冲入呼吸道而损伤肺组织。

（3）用氧过程中，应保持供氧装置通畅，无漏气，并注意观察病人病情变化，确保氧疗效果。

（4）鼻导管、湿化瓶、输氧橡胶管用后均需清洗、消毒，防止交叉感染。持续吸氧的患者，应当保持管道通畅，必要时进行更换。

（5）氧气筒内氧气不可用尽。当压力表上指针降至 0.5mPa（5kg/cm²）时，即不可再用，以防灰尘进入筒内，于再次充气时引起爆炸。

（6）对未用或已用空的氧气筒应分别放置并挂"满"或"空"的标记，以免急用时搬错而影响抢救工作。

（7）病人进食、饮水时暂停给氧。

（8）常用湿化液有冷开水、蒸馏水。急性肺水肿患者湿化瓶内加 20%~30% 乙醇溶液，以改善肺部气体交换，减轻缺氧症状。

（八）吸氧术操作考核评分

1. 吸氧术（中心供氧法）操作考核评分标准

姓名：　　　　　　　　学号：　　　　　　　　日期：

操作名称	吸氧术（中心供氧法）	总分	
操作项目	操作内容	满分	扣分
评估内容（10分）	a 评估患者:病情和缺氧情况;意识状态及合作程度;用手电筒检查患者鼻腔有无鼻痂、鼻中隔偏曲、损伤和出血等 b 评估环境:环境安全,病房无火源等 c 评估用物:用物齐全,中心供氧装置完好 d 操作者自我评估:着装整洁,掌握给氧的知识和注意事项	10	
操作要点（80分）	a 操作用物:治疗盘,氧气装置 1 套(流量表,湿化瓶内盛 1/3~1/2 冷开水或蒸馏水、通气导管),一次性鼻塞管、小杯(内盛清水)、棉签、剪刀、胶布、手电筒、别针、弯盘、输氧记录单、笔、"四防"卡	10	
	b 操作步骤:		
	1)核对患者床号、姓名及住院号,评估患者及环境。向病人和家属解释吸氧的目的和注意事项,取得合作	8	
	2)洗手,戴口罩。准备用物。携用物至患者床边,再次核对	3	
	3)将流量表、通气导管及湿化瓶安装在中心供氧装置上。开流量表开关,检查氧气装置有无漏气,关流量表开关	6	
	4)备胶布,协助患者取适当体位。用湿棉签清洗患者鼻腔	3	
	5)将鼻塞管与流量表连接。开流量表开关,检查管道有无漏气,氧气流出是否通畅。根据医嘱调节氧流量	6	
	6)将鼻塞前端放于小杯冷开水中湿润,轻轻塞于患者鼻孔,并进行固定	3	
	7)记录用氧时间、氧流量并签名,将输氧单及"四防"卡挂于适当处。向病人和家属交代用氧注意事项	6	
	8)清理用物。巡视病房,观察病情和给氧的效果	3	
	9)停止用氧		
	备齐用物:治疗盘,纱布,75%乙醇,松节油,棉签,弯盘	6	
	携用物至病人床旁,核对床号、姓名及住院号,向病人做好解释	3	
	分离鼻塞管,关流量表开关	6	
	取鼻塞管放入弯盘内。擦净患者鼻孔周围,必要时擦去胶布痕迹	5	
	取下输氧单及"四防"卡,记录停氧时间,签名。取下湿化瓶、通气导管和流量表	6	
	整理床单位。处理用物	3	
	洗手,取口罩,记录	3	
指导患者（10分）	a 根据患者病情指导有效呼吸 b 告知患者勿自行摘除鼻导管或者调节氧流量 c 告知患者若感到鼻咽部干燥不适或者胸闷憋气时,应及时通知医护人员 d 告知患者有关用氧安全的知识	10	

备注:8 分钟以内完成,未完成酌情

考核人签名:

2. 吸氧术(氧气筒鼻导管给氧法)操作考核评分标准

姓名: 学号: 日期:

操作名称	吸氧术(氧气筒鼻导管给氧法)	总分	
操作项目	操作内容	满分	扣分
评估内容 (10分)	a 评估患者:病情和缺氧情况;意识状态及合作程度;用手电筒检查患者鼻腔有无鼻痂、鼻中隔偏曲、损伤和出血等 b 评估环境:环境安全,病房无火源等 c 评估用物:用物齐全,氧气筒装置完好 d 操作者自我评估:着装整洁,掌握给氧的知识和注意事项	10	
操作要点 (70分)	a 操作用物: ①氧气筒及氧气架。②氧气表安装盘:氧气压力表装置一套,湿化瓶内盛1/3~1/2冷开水或蒸馏水,通气导管、扳手、输氧导管、玻璃接管、保护套、弯盘、"满"标识卡、"四防"卡。③输氧盘:治疗碗(内盛小无菌镊、纱布、鼻导管2根)、小杯(内盛清水)、棉签、别针、剪刀、胶布、手电筒、笔、输氧单、弯盘	10	
	b 操作步骤:		
	1)核对患者床号、姓名及住院号,评估患者及环境。向病人和家属解释吸氧的目的和注意事项,取得合作	6	
	2)洗手,戴口罩。准备用物。检查氧气筒是否处于备用状态(有"四防"及"满"的标记),氧气架是否牢固,系好安全带	3	
	3)打开总开关,使小量气体从气门流出冲尘,随即迅速关上。安装氧气表、连接通气导管,安装湿化瓶,将输氧导管连接于流量表上	4	
	4)关流量表开关,开总开关,再开流量表开关,检查氧气是否通畅。将鼻导管连接于输氧导管,检查全套装置是否完好,有无漏气	4	
	5)分离鼻导管置于治疗碗中。关流量表开关,玻璃接头处套上保护套	3	
	6)推氧气筒和用物至患者床旁。再次核对	3	
	7)备胶布2根,协助患者取舒适体位。用湿棉签清洁患者鼻腔	3	
	8)测量鼻导管插入长度:鼻尖至耳垂2/3长度	3	
	9)将鼻导管前段蘸冷开水湿润,自鼻孔轻轻插入鼻腔,观察有无呛咳。用胶布固定于鼻翼及脸颊部	3	
	10)根据医嘱调节氧流量。将鼻导管与输氧导管连接,用别针固定输氧管于适当处	5	
	11)记录用氧时间、流量,并签名。将输氧单挂于适当处。向病人和家属交代用氧注意事项	5	
	12)清理用物。巡视病房,观察病情和给氧的效果	3	
	13)停止用氧		
	备齐用物:治疗盘,纱布,75%乙醇,松节油,棉签,弯盘	4	
	携用物至病人床旁,核对床号、姓名及住院号,向病人做好解释	3	
	分离鼻导管,关流量表开关	5	
	取鼻导管放入弯盘内。擦净患者鼻孔周围,必要时擦去胶布痕迹	3	
	取下输氧单,记录停氧时间,签名。记录余氧量。关氧气筒总开关,再开流量表开关,放出余氧后,再关流量表开关。取下湿化瓶、通气导管和流量表	6	
	整理床单位。处理用物	2	
	洗手,取口罩,记录	2	

操作名称	吸氧术(氧气筒鼻导管给氧法)	总分	
操作项目	操作内容	满分	扣分
指导患者 (10分)	a 根据病情指导有效呼吸 b 告知患者勿自行摘除鼻导管或者调节氧流量 c 告知患者若感到鼻咽部干燥不适或者胸闷憋气时,应及时通知医护人员 d 告知患者有关用氧安全的知识	10	

备注:12分钟内完成。

考核人签名:

第三节 吸 痰 术

(一) 定义

吸痰术(sputum suctioning)是指经口、鼻腔、人工气道将呼吸道内的痰液及误吸的呕吐物吸出,以保持呼吸道通畅,解除病人因气道阻塞而造成的呼吸困难、肺不张及肺部感染等。

(二) 目的

(1) 清除呼吸道分泌物、呕吐物,保持呼吸道通畅,预防并发症发生。
(2) 促进病人舒适。

(三) 适应证

适用于危重、老年、昏迷及麻醉后未清醒等因咳嗽无力或咳嗽反射迟钝、会厌功能不全,不能自行清除呼吸道分泌物或误吸呕吐物而出现呼吸困难时,在病人窒息的紧急情况下,如溺水,吸入羊水等。

(四) 相关基础知识

1. 协助排痰的措施

(1) 有效咳嗽:对年老、体弱、病情较重的患者要进行主动有效的咳嗽训练,促进患者及时排除呼吸道内分泌物。其步骤为:患者取坐位或半卧位,屈膝,上身前倾,双手抱膝或在胸部和膝盖上置一枕头用两肋夹紧,深吸气后屏气 3s(有伤口者,双手压在切口的两侧),然后患者腹肌用力及两手紧抓支持物(脚和枕),用力做爆破性咳嗽,将痰咳出。

(2) 叩击:用手叩打背部,借助振动使分泌物松脱而排出体外。叩击的方法是:病人取坐位或侧卧位,操作者将手固定成背隆掌空状态,即手背隆起,手掌中空,手指弯曲,拇指紧靠食指,有节奏地自下而上,由外向内轻轻叩打。边扣边鼓励病人咳嗽。注意不可在裸露的皮肤、肋骨上下、脊柱、乳房等部位叩打。

(3) 湿化呼吸道:可采用蒸汽吸入,氧气雾化吸入,超声雾化吸入等方法,以超声雾化吸入法效果最好,湿化后的呼吸道痰液黏稠度降低,易于咳出。

2. 吸痰的副作用 用吸痰法从呼吸道去除潴留的分泌物,可产生不良效果,常见的有:

呼吸道黏膜损伤,低氧血症,迷走神经刺激导致心律失常,可出现血流动力学、心血管及神经系统的副作用等。

(五) 吸痰方法

1. 电动吸引器吸痰　电动吸引器由马达、偏心轮、气体过滤器、压力表、安全瓶、贮液瓶组成。

2. 中心吸引装置吸痰　各大医院均设中心负压装置,吸引器管道连接到各病房床单位,使用时只需接上吸痰导管,十分便利。

3. 注射器吸痰法　一般可用50~100ml注射器连接吸痰管进行抽吸,以解除急性痰阻塞,保持呼吸道通畅。

(六) 操作注意事项

(1) 吸痰前,检查电动吸引器性能是否良好,连接是否正确。

(2) 严格执行无菌操作,每吸痰一次应更换吸痰管。插管动作应轻柔,敏捷,准确。

(3) 吸痰前后应当给予高流量吸氧,每次吸痰时间不超过15秒;如痰液较多,需要再次吸引,应间隔3~5分钟,患者耐受后再进行。

(4) 若气管切开吸痰,先吸气管切开处,再吸口鼻部。

(5) 痰液黏稠,可以配合翻身叩背、蒸汽吸入或雾化吸入,出现缺氧症状如发绀、心率下降等应立即停止吸痰,休息后再吸。告知患者叩背、有效咳嗽的方法。

(6) 注意观察患者痰液性状、颜色、量。

(7) 贮液瓶内吸出液应及时倾倒,不得超过2/3。

(七) 吸痰术操作考核评分

姓名:　　　　　　学号:　　　　　　　　　　日期:

操作名称	吸痰术	总分	
操作项目	操作内容	满分	扣分
评估内容 (10分)	a 评估患者:年龄、意识状态、生命体征,特别是呼吸状况;患者有无将呼吸道分泌物排出的能力、心理状态及合作程度;听诊器检查肺部呼吸音情况,有无痰鸣音;手电筒检查口腔、鼻腔情况 b 评估环境:环境清洁、安静、光线充足 c 评估用物:用物齐全,负压吸引装置完好 d 操作者自我评估:着装整洁,掌握吸痰的知识和注意事项	10	
操作要点 (80分)	a 操作用物: ①中心/电动吸痰装置 ②治疗盘:适当型号的吸痰管、治疗碗2个(内盛无菌生理盐水、分别用于吸痰前预吸以及吸痰后冲洗导管),无菌镊及缸,一次性治疗巾,消毒纱布,手电筒,听诊器,无菌手套、弯盘 ③必要时备压舌板、口咽气道、电插板等	10	
	b 操作步骤: ①核对患者床号、姓名及住院号,评估患者。对清醒患者解释吸痰的目的和注意事项,取得合作	8	

续表

操作名称	吸痰术	总分	
操作项目	操作内容	满分	扣分
操作要点 (80分)	②检查吸引器储液瓶内消毒液(200ml),拧紧瓶塞。连接导管,接通电源,打开开关,检查吸引器性能,调节合适的负压(成人压力为 40.0~53.3kPa,儿童小于 40.0kPa)。将吸引器放于床边适当处	6	
	③洗手,戴口罩。备齐用物携至患者床旁,再次核对、解释	4	
	④检查患者口、鼻腔,取下活动义齿	3	
	⑤协助患者头偏向一侧,铺治疗巾于颌下	3	
	⑥戴手套,连接吸痰管,打开吸引器开关,试吸少量生理盐水,检查吸引器是否通畅,润滑导管前端	6	
	⑦如果经口腔吸痰,告诉患者张口。对昏迷患者用压舌板或口咽气道帮助张口,吸痰完毕取出压舌板或口咽气道	3	
	⑧一手反折吸痰管末端,另一手用无菌镊持吸痰管前端,插入口咽部,然后放松导管末端,先吸口腔及咽部分泌物	8	
	⑨另换吸痰管,反折吸痰管末端,再插入气管内适宜深度,放松导管末端,轻柔的将吸痰管左右旋转缓缓上提,吸出气管内分泌物	8	
	⑩拔出吸痰管后,吸生理盐水冲净痰液,以免堵塞	4	
	⑪必要时更换无菌镊及吸痰管经鼻腔吸引。吸痰完毕,关上吸引器开关,擦净患者面部分泌物	4	
	⑫检查患者口腔黏膜有无破损,听诊双肺呼吸音,观察病情,病情好转后,停止吸痰,操作者脱手套	6	
	⑬整理床单位,协助患者取舒适卧位。处理用物	4	
	⑭洗手,取口罩。记录	3	
指导患者	a 如果患者清醒,安抚患者不要紧张,指导其自主咳嗽 b 告知患者适当饮水,以利痰液排出	10	

备注:7分钟内完成。

考核人签名:

第四节　密闭式静脉输液

(一) 定义

密闭式静脉输液(closed intravenous infusion)是利用液体静压原理和大气压力的作用,将大量无菌溶液或药物直接输入静脉的治疗方法。

(二) 目的

(1) 补充水分及电解质,纠正水、电解质和酸碱平衡失调。常用于脱水、酸碱代谢紊乱患者,如腹泻,剧烈呕吐,大手术后的患者等。

（2）增加循环血量,改善微循环,维持血压。用于严重烧伤、大出血、休克等。

（3）补充营养,供给热量,促进组织修复,获得正氮平衡。常用于慢性消耗性疾病、胃肠道吸收障碍及不能由口进食者,如昏迷、口腔疾患等患者。

（4）输入药物,治疗疾病。如输入抗生素控制感染,输入脱水剂降低颅内压等。

（三）相关基础知识

1. 常用输液部位(图 7-4-1)

（1）周围浅静脉:上肢常用的浅静脉有肘正中静脉、头静脉、贵要静脉及手背静脉网,手背静脉网是成人患者输液时的首选部位;下肢常用的浅静脉有大隐静脉、小隐静脉及足背静脉网,但下肢的浅静脉不作为静脉输液时的首选部位,因为下肢静脉有静脉瓣,容易形成血栓;小儿常用足背静脉,但成人不主张用足背静脉,因其容易引起血栓性静脉炎。

（2）头皮静脉:由于头皮静脉分布较多,互相沟通交错成网且浅表易见,易于固定,常用于小儿的静脉输液。较大的头皮静脉有颞浅静脉、额静脉、枕静脉和耳后静脉。

（3）颈外静脉和锁骨下静脉:常用于进行中心静脉插管。需要长期持续输液或需要静脉高营养的患者多选择此部位。将导管从锁骨下静脉或颈外静脉插入,远端留置在右心室上方的上腔静脉内。颈外静脉的穿刺点位于下颌角与锁骨上缘中点连线的上 1/3 处;锁骨下静脉的穿刺点位于胸锁乳突肌的外侧缘与锁骨所形成的夹角的平分线上,距顶点 0.5～1cm 处。

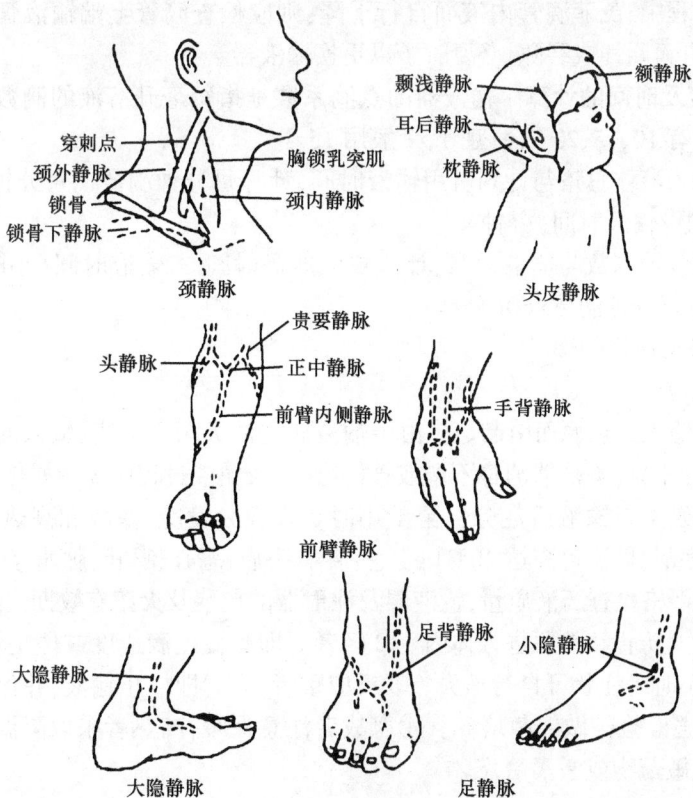

图 7-4-1 常用输液部位

2. 常用输液故障及排除方法

（1）溶液不滴

1）针头滑出血管外，液体注入皮下组织。表现为局部肿胀、疼痛，应另选血管重新穿刺。

2）针头斜面紧贴血管壁，妨碍液体输入。应调整针头位置或适当变换肢体位置。

3）针头阻塞，药液不滴。挤压输液管有阻力无回血，确定针头阻塞，应更换针头重新穿刺。

4）压力过低，应适当抬高输液瓶或放低肢体位置。

5）血管痉挛，局部可行热敷、按摩，以缓解痉挛。

（2）滴管内液面过高

1）滴管侧壁有调节孔者，可夹住滴管上端的输液管，打开调节孔，待滴管内液体降至露出液面，见到点滴时，关闭调节孔，松开上端的输液管。

2）滴管侧壁无调节孔者，可将输液瓶取下，倾斜输液瓶，使插入瓶内的针头露出液面，待滴管内液体下流至露出液面时，再挂回输液架上即能继续输液。

（3）滴管内液面过低

1）滴管侧壁有调节孔者，可夹住滴管下端的输液管，打开调节孔，当液面升高至适当水平时再关闭调节孔，松开滴管下端输液管即可。

2）滴管侧壁无调节孔者，可夹住滴管下端的输液管，用手挤压滴管，待滴管液面升至适当水平时，停止挤压，松开滴管下端输液管即可。

（4）输液过程中，茂菲滴管内液面自行下降：则应检查滴管上端输液管与滴管的衔接是否松动，滴管有无漏气或裂隙，必要时予以更换输液器。

3. 输液速度及时间的计算　输液器的点滴系数是指每毫升溶液的滴数。目前常用输液器的点滴系数有 10、15、20 三种型号，一般用 15。

（1）已知输入液体总量与计划所用输液时间，计算每分钟滴数　每分钟滴数＝液体总量（ml）×点滴系数/输液时间（分钟）

（2）已知每分钟滴数与输液总量，计算输液所需时间　输液时间（小时）＝液体总量（ml）×点滴系数/每分钟滴数×60（分钟）

4. 常见输液反应及护理

（1）发热反应

1）原因：是输入致热原而引起。多由于输液瓶清洁灭菌不彻底，输入的溶液或药物制品不纯、消毒保存不良，输液器消毒不严或被污染，以及输液过程中无菌操作不严格所致。

2）症状：多发生于输液后数分钟至 1 小时。表现为发冷、寒战和高热。轻者 38℃ 左右，严重者初起寒战，体温可高达 40℃ 以上，并伴有头痛、恶心、呕吐、脉速等全身症状。

3）护理：①严格检查药液质量，输液器及注射器的包装及灭菌有效期，注意药物配伍禁忌，做好无菌操作，防止致热原进入体内。②轻者立即减慢点滴速度或停止输液，并监测体温变化，一般数小时后症状可自行消失。③反应重者，应立即停止输液，并保留输液用物查找原因，必要时送检验科做细菌培养。④寒战者注意保暖，高热者采取降温措施。必要时遵医嘱给予抗过敏药物或激素治疗。

（2）急性肺水肿

1）原因：由于输液速度太快，短时间内输入液体过多，使循环血容量急剧增加，心脏负担过重而引起。常发生于小儿、老人、心、肺、肾功能不好的患者,尤其是原有急性左心功能不全的病人。

2)症状:突然出现胸闷、呼吸急促、咳嗽、面色苍白、出冷汗,心前区有压迫感或疼痛,咳粉红色泡沫样痰,严重时痰液可从口鼻涌出。听诊两肺布满湿性啰音,心率快,心律不齐。

3)护理:①掌握好输液的速度和量。②停止输液,通知医生进行紧急处理;端坐位,两腿下垂,减少静脉回流;四肢轮扎;放血疗法。③高流量氧气吸入,一般氧流量为 6~8L/min,同时,湿化瓶内加入 20%~30% 的乙醇溶液。④按医嘱给予药物治疗。⑤心理护理。

(3)静脉炎

1)原因:静脉长期受到严重刺激而造成。如长期输入浓度较高,刺激性较强的药物;静脉内放置刺激性较大的塑料管时间过长,引起局部静脉壁发生化学炎性改变;也可因输液过程中无菌操作不严格,导致局部静脉感染。

2)症状:沿静脉走行出现条索状红线,局部组织红、肿、热、痛。有时伴有畏寒、发热等全身感染症状。

3)护理:①严格执行无菌操作,对血管壁刺激性较强的药物应充分稀释后再滴注,滴速应慢,输液中密切观察,防止药物漏出血管外。并注意经常更换输液部位,以保护静脉。②停止在有静脉炎的部位输液,抬高肢体,制动。局部热湿敷,常用药物有 95% 乙醇,50% 硫酸镁。也可用中药外敷,如意金黄散用醋调成糊状,局部外敷。每日 2 次,每次 20 分钟。③超短波理疗每日一次,每次 15~20 分钟。④如合并感染,根据医嘱用抗生素治疗。

(4)空气栓塞

1)原因:输液管道内空气未排尽或输液管衔接处连接不紧有漏缝;连续输液更换药液不及时,输液结束时未及时拔针;加压输液、输血时无人守护;拔除较粗、近胸腔的深静脉导管后,穿刺点封闭不严密等。

2)症状:病人感到胸部异常不适或有胸骨后疼痛,随之出现呼吸困难和严重发绀,有濒死感。听诊心前区可闻及响亮的、持续的水泡声。心电图出现心肌缺血和急性肺心病的改变。如大量气体进入体内病人可突然死亡。

3)护理:①输液前认真检查输液器的质量,输液前排尽输液管道内空气。②输液过程中经常巡视,及时更换输液瓶,输液结束后及时拔针。加压输液应安排专人守护在病人身边。③拔除较粗、近胸腔的深静脉导管后,必须立即严密封闭穿刺点。④发现上述症状,立即使病人左侧卧位,并头低足高位。⑤给予高流量氧气吸入。有条件时可通过中心静脉导管抽出空气。

(四)操作注意事项

(1)严格执行无菌操作和三查七对制度,预防感染和差错事故。

(2)根据病情需要合理安排输液顺序,根据治疗原则,按急、缓及药物半衰期等合理分配药物。

(3)对长期输液的患者,注意保护和合理使用静脉,一般从远端小静脉开始穿刺(抢救时可例外)。

(4)输液前排尽输液管道内空气,及时更换输液瓶,输液结束后及时拔针。注意药物的配伍禁忌,对于刺激性或特殊药物,应确认针头已刺入静脉内时再输入。

(5)严格掌握输液的速度。对有心、肺、肾疾病的患者,老年患者,婴幼儿及输注高渗、含钾或升压药液的患者,适当减慢输液速度,对严重脱水,心肺功能良好患者可适当加快输液速度。

（6）输液过程中要加强巡视,注意观察以下情况:

1）滴入是否通畅,针头或输液管有无漏液,针头有无脱出、阻塞或移位,输液管有无扭曲、受压。

2）有无溶液外溢,注射局部有无肿胀或疼痛。

3）密切观察患者有无输液反应,如患者出现心悸、畏寒、持续性咳嗽等情况,应立即减慢或停止输液,进行处理。

（7）若采用静脉留置针输液法,要严格掌握留置时间。一般静脉留置针可以保留3～5天,最好不要超过7天。

（五）密闭式静脉输液操作考核评分

姓名:　　　　　　　学号:　　　　　　　日期:

操作名称	密闭式静脉输液	总分	
操作项目	操作内容	满分	扣分
评估内容 （10分）	a 评估患者:病情,治疗,用药情况,意识状态,肢体的活动情况,合作程度;局部皮肤有无瘢痕、感染,静脉充盈度及管壁弹性等 b 评估环境:清洁、安静、光线充足 c 评估用物:准备齐全 d 操作者自我评估:着装整洁,掌握静脉输液的知识和注意事项	10	
操作要点 （80分）	a 操作用物: ①基础盘:无菌持物钳、无菌纱布、碘伏、75%乙醇、砂轮、启瓶器、剪刀、棉签、弯盘 ②输液盘:碘伏、止血带、胶布（敷帖）、头皮针、棉签、弯盘、一次性治疗巾、小垫枕、加药用一次性注射器、一次性输液器、瓶套 ③按医嘱准备液体与药物,输液卡,备输液架	10	
	b 操作步骤: 1）备好输液架。带输液卡核对床号、姓名、住院号,评估患者和环境。向患者解释静脉输液的目的及注意事项,嘱患者排尿	8	
	2）洗手、戴口罩。遵医嘱准备药物,核对药名、浓度、剂量和有效期,检查瓶口有无松动,瓶体有无裂缝,对光检查药液有无混浊,沉淀及絮状物	3	
	3）套上瓶套。启开液体瓶铝盖中心部分,常规消毒瓶塞后,加入药物。在液体瓶标签上注明床号,姓名,药名,剂量,加药时间并签名	4	
	4）检查输液器后,关闭调节器,取出输液管和通气管针头同时插入瓶塞至针头根部	2	
	5）携用物至患者床旁。再次核对、解释。协助患者取舒适体位	3	
	6）挂输液瓶于输液架上,排尽空气,关闭调节器,检查输液管内有无空气	3	
	7）铺治疗巾和小垫枕置于穿刺肢体下,选择合适静脉,在穿刺点上方10～15cm处扎止血带。常规消毒皮肤,消毒范围为8cm×10cm,待干。备好胶布	4	
	8）再次核对及排气,关闭调节器,对光检查确无气泡,取下针套	3	

操作名称	密闭式静脉输液	总分	
操作项目	操作内容	满分	扣分
操作要点 (80分)	9)嘱病人握拳,按静脉穿刺法穿刺,见回血后,将针头再平行送入少许	8	
	10)先固定针柄,然后松开止血带,嘱患者松拳,打开调节器,待液体滴入通畅后患者无不适后,用敷贴或胶布将针固定	4	
	11)取下止血带,根据病情、年龄及药物性质调节输液速度。一般成人40~60滴/分,儿童20~40滴/分	3	
	12)再次核对。记录输液的时间、滴速、签全名,将输液卡挂于输液架上	3	
	13)协助病人取舒适卧位,整理床单位,向病人交代输液中的注意事项,将呼叫器置于易取处,询问病人需要	3	
	14)清理用物。洗手、取口罩。做好记录。输液过程中,加强巡视,密切观察有无输液反应,输液是否通畅,耐心听取患者的主诉,查看滴数,遵医嘱及时更换液体	3	
	15)如需更换液体 ①核对患者及第二瓶液体无误。 ②除去第二瓶液体铝盖中心部分,常规消毒。确认滴管中的液面高度至少1/2满,拔出第一瓶内的通气管和输液管,迅速插入第二瓶内。 ③检查滴管液面高度是否合适,输液管内有无气泡。 ④再次核对无误,观察输液通畅后方可离去。洗手,取口罩,做好记录	8	
	16)输液完毕后的处理 ①核对医嘱及患者,确认全部液体输入完毕。 ②关闭输液调节器,轻揭胶布,用无菌干棉签轻压穿刺点上方(或轻压敷贴于穿刺点上方),快速拔针,局部按压1~2分钟(至无出血为止)。 ③协助患者适当活动穿刺肢体,并协助取舒适卧位。 ④整理床单位,清理用物。洗手,取口罩,做好记录	8	
指导患者 (10分)	a告知患者所输药物和药物的作用及副作用。 b告知患者输液中的注意事项;嘱患者不可随意调节输液滴速;输液过程中如有不适,及时与医护人员联系	10	

备注:15分钟内完成。

考核人签名:

第五节 静脉穿刺术

(一) 定义

静脉穿刺术(venipuncture)是指自静脉注入药液或抽取静脉血标本的方法。

(二) 目的

(1) 注入药物,用于药物不宜口服、皮下、肌肉注射,需迅速发生药效时;进行诊断性检查。

（2）采集、留取静脉血标本。

（3）静脉营养治疗。

（4）中心静脉压测定。

（三）适应证

（1）需采血检查或静脉注射者。

（2）需做静脉留置针者。

（3）深静脉营养或血流动力学监测。

（四）相关基础知识

1. 常用的静脉以及穿刺角度

（1）四肢浅静脉：上肢常用肘部浅静脉（贵要静脉、肘正中静脉、头静脉）、腕部及手背静脉；下肢常用大隐静脉、小隐静脉及足背静脉。静脉穿刺的角度一般为15°~30°。

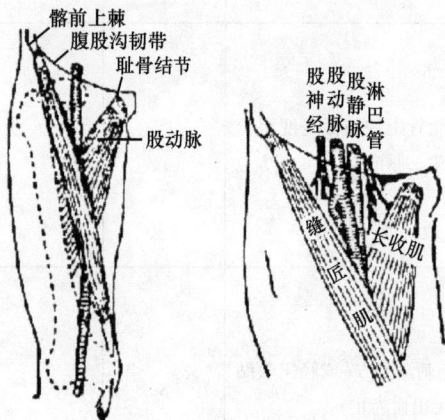

图 7-5-1　股静脉解剖位置

（2）小儿头皮静脉：小儿头皮静脉极为丰富，分支甚多，互相沟通交错成网且浅表易见，易于固定，便于患儿肢体活动。故患儿静脉注射多采用头皮静脉。静脉穿刺时一般为沿静脉向心方向平行刺入。

（3）股静脉：股静脉位于股三角区，在股神经和股动脉的内侧。其定位方法：髂前上棘和耻骨结节连线中点相交处为股动脉，股静脉在股动脉内侧 0.5cm 处（图 7-5-1）。静脉穿刺的角度为针头与皮肤成45°或成90°角度刺入。

2. 特殊患者的静脉穿刺要点

（1）肥胖患者：皮下脂肪较厚，静脉位置较深，难以辨认，但较固定，注射时在摸清血管走向后由静脉上方进针，角度稍加大（30°~40°角）。

（2）水肿患者：可沿静脉解剖位置，用手按揉局部，以暂时驱散皮下水分，使静脉充分显露后再行穿刺。

（3）脱水患者：血管充盈不良，穿刺困难。可做局部热敷，按摩，待血管充盈后再穿刺。

（4）老年患者：老年人皮下脂肪较少，静脉易滑动且脆性较大，针头难以刺入或易穿破血管对侧。可用手指分别固定穿刺段静脉上下两端，再沿静脉走向穿刺。

3. 静脉穿刺采集血标本

（1）分类

1）全血标本：测定血沉及血液中某些物质的含量，如血糖、尿素氮、肌酐、尿酸、肌酸、血氨等。

2）血清标本：测定肝功能、血清酶、脂类、电解质等。

3）血培养标本：培养血液中的致病菌，确定有无感染、感染菌种及指导选用敏感的抗菌素等。

（2）选择适当标本容器

1）血培养标本：选择密封瓶或三角烧瓶。注入密封瓶时,先除去铝盖中心部,常规消毒瓶盖,更换针头后将血液注入瓶内,轻轻摇匀。注入三角烧瓶时,先松开瓶口纱布,取出瓶塞,迅速在酒精灯火焰上消毒瓶口后,取下针头,将血液注入瓶内,轻轻摇匀,再将瓶口、瓶塞消毒后塞好,扎紧封瓶纱布。

2）全血标本：选择抗凝试管。取下针头,将血液沿管壁缓慢注入盛有抗凝剂的试管内,轻轻摇动,使血液与抗凝剂充分混匀。

3）血清标本：选择干燥试管。取下针头,将血液沿管壁缓慢注入干燥试管内。勿将泡沫注入,避免振荡,以免红细胞破裂溶血。

同时抽取不同种类的血标本时,应先将血液注入血培养瓶,然后注入抗凝管,最后注入干燥管。

（3）静脉采血量：不同的检验目的采血量也不同。一般血培养标本取血 5ml,对亚急性细菌性心内膜炎患者,为提高培养阳性率,采血 10~15ml。

（五）操作方法

以股静脉穿刺为例：

（1）病人取平卧位,其穿刺下肢轻微外展外旋,在腹股沟韧带中心的内下方 1.5~3.0cm,股动脉搏动内侧 0.5cm 处为穿刺点。

（2）操作者戴好帽子口罩立于病人一侧,消毒局部皮肤,戴无菌手套,铺无菌洞巾。于穿刺点处轻轻压迫皮肤及股静脉并稍加固定。

（3）右手持注射器向左手示指中指固定的穿刺点刺入,进针方向与穿刺部位的皮肤呈 45°角或成垂直方向,边进针边抽吸缓缓刺入。

（4）当穿刺针进入股静脉后,即有静脉血液回流入注射针管内,再进针 2~4mm 即可采血或注射药物。

（5）若未能抽出血液则先向深部刺入,采用边退针边抽吸至有血液抽吸出为止;或者调整穿刺方向、深度或重新穿刺。

（6）穿刺完毕,拔出针头并消毒皮肤,盖上无菌小纱布,局部压迫 3~5 分钟,以防出血,再用胶布固定。

（六）操作注意事项

（1）严格执行查对制度和无菌操作制度,以防感染。

（2）静脉注射对组织有强烈刺激性的药物,一定要在确认针头在静脉内后方可推注药液,以免药液外溢导致组织坏死。

（3）采集标本的方法、量和时间要准确。做生化检验,应在清晨空腹时采血,应提前通知患者抽血前勿进食。

（4）严禁在静脉输液、输血的针头处采集血标本,最好在对侧肢体采血。

（5）采血过程中,应当避免导致溶血的因素;需要抗凝的血标本,应将血液与抗凝剂混匀。

（6）如抽出鲜红色血液表示误入动脉,应立即拔出,压迫穿刺点 5~10 分钟。

（7）尽量避免反复穿刺,一般穿刺 3 次不成功应停止。

（8）穿刺后妥善压迫止血，防止局部血栓形成。

（七）静脉穿刺术操作考核评分

1. 静脉穿刺术(静脉注射)操作考核评分标准

姓名：　　　　　　　　　学号：　　　　　　　　　日期：

操作名称	静脉穿刺术(静脉注射)	总分	
操作项目	操作内容	满分	扣分
评估内容 (10分)	a 评估患者:病情,治疗,用药情况,意识状态,肢体的活动情况,合作程度; 局部皮肤有无瘢痕、感染、静脉充盈度及管壁弹性等 b 评估环境:清洁、安静、光线充足,必要时屏风遮挡病人 c 评估用物:准备齐全 d 操作者自我评估:着装整洁,掌握静脉穿刺的知识和注意事项	10	
操作要点 (80分)	a 操作用物 ①基础治疗盘:无菌治疗巾,无菌持物钳与罐,无菌纱布,碘伏,75%乙醇,砂轮,启瓶器,棉签,弯盘,一次性注射器,注射单,药液 ②注射盘:碘伏,75%乙醇,棉签,弯盘,止血带,一次性治疗巾,无菌纱布,胶布,注射用小软枕	10	
	b 操作步骤 ①核对患者床号、姓名及住院号,评估患者和环境。向患者解释静脉注射的目的和注意事项,取得合作	8	
	②洗手,戴口罩	3	
	③取无菌治疗巾铺好无菌盘。按注射单查对药名,浓度,剂量,有效期,检查药液质量。取一次性注射器抽吸药液,并置于无菌盘内	8	
	④备齐用物携至病人床边,再次核对。协助患者取舒适体位	4	
	⑤选择合适的静脉,在穿刺部位的肢体下垫一次性治疗巾和注射用小软枕,在穿刺部位上方6cm处扎好止血带。常规消毒皮肤(消毒范围直径在 5cm以上),待干。嘱病人握拳	6	
	⑥再次核对,排尽空气	2	
	⑦穿刺。以一手拇指绷紧静脉下端皮肤,使其固定。一手持注射器,示指固定针栓,针头斜面向上,与皮肤成15°~30°角自静脉上方或侧方刺入皮下,再沿静脉走向滑行刺入静脉,见回血,可再顺静脉进针少许	15	
	⑧两松一固定:松开止血带,嘱患者松拳,固定针头	8	
	⑨抽回血后,缓慢注入药液。注射过程中,注意观察患者局部及全身反应	8	
	⑩注射完毕,将干棉签放于穿刺点上方,迅速拔出针头后按压至无出血	4	
	⑪处理用物。洗手,取口罩。记录	4	
指导患者 (10分)	a 向患者解释静脉注射的目的及注意事项 b 告知患者可能发生的反应,如有不适及时告知医护人员	10	

备注:15分钟内完成。

考核人签名:

2. 静脉穿刺术(静脉血标本采集)操作考核评分标准

姓名:　　　　　　　　　学号:　　　　　　　　　日期:

操作名称	静脉穿刺术(静脉血标本采集)	总分	
操作项目	操作内容	满分	扣分
评估内容 (10分)	a 评估患者:病情,治疗,用药情况,意识状态,肢体的活动情况,合作程度;局部皮肤有无瘢痕、感染,静脉充盈度及管壁弹性等;询问患者是否按照要求进行采血前准备,例如是否空腹等 b 评估环境:清洁、安静、光线充足,必要时屏风遮挡病人 c 评估用物:准备齐全 d 操作者自我评估:着装整洁,掌握静脉穿刺的知识和注意事项	10	
操作要点 (80分)	a 操作用物: 治疗盘、一次性治疗巾,注射用小软枕,碘伏,棉签,弯盘,止血带,5~10ml 一次性注射器,标本容器(根据检验目的备干燥试管、抗凝试管或血培养瓶),或采血针头及真空试管,检验申请单,无菌手套1双	10	
	b 操作步骤: ①核对患者床号、姓名及住院号,评估患者和环境。向患者解释静脉血标本采集的目的和注意事项,取得合作	10	
	②洗手、戴口罩,携用物至病人床旁,再次核对。协助病人取舒适卧位	4	
	③选择合适的静脉,在穿刺部位的肢体下垫一次性治疗巾和注射用小软枕,在穿刺部位上方6cm处扎好止血带。常规消毒皮肤(消毒范围直径在5cm以上),待干	6	
	④戴手套,再次核对。嘱患者握拳,左手绷紧穿刺部位皮肤,右手持注射器,按无菌技术原则和静脉注射法将针头刺入静脉	12	
	⑤抽血。见回血后抽动注射器活塞抽取血液至所需量。如为采血针,见回血后固定针柄,将采血针尾部刺入真空试管,可见血液迅速流入试管内	10	
	⑥两松一拔一按压。抽血毕,松止血带、嘱患者松拳,拔出针头,按压局部	6	
	⑦按要求正确处理血标本。将血液注入标本容器,再次核对床号、姓名、检验目的及标本是否正确	10	
	⑧脱手套。协助病人取舒适位,整理床单位	3	
	⑨清理用物,将标本及时送检	5	
	⑩洗手、取口罩,做好相关记录	4	
指导患者 (10分)	a 帮助患者理解采血的目的及送检的项目 b 按照检验的要求,指导患者采血前做好准备 c 采血后,指导患者采取正确按压方法	10	

备注:10分钟内完成。

考核人签名:

第六节 动脉穿刺术

（一）定义

动脉穿刺术（arteriopuncture）是指自动脉注入药液或抽取动脉血标本的方法。常用动脉有股动脉、桡动脉。进行区域性化疗时，头面部疾患选用颈总动脉；上肢疾患选用锁骨下动脉；下肢疾患选用股动脉。

（二）目的

（1）加压输入血液，以迅速增加有效血容量，用于抢救重度休克患者。

（2）注入造影剂，用于施行某些特殊检查，如脑血管造影。

（3）注射抗癌药物做区域性化疗。

（4）采集动脉血标本，做血液气体分析。

（三）适应证

（1）严重休克需急救的病人，经静脉快速输血后情况未见改善，须经动脉提高冠状动脉灌注量及增加有效血容量。

（2）麻醉或手术期以及危重病人持续监测动脉血压。

（3）施行特殊检查或治疗，如血气分析，选择性血管造影和治疗，心导管置入，血液透析治疗等。

（四）禁忌证

（1）慢性严重心、肺或肾脏疾病、晚期肿瘤。

（2）周围皮肤炎症或动脉痉挛以及血栓形成。

（3）有出血倾向者。

（五）相关基础知识

1. 动脉穿刺部位及要求

（1）桡动脉穿刺点为前臂掌侧腕关节上2cm，动脉搏动明显处。

（2）股动脉穿刺点为腹股沟股动脉搏动明显处。穿刺时，患者取仰卧位，下肢伸直略外展外旋，以充分暴露穿刺部位。

（3）穿刺角度：在动脉搏动最明显处固定动脉于两指间，垂直或与动脉走向成40°角刺入动脉。

2. 动脉穿刺采集血标本

（1）采集动脉血标本，穿刺前先用注射器抽取肝素溶液进行注射器冲洗，防止抽取的动脉血液凝固。

（2）血气分析采血量一般为0.1~1ml。采血做血气分析时，针头拔出后立即刺入软木塞或橡胶塞，以隔绝空气，并轻轻搓动注射器使血液与肝素混匀。

（六）操作方法

以桡动脉穿刺为例：

（1）腕下垫纱布卷，背伸位，常规皮肤消毒、铺洞巾。

（2）术者戴好帽子口罩，立于病人穿刺侧，戴无菌手套，以左手示指和中指在桡侧腕关节上2cm动脉搏动明显处固定欲穿刺的动脉。

（3）右手持注射器，在两指间垂直或与动脉走向呈40°角刺入。如见鲜红色血液直升入注射器，表示已刺入动脉。

（4）用左手固定穿刺针的方向及深度，右手以最大速度注射药液或采血。操作完毕，迅速拔出针头，局部加压5~10分钟。

（七）操作注意事项

（1）必须严格执行无菌操作，以防感染。

（2）消毒面积应较静脉穿刺大，按压止血时间较静脉穿刺时间长（一般用无菌纱布加压止血5~10分钟），穿刺后妥善压迫止血，防止局部血栓形成。

（3）如抽出暗黑色血液表示误入静脉，应立即拔出，压迫穿刺点3~5分钟；一次穿刺失败，切勿反复穿刺，以防损伤血管。

（4）若患者饮热水，洗澡，运动，需休息30分钟后再采血，避免影响检查结果；如患者正在输氧，病情允许的情况下，应在停止输氧30分钟后采集标本，否则需注明给氧浓度及氧流量。

（5）做血气分析时，注射器内勿有空气；肝素必须与血液混匀，标本无凝块；标本应当立即送检。

（6）新生儿宜选择桡动脉穿刺，因股动脉穿刺垂直进针时易伤及髋关节。

（7）如病人凝血功能异常或正在服用抗凝剂，压迫止血的时间要延长至15分钟，压迫至不出血为止。有出血倾向者慎用。

（八）动脉穿刺术操作考核评分

姓名：　　　　　　　　学号：　　　　　　　　日期：

操作名称	动脉穿刺术（动脉注射或动脉血标本采集）	总分	
操作项目	操作内容	满分	扣分
评估内容 （10分）	a 评估患者：病情，治疗，用药情况，意识状态，肢体的活动情况，合作程度；穿刺部位的皮肤及血管状况。 b 评估环境：清洁、安静、光线充足，必要时屏风遮挡病人。 c 评估用物：准备齐全。 d 操作者自我评估：着装整洁，掌握动脉穿刺的知识和注意事项	10	
操作要点 （80分）	a 操作用物： 治疗盘，一次性治疗巾，小软枕，碘伏，棉签，弯盘，无菌纱布，无菌手套，无菌治疗巾，一次性注射器，注射卡及药液，采集动脉血标本需备（检验申请单、肝素、无菌软木塞或橡胶塞）	10	
	b 操作步骤： 1）核对患者床号、姓名及住院号，评估患者和环境。向患者解释动脉穿刺的目的和注意事项，取得合作	8	
	2）洗手，戴口罩	3	

操作名称	动脉穿刺术(动脉注射或动脉血标本采集)	总分	
操作项目	操作内容	满分	扣分
操作要点 (80分)	3)取无菌治疗巾铺好无菌盘。按注射单查对、抽吸药液,注射器置于无菌盘内。如采血,则按检验单查对、抽吸适量肝素湿润注射器管腔,注射器置于无菌盘内	6	
	4)备齐用物携至病人床边,再次核对。协助患者取适当体位,暴露穿刺部位。在穿刺部位下方垫一次性治疗巾及小软枕	4	
	5)常规消毒皮肤,消毒范围直径为8cm。如采血,弃去注射器内的肝素溶液备用	4	
	6)戴无菌手套,再次核对。在欲穿刺动脉搏动最明显处固定动脉于两指间(左手食指和中指间),右手持注射器,垂直或与动脉走向成40°角刺入动脉	15	
	7)推药或抽血:见有鲜红色血液涌进注射器,即以右手固定穿刺针的方向和深度,左手推注药液或抽取血液至所需量	10	
	8)拔针、按压:注射或采血毕,迅速拔出针头,局部用无菌纱布加压止血5~10分钟。如采血做血气分析,针头拔出后立即刺入软木塞或橡胶塞,并轻轻搓动注射器使血液与肝素混匀	8	
	9)再次核对,脱手套。协助病人取舒适位,整理床单位	4	
	10)处理用物。如有标本,及时送检	4	
	11)洗手,取口罩。记录	4	
指导患者 (10分)	a 向患者解释动脉穿刺的目的及注意事项。 b 指导患者采取正确按压方法	10	

备注:15分钟以内完成。

考核人签名:

第七节　原发性皮损

原发性皮损(primary lesion):由皮肤性病的组织病理改变直接产生的结果。

1. 斑疹(macule)　皮肤黏膜的颜色改变,与周围皮肤平齐,既不高起又不凹陷,大小不一,形状不定。其直径超过1cm称为斑片。由于出血所致者称为瘀点或瘀斑。

2. 丘疹(papule)**和斑块**(plaque)　丘疹为局限性高出皮肤表面、直径小于0.5cm、坚实的皮肤损害。直径大于1cm的称为斑块,介于丘疹和斑块之间的称为斑丘疹。

3. 结节(nodule)　局限性、深在性、实质性皮损,位于皮内或皮下,较硬,呈圆形或椭圆形。直径超过2cm者称为肿块。

4. 囊肿(cyst)　真皮或皮下的囊性损害,外观圆形或椭圆形,内容物为液体或半固体,触之有囊性感。常见有表皮囊肿、皮脂腺囊肿。

5. 风团(wheal)　为真皮浅层水肿引起的隆起性、暂时性的损害,颜色红白不一,形状不规则,骤起骤消,数小时消退,退后不留痕迹,常伴瘙痒,见于各种类型的荨麻疹。

6. 水疱(vesicle)**和大疱**(bulla)　为高出皮面内含浆液的浅表损害,直径小于0.5cm为水疱,大于0.5cm为大疱。

7. 脓疱(pustule)　为高出皮面内含脓液的腔隙性损害,皮损周围常绕以红晕。

8. 肿瘤(tumor)　位于皮内或皮下的肿块,由于组织来源不同、良恶性程度不同,其形状、大小、软硬、移动度不同。

第八节 继发性皮损

继发性皮损(secondary lesion):由原发损害演变而来或由于烫洗、搔抓、治疗不当等原因引起。

1. 鳞屑(scale) 为脱落的表皮角质层细胞。正常情况下,表皮始终在新陈代谢,非显性地不断的脱落和更新。病理情况下,正常角化过程受到阻碍或表皮生长过快而出现角化过度、角化不全,或者水疱干涸、疱壁坏死脱落所致。

2. 糜烂(erosion) 为表皮基底层以上的局限性缺损,表面潮红湿润。常由水疱、脓疱或浸渍处表皮脱落所致,愈后不留瘢痕。

3. 浸渍(maceration) 由于皮肤长时间浸水或处于潮湿环境中,角质层吸收较多水分后变软变白。多见于指、趾缝。

4. 溃疡(ulcer) 为皮肤或黏膜较深的局限性缺损形成的创面,可累及真皮甚至皮下组织,其基底部常有坏死组织附着,愈后可留瘢痕。

5. 抓痕(excoriation) 由于搔抓、摩擦或划破皮肤所致的条状损害,其上可有渗出、脱屑或结痂。损伤较浅者愈后不留瘢痕。

6. 痂(crust) 皮肤破损后的渗液、血液、脓液与脱落组织及药物、灰尘、杂物等凝结干涸而成。根据成分不同,可表现为浆痂、血痂、脓痂等。

7. 皲裂或裂隙(fissure) 由于皮肤干燥或弹性消失,出现的沿皮纹走向的线状裂隙,深浅不一,常伴出血、疼痛。

8. 苔藓化(lichenification) 又称苔藓样变,由于慢性皮肤炎症刺激、反复搔抓或摩擦所致皮肤局限性增厚,皮嵴隆起,皮沟加深如编席样外观。多见于慢性单纯性苔藓、慢性湿疹等。

9. 萎缩(atrophy) 由于表皮厚度或真皮和皮下结缔组织减少,可出现表皮萎缩、真皮萎缩、皮下组织萎缩。表皮萎缩表现为皮肤变薄,半透明,正常皮纹消失;真皮萎缩表现为皮肤表面凹陷而纹理正常;皮下组织萎缩,系皮下脂肪减少,导致皮肤凹陷更明显。

10. 瘢痕(scar) 为真皮或深部组织受损后由新生结缔组织修复所致,其表面光滑、无纹理,分为增生性和萎缩性两种,前者隆起,后者较正常皮肤稍凹陷。

第九节 皮损检查

(一) 目的

通过认真体检把握皮损的特点,有助于多数皮肤病的明确诊断。

(二) 适应证

各种皮肤病。

(三) 禁忌证

无特殊禁忌。

(四) 检查方法

1. 视诊

(1) 皮损的分布与排列;

（2）皮损的颜色与形状；

（3）皮损的大小与数目；

（4）皮损的表面与内容；

（5）皮损的基底与边缘。

2. 触诊　用手指触摸皮损，感受皮损的硬度、皮温高低、深在或浅在、有无浸润、有无压痛或波动感等。

3. 特殊检查方法

（1）压诊：通过手指或玻片按压皮损，一般需压 10~20 秒。炎性红斑及血管瘤会在压力下消失；但出血性损害（瘀点及瘀斑）和色素性损害不消退。寻常狼疮在玻片压诊下出现特征性的苹果酱色。

（2）刮诊：用钝器轻刮皮损表面，寻常型银屑病可出现特征性的银白色鳞屑、薄膜现象和点状出血；花斑癣可出现糠状鳞屑。

（3）皮肤划痕试验：急慢性荨麻疹患者，用钝器以适当压力划压皮肤表面，可出现以下三联反应，称皮肤划痕试验阳性：①划后 3~15 秒，在划过处出现红色线条；②15~45 秒后，在红色线条两侧出现红晕；③划后 1~3 分钟，划过处出现苍白色隆起。

（4）棘层细胞松解现象检查法：又称 Nikolsky 征，用于大疱性皮肤病的诊断及鉴别诊断。有四种检查方法，当出现下列任何一种情况时即诊断为 Nikolsky 征阳性：①用手指推压水疱一侧，使水疱沿推力方向移动；②轻压疱顶，疱液向四周扩散；③推擦外观正常的皮肤，表皮易被剥脱；④牵扯破损疱壁，见表皮剥离，甚至波及正常皮肤。

（五）注意事项

检查时光线应充足（最好在自然光下），温度适宜，充分暴露皮损，还应注意对皮肤黏膜及其附属器，如毛发、指甲等进行全面检查。

（六）皮损检查考核评分

姓名：　　　　　　学号：　　　　　　　　日期：

	评分标准	满分	扣分原因	实际得分
视诊 （30分）	a 充分暴露皮损	5		
	b 视诊内容	25		
触诊 （20分）	a 轻重压力适度	5		
	b 触诊内容	15		
特殊方法 （40分）	a 压诊方法	10		
	b 刮诊方法	10		
	c 皮肤划痕试验	10		
	d Nikolsky 征检查	10		
整体性 （10分）	整个过程中，要注意检查顺序及无菌观念	10		
总分		100		

备注：检查过程态度、语言、动作关爱病人，能够指导病人配合达到有效检查，否则根据程度扣分。

考核人签名：

第十节 真菌镜检

(一) 定义

真菌镜检是一种方便、准确诊断真菌病的检测方法。发现孢子或菌丝为阳性,提示真菌感染;反之为阴性,但阴性不能完全排除真菌感染,必要时重复检查或做真菌培养。

(二) 适应证

各种浅部、深部真菌病。

(三) 禁忌证

无特殊禁忌。

(四) 用品

显微镜、玻片、酒精灯、手术刀、10%氢氧化钾溶液、75%乙醇溶液。

(五) 操作方法

1. 标本采集 采集标本前病损部位必须先以75%乙醇溶液消毒。浅部真菌病常用钝刀刮取皮损边缘部的皮屑,头癣用拔毛镊拔取折断的病发,甲癣用小刀刮取变色松脆的甲屑。深部真菌病根据病情取脓液、痰液、尿液、粪便、各种腔道分泌物、穿刺液和活检组织等标本,此种取材应在无菌条件下进行。

2. 制片方法

(1) 氢氧化钾涂片法:取少许标本置于玻片上,加一滴10%氢氧化钾溶液,盖上盖玻片,在酒精灯火焰上微微加热以加速角质溶解,轻压盖玻片使标本透明,用吸水纸吸取周围溢液;脓液或尿液等标本不必加热。

(2) 墨汁涂片法:取一小滴墨汁与标本(如脑脊液)混合,盖上玻片后直接镜检。

3. 观察方法 检查时应先在低倍镜下观察有无真菌菌丝和孢子,然后用高倍镜观察其形态、特征、大小、位置和排列顺序等。

(六) 注意事项

(1) 取材应在皮损活动区,如环形损害的边缘、水疱顶部等,量要足。

(2) 体液标本应离心后取沉渣镜检。条件允许可同时进行真菌培养。

(3) 取材前皮损部位最好停外用药三天以上,避免误诊。

(七) 真菌镜检考核评分

姓名: 　　　　　　学号: 　　　　　　　　日期:

	评分标准	满分	扣分原因	实际得分
标本采集 (30分)	a 用品的准备	5		
	b 取材部位的选择	10		
	c 取材部位的消毒	5		
	d 刮取标本	10		

评分标准		满分	扣分原因	实际得分
制作玻片 (50分)	a 标本置于玻片上	5		
	b 滴加氢氧化钾溶液,盖上盖玻片	10		
	c 点亮酒精灯,在火焰上加热玻片	10		
	d 轻压盖玻片使标本透明	10		
	e 吸取周围溢液	10		
	f 熄灭酒精灯	5		
观察方法 (10分)	a 低倍镜下观察	5		
	b 高倍镜下观察	5		
整体性 (10分)	取材与制片整个过程中,要注意无菌观念	10		
总分		100		

备注:应特别注意皮损的取材部位,不正确最多可扣30分。

考核人签名:

第十一节　变应原检测

一、斑贴试验(patch test)

(一)定义

斑贴试验是一种用于检测皮肤对所接触的某种物质的超敏反应的试验,是目前临床用于检测Ⅳ型超敏反应的主要方法。

(二)基础医学知识

结果判定

(-)	阴性	(无反应)
(±)	可疑阳性	(仅有轻度红斑)
(+)	弱阳性	(红斑、浸润、可有少量丘疹)
(++)	中阳性	(红斑、浸润、丘疹、水疱)
(+++)	强阳性	(红斑、浸润、丘疹、大疱)

(三)适应证

接触性皮炎、化妆品皮炎、湿疹、职业性皮肤病等。

(四)禁忌证

皮炎急性期、孕期等。

（五）用品准备

纱布、橡皮膏、透明玻璃纸、受试物。

（六）体位与受试部位

受试者取坐位或俯卧位,一般选取上背部脊柱两侧或前臂曲侧的正常皮肤作为受试部位。

（七）操作方法

（1）生理盐水清洁受试部位皮肤,待干。

（2）根据受试物的性质调配适当浓度的溶液、浸液、软膏或原物作为试剂。

（3）取试剂置于 4 层 1cm×1cm 纱布上,贴于受试部位,上覆稍大透明玻璃纸,边缘用橡皮膏固定。可同时作多个试验物,每两个之间距离应大于 4cm,同时设对照试验。

（4）敷贴 48 小时后移去纱布,观察结果。必要时在移去后 24~48 小时重复观察。

（八）注意事项

（1）试验物的浓度必须对皮肤无刺激性。

（2）试验区的皮肤必须是完好无损的。

（3）避开皮炎的急性期。

（4）受试期间不宜饮酒、洗澡,避免搔抓受试部位,尽量减少日光照射、减少出汗。

（5）受试前 2 周和受试期间不要内服抗组胺药物和糖皮质激素。

（九）斑贴试验操作考核评分

姓名：　　　　　　　学号：　　　　　　　日期：

评分标准		满分	扣分原因	实际得分
皮肤清洁 （20分）	a 受试者取坐位或俯卧位	5		
	b 取材部位的选择	10		
	c 取材部位的清洁	5		
操作步骤 （45分）	a 调配试剂	15		
	b 试剂置于纱布上,贴于受试部位	15		
	c 上覆透明玻璃纸,橡皮膏固定	15		
观察结果 （25分）	a 48 小时后移去纱布,清洗皮肤	10		
	b 正确观察结果	15		
整体性 （10分）	整个过程要注意操作的连贯性与正确性	10		
总分		100		

备注:应特别注意皮肤的受试部位,不正确最多可扣 20 分。

考核人签名：

二、点刺试验(skin puncture test)

(一)定义

点刺试验又称挑刺试验或针刺试验,是一种测定过敏性皮肤病的特应性的方法。

(二)基础医学知识

结果判定:皮肤反应与组胺阳性对照液所致皮肤风团面积比定级,生理盐水为阴性对照液。

(−)	阴性	(无反应)
(+)	弱阳性	(比值为1/4)
(++)	弱阳性	(比值为1/2)
(+++)	阳性	(比值为1)
(++++)	强阳性	(比值为2)

(三)适应证

荨麻疹、药疹、湿疹等过敏性皮肤病。

(四)禁忌证

妊娠期及有过敏性休克史者应尽量避免受试。

(五)操作前用品准备

一次性点刺针、变应原点刺液(包括组胺阳性对照液和生理盐水阴性对照液)。

(六)操作方法

(1)选择前臂曲侧皮肤作为受试部位。
(2)在受试部位标记所用点刺液名称,两种点刺液间的距离应≥5cm。
(3)消毒皮肤。
(4)顺序滴下点刺液1小滴。
(5)用点刺针垂直点在点刺液滴中,轻压刺破皮肤(以不出血为好)。
(6)5~10分钟后拭去试液,30分钟后读取记录试验结果。

(七)注意事项

(1)受试前三天勿用抗组胺类药物。
(2)避开皮炎急性期。
(3)备好肾上腺素,以抢救可能发生的过敏性休克。

（八）点刺试验操作考核评分

姓名：　　　　　　　学号：　　　　　　　　日期：

评分标准		满分	扣分原因	实际得分
操作前准备 （30分）	a 操作用品准备	10		
	b 受试部位的选择	10		
	c 标记所用点刺液名称	5		
	d 消毒皮肤	5		
操作步骤 （40分）	a 在受试部位数序滴下点刺液	15		
	b 用点刺针垂直在液滴中轻压刺破皮肤	15		
	c 丢弃点刺针	5		
	d 5～10分钟后拭去点刺液	5		
观察结果 （20分）	30分钟后正确读取结果	20		
整体性 （10分）	整个过程要注意操作的连贯性与正确性	10		
总分		100		

考核人签名：

第十二节　性病检查

一、阴虱检查

（一）适应证

阴虱病。

（二）禁忌证

无特殊禁忌。

（三）操作前用品准备

剪刀或篦子、70%乙醇溶液或5%～10%甲醛溶液、玻片、10%KOH溶液、酒精灯、显微镜。

（四）操作方法

（1）用篦子梳下阴虱或用剪刀剪下附有阴虱和虫卵的阴毛。

（2）用70%乙醇溶液或5%～10%甲醛溶液固定后放在玻片上。

（3）加一滴 10%KOH 溶液后，在酒精灯上微微加热。

（4）显微镜下观察。

（五）注意事项

阴毛标本尽量在毛干处采集。

（六）阴虱检查操作考核评分

姓名：　　　　　　　学号：　　　　　　　日期：

	评分标准	满分	扣分原因	实际得分
采集标本 （25分）	a 用品的准备	5		
	b 检查者取站位、坐位或仰卧位	5		
	c 用篦子梳下阴虱或剪下阴毛	15		
操作步骤 （45分）	a 固定标本置于玻片上	15		
	b 滴加 10%KOH 溶液	15		
	c 在酒精灯上微微加热	15		
观察结果 （20分）	a 低倍镜下观察	10		
	b 高倍镜下观察	10		
整体性 （10分）	整个过程要注意操作的连贯性与正确性	10		
总分		100		

考核人签名：

二、醋酸白试验

（一）定义

利用醋酸能使人乳头瘤病毒（HPV）感染区皮肤变白的特性来检测亚临床人乳头瘤病毒感染的一种方法。

（二）基础医学知识

HPV 感染的上皮细胞能被冰醋酸致白。

（三）适应证

尖锐湿疣。

（四）禁忌证

无特殊禁忌。

(五) 操作前准备

5%冰醋酸、棉签或纱布。

(六) 操作方法

(1) 暴露可疑皮损,用棉签清除局部分泌物。

(2) 用棉签蘸取冰醋酸液涂在可疑损害上及周围正常皮肤黏膜2~5分钟。检查阴茎或阴囊时,用浸透醋酸的纱布覆盖3~5分钟。肛周时间更长,一般为15分钟。

(3) 移去棉签或纱布观察结果:损害变为白色,周围正常组织不变色为阳性反应。

(七) 注意事项

可出现假阳性,应密切询问病史。

(八) 醋酸白试验操作考核评分

姓名:　　　　　　　　学号:　　　　　　　　日期:

	评分标准	满分	扣分原因	实际得分
操作前准备 (30分)	a 用品的准备	10		
	b 检查者体位	10		
	c 充分暴露可疑皮损	10		
操作步骤 (45分)	a 清除局部分泌物	15		
	b 蘸取冰醋酸液涂在可疑损害上及周围正常皮肤黏膜上	30		
观察结果 (15分)	移去棉签或纱布观察结果	15		
整体性 (10分)	整个过程要注意操作的连贯性与正确性	10		
总分		100		

考核人签名:

第十三节　皮肤组织病理学检查

(一) 定义

皮损位于体表,活检操作较为简单,皮肤组织病理学检查可作为辅助诊断的重要手段。有时组织学改变呈非特异性,为明确诊断可反复活检进行病理学检查。

(二) 适应证

(1) 皮肤肿瘤、癌前期病变、病毒性皮肤病、角化性及萎缩性皮肤病、红斑鳞屑性皮肤病等有高度诊断价值。

(2) 大疱性皮肤病、肉芽肿性皮肤病、代谢性皮肤病、结缔组织病、血管性皮肤病、色素障碍性皮肤病、遗传性皮肤病、黏膜疾病等有诊断价值。

（3）某些深部真菌病、皮肤黑热病、猪囊尾蚴病（囊虫病）等感染性皮肤病可找到病原体。

（三）禁忌证

严重瘢痕体质者（尤其是特殊部位）要慎重，需要征求患者同意。

（四）操作方法

1. 活检取材方法

（1）常规消毒；

（2）局部麻醉；

（3）用手术方法或钻孔器取材：①刀切法：用手术刀可取较大较深组织。适用于各种皮肤病变，尤其是结节。肿瘤等。②钻孔法：较方便。但应用受一定限制，适用于较小损害，或病变局限于浅表处，或手术切除有困难者。

2. 处理　将所取组织按常规固定，脱水，包埋，制片。必要时做组织化学，免疫组织化学及电镜等检查。

（五）注意事项

1. 皮损的选择　选择充分发育的典型皮损，须取原发病变。
2. 麻醉　在病变周围进行，避免在拟取皮损内直接注麻醉药。
3. 取材　取材要根据实际情况，宽、长足够，包括表皮、真皮及皮下组织。
4. 固定　用4%甲醛溶液（10%福尔马林溶液）立即固定。
5. 术后处理　术后用无菌敷料包扎，保持创口清洁，选择适当时机拆线。

（六）皮肤组织病理学检查操作考核评分

姓名：　　　　　　　　学号：　　　　　　　　日期：

评分标准		满分	扣分原因	实际得分
操作前准备（25分）	a 用品的准备	10		
	b 检查者体位	5		
	c 取材部位皮肤消毒	10		
操作步骤（45分）	a 用手术方法或钻孔器取材	15		
	b 所取组织按常规固定，脱水，包埋，制片	30		
观察结果（20分）	在显微镜下观察读片	20		
整体性（10分）	整个过程要注意操作过程的无菌观念	10		
总分		100		

考核人签名：

第十四节 穿脱隔离衣与防护服

一、基础知识

(一) 目的与要求

穿脱隔离衣与防护服是临床常用隔离技术之一,是医院感染控制工作中重要的一个环节,医务人员必须人人掌握。

穿隔离衣与防护服的目的是保护医务人员和患者,避免自身感染及交叉感染,防止病原体的传播。全程操作要求规范,符合避免污染的原则,步骤顺序正确,动作熟练流畅,衣着美观。

(二) 注意事项

(1) 隔离衣和防护服清洁面和衣领应防污染,穿时勿使衣袖和领带触及面部、衣领和工作帽。

(2) 选择合适型号的隔离衣和防护服在规定区域内穿脱,避免触碰到周围人、物和地面。

(3) 刷手、洗手时腕部应低于肘部,避免污水倒流。

(4) 非一次性隔离衣应每天更换、清洗与消毒,遇污染、渗漏或破损随时更换。

(5) 接触多个同类传染病患者时隔离衣或防护服可连续应用,而接触疑似患者时防护服应一用一更换。

二、穿脱隔离衣

(一) 需穿隔离衣的情形

(1) 接触经接触传播的感染性疾病患者(如传染病、多重耐药菌感染者等)时;

(2) 对实行保护性隔离患者(如长期应用免疫抑制剂、大面积烧伤、器官移植者和早产儿等)施行诊疗、护理时;

(3) 可能受到患者血液、体液、分泌物、排泄物喷溅时。

(二) 穿隔离衣步骤

1. 准备工作 穿衣前需戴好帽子、口罩,卷袖过肘,取下手表等饰物,清洁洗手,并检查隔离衣有无破损;

2. 取衣、开衣 手持衣领自衣架或衣钩上取下隔离衣,清洁面朝向自己露出袖笼;

3. 穿袖 右手持衣领,左手伸入袖内高举,头向右偏同时右手将衣领向右上拉紧,露出左手;换左手持衣领,右手伸入袖内高举,头向左偏同时左手将衣领向左上拉紧,露出右手;

4. 系领带、袖带 两手持衣领中央顺着边缘向后系好领带;扎紧袖口,调节袖长;

5. 系腰带 将隔离衣一边(约在腰下5cm处)渐向前拉,见到边缘捏住;同法平行捏住另一侧边缘;双手在背后向下向后拉将衣边对齐,并向一侧折叠,一手按压,另一手松开腰带活结,将腰带在背后交叉,回到前面打活结系紧。

（三）脱隔离衣步骤

1. 解腰带 双手解开腰带,在前面打一活结;

2. 解袖带 解开左右侧袖带挽于袖拌处,在肘部将部分袖子塞入工作服袖内,充分暴露双手及前臂

3. 洗手 双手相握走近洗手池,用毛刷蘸洗手液或肥皂按前臂、腕部、手掌、手背、手指、指缝、指甲、指尖的顺序轮换刷手,每侧30秒,后用流水自上而下冲洗,共2分钟,小毛巾自上而下擦干或自然晾干;

4. 解领带、脱袖 解开颈后领带;右手伸入左手腕部袖内,拉下袖子过手,用遮盖着的左手握住右侧袖子的外面,拉下右侧袖子;

5. 折衣 双手轮换逐渐从袖管中退出,对齐肩缝,脱下隔离衣,左手持衣领,右手将隔离衣两边对齐整理;

6. 挂衣 需重复使用时将领带挂上衣架或衣钩,口述:如悬挂于污染区则污染面向外,悬挂于污染区外则污染面向里;不再重复使用时,将脱下的隔离衣污染面向里,衣领及衣边卷至中央,卷成包裹状,丢至医疗废物袋中送焚化炉焚烧或放入污衣袋中清洗消毒后备用。

（四）穿脱隔离衣考核评分

班级：　　　　　　　姓名：　　　　　　　日期：

评分标准		满分	扣分原因	实际得分
准备工作 （8分）	a 戴好帽子、口罩	2		
	b 卷袖过肘,取下手表等饰物	2		
	c 清洁洗手	2		
	d 检查隔离衣有无破损	2		
取衣、开衣 （6分）	a 手持衣领取下隔离衣	3		
	b 清洁面朝向自己露出袖笼	3		
穿袖 （8分）	a 右手持衣领,左手伸入袖内高举,头向右偏同时右手向右上拉紧衣领,露出左手	4		
	b 换左手持衣领,右手伸入袖内高举,头向左偏同时左手向左上拉紧衣领,露出右手	4		
系领带、袖带 （7分）	a 两手持衣领中央顺着边缘向后系好领带	3		
	b 扎紧袖口,调节袖长	4		
系腰带 （15分）	a 将隔离衣一边（约腰下5cm处）渐向前拉,见到边缘捏住,同法平行捏住另一侧边缘	7		
	b 双手在背后向下向后拉将衣边对齐,并向一侧折叠,一手按压,另一手松开腰带活结,将腰带在背后交叉,回到前面打活结系紧	8		

续表

评分标准		满分	扣分原因	实际得分
解腰带 (3分)	解开腰带,在前面打一活结	3		
解袖带 (8分)	解开左右侧袖带挽于袖拌处,在肘部将部分袖子塞入工作服袖内,充分暴露双手及前臂	8		
洗手 (10分)	双手相握走近洗手池,口述:用毛刷蘸洗手液或肥皂按前臂、腕部、手掌、手背、手指、指缝、指甲、指尖的顺序轮换刷手,每侧30秒,后用流水自上而下冲洗,共2分钟,小毛巾自上而下擦干或自然晾干	10		
解领带、脱袖 (10分)	a 解开颈后领带	2		
	b 右手伸入左手腕部袖内,拉下袖子过手,用遮盖着的左手拉下右侧袖子	8		
折衣 (5分)	双手轮换逐渐从袖管中退出,对齐肩缝,脱下隔离衣,左手持衣领,右手将隔离衣两边对齐整理	5		
挂衣 (10分)	a 需重复使用时将领带挂上衣架或衣钩。口述:如悬挂于污染区则污染面向外,悬挂于污染区外则污染面向里	5		
	b 不再重复使用时,将脱下的隔离衣污染面向里,衣领及衣边卷至中央,卷成包裹状,丢至医疗废物袋中送焚化炉焚烧或放入污衣袋中清洗消毒后备用	5		
总体评价 (10分)	规范、熟练、流畅、美观	10		
总分		100		

考核人签名:

三、穿脱防护服

(一) 需穿防护服的情形

(1) 临床医务人员在接触甲类或按甲类传染病管理的传染病患者时;

(2) 接触经空气传播或飞沫传播的传染病患者,可能受到患者血液、体液、分泌物、排泄物喷溅时。

(二) 穿脱防护服步骤

(1) 准备工作:穿衣前需戴好帽子、口罩,取下手表等饰物,卷袖过肘,清洁洗手,并检查隔离衣有无破损。

(2) 穿防护服按照先穿下衣,再穿上衣,然后戴好帽子,最后拉上拉链的顺序。

(3) 脱防护服

1）脱分体防护服时的顺序与穿防护服的顺序相反，即先拉开拉链，再向上提拉帽子脱帽，然后脱袖子、上衣将污染面向里包裹放入医疗废物袋内，最后从腰部向下边脱边卷，污染面向里，脱下后也放入医疗废物袋内；

2）脱联体防护服时，先将拉链拉开，再向上提拉帽子脱帽，然后脱袖子；由上向下边脱边卷，污染面向里直至全部脱下后放入医疗废物袋内送焚化炉焚烧。

（三）穿脱防护服考核评分

班级：　　　　　　　姓名：　　　　　　　日期：

评分标准		满分	扣分原因	实际得分
准备工作 （20分）	a 戴好帽子、口罩	5		
	b 卷袖过肘，取下手表等饰物	5		
	c 清洁洗手	5		
	d 检查防护服有无破损	5		
穿防护服 （20分）	穿下衣→穿上衣→戴帽子→拉上拉链	20		
脱防护服 （40分）	a 脱分体防护服：拉开拉链→脱帽子→脱上衣→脱下衣（从腰部向下边脱边卷） 将污染面向里包裹丢至医疗废物袋内	40		
	b 脱联体防护服：拉开拉链→脱帽子→脱袖子→由上向下边脱边卷，污染面向里直至全部脱下后放入医疗废物袋内	40		
整体性 （20分）	规范、熟练、流畅、美观	20		
总分		100		

考核人签名：

参 考 文 献

白育庭,高卉.2005.手术学基本操作.北京:人民卫生出版社

曹泽毅主编.2005.中华妇产科学.北京:人民卫生出版社

陈文彬,潘祥林.2008.诊断学.第7版.北京:人民卫生出版社

陈新.2009.临床心电图学.第六版.北京:人民卫生出版社

崔焱.2006.儿科护理学.第6版.北京:人民卫生出版社

杜百廉.1983.常用诊疗技术及其解剖学基础.河南:河南科学技术出版社

葛坚.2010.眼科学.第2版.北京:人民卫生出版社

葛可佑.2004.中国营养科学全书.北京:人民卫生出版社

洪黛玲,张玉兰.2008.儿科护理学.第2版.北京:北京大学医学出版社

瞿佳.2004.视光学理论和方法.北京:人民卫生出版社

乐杰主编.2008.妇产科学.人民卫生出版社

李小寒,尚少梅.2006.基础护理学.第4版.北京:人民卫生出版社

李秀云.2008.护理实训教程.湖北:科学技术出版社

刘文励,杨为民等.2006.临床程式化直观教学测试指南.北京:人民卫生出版社

陆再英,钟南山.2010.内科学.第7版.北京:人民卫生出版社

吕传真.2008.神经病学.上海:上海科学技术出版社

沈晓明,王卫平.2008.儿科学.第7版.北京:人民卫生出版社

石宏,石雪松.2010.传染病护理学.第2版.上海:第二军医大学出版社

史学,陈建军.2008.实用儿科护理及技术.北京:科学出版社

涂亚庭.2009.皮肤性病学.第2版.北京:科学出版社

吴承远,刘玉光.2008.临床神经外科学.第2版.北京:人民卫生出版社

吴希如,李万镇.2006.儿科实习医师手册.第2版.北京:人民卫生出版社

吴在德,吴肇汉.2008.外科学.第7版.北京:人民卫生出版社

熊世熙.2009.临床技能学.武汉:湖北科学技术出版社

胥少汀,葛宝丰,徐印坎.2006.实用骨科学.第3版.北京:人民军医出版社

阳爱云,方立珍.2002.常用护理技术操作程序与考核评分标准.长沙:湖南科学技术出版社

杨绍基,任红.2008.传染病学.第7版.北京:人民卫生出版社

张学军.2008.皮肤性病学.第7版.北京:人民卫生出版社

张学军.2001.现代皮肤病学基础.北京:人民卫生出版社

中华医学会.2006.临床技术操作规范(皮肤病与性病分册).北京:人民军医出版社

钟华荪.2007.静脉输液治疗护理学.北京市:人民军医出版社

钟敬泉.2009.心肺脑复苏新进展.北京:人民卫生出版社

仲来福.2004.预防医学.北京:人民卫生出版社

附录 临床检验参考值

一、血 液

(一) 血液一般检查

检验项目	正常参考值	
血红蛋白	男性 120~160g/L 女性 110~150g/L	
红细胞	男性$(4.5~5.5)×10^{12}$/L 女性$(3.5~5.5)×10^{12}$/L	
白细胞计数	成人$(4.0~10.0)×10^9$/L	
血细胞分类		
	百分率	绝对值
中性杆状核粒细胞	0.01~0.05	$(0.4~0.5)×10^9$/L$(40~500/\mu l)$
中性分叶核粒细胞	0.50~0.70	$(2~7)×10^9$/L$(2000~7000/\mu l)$
嗜酸粒细胞	0.005~0.05	$(0.02~0.5)×10^9$/L$(20~500/\mu l)$
嗜碱粒细胞	0~0.01	$(0~0.1)×10^9$/L$(0~100/\mu l)$
淋巴细胞	0.20~0.40	$(0.8~4.0)×10^9$/L$(800~4000)$/L
单核细胞	0.03~0.08	$(0.12~0.8)×10^9$/L$(120~800)$/L
碱性点彩红细胞	<0.0001(0.01%)	<$300/10^6$ 红细胞
嗜多色性红细胞	<0.01(1%)	
红细胞沉降率(Westergren 法)	男性 0~15mm/1h 末	女性 0~20mm/1h 末

(二) 红细胞的其他检验

检验项目	正常参考值
网织红细胞	成人 0.005~0.015(0.5%~1.5%)
	绝对值$(24~84)×10^9$/L(2.4 万~8.4 万/μl)
	新生儿 0.02~0.06(2%~6%)
红细胞平均直径	6~9μm(平均 7.2μm),曲线顶点在 6.9~7.7μm 之间
血细胞比容	男性 0.4~0.5(40%~50%),平均 0.45
	女性 0.37~0.48(37%~48%),平均 0.40
红细胞平均血红蛋白	27~31pg(27~31μg)
红细胞平均容积	82~95fl(82~95μm^3)
红细胞平均血红蛋白浓度	320~360g/L(32%~36%)
红细胞平均容积指数	0.8~1.2
红细胞血色指数	0.8~1.2
红细胞厚度	边缘部 2μm 中央部 1μm

续表

检验项目	正常参考值
红细胞半衰期	25~32 天
红细胞渗透脆性试验	开始溶血 4.2~4.6g/L(0.42%~0.46%)NaCl
	完全溶血 2.8~3.4g/L(0.28%~0.34%)NaCl
酸溶血(Ham)试验	阴性
冷溶血试验	阴性
自身溶血试验	阴性
蔗糖水溶血试验	阴性
Coombs 试验	直接与间接试验均阴性
异丙醇沉淀试验	阴性
血红蛋白包涵体生成试验	<0.01(1%)
血红蛋白 A_2 测定	<0.03(3%)
变性珠蛋白小体生成试验	<0.30(30%)
血红蛋白 F 测定(碱变性试验)	成年人 <0.02(2%)
血红蛋白 F 酸洗脱法测定	成年人<0.01(1%)
Heinz 小体	<0.01(1%)
氰化物—抗坏血酸盐试验	阴性
血浆游离血红蛋白	<0.05g/L
血清结合珠蛋白	0.7~1.5g/L
硫化血红蛋白定性试验	阴性
高铁血红蛋白测定	0.3~1.3g/L
硫氧血红蛋白	不吸烟者 0~0.023g/L
	吸烟者 0.021~0.042g/L
红细胞 G6PD 活性测定	120~240mU/10^9红细胞
红细胞 G6PD 高铁血红蛋白还原试验	
	定性　阴性
	定量还原　>0.75(75%)
红细胞镰变试验	阴性
红细胞滚动试验滚动率	<0.20(20%)

(三) 止血与凝血的检验

检验项目	正常参考值
毛细血管抵抗力(脆性)试验	
Rumpel-Leede(正压)法：	<10 个(新鲜出血点)
出血时间	Duke 法　1~3 分钟
	Ivy 法　2~6 分钟
血小板计数	(100~300)×10^9/L(10 万~30 万/μl)
血小板平均容积(MPV)	7~11fl (7~11/μm^3)

检验项目	正常参考值
血小板分布宽度(PDW)	0.15~0.17(15%~17%)
血块退缩时间	0.5~1 小时开始退缩,24 小时完全退缩
血块退缩度	析出血清与全血量之比为 0.40~0.50(40%~50%)
阿司匹林耐量试验	延长<2 分钟
血小板黏附试验	男性 0.349 ± 0.059(34.9%±5.9%)
	女性 0.394 ± 0.0519(39.4%±5.19%)
血小板聚集功能试验	最大聚集率 0.627 ± 0.161(62.7%±16.1%)
β-血小板球蛋白	36 600~21 000U/L
血小板第四因子测定	6500~4300U/L
血小板抗体测定(PAIgG)	0~178ng/107 血小板
凝血时间	4~12 分钟(试管法)
血浆复钙时间	1.5~3.0 分钟
活化部分凝血活酶时间	30~45 秒(比对照延长<5 秒)
简易凝血活酶生成试验	<13 秒(孵育 12 分钟)
血清凝血酶原时间	>20 秒(多数为 25~50 秒)
血浆凝血酶原时间	11~13 秒(比对照延长<3 秒)
血浆凝血酶原比值	与正常对照之比为 1±0.10
血浆凝血酶原浓度(活性)	0.80~1.00(80%~100%)
凝血酶凝固时间	16~18 秒(比正常对照延长<3 秒)
抗凝血酶Ⅲ(ATⅢ)	AT-Ⅲ抗原 272~329mg/L
AT-Ⅲ活性	0.7~1.3(70%~130%)
AT-Ⅲ抗凝血酶活性	0.8~1.2(80%~120%)
(硫酸)鱼精蛋白(3P)试验	阴性
乙醇凝胶试验	阴性
血清纤维蛋白(原)降解产物(总 FDP)	0~8mg/L
尿液总 FDP	0~0.1mg/L
血清(或血浆)D 二聚体	0~1mg/L
纤溶酶原活性测定	酪蛋白水解法 6.8412.8U
产色基质法	0.8~1.2(80%~120%)
纤维蛋白肽 A(RIA 法)	<2μg/L
凝血酶—抗凝血酶Ⅲ复合物	2.1μg/L(1.2~5.4μg/L)
组织型纤溶酶原激活物	抗原量 (4.0±1.8)μg/L
酶活性	(170±1.0)U/L
血栓调节素抗原量	血浆 (19.64~6.05)μg/L
	尿液(126±37)mg/24h
血浆 TXB_2	(216.9±8.6)ng/L[(216.9±8.6)pg/ml]
血浆 6-酮-$PGFl\alpha$	(120.8±16.6)ng/L[(120.8±16.6)pg/ml]

续表

检验项目	正常参考值
血小板第三因子测定	相比较凝血时间之差<5 秒
连续凝血酶时间	18~38 秒
纤维蛋白原	2~4g/L(0.2~0.4g/dl)
全血凝块溶解时间	>24 小时
血浆凝块溶解时间	2~24 小时
优球蛋白溶解试验	>120 分钟
DP 絮状试验	阴性
血浆凝血因子测定	
Ⅱ	100~150mg/L(10~15mg/dl)
	活动度 0.80~1.20(80%~120%)
Ⅴ	50~100mg/L(5~10mg/dl)
	活动度 0.80~1.20(80%~120%)
Ⅶ	447mg/L(0.4~0.7mg/dl)
	活动度 0.80~1.20(80%~120%)
Ⅷ	150~200mg/L(15~20mg/dl)
	活动度 0.60~1.60(60%~160%)
Ⅸ	30~50mg/L(3~5mg/dl)
	活动度 0.80~1.20(80%~120%)
Ⅹ	50~100mg/L(5~10mg/dl)
	活动度 0.80~1.20(80%~120%)
Ⅺ	5~9mg/L(0.5~0.9mg/dl)
	活动度 0.80~1.20(80%~120%)
Ⅻ	1~5mg/L(0.1~0.5mg/dl)
	活动度 0.80~1.20(80%~120%)
ⅩⅢ	l0~20mg/L(1~2mg/dl)
	活动度 0.80~1.20(80%~120%)
vonWillebrand	7mg/L(0.7mg/dl)
	活动度 0.50~1.50(50%~150%)
激肽释放酶原	15~45mg/L(1.5~4.5mg/dl)
高分子质量激肽原	77~107mg/L(7.7~10.7mg/dl)

(四) 血液生化

检验项目	正常参考值
血清钾	成人 4.1~5.6mmol/L(4.1~5.6mEq/L)
	儿童 3.4~4.7mmol/L(3.4~4.7mEq/L)
血清钠	成人 135~145mmol/L(135~145mEq/L)
	儿童 138~146mmol/L(1-38~146mEq/L)

续表

检验项目	正常参考值
血清氯化物(以氯化钠计)	98~106mmol/L(570~620mg/dl)
血清钙	成人 2.25~2.75 mmol/L(9~11mg/dl)
	新生儿2.5~3.0 mmol/L(10~12mg/dl)
血清无机磷	成人 0.97~1.61mmol/L(3~5mg/dl)
	儿童 1.29~1.94mmol/L(4~6mg/dl)
血清镁	成人 0.8~1.2 mmol/L(2~3mg/dl)
	儿童 0.56~0.76mmol/L(1.6~1.9mg/dl)
血清铁	成人 14.3~26.9μmol/L(80~150μg/dl)
	儿童 9.0~32.1μmol/L(50~180μg/dl)
	老年人 7.2~14.3μmol/L(40~80μg/dl)
血清总铁结合力	成人男性 44.6~69.3μmol/L(249~387μg/dl)
	女性 35.5~76.8μmol/L(204~429μg/dl)
	婴儿 17.9~71.6μmol/L(100~4.0μg/dl)
转铁蛋白	2~4mg/L(20~40mg/dl)
转铁蛋白饱和度	0.33~0.35(33%~35%)
血清铁蛋白	男性 15~2.0μg/L(15~200ng/dl)
	女性 12~150μg/L(12~150ng/dl)
血清铜	11.0~22.0μmol/L(70~140ng/dl)
血清铜蓝蛋白(免疫扩散法)	成人 150~600mg/L(15~60mg/dl)
	儿童 300~650mg/L(30~65mg/dl)
血清肌红蛋白(免疫法)	6~80pg/L(6~80ng/ml)
血清锌	7.65~22.95μmol/L(50~150μg/dl)
血清锰	728μmol/L(4mg/dl)
血糖(空腹)全血(FOlir-吴法)	4.4~6.7mmol/L(80~100mg/dl)
血清或血浆(邻甲苯胺法)	3.9~6.1mmol/L(70~110mg/dl)
胰岛素(空腹)	5~20mU/L(5~20μU/ml)
胰岛素(μm/ml)与血糖(mg/dl)之比<0.3	
血酮体	定性 阴性
定量(以丙酮计)	0.34~0.68mmol/L(2~4mg/dl)
血浆乳酸	0.44~1.78mmol/L(4~16mg/dl)
血清总蛋白	60~80g/L(6~8g/dl)
血清白蛋白	40~55g/L(4.0~5.5g/dl)
血清前白蛋白	100~400mg/L(10~40mg/dl)
血清球蛋白	20~30g/L(2~3g/dl)
白蛋白/球蛋白	1.5~2.5
β₂ 微球蛋白	0.8~2.4mg/L(0.8~2.4μg/L)
血清蛋白电泳(乙酸纤维膜法)	白蛋白 0.60~0.70(60%~70%)

续表

检验项目	正常参考值
	球蛋白 α_1 0.03~0.04(3%~4%)
	α_2 20.06~0.10(6%~10%)
	β 0.07~0.11(7%~11%)
	γ 0.0g~0.18(9%~18%)
血清总脂肪酸	成人 4~7g/L(0.4~0.7g/dl)
	儿童 3~6g/L (0.3~0.6g/dl)
血清非酯化脂肪酸	0.2~0.6mmol/L(0.2~0.6mEq/L)
血清总胆固醇	成人 2.86~5.98mmol/L(110~230mg/dl)
	儿童 3.12~5.2mmol/L(120~200mg/dl)
血清游离胆固醇	1.3~2.08mmol/L(50~80mg/dl)
胆固醇脂	2.34~3.38mmol/L(90~130mg/dl)
胆固醇脂/总胆固醇	0.60~0.80(60%~80%)
三酰甘油	0.22~1.21mmol/L(20~110mg/dl)
血清磷脂	1.4~2.7mmol/L(110~210mg/dl)
脂蛋白电泳	
乳糜微粒	阴性
高密度脂蛋白	0.30~0.40 (30%~40%)
低密度脂蛋白	0.50~0.60 (50%~60%)
极低密度脂蛋白	0.13~0.25 (13%~25%)
α 脂蛋白	男性(517~106)mg/L[(51.7+10.6)mg/dl]
	女性(547±125)mg/L[(54.7±12.5)mg/dl]
高密度脂蛋白胆固醇	0.78~2.2mmol/L(30~85mg/dl)
低密度脂蛋白胆固醇	1.56~5.72mmol/L(60~220mg/dl)
丙氨酸氨基转移酶(连续监测法)	<35U/L;Karmen 法 8~40U
天冬氨酸氨基转移酶(连续监测法)	<40U/L;Karmen 法 8~40U
天冬氨酸氨基转移酶同工酶	<5U
血清碱性磷酸酶	
连续监测法	<270U/L
磷酸苯二钠法	成人 30~130U/L(3~13U/dl)
	儿童 50~280U/L(5~28U/dl)
血清碱性磷酸酶同工酶	成人 ALPl 阴性
	ALP2 0.90(90%)
	ALP3 少量
	ALP4 阴性
	ALP5 B 型或 O 型血型者微量
	ALP6 阴性
	儿童 ALP3>0.60(oo%)

续表

检验项目	正常参考值
	ALP2　少量
	其余　阴性
γ谷氨酰转移酶	
连续监测法	男性 11~50U/L　女性 7~30U/L
固定时间法	男性 3~17U/L　女性 2~13U/L
单胺氧化酶	23~49u
脯氨酰羟化酶	(39.5±11.87)μg/L[(39.5±11.87)mg/ml]
醛缩酶	3~8U
血清淀粉酶(Somogyi法)	40~180U/dl
血清脂肪酶	1~1.5U
5-核苷酸酶	27~283mmol/L(1.6~171U)
肌酸激酶无机磷法	0~2000U/L(0~200U/dl)
Hughes比色法	男性 5.5~75U/L(0.55~7.5U/dl)
	女性 14.5~40U/L(1.45~4.0U/dl)
肌酸激酶同工酶	MB<0.05(5%)
	MM 0.94~0.96(94%~96%)
	BB 阴性或微量
乳酸脱氢酶	150~450U
乳酸脱氢酶同工酶	
圆盘电泳法	LDl 0.327±0.046(32.7%±4.6%)
	LD2 0.451±0.0353(45.1%±3.53%)
	LD3 0.185±0.0298(18.5%±2.98%)
	LD4 0.029±0.0089(2.9%±0.89%)
	LD5 0.0085±0.0055(8.5%±0.55%)
乙酸膜电泳法	LDl 0.24~0.34(24%~34%)
	LD2 0.35~0.44(35%~44%)
	LD3 0.19~0.27(19%~27%)
	LD4 0~0.05(0%~5%)
	LD5 0~0.02(0%~2%)
全血胆碱酯酶 比色法	男性 38~57U　女性 34~53U
指示剂法	pH 改变范围在 0.8~2.0 之间
血清胆碱酯酶(比色法)	40~80U
胆碱酯酶活性	0.80~1.00(80%~100%)
甲胎蛋白定性	阴性
	定量成人 25μg/L(25ng/ml)
	小儿(3周至6月)<39μg/L(39ng/ml)
碱性胎儿蛋白	7.4~115μg/L(7.4~115ng/ml)

检验项目	正常参考值
异常凝血酶原	<20μg/L(20ng/ml)
血氨	Berthlot 直接显色法(全血) 1~1.5μg/L(1~1.5ng/ml) Berthlot 离子交换树脂显色法(血浆) 240~700ng/L (0.24~0.7ng/ml)
血清脂蛋白-X	阴性
Lugol 碘试验	阴性
血清总胆红素	1.7~17.1/μmol/L(0.1~1.0mg/dl)
结合胆红素	0~6.8μmol/L(0~0.4mg/dl)
非结合胆红素	1.7~10.2μmol/L(0.1~0.6mg/dl)
靛青绿滞留试验	15 分钟滞留率<0.10(10%)
血清Ⅲ型前胶原 N 末端肽	100ng/L(0.1ng/ml)
尿素氮	成人 3.2~7.1mmol/L(9~20mg/dl)
	儿童 1.8~6.5mmol/L(5~18mg/dl)
肌酐　全血	88.4~176.8μmol/L(1~2mg/dl)
血清或血浆	男性 53~108μmol/L(0.6~1.2mg/dl)
	女性 44~97μmol/L(0.5~1.1mg/dl)
尿酸磷钨酸盐法	男性 208~428μmol/L(3.5~7.2mg/dl)
	女性 155~357μmol/L(2.6~6.0mg/dl)
	儿童 119~327μmol/L(2.0~5.5mg/dl)
一氧化碳血红蛋白	定性　阴性
	定量　不吸烟者<0.02(2%)　吸烟者<0.10(10%)

(五) 血清学与免疫学检查

检验项目	正常参考值
Widal 反应	"O"0~1∶80　"H"0~1∶160
	"A"0~1∶80　"B"0~1∶80
	"C"0~1∶80
伤寒酶联免疫试验	阴性(或<1∶20)
伤寒胶乳凝集试验	阴性(或<1∶80、H<1∶160)
Weil-Felix 反应	阴性(或<1∶40)
Brucellaceae 菌凝集试验	0~1∶40(或阴性)
嗜异性凝集试验	0~1∶8(或阴性)
钩端螺旋体试验	
乳胶凝集抑制试验	0~1∶40
乳胶凝集试验	阴性
冷凝集素试验	0~1∶10
抗链球菌素"O"	<400U

检验项目	正常参考值
抗链球菌酶(ASTZ)	< 400U
C 反应蛋白	定性　阴性
	定量<100μg/L(100ng/ml)
类风湿因子	阴性
流行性出血热免疫荧光素标记抗体试验	阴性
伤寒酶联免疫吸附试验	阴性
冷球蛋白试验	定性　阴性
	定量 <80mg/L(80μg/dl)
梅毒血清抗心凝脂凝集试验	阴性
梅毒快速血浆反应素环状卡片试验	阴性
艾滋病间接免疫荧光素标记抗体测定	阴性
艾滋病病毒直接检测	阴性
免疫球蛋白	IgG　7.6~16.6g/L(760~1 660mg/dl)
	IgA　0.71~3.35g/L(71~335mg/dl)
	IgM　0.48~2.12g/L(48~212mg/dl)
	IgD　0.01~0.04g/L(0.1~0.4mg/dl)
	IgE　0.001~0.009g/L[(0.01~0.09)mg/dl]
总补体活性	30 000~40 000CH50U/L(30~40CH50 U/ml)
补体 C3	(1.14±0.27)g/L[(1.144±0.27)mg/ml]
补体 C4	(0.553±0.109)g/L[(55.3±10.9)mg/dl]
T 细胞总花环试验	0.644±0.067(64.4%±6.7%)
活性 T 细胞花环试验	0.236±0.035(23.6%±3.5%)
稳定 T 细胞花环试验	0.033±0.026(3.3%±2.6%)
淋巴细胞转化试验转化率	0.601±0.076(60.1%±7.6%)
刺激指数	<2
B 细胞 EA-RFC 花环试验	0.08~0.12(8%~12%o)
B 细胞 EAC-RFC 花环试验	0.08~0.12(8%~12%)
B 细胞酵母菌花环试验	AB 型血清 0.116~0.043(11.6%±4.3%)
	自身血清 0.111±0.036(11.1%±3.6%)
B 细胞膜表面免疫球蛋白	
SmIg 阳性细胞	0.21(21%)
SmIgG 阳性细胞	0.071(7.1%)
SmIgM 阳性细胞	0.089(8.9%)
SmIgA 阳性细胞	0.022(.2.2%)
SmIgD 阳性细胞	0.062(6.2%)
SmIgE 阳性细胞	0.009(0.9%)
T3 细胞(CD3)	0.715±0.0629(71.5%±6.2%)

续表

检验项目	正常参考值
T4/8	$1.66\pm0.33(>1)$
CD 细胞	$0.15\pm0.55(15\%\pm5.5\%)$
循环免疫复合物	$<0.043\pm0.02(4.3\%\pm2\%)$
抗核抗体免疫荧光定性法	阴性
间接免疫荧光滴度法	$<1:10$
狼疮细胞检查	阴性
抗双股 DNA(ds-DNA)抗体	阴性
抗 ENA 抗体抗核糖核蛋白(RNP)	阴性
抗酸性核蛋白(SM)	阴性
抗甲状腺球蛋白(放射免疫法)	$<0.30(30\%)$
抗甲状腺微粒体(放射免疫法)	$<0.15(15\%)$
抗平滑肌抗体	阴性
抗线粒体抗体	阴性
血吸虫卵膜沉淀试验	阴性
溶菌酶测定 比浊法	$4\sim20mg/L(4\sim20\mu g/ml)$
平板法	$22\sim69mg/L(22\sim69\mu g/ml)$
抗 DNA 抗体	阴性
抗 RNA 抗体	阴性
抗横纹肌抗体	阴性
癌胚抗原(EIA 法)	$0\sim5\mu g/L(0\sim5ng/ml)$
抗 DNA 多聚酶	$<25cpm$
抗 HAIgM	$P/N<2.1$
抗 HAIgG	阴性
HbsAg	阴性
抗 HbsAb	阴性
HbcAg	阴性
抗 HbcAb	阴性
HbeAg	阴性
抗 HbeAb	阴性
乙肝病毒 X 基因抗原	阴性
乙肝病毒前 S 基因及其抗体	阴性
聚合人血清白蛋白受体测定	阴性
抗丙型肝炎抗体	阴性
丙型肝炎病毒 RNA 测定	阴性
丁型肝炎病毒 RNA 测定	阴性
抗丁型肝炎 kM 测定	阴性
戊型肝炎抗原测定	阴性
抗戊型肝炎 18M 测定	阴性

（六）血液黏度

检验项目	正常参考值
全血比黏度	男性 3.43~5.07
	女性 3.01~4.29
血浆比黏度	1.46~1.82
血清比黏度	1.38~1.66
全血还原比黏度	5.9~8.9

二、尿　液

检验项目	正常参考值
尿量	1000~2000ml/24h
外观	透明、淡黄色
酸碱反应	弱酸性
比重	1.015~1.025
蛋白质　定性	阴性
定量	20~80mg/24h(平均 40mg)
Bence-Jones 蛋白	阴性
血红蛋白尿定性	阴性
糖定性试验	阴性
糖定量	0.56~5.0mmol/24h(100~900mg/24h)
酮体定性试验	阴性
酮体定量(以丙酮计)	
尿淀粉酶(Somogyi 法)	<1000U
尿胆原定性试验	阴性或强阳性(稀释 20 倍为阴性)
尿胆原定量	0~5.9μmol/24h(0~3.5mg/24h)
尿胆素定性试验	阴性
胆红素定性试验	阴性
乳糜试验	阴性
Rous 试验	阴性
β_2 微球蛋白	100μg/L
尿酸	2.4~5.9mmol/24h(400~1000mg/24h)
肌酸	男性 0~304μmol/24h(0~40mg/24h)
	女性 0~456μmol/24h(0~60mg/24h)
肌酐	男性 7~18mmol/24h(800~2000mg/24h)
	女性 5.3~16mmol/24h(6.0~1800mg/24h)
尿素氮	357~535mmol/24h(10~15g/24h)
氯化物	170~255mmol/24h(10~15g/24h)

续表

检验项目	正常参考值
钠	$130\sim261$mmol/24h($3\sim6$g/24h)
钾	$51\sim102$mmol/24h($2\sim4$g/24h)
钙	$2.5\sim7.5$mmol/24h($100\sim300$mg/24h)
磷	$23\sim48$mmol/24h($700\sim1500$mg/24h)
铅	<0.48mmol/24h(0.1mg/24h)
汞	<250nmol/L($<50\mu$g/L)
粪胆原定性试验	阴性
粪胆原定量	$0\sim4.4$fμmol/24h($0\sim1.0$mg/24h)
尿卟啉	$0\sim36$nmol/24h($0\sim30\mu$g/24h)
镁	$2.0\sim8.0$mmol/24h($50\sim200$mg/24h)
铁	$<179\mu$mol/24h(<10mg/24h)
铜	$0.24\sim0.48\mu$mol/24h($15\sim30\mu$g/24h)
锌	$2.3\sim18.4\mu$mol/24h($0.15\sim1.2$mg/24h)
总氮	<857mmol/24h(12g/24h)
粪卟啉定性试验	阴性
粪卟啉　定量	$75\sim240$nmol/24h($50\sim160\mu$g/24h)
5-羟吲哚乙酸　定性	阴性
5-羟吲哚乙酸　定量	$10.4\sim52\mu$mol/24h($2\sim10$mg/24h)
肌红蛋白定量	<4mg/L
肌红蛋白定性	阴性
纤维蛋白降解产物	<0.25mg/L(0.25μg/ml)
黏蛋白	$100\sim150$mg/24h
免疫球蛋白测定	阴性
溶菌酶	$0\sim2$mg/L($0\sim2\mu$g/ml)
补体 C3 测定	阴性
肾病全套 lys	$<2\mu$g/ml
C3	0/dl
尿沉渣检查	
白细胞	<5 个/HP
红细胞	<3 个/HP($0\sim$偶见)
扁平或大圆上皮细胞	少许/HP
透明管型	偶见/HP
12 小时尿沉渣计数　红细胞	<50 万
白细胞	<100 万
透明管型	<5000 个
1 小时细胞排泄率　红细胞	男性<3 万/小时　女性<4 万/小时
白细胞	男性<7 万/小时　女性<14 万/小时
中段尿细菌培养计数	$<10^6$菌落/L(10^3菌落/ml)
肾功能检查	
昼夜尿比重试验夜尿量	<750ml
日尿量/夜尿量比值	$3\sim4:1$
24 小时尿总量	$1000\sim2000$ml

检验项目	正常参考值
夜尿最高比重	>1.020
最高比重与最低比重之差	>0.009
3小时尿比重试验	白天尿量占全日尿量的 0.60~0.75（60%~75%）
	其中1次尿比重>1.025，1次<1.003
酚红排泌试验（静脉法）	15分钟排出量>0.25（25%）
	120分钟排出量>0.55（55%）
尿素清除试验（以1.73m² 标准体表面积校正）	
标准清除率	0.7~1.1ml/S（40~65ml/min）
最大清除率	1.0~1.6ml/S（60~95ml/min）
内生肌酐清除率	1.3~2.0ml/S（80~120ml/min）
菊粉清除率	2.0~2.3 ml/S（120~140ml/min）
对氨马尿酸最大排泌量	（1.35±0.19）mg/s［（80.9±11.3）mg/min］
肾小管葡萄糖最大吸收量	成人平均（5.7±0.33）mg/s［（340~18.2）mg/min］
	男性5~7.5mg/s（390~450mg/min）
	女性4.2~5.8mg/s（250~350mg/min）
肾血浆流量	10~13.4mg/s（600~800ml/min）
肾全血流量	20~23.3rag/s（1200~1400ml/min）
肾小球滤过分数（FF）	0.18~0.22
肾小管酸中毒试验氯化铵负荷试验	尿 pH<5.3
碳酸氢离子重吸收试验排泄试验	
排泄分数	≤0.01（1%）
尿渗量	600~1000mmol/L
血浆渗量	275~305mmol/L
尿渗量/血浆渗量	3.0~4.5:1
渗透溶质清除率（空腹）	0.33~0.5ml/s（2~3ml/min）
自由水清除率	-100~-25ml/h

三、粪 便 检 查

检验项目	正常参考值
量	100~200g/24h
颜色	黄褐色
隐血试验	阴性
胆红素试验	阴性
粪胆原定量	68~473μmol/24h（40~280mg/24h）
粪胆素试验	阳性
蛋白质定量	极少
粪便脂肪测定（平衡试验）	<6g/24h
细胞上皮细胞或白细胞	无或偶见/HP
食物残渣	少量植物细胞、淀粉颗粒及肌纤维等
粪卟啉	600~1800nmol/24h（400~1200μg/24h）
胆汁酸总量	294~551μmol/24h（120~225mg/24h）
尿卟啉	12~48nmol/24h（10~40μg/24h）